"十二五"职业教育国家规划教材

经全国职业教育教材审定委员会审定

供高职高专药学类、药品类、临床医学类、护理类、医学技术类、卫生管理类等专业使用

药 理 学

（第三版）

主　　编　　樊一桥　　陈俊荣　　方士英
副主编　　阮　耀　　王桂平　　尹龙武　　张卫芳　　吴　伟
编　　者　（按姓氏汉语拼音排序）

陈俊荣（沧州医学高等专科学校）
邓庆华（重庆医药高等专科学校）
樊一桥（中国药科大学高等职业技术学院）
方士英（皖西卫生职业学院）
顾海铮（中国药科大学高等职业技术学院）
胡鹏飞（上海健康职业技术学院）
黄兰雅（雅安职业技术学院）
李天民（运城护理职业学院）
阮　耀（南阳医学高等专科学校）
王桂平（广州医科大学卫生职业技术学院）
吴　虹（皖西卫生职业学院）
吴　伟（江苏省南通卫生高等职业技术学校）
杨立娟（兴安职业技术学院）
尹龙武（长沙卫生职业学院）
曾　慧（长沙卫生职业学院）
张维霞（滨州职业学院）
张卫芳（惠州卫生职业技术学院

U0314929

科学出版社

北　京

内 容 简 介

本教材在总结第二版教材经验的基础上,进一步突出了药学高等职业教育特色,紧扣药学专业人才培养目标和契合职业工作岗位需要,结合国家基本药物政策及执业药师考试大纲。在内容上以"适度、够用、实用"为原则,以国家基本药品目录为基准,结合药理学的新进展,对内容进行了适当的增减,新增"局部麻醉药""全身麻醉药""子宫平滑肌兴奋药和抑制药"等内容,以满足临床用药需求,并新增实践教学篇,强化"学中做、做中学",密切理论与实践的结合。

本教材分八大模块:药理学总论、作用于传出神经系统的药物、作用于中枢神经系统的药物、作用于心血管系统的药物、作用于内脏系统的药物、作用于内分泌系统的药物、化学治疗药物及实践技能篇。本次修订在保留第二版特色基础上,还新增了考点,有助于学生对重点内容的掌握。

本教材主要作为医药类高职高专院校药学及药学相关专业的教学用书,同时也可供医药类成人大专、函授、中职相关专业教学使用,还可作为医药卫生工作者的自学用书或参考书,以及医药企业员工的培训教材和执业药师资格考试的参考用书。

图书在版编目(CIP)数据

药理学 / 樊一桥,陈俊荣,方士英主编.—3版.—北京:科学出版社,2015.1
"十二五"职业教育国家规划教材
ISBN 978-7-03-042389-4

Ⅰ. 药… Ⅱ.①樊… ②陈… ③方… Ⅲ. 药理学-高等职业教育-教材 Ⅳ. R96

中国版本图书馆 CIP 数据核字(2014)第 257045 号

责任编辑:张映桥　许贵强 / 责任校对:张凤琴
责任印制:赵　博 / 封面设计:范璧合

科 学 出 版 社　出版
北京东黄城根北街 16 号
邮政编码:100717
http://www.sciencep.com

新科印刷有限公司　印刷
科学出版社发行　各地新华书店经销
*
2004 年 9 月第　一　版　开本:787×1092　1/16
2015 年 1 月第　三　版　印张:21 1/2
2016 年 12 月第二十一次印刷　字数:514 000

定价:56.00 元
(如有印装质量问题,我社负责调换)

前　言

本次修订在第二版教材经验基础上,经过层层遴选,组成了新的编写团队,集中了全国多个院校有丰富教学和药学实际工作经验的双师型教师协作编写。参编教师多为骨干教师或专业带头人,多数都在教学实践中积累了丰富的编写药理学教材的经验。

本次修订紧扣药学专业人才培养目标和职业工作岗位需要,按照新的课程体系和课程标准,结合国家基本药物政策,以及执业药师考试大纲,广泛征求医院药学专家和药品企业专家意见编写而成。内容上,以"适度、够用、实用"为原则,以国家基本药品目录为基准,删除临床上已淘汰的药物,适当增加临床已应用的新药;新增"局部麻醉药""全身麻醉药""子宫平滑肌兴奋药和抑制药"等内容,以满足临床用药的需求。此次修订将教学内容按模块分类,并新增实践技能教学篇。实践教学除常规药理学基础实验外,还设计了药理学设计性实验及药理学实训,强化"学中做、做中学",密切理论与实践的结合。

教材每章以"学习目标"开篇,结尾以"小结"呼应,使重点突出、有的放矢;全书附有知识链接、案例和目标检测,有利于培养高职学生的学习能力、思维能力和实践能力,为学生的可持续发展奠定基础。"知识链接"在拓展知识面的同时,还增强了教材内容的趣味性和可读性,有利于提升学习兴趣,开阔学生视野。"案例"突出技能,与职业教育紧密相连,同时结合案例教学法,寓实践于课堂。"目标检测"有助于学生掌握教学内容,同时紧扣执业药师资格考试大纲,题目有效覆盖执业药师资格考试的知识点。本次修订还新增了考点,突出重点,有助于学生对重点内容的掌握。

本教材配有双色插图和表格,使教材整体非常美观;配有配套课件,使教学生动、形象。

本教材主要供医药类高职高专院校药学及药学相关专业使用,同时也可供医药类成人大专、函授、中职相关专业教学使用,还可作为医药卫生工作者的自学用书或参考书,以及医药企业员工的培训教材和执业药师资格考试的参考用书。

本教材能如期编辑出版得到了各参编单位的大力支持,各位编者尽职尽责,在此一并致谢。

本教材虽经反复审核,但疏漏之处在所难免,恳请广大师生批评指正。

编　者

2014 年 2 月

目 录

第五篇　作用于内脏系统的药物

第六篇　作用于内分泌系统的药物

第七篇　化学治疗药物

第八篇　实践技能篇

第一篇　药理学总论

第1章　药理学总论

第1节　绪　　论

学习目标

1. 掌握药物的概念。
2. 掌握药理学、药效学、药动学的概念。
3. 理解药理学的学科任务。
4. 理解药理学在新药研发中的地位。
5. 了解药理学的发展简史。

一、药理学的性质与任务

药理学(pharmacology)是研究药物与机体(包括病原体)相互作用规律及其原理的一门学科。药物(drug)是指能够影响机体器官生理功能和(或)细胞代谢活动,用于预防、诊断、治疗疾病的化学物质。药理学研究的内容包括药物效应动力学(pharmacodynamics,简称药效学)和药物代谢动力学(pharmacokinetics,简称药动学)两个方面。前者研究药物对机体的作用,包括药物的药理作用、作用机制、临床应用和不良反应等;后者研究机体对药物的影响,包括药物的吸收、分布、生物转化和排泄等体内过程,以及药物血药浓度随时间变化的动态变化规律。

药理学是以生理学、生物化学、病理学等为基础,为指导临床合理用药提供理论基础的桥梁学科。药理学的学科任务是为阐明药物作用机制、改善药物质量、提高药物疗效、开发新药、发现药物新用途并为探索细胞生理生化及病理过程提供实验资料。药理学的研究方法是实验性的。近年来逐渐发展而设立的临床药理学是以临床患者为研究和服务对象的应用科学,其任务是将药理学基本理论转化为临床用药技术,即将药理效应转化为实际疗效,是基础药理学的后继部分。学习药理学的主要目的是要理解药物有什么作用、作用机制及如何充分发挥其临床疗效,要理论联系实际地了解药物在发挥疗效过程中的因果关系。

二、药理学的发展简史

药理学的发展是与药物的发现、发展紧密联系在一起的。远古时代人们为了生存,从生活经验中得知某些天然物质可以治疗疾病与伤痛,这是药物的原始。这些实践经验有不少流传至今,如饮酒止痛、大黄导泻、楝实祛虫、柳皮退热等。以后在宗教与邪恶斗争及封建君王寻求享乐与长寿中,药物也有所发展。但更多的是将民间医药实践经验的累积和流传集成本草,这在我国及古埃及、古希腊、古印度等均有记载。例如,公元1世纪前后我国的《神农本草经》及埃及的《埃伯斯纸草文》(Ebers'Papyrus)等。明朝李时珍的《本草纲目》(1596)在药物发展史上作出了巨大贡献,是我国传统医学的经典著作,全书共52卷,约190万字,收载药物1892种,插图

1160帧，药方11 000余条，是现今研究中药的必读书籍，在国际上有7种文字译本广为传播。在西欧文艺复兴时期(14世纪开始)后，人们的思维开始摆脱宗教束缚，认为事各有因，只要客观观察都可以认识。瑞士医生Paracelsus(1493~1541)批判了古希腊医生Galen的恶病质唯心学说，结束了医学史上1500余年的黑暗时代。后来英国解剖学家W. Harvey(1578~1657)发现了血液循环，开创了实验药理学的新纪元。

18世纪，意大利生理学家F. Fontana(1720~1805)通过动物实验对千余种药物进行了毒性测试，得出了天然药物都有其活性成分，活性成分选择作用于机体某个部位而引起典型反应的客观结论。这一结论以后被德国化学家F. W. Serturner(1783~1841)首先从罂粟中分离提纯吗啡所证实。18世纪后期英国工业革命开始，这不仅促进了工业生产，也带动了自然科学的发展。其中有机化学的发展为药理学提供了物质基础，从植物药中不断提纯其活性成分，得到纯度较高的药物，如依米丁、奎宁、士的宁、可卡因等。以后还开始了人工合成新药，如德国微生物学家P. Ehrlich从近千种有机砷化物中筛选出对治疗梅毒有效的新胂凡纳明(1914)。药理学作为独立的学科应从德国R. Buchheim(1820~1879)算起，他建立了第一个药理实验室，写出第一本药理教科书，也是世界上第一位药理学教授。其学生Schmiedeberg(1838~1921)继续发展了实验药理学，开始研究药物的作用部位，被称为器官药理学。1878年英国生理学家J. N. Langley(1852~1925)在研究阿托品与毛果芸香碱对猫唾液腺分泌的作用时，发现这些药物的作用不是通过作用于神经或腺体，而是通过作用于体内某些"接受物质"而起效的，并且认为药物必须先与之结合才能产生效应。1909年由Ehrlich首先提出"受体"这一概念，并提出药物只有与"受体"结合才能发生作用，由此为受体学说的产生奠定了基础，并推动了药物作用理论的发展。受体学说现已被证实是许多特异性药物作用的关键机制。此后药理学得到飞速发展，第二次世界大战结束后出现了许多前所未有的药理新领域及新药，如抗生素、抗癌药、抗精神病药、抗高血压药、抗组胺药、抗肾上腺素药等。

20世纪中叶，最有特征性的发现是青霉素类和磺胺类等抗菌药物的发现，为治疗细菌性疾病做出了杰出贡献。1953年DNA双螺旋结构的发现，为其他学科的发展提供了基础，如生物化学、细胞生物学、分子生物学等，而这些学科的发展又促进了药理学的发展。近年来药动学的发展使临床用药从单凭经验发展为科学计算，并促进了生物药学(biopharmaceutics)的发展。药效学方面逐渐向微观世界深入，阐明了许多药物作用的分子机制，也促进了分子生物学本身的发展。随着科学研究的深入，逐渐形成了许多各具特色的药理学分支学科，如分子药理学、临床药理学、时辰药理学、遗传药理学、受体药理学、免疫药理学等。20世纪90年代，人类基因组计划启动，其中与药理学相关的是基因的多态性与药物的个体差异的关系，导致新的分支——基因组药理学的出现。

近代我国在新药开发和理论研究方面，特别是在中药药理研究方面取得了长足的发展，做出了应有的贡献，如青蒿素的抗疟、喜树碱和紫杉醇的抗癌、黄甲苷的强心、罗通定的镇痛等。我国药品生产水平也得到极大提高，为祖国医药事业和世界医药发展做出了贡献。

三、药理学在新药研究与开发中的地位

新药指未曾在我国境内上市销售的药品。已上市的药品若改变剂型、改变给药途径、增加新的适应证或制成新的复方制剂，亦属新药范畴。

新药的研究与开发是一个非常严格而复杂的过程，投资多、周期长、风险大、效益高。新药研究包括临床前研究、临床研究和上市后监测。临床前研究包括工艺学研究、制剂研究和质量控制，以及以实验动物为研究对象的药效学、药动学和毒理学研究。

临床前研究是新药从实验研究过渡到临床应用必不可少的阶段，但由于种属差异的存在，以动物为研究对象得出的结论最终必须依靠以人为研究对象的临床研究才能对药物的安全有

效性做出准确而科学的评价。新药的临床研究一般按其目的分为四期：①Ⅰ期临床试验，是在 20～30 例正常成年志愿者身上进行初步的药理学和人体安全性试验，主要目的是研究人对新药的耐受程度，了解新药在人体内的药代动力学过程，提出新药安全有效的给药方案。②Ⅱ期临床试验，为随机盲法对照临床试验，由药物临床基地组织有条件的医院进行临床试验，观察病例不少于 100 例。其目的是确定药物的疗效适应证，了解药物的毒副反应，对该药的有效性与安全性做出初步评价，并推荐临床给药剂量。③Ⅲ期临床试验，为扩大的多中心试验，是Ⅱ期临床试验的延续，多中心临床试验单位应在临床药理基地中选择，一般不少于 3 个，观察病例不少于 300 例。目的是在较大范围内进行新药安全性和有效性评价。④Ⅳ期临床试验，也称上市后监测，其目的在于进一步考查新药的安全有效性，即新药上市后，在大范围的社会人群中，对新药的疗效、适应证、不良反应、治疗方案做进一步评价，指导临床合理用药。

药理学研究是新药研究的主要内容，为寻找和发现新药提供线索，也通过临床前研究和临床研究为新药的安全性和有效性提供依据。

◆ **知识考点**　药理学、药效学、药动学、药物、新药

第 2 节　药物效应动力学

学习目标

1. 掌握药物作用两重性的概念。
2. 理解药物的基本作用。
3. 理解受体学说及受体、受体激动剂和受体阻断剂的概念。
4. 理解剂量与效应之间的关系。

药物效应动力学简称药效学，主要研究药物对机体的作用及作用机制，为临床合理用药和新药研究提供依据。

一、药物作用和药理效应

药物作用（drug action）是指药物与机体细胞间的初始作用。药理效应（pharmacological effect）是药物作用的结果，是继发于药物作用之后所引起机体器官原有功能的变化。功能的提高称为兴奋（excitation）或亢进（augmentation），功能的降低称为抑制（inhibition）或麻痹（paralysis）。凡能使机体原有生理、生化功能增强的作用称为兴奋作用；反之称为抑制作用。

二、药物作用的选择性

药物进入机体后，只对少数组织或器官发生较明显的作用而对其他组织或器官的作用不明显，或完全没有作用，此称为药物作用的选择性，如缩宫素主要作用于子宫平滑肌。由于大多数药物都具有各自的选择性，所以它们各有不同的适应证和毒性，这就构成了药物分类的依据和选择用药的基础。药物的选择性一般是相对的，与用药剂量有关。小剂量只作用于个别组织器官，大剂量则能引起较多组织器官反应。一般而言，选择性高的药物不良反应少，但应用范围窄；而选择性低的药物作用广泛，应用范围广，但不良反应常较多。

三、药物作用的两重性

药物对机体既可呈现有利的防治作用，也会产生不良反应（adverse reaction），这体现了药物

作用的两重性。

(一) 治疗作用

1. 对因治疗(etiological treatment) 用药目的在于消除原发致病因子,彻底治愈疾病的治疗称为对因治疗,或称治本,如抗生素消除体内致病菌。

2. 对症治疗(symptomatic treatment) 用药目的在于改善症状,减轻患者痛苦的治疗称为对症治疗,或称治标。对症治疗不能根除病因。一般情况下,对因治疗比对症治疗重要,但在某些重危急症如休克、惊厥、心力衰竭、高热、剧痛时,对症治疗可能比对因治疗更为迫切。

◆ **知识考点** 对因治疗和对症治疗

(二) 不良反应

凡不符合用药目的并为患者带来不适或痛苦的反应统称为药物不良反应。其主要包括以下几种。

1. 副反应(side reaction) 指在治疗量下产生的与用药目的无关的作用,通常也称副作用(side effect)。由于药物作用选择性低,涉及多个效应器官,当某一效应用作治疗目的时,其他效应就构成副反应。副反应是在治疗量下发生的,是药物本身固有的作用,一般危害小,可预知,但是难以避免。副反应和治疗作用可因用药目的不同而相互转变,如阿托品具有松弛内脏平滑肌和抑制腺体分泌等作用,当用于解除胃肠痉挛时,其抑制腺体分泌引起口干就成为副反应;当用于麻醉前给药时,其松弛内脏平滑肌引起腹气胀、尿潴留的作用就构成副反应。

2. 毒性反应(toxic reaction) 是指在剂量过大或长期反复用药过程中产生的危害性反应。一般比较严重,但是可以预知也是应该避免发生的不良反应。毒性反应可因剂量过大立即发生,称为急性毒性(acute toxicity),多损害呼吸、循环及神经系统功能;也可因长期用药,药物在体内蓄积后逐渐产生,称为慢性毒性(chronic toxicity),多损害肝、肾、骨髓、内分泌等功能。

3. 后遗效应(residual effect) 是指停药后血药浓度已降至阈浓度以下时残存的药理效应。例如,夜间服用苯巴比妥钠催眠时次晨仍有嗜睡、头晕、乏力等现象。

4. 停药反应(withdrawal reaction) 是指突然停药后原有疾病的加剧,又称回跃反应(rebound reaction)或反跳现象。例如,长期服用可乐定降血压,停药次日血压将激烈回升。

5. 变态反应(allergic reaction) 是一类免疫反应。非肽类药物作为半抗原与机体蛋白结合为抗原后,经过接触10天左右的敏感化过程而发生的反应,也称过敏反应(hypersensitive reaction),常见于过敏体质者。反应性质与药物原有效应无关,用药理拮抗药解救无效,与剂量也无关。反应严重度差异很大,从轻微的皮疹、发热至造血系统抑制、肝肾功能损害、休克等。致敏物质可能是药物本身或其代谢物,也可能是药剂中杂质。由于变态反应大多不易预知,因此对于易致敏的药物或过敏体质患者,用药前应详细询问患者的过敏史,并做过敏试验,凡有过敏史或过敏试验阳性者禁用。

6. 特异质反应(idiosyncrasy) 少数特异体质患者对某些药物反应特别敏感,反应性质也可能与常人不同,但与药物固有药理作用基本一致,反应严重程度与剂量成比例,药理拮抗药救治可能有效。现在知道这是一类遗传缺陷异常所致的反应,如少数红细胞葡萄糖-6-磷酸脱氢酶缺乏的患者,在应用有氧化作用的伯氨喹、磺胺等药物时,可能引起溶血。

7. 三致反应 即致癌(carcinogenesis)、致畸(teratogenesis)与致突变(mutagenesis),属于慢性毒性范畴。药物损伤DNA或干扰DNA复制引起的基因变异或染色体畸变称致突变;基因突变发生于胚胎生长细胞可致畸;药物作用使得机体抑癌基因失活或原癌基因激活,导致正常细胞转为癌细胞的作用称为致癌。

> **知识链接**　　　　　　　**反应停事件**
>
> 　　反应停英文名叫"thalidomide"(沙利度胺),化学名为酞胺哌啶酮。20 世纪 50 年代,一家德国公司研究发现它具有中枢镇静作用,并能够显著抑制孕妇的妊娠反应(如呕吐和失眠)。于是,1957 年该药被作为抗妊娠反应药物正式投放欧洲市场。在此后不到 1 年的时间内,反应停在许多国家畅销。随后,临床医生陆续发现新生儿畸形比率异常升高,这些产下的畸形婴儿患有一种少见的海豹肢症(Phocomelia),四肢发育不全,短得就像海豹的四个鳍足。他们的母亲在妊娠期间都曾经服用过反应停。因此,反应停在世界各国陆续被强制撤回,研发反应停的德国公司同意赔偿受害者的损失,被迫倒闭。

◆ **知识考点**　药物不良反应(副反应、毒性反应、后遗效应、停药反应、变态反应、特异质反应和三致反应等)

四、量-效关系

　　药物的效应与剂量关系密切,药理效应与剂量在一定范围内成比例,这就是量-效关系(dose-effect relationship)。若药物的剂量太小,可能不引起任何效应,只有剂量达到一定数值时才开始出现效应,能引起效应的最小剂量称最小有效量(阈剂量)。随着剂量的增加,效应增强。能引起最大效应而不引起中毒的剂量称为最大治疗量(又称极量)。出现中毒症状的最小剂量称最小中毒量。剂量继续增加,引起死亡的剂量称致死量。

　　由于药理效应与血药浓度的关系较为密切,故在药理学研究中更常用浓度-效应关系(concentration-effect relationship)。以效应为纵坐标、药物浓度为横坐标作图得量-效曲线(rectangular hyperbola)(图 1-1A)。如将药物浓度改用对数值作图则呈典型的对称"S"形曲线(图 1-1B)。从量-效曲线上可以看出,当剂量增加到一定限度时,效应就不再增强,即达到最大效应(E_{max}),此最大效应就是该药的效能(efficacy)。当比较作用性质相同的药物之间的作用强度时,可用效价强度(potency)表示,即产生相同的药理效应时所需的药物剂量。效价强度常用 50% E_{max} 所对应的剂量表示。达到相同效应所需的剂量越大,则效价强度越小。效能与效价强度从不同角度反映药物作用的强度,但两者并不完全平行,即效能大的药物效价强度并不一定大,反之亦然。例如,利尿药以日排钠量作为效应指标进行比较,氢氯噻嗪的效价强度大于呋塞米,而呋塞米的效能大于氢氯噻嗪(图 1-2)。一般而言,药物的效能更具有实际意义。

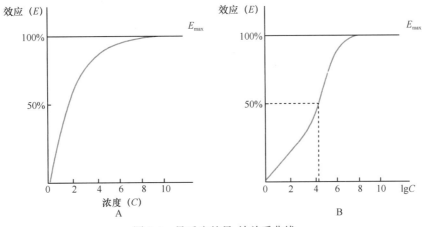

图 1-1　量反应的量-效关系曲线

药理效应强弱有的是连续增减的量变,称为量反应(graded response),如血压的升降、平滑肌舒缩等,用具体数量或最大反应的百分率表示。有些药理效应只能用全或无、阳性或阴性表示,结果以反应的阳性率和阴性率的方式作为统计量,称为质反应(all-or-none response,quantal response),如死亡与存活、抽搐与不抽搐等,必须用多个动物或多个实验标本以阳性率表示。用累加阳性率对数剂量(或浓度)作图也呈典型对称"S"形曲线(图1-3)。在量-效曲线的中央部位,可得到50%反应率的相应剂量。引起半数实验动物出现某一效应的剂量,称为半数有效量(50% effective dose,ED_{50})。引起半数实验动物死亡的剂量,称为半数致死量(50% lethal dose,LD_{50})。LD_{50}与ED_{50}的比值称为治疗指数(therapeutic index,TI)。治疗指数是评价药物安全性的指标之一,一般来说,治疗指数越大的药物,安全性越高。较好的评价药物安全性的指标是$ED_{95} \sim TD_5$的距离,称为安全范围(margin of safety),其值越大越安全。

◆ **知识考点** 量反应、质反应、最小有效量、效价、效能、半数有效量、半数致死量、治疗指数、安全范围的概念;治疗指数及安全范围的临床意义

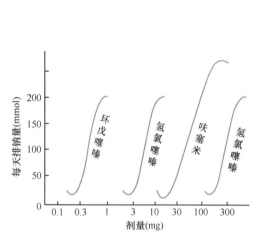

图1-2 几种利尿药的效能和效价强度比较

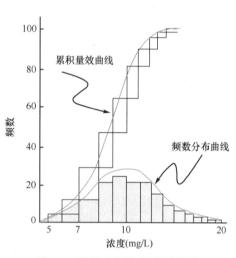

图1-3 质反应的量-效关系曲线

五、药物作用机制

药物作用机制(mechanism of drug action)是研究药物为何产生作用和如何产生这些作用的。药物的种类繁多,化学结构和理化性质各异,但其主要作用机制有两大方面:非受体途径和受体途径。

(一)药物作用的非受体途径

1. 理化反应 抗酸药中和胃酸以治疗溃疡,甘露醇在肾小管内提升渗透压而利尿等,分别是通过简单的化学反应及物理作用而产生药理效应。

2. 参与或干扰机体的代谢过程 补充生命代谢物质以治疗相应缺乏症,如铁剂补血、胰岛素治疗糖尿病等。有些药物化学结构与正常代谢物非常相似,但掺入代谢过程却往往不能引起如正常代谢物的生理效果,实际上导致抑制或阻断代谢的后果,称为伪品掺入(counterfeit incorporation),也称抗代谢药(antimetabolite)。例如,氟尿嘧啶结构与尿嘧啶相似,掺入癌细胞DNA及RNA中干扰蛋白质合成可发挥抗癌作用。

3. 影响生理物质转运 很多无机离子、代谢物、神经递质、激素在体内的主动转运需要载体

参与。干扰这一环节可以产生明显的药理效应。例如,利尿药抑制肾小管 Na^+-K^+、Na^+-H^+ 交换而发挥排钠利尿作用。

4. 影响酶的活性 酶的品种很多,在体内分布极广,参与所有细胞生命活动,而且极易受各种因素的影响,是药物作用的一类主要对象。多数药物能影响酶的活性,如新斯的明竞争性抑制胆碱酯酶,奥美拉唑不可逆性抑制胃黏膜 H^+-K^+-ATP 酶,尿激酶激活血浆纤溶酶原等。

5. 作用于细胞膜的离子通道 细胞膜上无机离子通道控制 Na^+、Ca^{2+}、K^+、Cl^- 等离子跨膜转运,药物可以直接对其作用而影响细胞功能,如硝苯地平阻滞血管平滑肌的钙通道,可降压。

6. 影响免疫功能 除免疫血清及疫苗外,免疫增强药(如左旋咪唑)及免疫抑制药(如环孢素)通过影响免疫功能发挥疗效。糖皮质激素类药物能抑制机体的免疫功能,可用于自身免疫性疾病及防止器官移植时的排斥反应。

(二) 药物作用的受体途径

1. 受体的概念 受体(receptor)是位于细胞膜或细胞内能特异性地与特定化学物质结合而引起一定效应的特殊蛋白质。能与受体特异性结合的物质称为配体(ligand),如神经递质、激素、自体活性物质和药物。药物与受体结合多数是通过氢键、离子键或分子间引力(范德华力),结合不甚牢固,容易解离,属可逆性结合,作用时间较短;少数药物以共价键结合,比较牢固,不易解离,故作用持久。药物与受体结合能否产生效应,取决于亲和力(即药物与受体结合的能力)和内在活性(药物激活受体产生效应的能力)。根据药物与受体的亲和力、内在活性大小可将药物分为:①激动剂(agonist),药物与受体结合既有强大的亲和力又有明显的内在活性,如肾上腺素是 α 和 β 受体的激动剂。②阻断剂(blocker),药物与受体结合虽有强大的亲和力,但几乎没有内在活性而且能阻断激动剂的作用,如普萘洛尔是 β 受体阻断剂。③部分激动剂(partial agonist),药物与受体结合有一定的亲和力,但内在活性较弱,单独应用时为弱的激动剂,但与另一激动剂合用时往往出现拮抗作用。例如,烯丙吗啡是阿片受体的部分激动剂,当与吗啡合用时,可对抗后者镇痛效应的发挥。

知识链接 　　　　　　　　　　　**受体的类型及其特点**

1. 离子通道受体 此类受体组成贯通细胞膜内外的离子通道,当受体激动时,离子通道开放,膜去极化或超极化,引起兴奋或抑制效应,如 N 胆碱受体、GABA 受体等。

2. G 蛋白偶联受体 是通过 G 蛋白连接细胞内效应系统的膜受体。当受体与激动剂结合后,经过 G 蛋白的转导将信号传递至效应器引起药理效应,如肾上腺素受体、多巴胺受体。

3. 酪氨酸激酶受体 这类受体镶嵌在细胞膜上,由三部分组成,细胞外段为配体结合区,细胞中段穿过细胞膜,细胞内段具酪氨酸激酶活性,能激活细胞内蛋白激酶,加速蛋白质合成,如胰岛素受体、表皮生长因子受体等。

4. 细胞内受体 此类受体位于细胞内,其配体较易通过细胞膜的脂质双分子层结构,与细胞内的受体结合并发生反应,调节核内信号转导和基因转录过程,如肾上腺皮质激素受体、性激素受体等。

---

2. 受体的特性

(1) 特异性(specificity):受体能特异地识别并结合与其结构相吻合的药物分子,同一类型的激动剂与同一类型的受体结合时产生的效应类似。

(2) 高灵敏性(high sensitivity):只要很低的药物浓度就能产生显著的效应。

(3) 饱和性(saturability):由于受体数目是有限的,它能结合配体的量也是有限的,因此受体具有饱和性。当药物达到一定浓度后,其效应不会随着浓度的增加而增加。

（4）可逆性(reversibility)：配体与受体的结合是可逆的,可被其他特异性的配体置换。

（5）多样性(variability)：同一受体可分布到不同的组织细胞而产生不同的效应,受体多样性是受体亚型分类的基础。

3. 受体调节 受体的数目、亲和力和效应力受生理、病理和药理等因素的影响而发生变化,称为受体调节。

（1）向上调节(up regulation)：受体的数目增多、亲和力增加或效应力增强称为向上调节。表现为受体对药物的敏感性增高,药物效应增强,此现象称为受体超敏。受体超敏可因长期使用受体阻断剂引起,是造成某些药物突然停药出现反跳现象的原因,如高血压患者长期应用 β 受体阻断药,可使 β 受体向上调节,突然停药可引起反跳现象。超敏也可因合成更多的受体而产生。

（2）向下调节(down regulation)：受体的数目减少、亲和力降低或效应力减弱称为向下调节。表现为受体对药物的敏感性降低,药物效应减弱,此现象称为受体脱敏。受体脱敏可因长期应用受体激动剂引起,是产生耐受性的原因之一。

◆ **知识考点** 受体的概念、特性、类型及受体的调节；受体激动剂、阻断剂及部分激动剂

第3节 药物代谢动力学

学习目标

1. 掌握药物的吸收、分布、生物转化、排泄等体内过程及其影响因素。
2. 掌握常用药动学参数及其意义。
3. 理解药物跨膜转运方式。

药物代谢动力学简称药动学,研究药物体内过程及体内药物浓度随时间变化的规律。药物在体内虽然不一定集中分布于靶器官,但在分布达到平衡后药理效应的强弱与药物血浆浓度成比例。可以利用药动学规律科学地计算药物剂量,以获得良好疗效,防止或减少不良反应的发生。

一、药物的跨膜转运

药物在体内转运必须通过各种具有类脂性质的生物膜(包括细胞膜和各种细胞器膜,如溶酶体膜、线粒体膜等),称此为药物的跨膜转运(transmembrane transport)。药物的转运主要有被动转运和主动转运两种。

（一）被动转运

被动转运(passive transport)是指药物从高浓度一侧向低浓度一侧的转运,其主要的动力就是膜两侧的浓度差。其特点是不耗能,且无饱和性。大多数药物在体内的转运是按这种方式进行的。被动转运包括以下三种。

1. 简单扩散(simple diffusion) 多数药物按简单扩散物理机制进入体内。扩散速度除取决于膜的性质、面积及膜两侧的浓度梯度外,还与药物的理化性质有关。相对分子质量小的(200以下)、脂溶性大的(油水分布系数大的)、极性小的(不易离子化的)药物较易通过。药物多是弱酸性或弱碱性有机化合物,其离子化程度因其 pK_a(弱电解质药物解离常数的负对数值)及其所在溶液的 pH 而定,这是影响药物跨膜被动转运、吸收、分布、排泄的一个可变因素。pH 对弱酸或弱碱类药物解离度的影响可用 Handerson-Hasselbalch 公式进行定量计算：

$$\text{平衡式 HA} \xrightarrow{\text{弱酸类药}} \text{H}^+ + \text{A}^- \qquad \text{平衡式 BH}^+ \xrightarrow{\text{弱碱类药}} \text{H}^+ + \text{B}$$
$$\text{(非解离型)} \qquad\qquad \text{(解离型)} \qquad\qquad \text{(解离型)} \qquad\qquad \text{(非解离型)}$$

$$K_a = \frac{[\text{H}^+][\text{A}^-]}{[\text{HA}]} \qquad\qquad\qquad K_a = \frac{[\text{H}^+][\text{B}]}{[\text{BH}^+]}$$

$$10^{\text{pH}-pK_a} = \frac{[\text{A}^-]}{[\text{HA}]} \qquad\qquad\qquad 10^{pK_a-\text{pH}} = \frac{[\text{BH}^+]}{[\text{B}]}$$

由此可见不论弱酸性或弱碱性药物的 pK_a 都是该药在溶液中 50% 离子化时的 pH，各药有其固定的 pK_a 值。当 pK_a 与 pH 的差值以数学值增减时，药物的解离型与非解离型浓度比值以指数值相应变化。非解离型药物可以自由穿透，而解离型药物就被限制在膜的一侧，这种现象称为离子障(ion trapping)。弱酸性药物在酸性环境中不易解离，非解离型多，脂溶性大，容易跨膜转运；而在碱环境中，则解离型多，水溶性大，不易跨膜转运。例如，弱酸性药物在胃液中非解离型多，在胃中即可被吸收。弱碱性药物在酸性胃液中离子型多，主要在小肠吸收。碱性较强的药物如胍乙啶(pK_a =11.4)及酸性较强的药物如色甘酸钠(pK_a =2.0)在胃肠道基本都已离子化，由于离子障原因，吸收均较难。pK_a 小于 4 的弱碱性药物如地西泮(pK_a =3.3)及 pK_a 大于 7.5 的弱酸性药物如异戊巴比妥(pK_a =7.9)在胃肠道 pH 范围内基本都是非解离型，吸收都快而完全。

2. 滤过(filtration) 是指粒径小于膜孔的药物借助于膜两侧的流体静压或渗透压差，通过亲水膜孔的转运。例如，水、乙醇、尿素等水溶性小分子物质及 O_2、CO_2 等气体分子均可通过膜孔滤过扩散。

3. 易化扩散(facilitated diffusion) 是靠载体顺浓度梯度跨膜转运的方式，其特点是不需消耗能量，且有较高的特异性，并有竞争性抑制现象，如葡萄糖和氨基酸的吸收。

(二) 主动转运

主动转运(active transport)是药物借助于细胞膜上的特殊载体，从低浓度的一侧向高浓度一侧转运。其特点是需要特殊的载体，且需消耗能量，转运的过程有饱和现象和竞争性抑制。属于主动转运的药物并不多，主要在肾小管、神经元及肝细胞中进行。例如，药物自肾小管的分泌排泄就属于主动转运。

二、药物的体内过程

(一) 吸收

药物的吸收(absorption)是指药物自给药部位进入血液循环的过程。吸收的速度和程度直接影响着药物起效的快慢和作用的强度。除静脉(血管内)给药外，其他各种给药途径均存在吸收过程。影响药物吸收的因素很多，可以归为两大类：药物因素和机体因素。药物因素除本身的理化性质如脂溶性、解离程度和分子质量外，还包括剂型(药物的溶解度和溶出速度)和给药途径等。其中给药途径是影响药物吸收的重要因素之一。机体因素包括胃肠道的 pH、胃排空和肠蠕动性、胃内容物、吸收面积的大小、吸收部位的血流情况、胃肠病理情况等。

临床常用的给药途径有消化道给药、注射给药、呼吸道给药和皮肤黏膜给药等。

1. 消化道给药 口服(per os)给药是最常用的给药途径，具有方便、经济、安全等优点。大多数药物以简单扩散的方式通过胃肠道吸收。分子质量小、脂溶性大、非解离型药物较易吸收。胃液的 pH 为 0.9～1.5，弱酸性药物可从胃中吸收，但由于胃黏膜的吸收面积小，胃排空快，药物在胃内滞留时间短，所以药物在胃内吸收量有限。

小肠是药物吸收的主要部位。小肠黏膜表面有绒毛，吸收面积大，血流丰富，而且肠腔内

pH 为 4.8 ~ 8.2,对弱酸性及弱碱性药物均易吸收。

口服药物经胃肠黏膜吸收后,经门静脉进入肝,有些药物首次通过肝就发生转化,使进入体循环的药量减少,药物效应下降,这种现象称为首关消除(first pass elimination),也称首过效应,如硝酸甘油、普萘洛尔等。

多数药物口服虽然方便有效,但其缺点是吸收较慢,欠完全,且不适用于在胃肠破坏的、对胃黏膜刺激大的、首关消除多的药物,也不适用于昏迷及婴儿等不能口服的患者。舌下(sublingual)及直肠(per rectum)给药虽然吸收面积小,但因局部血流供应丰富,吸收也较迅速,且可避免首关消除,如硝酸甘油可舌下给药控制心绞痛急性发作。

2. 注射给药 静脉注射(intravenous,iv)可使药物迅速而准确地进入体循环,没有吸收过程。肌内注射(intramuscular,im)及皮下注射(subcutaneous,sc),药物沿结缔组织向周边扩散,再经毛细血管壁被吸收进入血液循环。药物的吸收速率与注射部位的血流量和药物的剂型有关。肌内组织的血流量明显多于皮下组织,故肌内注射比皮下注射吸收快。水溶液吸收迅速,油剂、混悬剂吸收慢但作用持久。休克患者因外周血流量少而缓慢,多次注射不但不会立即产生效应,还会在病情好转后,因循环速度加快而导致吸收过量引起中毒。故抢救治疗时最好静脉给药。

3. 呼吸道给药 肺泡表面积大,血流丰富,与血液只隔肺泡上皮及毛细管内皮各一层,药物只要能到达肺泡,吸收极其迅速,气体及挥发性药物(如全身麻醉药)可直接进入肺泡。药物溶液需要经喷雾器分散为微粒,气雾剂(aerosol)可将药液雾化为直径达 5μm 左右微粒,可达肺泡而迅速吸收。直径为 2 ~ 5μm 以下的微粒可重被呼出,直径为 10μm 微粒可在小支气管沉积。后者可用于异丙肾上腺素治疗支气管哮喘。较大雾粒的喷雾剂(nebula)只能用于鼻咽部的局部治疗,如抗菌、消炎、祛痰、通鼻塞等。

4. 经皮(transdermal)**给药** 除汗腺外,皮肤不透水,但脂溶性药物可以缓慢通透。利用这一原理可以经皮给药以达到局部或全身药效。近年来有许多促皮吸收剂如氮酮(azone),可与药物制成贴皮剂(如硝苯地平贴皮剂),以达到持久的全身疗效,对于容易经皮吸收的硝酸甘油也可制成缓释贴皮剂预防心绞痛发作,每天只贴一次。许多杀虫药可以经皮吸收而导致中毒。

一般来说,吸收速度按快慢排序依次为:吸入、舌下、直肠、肌内注射、皮下注射、口服、皮肤;就吸收程度而言,舌下、肌内注射、吸入、皮下注射和直肠吸收较为完全,口服给药次之。

◆ **知识考点** 药物的吸收及其影响因素

(二) 分布

分布(distribution)是指药物从体循环向组织液和细胞内液转运的过程。药物的组织分布与药物的理化性质、血浆蛋白结合率、组织的血流量、药物与组织的亲和力及一些特殊屏障有关。

1. 药物与血浆蛋白的结合率 药物进入体循环后首先与血浆蛋白呈可逆性结合。弱酸性药物多与清蛋白结合,弱碱性药物多与 α_1 酸性糖蛋白结合,还有少数药物与球蛋白结合。与血浆蛋白结合的称为结合型药物,未结合的称为游离型药物,两者处于动态平衡之中。结合型药物分子质量大,不易跨膜转运,暂时失去药理活性,又不被代谢或排泄,可以看作是药物的储存方式。游离型药物分子质量小,易转运到作用部位产生药理效应。不同的药物血浆蛋白结合率各不相同。药物与血浆蛋白结合特异性低,而血浆蛋白结合点有限,如同时应用两种与血浆蛋白结合率高的药物,两个药物可能竞争与同一蛋白结合而发生置换现象。被置换出来的游离型药物比例加大,效应增强或毒性增大。例如,抗凝药华法林的血浆蛋白结合率达99%,解热镇痛药保泰松与血浆蛋白的结合率为98%,当两者合用时,前者被后者置换而下降1%,则游离型药物浓度在理论上将增加 1 倍,可能导致抗凝作用增强,甚至引起出血。药物也可能与内源性代谢物竞争与血浆蛋白结合。例如,磺胺药置换胆红素与血浆蛋白结合,在新生儿可能导致胆红素脑病(核黄疸)。血浆蛋白过少(如肝硬化)或变质(如尿毒症)时药物血浆蛋白结合率下降,也容易发生毒性反应。

2. 器官血流量和药物与组织亲和力 血流丰富的器官及药物与组织蛋白亲和力大的组织,药物分布较快、较多。因此,即使在药物分布平衡时,各组织器官中的药物浓度也不均匀。药物在靶器官的浓度决定药物效应强弱,故测定血浆药物浓度可以估算药物效应强度。

3. 药物的理化性质和体液 pH 脂溶性药物或水溶性小分子药物易通过毛细血管壁进入组织,水溶性大分子或离子型药物则难以通过血管壁进入组织。药物的 pK_a 及体液 pH 是决定药物分布的另一因素,细胞内液 pH(约为 7.0)略低于细胞外液(约 7.4),弱碱性药物在细胞内液浓度略高,弱酸性药物在细胞外液浓度略高,根据这一原理,弱酸性药物苯巴比妥中毒时用碳酸氢钠碱化血液及尿液可使脑细胞中药物向血浆转移并加速自尿排泄,是重要救治措施之一。

4. 血脑屏障和胎盘屏障

(1)血脑屏障(blood brain barrier):脑是血流量较大的器官,但药物在脑组织浓度一般较低,这是由于血脑屏障所致。在组织学上血脑屏障是由血-脑、血-脑脊液及脑脊液-脑三种屏障的总称,实际上能阻碍药物穿透的主要是前两者。脑毛细血管内皮细胞间紧密连接,基底膜外还有一层星形胶质细胞包围,大分子、高解离度、高蛋白结合率、非脂溶性药物较难穿透,故脑脊液中药物浓度总是低于血浆浓度,这是脑自我保护机制。治疗脑病可以选用极性低的脂溶性药物,如磺胺药中的磺胺嘧啶。为了减少中枢神经不良反应,对于生物碱可将之季铵化以增加其极性,如将阿托品季铵化变为甲基阿托品后不能通过血脑屏障,即不致发生中枢兴奋反应。炎症能增加血脑屏障的通透性,故脑膜炎时,通透率低的青霉素亦能在脑脊液中达到有效治疗浓度。

(2)胎盘屏障(placenta barrier):是胎盘绒毛与子宫血窦间的屏障,由于母亲与胎儿间交换营养成分与代谢废物的需要,其通透性与一般毛细血管无显著差别,只是到达胎盘的母体血流量少,进入胎儿循环慢一些罢了。几乎所有药物都能穿透胎盘屏障进入胚胎循环,在妊娠期间应禁用对胎儿发育有影响的药物。

 知识考点 药物的分布及其影响因素

(三)生物转化

药物在体内发生的化学变化称为生物转化(biotransformation),也称代谢(metabolism)。体内药物主要在肝生物转化而失去药理活性,并转化为极性高的水溶性代谢物而利于排出体外。生物转化与排泄统称为消除(elimination)。

生物转化分两步进行,第一步为氧化、还原或水解,第二步为结合。第一步反应使多数药物灭活,但少数例外反而活化,故生物转化不能称为解毒过程。生物转化的第二步反应是结合。多数经过氧化反应的药物再经肝微粒体的葡糖醛酸转移酶作用与葡糖醛酸结合。有些药物还能和乙酰基、甘氨酸、硫酸等结合。药物与体内物质结合后活性降低或灭活,且极性增加。各药在体内转化过程不同,有的只经一步转化,有的完全不变以原形自肾排出,有的经多步转化生成多个代谢产物。

肝微粒体的细胞色素 P450 酶系统是促进药物生物转化的主要酶系统,故又简称肝药酶,现已分离出 70 余种。肝药酶具有以下特性:专一性低、个体差异大和酶活性有限。凡能使肝药酶的活性增强或合成加速的药物,称为药酶诱导剂;凡能使肝药酶活性降低或合成减少的药物,称为药酶抑制剂。例如,苯巴比妥能使肝药酶活性增强,连续应用除自身易产生耐受性外,还可加速氯丙嗪、可的松、双香豆素等药物的转化。西咪替丁能抑制肝药酶的活性,可抑制地西泮、华法林等药物的转化。

◈ **知识考点** 药物的生物转化、代谢酶系、药酶诱导剂和药酶抑制剂

(四)排泄

药物及其代谢物从排泄器官排出体外的过程称排泄(excretion)。药物主要经肾排泄,有的也经胆管、乳腺、汗腺、唾液腺等排泄。

1. 肾排泄 药物及其代谢物在肾经肾小球滤过、肾小管分泌及肾小管重吸收三种方式排泄。游离型的药物能通过肾小球滤过进入肾小管,随着原尿的浓缩,药物浓度上升。当超过血浆浓度时,极性低、脂溶性大的药物可被肾小管重吸收,排泄慢。极性高、水溶性大的药物重吸收少,排泄快。经生物转化后产生的代谢物多因极性增大,不易被重吸收而顺利排出。改变尿液 pH 可影响药物排泄,碱化尿液使酸性药物在尿中解离多,酸化尿液使碱性药物在尿中解离多,结果药物极性增大,重吸收减少,加速其排泄,这是药物中毒常用的解毒方法。

肾小管尚有主动分泌的功能,由非特异性载体转运系统完成,因其选择性低,当两种药物通过同一载体转运时,彼此间可产生竞争性抑制。例如,丙磺舒抑制青霉素主动分泌,使后者排泄减慢,药效延长并增强。

肾功能不全时,药物排泄速度减慢,反复用药易导致药物蓄积甚至中毒,故应注意。

2. 胆汁排泄 有些药物在肝细胞与葡萄糖醛酸等结合后排入胆中,随胆汁到达小肠后被水解,游离药物被重吸收,称为肝肠循环(hepato-enteral circulation)。肝肠循环可使血药浓度下降减慢,药物作用时间延长。胆管引流患者,药物的血浆半衰期将显著缩短。

3. 乳汁排泄 乳汁 pH 略低于血浆,且富含脂质,故脂溶性高的药物和弱碱性药物可以自乳汁排泄,哺乳婴儿可能受累。

4. 其他 胃液酸度更高,某些生物碱(如吗啡等)注射给药也可向胃液扩散,洗胃是中毒治疗和诊断的措施。药物还可从呼吸道、唾液、泪、汗等排出,如肺是某些挥发性药物的主要排泄途径,检测呼出气中的乙醇量是诊断酒后驾车的快速简便的方法。

◈ **知识考点** 药物排泄途径及其影响因素

三、药物代谢动力学的基本概念

药物在体内经历吸收、分布、代谢和排泄过程,始终处于动态变化之中,为了定量地描述药物体内过程动态变化的规律性,常要借助数学的原理和方法,研究血药浓度随时间变化的动态规律及测定药动学的重要参数,对指导临床合理用药有重要的意义。

(一)时量关系和时效关系

药物的吸收和消除可直接影响血浆中药物浓度及药物作用的强弱和久暂。血药浓度随时间变化的动态过程,可用时量关系来表示。同样药物的效应也随着时间的推移而发生有规律的变化,可用时效关系来表示。一般而言,血药浓度与作用强度呈平行关系。时量(效)关系曲线可分为三期(图 1-4):潜伏期(latent period)、持续期(persistent period)和残留期(residual period)。潜伏期是指从开始用药至血药浓度达到最低有效浓度的时间,其长短取决于药物吸收和分布的速度。持续期是指血药浓度维持在最低有效浓度之上的时间,其长短取决于药物的吸收和消除速度。用药后所能达到的最高浓度称为峰浓度(C_{max}),通常与给药剂量成正比。从给药时至峰浓度的时间称为达峰时间(peak time,t_{max})。残留期是指药物浓度虽降至最低有效浓度以下,但尚未自体内完全消除的时间,其长短取决于药物的消除速度。残留期长说明药物在体

内有蓄积现象,在此期多次反复用药易致蓄积性中毒。

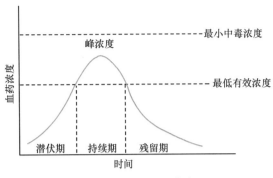

图 1-4 时量关系曲线

(二) 药动学参数及其应用

1. 表观分布容积(apparent volume of distribution,V_d) 是指药物在体内达到动态平衡时,体内药量 X 与血药浓度 C 之比:$V_d = X/C$,其本身不代表真正的容积,只反映药物在体内分布的情况,其单位为 L 或 L/kg。值的大小与血药浓度成反比,即血药浓度越高,值越小,血药浓度越低,值越大。值大,提示药物分布广,或浓集于血浆外某种组织;值小,提示药物分布多局限于血浆内。

2. 血浆半衰期(half life time,$t_{1/2}$) 是指血药浓度下降一半所需的时间。它反映了药物在体内消除的快慢程度,是临床制订给药方案的依据。一次给药后经过 4~5 个半衰期,可以认为药物基本消除;如果每隔一个半衰期给药,经过 4~5 个半衰期血药浓度基本达到稳定水平称为稳态血药浓度(C_{ss}),又称坪浓度或坪值,此时表明药物的吸收和消除达到平衡,这种情况下,不会发生药物的蓄积。临床上对于一些必须得到及时治疗的急重患者,为使药物迅速达到稳态血药浓度,常采用负荷剂量(loading dose)法,即首先给予负荷剂量,然后再给予维持剂量,这样血药浓度就能始终维持在稳态。例如,口服给药,以半衰期为给药间隔时,为使血药浓度迅速达到稳态,只要首次剂量增加 1 倍,即可在 1 个半衰期内达到坪值(图 1-5)。

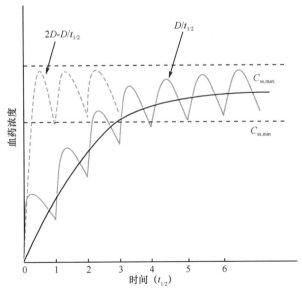

图 1-5 多次间歇给药的时量关系曲线

3. 时量曲线下面积(area under the curve,AUC) 是评价药物吸收程度的一个重要指标,反映了药物进入体循环的相对量。

4. 生物利用度(bioavailability,F) 是指药物被吸收利用的速度和程度,即一种药物制剂进入体循环的相对数量和速度,是评价制剂吸收程度的重要指标。生物利用度可分为绝对生物利用度和相对生物利用度,分别表示如下:

$$绝对生物利用度 = \frac{口服等量药物后的 AUC}{静注等量药物后的 AUC} \times 100\%$$

$$相对生物利用度 = \frac{受试药物的 AUC}{标准药物的 AUC} \times 100\%$$

5. 清除率(clearance,CL) 是指在单位时间内机体能将多少体积体液中的药物清除掉,其单位为 L/h(或 ml/min)或 L/(h·kg),$CL = k_e \cdot V_d$。k_e 为消除速率常数。清除率是反映药物从体内消除的另一个重要参数。它反映肝和(或)肾功能,在肝和(或)肾功能不全时 CL 值会下降,因为 CL 是肝、肾等消除能力的总和。肝、肾功能不全的患者,应适当调整剂量或延长用药间隔时间,以免过量蓄积而中毒。

☆ 知识考点 常用药动学参数(AUC、C_{max}、t_{max}、$t_{1/2}$、F、V_d、C_{ss}、CL)及其临床意义

(三) 药物消除动力学

药物经生物转化和排泄使药理活性下降或消失的过程称消除。药物在体内的消除有以下两种类型。

1. 一级动力学消除 又称恒比消除,是指单位时间内药物按恒定比例进行消除,使血药浓度逐渐下降。绝大多数药物的消除属于这一类型。

2. 零级动力学消除 又称恒量消除,是指单位时间内药物按恒定的数量进行消除。表明药物的消除速率与血药浓度无关。当体内药量过大,超过机体恒比消除能力的极限时,机体只能以恒定的最大速度使药物自体内消除,待血药浓度下降到较低浓度时可转化为恒比消除。

当机体反复多次用药,体内药物不能及时消除时,血药浓度逐渐升高而导致蓄积。在任何情况下,只要药物进入体内的速度大于消除的速度,都可发生蓄积作用。临床上可利用药物的蓄积性使血药浓度达到有效水平,然后再长期维持之。药物在体内过分蓄积,则会引起蓄积性中毒。

第4节 影响药物作用的因素

学习目标

1. 理解药物本身对药物作用的影响。
2. 理解机体方面对药物作用的影响。

药物的作用是通过机体表现出来的,药物在体内产生的效应常常存在明显的个体差异(individual variation),即同样剂量的某一药物在不同个体间不一定都能达到相等的血药浓度,相等的血药浓度也不一定都能达到等同的药效。差异可能很大,甚至出现质的差异。产生个体差异的原因是由于药物在体内的作用受到诸多因素的影响,包括药物方面的因素和机体方面的因素。了解影响药物作用的这些因素,有利于更好地掌握药物的作用特点和作用规律,充分发挥药物的疗效,同时尽可能避免药物引起的不良反应,从而使临床用药更为安全有效。

一、药物方面的因素

（一）药物的剂量

剂量的大小可决定药物在体内的浓度，因而在一定范围内，剂量越大，血药浓度越高，作用也越强。但超过一定范围，则会出现质的变化，引起毒性反应，出现中毒甚至死亡。因此，临床用药一定要注意药物剂量与作用之间的关系，严格掌握用药的剂量，以期出现较好的疗效。

（二）药物剂型和给药途径

同一药物可有多种剂型以适用于不同给药途径。药物剂型和给药途径可对药物的作用产生非常显著的影响，这是因为两者可直接影响到药物的体内过程，同一药物剂型不同，吸收速度往往不同。口服时液体制剂比固体制剂吸收快，同是固体制剂，胶囊剂>片剂>丸剂；肌内注射时，水溶液>混悬剂>油剂。

给药途径不同可直接影响药物作用的快慢和强弱，依药效出现的快慢，其顺序为静脉注射>肌内注射>皮下注射>口服。对少数药物不同给药途径甚至可改变药物的作用性质，如硫酸镁肌内注射时可产生镇静、抗惊厥、降压等作用，而口服时则产生导泻作用。有些药物在体内有较强的首关消除，口服给药时疗效差甚至无效，如硝酸甘油等，常采用舌下给药。

（三）给药时间和次数

给药时间有时可影响药物疗效，需视具体药物而定，如催眠药应在睡前服用；某些药物口服后对胃有刺激，应在饭后服用；驱肠虫药宜空腹服用，以便迅速入肠，并保持较高浓度；长期服用糖皮质激素的患者，应根据其分泌的昼夜节律性于上午 8 时左右给药。给药的次数应根据病情需要和药物的半衰期而定，在体内消除快的药物其半衰期短，应增加给药次数；消除慢的药物其半衰期长，则应延长用药的时间间隔。

（四）联合用药及药物相互作用

临床上常将两种或两种以上药物同时或先后应用，以提高疗效或减少不良反应，称为联合用药。联合用药不可避免地会出现药物相互作用（drug interaction），包括药动学相互作用和药效学相互作用。药动学相互作用是指一种药物的体内过程被另一种药物所改变，使前者的药动学行为发生明显变化，其结果是药物的半衰期、血浆蛋白结合率、血药浓度、生物利用度、峰浓度等均可发生改变。药效学相互作用是指联合用药后药物效应发生变化，其结果有两种：一种是原有药物的作用增强，称为协同作用（synergism），另一种是原有药物的作用减弱，称为拮抗作用（antagonism）。临床联合用药都是利用药物间的协同作用以增加疗效或利用拮抗作用以减少不良反应。不恰当的联合用药往往由于药物间相互作用而使疗效降低或出现意外的毒性反应。

1. 药动学相互作用

（1）影响吸收：空腹服药吸收较快，饭后服药吸收较平稳。促进胃排空的药如多潘立酮能加速药物在肠道的吸收，抑制胃排空如各种具有抗 M 胆碱作用药物能延缓药物在肠道的吸收。有些药物同时服用，可发生吸附或络合作用而妨碍吸收，如四环素类药物与 Fe^{2+}、Ca^{2+} 等络合互相影响吸收。

（2）影响分布：对于那些与血浆蛋白结合率高、分布容积小、安全范围窄及消除半衰期较长的药物，当其与血浆蛋白结合部位被另一药物置换后可致作用明显增强，如香豆素类抗凝药及口服降血糖药易被阿司匹林等解热镇痛药置换而分别产生出血及低血糖反应。

（3）影响生物转化：肝药酶诱导剂如苯巴比妥、利福平、苯妥英钠及香烟、酒等能增加在肝转化药物的消除而使药效减弱。肝药酶抑制剂如异烟肼、氯霉素、西咪替丁等能减慢在肝转化药物的消除而使药效加强。

（4）影响排泄：改变尿液的 pH 可影响药物的解离度进而影响到药物的重吸收，使药物的排泄加速或减慢。例如，碱化尿液可加速酸性药物自肾排泄，减慢碱性药物自肾排泄。反之，酸化尿液可加速碱性药物排泄，减慢酸性药物排泄。药物也可通过影响另一药物在近曲小管的主动分泌而影响其作用，如水杨酸盐竞争性抑制甲氨蝶呤自肾小管排泄而增加后者的毒性反应。

2. 药效学相互作用

（1）生理性拮抗或协同：两种或两种以上药理作用相似的药物联合用药可产生协同作用；而作用相反的两种药物合用可产生拮抗作用，如服用催眠镇静药后饮酒或喝浓茶、咖啡会加重或减轻中枢抑制作用，影响疗效。抗凝血药华法林和抗血小板药阿司匹林合用可能导致出血反应。

（2）受体水平的协同与拮抗：许多抗组胺药、吩噻嗪类、三环类抗抑郁药都有抗 M 胆碱作用，如与阿托品合用可能引起精神错乱、记忆紊乱等不良反应。β 受体阻断药与肾上腺素合用可能导致高血压危象等，都是非常危险的反应。

（3）干扰神经递质的转运：三环类抗抑郁药抑制儿茶酚胺再摄取，可增加肾上腺素的升压作用，而抑制可乐定及甲基多巴的中枢降压作用。

知识考点 给药剂量、给药时间、给药途径等对药物作用的影响及药物相互作用

二、机体方面的因素

（一）年龄

1. 小儿 特别是新生儿与早产儿，各种生理功能，包括自身调节功能尚未充分发育，与成年人有巨大差别，对药物的反应一般比较敏感。新药批准上市不需要小儿临床治疗资料，缺少小儿的药动学数据，这是主要困难。新生儿体液占体重比例较大，水盐转换率较快；血浆蛋白总量较少，药物血浆蛋白结合率较低；肝肾功能尚未充分发育，药物清除率低，在半岁以内与成人相差很多；小儿的体力与智力都处于迅速发育阶段，易受药物影响等都应引起用药注意，予以充分考虑。例如，新生儿肾功能只有成人的 20%，庆大霉素的血浆半衰期长达 18 小时，为成人（2 小时）的 9 倍。中枢兴奋药安非他明在儿科却用于治疗学龄儿童多动症，作用性质也有所改变。因此，对婴幼儿用药，必须考虑他们的生理特点，严格遵守药典的明确规定。

2. 老人 在医学方面一般将 65 岁以上称为老人。老人血浆蛋白量较低，体液较少、脂肪较多，故药物血浆蛋白结合率偏低，水溶性药物分布容积较小而脂溶性药物分布容积较大。肝肾功能随年龄增长而自然衰退，故药物清除率逐年下降，各种药物血浆半衰期都有程度不同的延长，如在肝灭活的地西泮可自常人的 20～24 小时延长 4 倍。又如自肾排泄的氨基糖苷类抗生素可延长 2 倍以上。在药效学方面，老人对许多药物反应特别敏感，如中枢神经药易致精神错乱，心血管药易致血压剧烈变化及心律失常，非甾体抗炎药易致胃肠出血，抗 M 胆碱药易致尿潴留、大便秘结及青光眼发作等。因此，老年人的用药量应比成年人有所减少，一般为成人的 3/4。

（二）性别

妇女月经期不宜服用泻药和抗凝药以免盆腔充血月经增多。对于已知的致畸药物如锂盐、华法林、苯妥英钠及性激素等在妊娠 3～12 周胎儿器官发育期内应严格禁用。此后，在妊娠晚期及哺乳期间还应考虑药物通过胎盘及乳汁对胎儿及婴儿发育的影响。孕妇本身对药物反应也有其特殊情况需要注意，如抗癫痫药物产前宜适当增量，产前还应禁用阿司匹林及影响子宫肌肉收缩的药物。

（三）遗传因素

先天性遗传异常（genetic polymorphism）对药物效应的影响近年来日益受到重视，至少已有一百余种与药物效应有关遗传异常基因被发现。过去所谓的特异质反应多数已从遗传异常表型获得解释，现在已形成一个独立的药理学分支——遗传药理学（genetic pharmacology）。遗传异常主要表现为药物在体内转化的异常，可分为快代谢型（extensive metabolizer，EM）及慢代谢型（poor metabolizer，PM）。前者使药物快速灭活，后者使药物灭活较缓慢，因此影响药物血浆浓度及效应强弱久暂。例如，葡萄糖-6-磷酸脱氢酶（G-6-PD）缺乏是一种性连锁隐性遗传，该酶缺乏者对伯氨喹、磺胺药、砜类等药物易发生溶血反应，原因是葡萄糖-6-磷酸脱氢酶是维持红细胞内谷胱甘肽的含量必不可少的酶，而谷胱甘肽又是防止溶血所必需的。

（四）病理情况

疾病的康复固然与药物治疗有关，但同时存在的其他疾病也会影响药物的疗效。肝肾功能不全时分别影响在肝转化及自肾排泄药物的清除率，可以适当延长给药间隔和（或）减少剂量加以解决。神经功能抑制时，如巴比妥类中毒时能耐受较大剂量中枢兴奋药而不致惊厥，惊厥时却能耐受较大剂量苯巴比妥。此外要注意一些药物的应用可诱发或加重疾病，如氯丙嗪诱发癫痫、非甾体抗炎药激活溃疡病、氢氯噻嗪加重糖尿病、抗 M 胆碱药诱发青光眼等，如患者原来并发这些疾病则应慎用或禁用。在抗菌治疗时白细胞缺乏、未引流的脓肿、糖尿病等都会影响疗效。

（五）心理因素

患者的心理因素与药物疗效关系密切。安慰剂（placebo）是不具药理活性，但与临床试验药物具有相同形状的制剂（如含乳糖或淀粉的片剂或含盐水的注射剂），对于头痛、心绞痛、手术后痛、感冒咳嗽、神经症等能获得 30%～50% 的疗效，这就是通过心理因素取得的。安慰剂对心理因素控制的自主神经系统功能影响较大，如血压、心率、胃分泌、呕吐、性功能等。它在患者信心不足时还会引起不良反应。安慰剂在新药临床研究双盲对照中极其重要，可用以排除假阳性疗效或假阳性不良反应。医生的任何医疗活动，包括一言一行等服务态度都可能发挥安慰剂作用，要充分利用这一效应，对于情绪不佳的患者尤应多加注意。

（六）长期反复用药引起的机体反应性变化

在连续用药一段时间后机体对药物的反应可能发生以下改变：

1. 耐受性（tolerance）　连续用药后机体对药物的敏感性降低，增加剂量才可保持原有药效，这种现象叫做耐受性。药物在短期内产生的称快速耐受性（tachyphylaxis），停药后可以恢复。例如，麻黄碱在静脉注射 3～4 次后升压反应逐渐消失，临床用药 2～3 天后对支气管哮喘就不再有效。

2. 耐药性（drug resistance）　长期应用化学治疗药物后，病原体及肿瘤细胞等对药物敏感性降低称为耐药性，也称抗药性。

3. 依赖性（dependence）　有些药物在产生耐受性后如果停药患者会发生主观不适感觉，需要再次连续用药。如果只是精神上想再用，并有主动觅药行为，这称为精神依赖性（psychological dependence），俗称习惯性（habituation），即使停药也不致对机体形成危害。另一些药物，用药时产生欣快感（euphoria），停药后会出现严重的生理功能的紊乱，导致戒断症状，称为生理依赖性（physiological dependence），俗称成瘾性（addiction）。易成瘾的毒剧品称为麻醉药品（narcotics）。由于精神依赖性及生理依赖性都有主观需要连续用药，故统称依赖性。

4. 药物滥用（drug abuse）　是指无病情根据的长期大量的自我用药，是造成依赖性的主要原因。麻醉药品的滥用不仅对用药者危害极大，对社会危害也大。吗啡、可卡因、大麻及其同类药都属于麻醉药品。

◎ **知识考点** 影响药物作用的机体因素

小 结

1. 药理学是研究药物和机体间相互作用与作用机制的学科。它包括药效学和药动学两方面。

2. 药物作用具有选择性,选择性一般是相对的,与用药剂量有关。

3. 药物作用具有两重性,包含有利的防治作用和不利的不良反应。

4. 药物通过与受体结合,激活受体产生效应。药物与受体结合产生效应需具备两个条件:亲和力和内在活性。

5. 药物的体内过程包括药物的吸收、分布、代谢和排泄;药动学基本参数主要有生物利用度、血浆半衰期、稳态血药浓度、曲线下面积、表观分布容积、清除率等。

6. 影响药物作用的因素包括药物方面和机体方面,药物方面有药物的剂量、剂型、给药途径、给药时间及次数、药物相互作用;机体方面有年龄、性别、心理因素、遗传因素、病理状态等。

目 标 检 测

一、选择题

【A 型题】

1. 药理学是研究(　　)
   A. 药物代谢动力学
   B. 药物效应动力学
   C. 药物临床应用
   D. 药物与机体相互作用及作用机制
   E. 药物对机体的效应

2. 药物效应动力学是研究(　　)
   A. 药物对机体的作用机制和规律
   B. 机体对药物的处置
   C. 药物的临床用量
   D. 药物的作用原理
   E. 机体对药物的反应

3. 药物的吸收过程是指(　　)
   A. 药物与作用部位结合的过程
   B. 药物进入胃肠道的过程
   C. 药物随血液分布到各组织器官的过程
   D. 药物从给药部位进入血液循环的过程
   E. 药物从胃肠道进入体内的过程

4. 药物的肝肠循环可影响(　　)
   A. 药物的体内分布
   B. 药物的代谢
   C. 药物作用出现快慢
   D. 药物作用持续时间
   E. 肝肾功能

5. 弱酸性药在碱性尿液中(　　)
   A. 解离多,重吸收多,排泄快
   B. 解离少,重吸收少,排泄快

C. 解离多,重吸收多,排泄慢
D. 解离多,重吸收少,排泄快
E. 不受尿液的影响

6. 药物作用开始快慢取决于(　　)
   A. 药物的转运方式
   B. 药物的排泄快慢
   C. 药物的吸收快慢
   D. 药物的血浆半衰期
   E. 患者的病情

7. 连续给药后,药物达稳态血浓度需要经过多少个半衰期(　　)
   A. 1 个半衰期　　　　B. 3 个半衰期
   C. 5 个半衰期　　　　D. 7 个半衰期
   E. 与半衰期关系不大

8. 某患者应用双香豆素治疗血栓栓塞性疾病,后因失眠加用苯巴妥,结果患者的凝血酶原时间比未加苯巴妥时缩短,这是因为(　　)
   A. 苯巴妥对抗双香豆素的作用
   B. 苯巴妥诱导肝药酶使双香豆素代谢加速
   C. 苯巴妥抑制凝血酶
   D. 患者对双香豆素产生了耐药性
   E. 苯巴妥抗血小板聚集

9. 大多数药物通过生物膜的转运方式是(　　)
   A. 主动转运　　　　B. 被动转运
   C. 易化扩散　　　　D. 滤过
   E. 经离子通道

10. 下列关于零级动力学消除论述错误的选项是(　　)
    A. 体内药物按恒量消除

B. $t_{1/2}$ 是不恒定的

C. 单位时间消除量与血药浓度相关

D. 无稳态血浓度

E. 大多数药物不按此规律消除

11. 某患者患顽固性失眠症伴焦虑,长期服用地西泮,开始时每晚服 5mg 即可入睡,半年后每晚服 10mg 仍不能入睡,这是因为机体对药物产生了( )

A. 耐药性 B. 个体差异

C. 依赖性 D. 耐受性

E. 首关消除

12. 患者因心绞痛医生给予硝酸甘油,并特别嘱其要舌下含服,而不采用口服,这是因为( )

A. 可使毒性反应降低

B. 可使不良反应减小

C. 防止耐药性产生

D. 避开首关消除

E. 防止耐受性产生

13. 下列关于口服给药叙述错误的选项是( )

A. 口服给药是最常用的给药途径

B. 口服给药不适用于昏迷危重患者

C. 口服给药不适用于首关效应大的药物

D. 大多数药物口服吸收快而完全

E. 胶囊剂一般不适宜老人与小孩口服

14. 下列药物和血浆蛋白结合后正确的叙述项是( )

A. 结合型受血浆蛋白含量影响

B. 结合后药理活性增强

C. 是一种不可逆的结合

D. 结合后可通过生物膜转运

E. 结合后药物排泄加快

15. A 和 B 两药竞争性与血浆蛋白结合,单用 A 药 $t_{1/2}$ 为 3 小时,两药合用后 $t_{1/2}$ 是( )

A. 小于 3 小时 B. 大于 3 小时

C. 等于 3 小时 D. 大于 15 小时

E. 没有变化

16. 药物在体内代谢和被机体排出体外称( )

A. 解毒 B. 灭活

C. 消除 D. 排泄

E. 作用消失

17. A、B、C 三药的 LD_{50} 分别为 40mg/kg、40mg/kg、60mg/kg,ED_{50} 分别为 10mg/kg、20mg/kg、20mg/kg,比较三药安全性大小的顺序应为( )

A. A>B=C B. A<B<C

C. A>B>C D. A>C>B

E. A=B>C

18. 体液的 pH 可影响药物跨膜转运,主要是改变( )

A. 药物的脂溶性 B. 药物的亲和性

C. 分子质量大小 D. 药物的溶解度

E. 生物膜的通透性

19. 药物的副作用是在下列哪种剂量时产生的( )

A. 中毒量 B. 治疗量

C. 极量 D. 最小中毒量

E. 有效量

20. 药物与受体结合后,能否兴奋受体则取决于下列哪一因素( )

A. 药物分子质量大小

B. 药物的亲和力

C. 是否有内在活性

D. 药物剂量的大小

E. 机体的反应性

【B 型题】

(第 21、22 题备选答案)

A. 毒性较大 B. 不良反应较多

C. 容易过敏 D. 24 小时

E. 36 小时

21. 选择性低的药物,在治疗量时往往可以看到( )

22. 某药的 $t_{1/2}$ 为 7 小时,一次给药后,估计多长时间该药已在体内排完( )

(第 23、24 题备选答案)

A. 吸收过程 B. 消除过程

C. 转运过程 D. 耐受性

E. 耐药性

23. 药物的生物利用度取决于( )

24. 反复多次给药后病原体对该药的敏感性下降称为( )

(第 25、26 题备选答案)

A. 作用增强 B. 作用减弱

C. 作用不变 D. 原形从肾排出增加

E. 极性增高

25. 老年人的血浆蛋白较年轻人低,当用成人剂量后,可能出现的反应是( )

26. 药物的代谢可分为两个步骤,经过第二步后,药物表现为( )

(第 27～31 题备选答案)

A. 患者服治疗量的伯氨喹所致的溶血反应

B. 强心苷所致的心律失常

C. 四环素和氯霉素所致的二重感染

D. 阿托品在治疗量解除胃肠痉挛时所致的口干、心悸

E. 巴比妥类药物所致的次晨宿醉现象

27. 属毒性反应的是（　　）

28. 属后遗效应的是（　　）

29. 属继发反应的是（　　）

30. 属特异质反应的是（　　）

31. 属副作用的是（　　）

【X 型题】

32. 药物的不良反应包括（　　）

　　A. 后遗反应　　　　　　　B. 变态反应

　　C. 副作用　　　　　　　　D. 毒性反应

　　E. 停药反应

33. 有关药物与血浆蛋白结合的正确描述是（　　）

　　A. 结合型有药理活性，而游离型无药理活性

　　B. 可影响药物的转运

C. 结合是可逆的

D. 结合率低，药物作用强

E. 结合率高，药物作用强

34. 下列哪种给药途径存在吸收的问题（　　）

　　A. 肌内注射　　　　　　　B. 静脉注射

　　C. 直肠给药　　　　　　　D. 口服给药

　　E. 皮肤给药

35. 肝功能不全患者在使用药物时，应适当采取下列何种措施（　　）

　　A. 增加给药次数　　　　　B. 增加药物剂量

　　C. 延长给药间隔时间　　　D. 缩短给药间隔时间

　　E. 避免使用经肝代谢的药物

二、简答题

1. 简述体液 pH 的改变对药物被动转运的影响。

2. 试述血浆半衰期的临床意义。

3. 举例说明影响药物作用的因素。

（樊一桥）

第二篇 作用于传出神经系统的药物

第2章 传出神经系统药物

第1节 概 论

学习目标

1. 掌握传出神经系统递质的分类、受体的类型及效应。
2. 理解传出神经系统药物的作用方式及分类。
3. 了解乙酰胆碱、去甲肾上腺素的代谢过程。

传出神经系统包括自主神经系统(也称植物神经系统)和运动神经系统。前者又分为交感神经和副交感神经,主要支配心肌、平滑肌和腺体等效应器;后者则支配骨骼肌。自主神经自中枢神经系统发出后,大多都要进入神经节更换神经元,然后到达效应器。因此,自主神经有节前纤维和节后纤维之分。运动神经自中枢发出后,中途不更换神经元,直接到达骨骼肌(图2-1)。

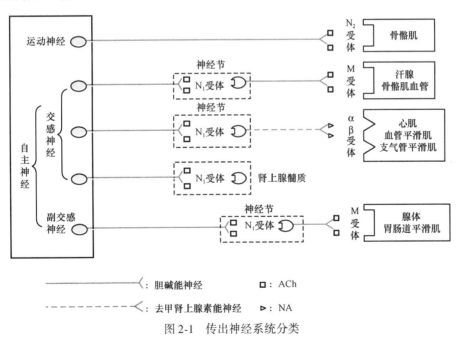

图 2-1 传出神经系统分类

当神经冲动到达神经末梢时,其释放的递质作用于次一级神经元或效应器细胞膜上的受体而发生效应。作用于传出神经系统的药物通过影响递质或受体功能而发挥药理作用。

一、传出神经系统的递质

传出神经的主要递质有乙酰胆碱(acetylcholine,ACh)和去甲肾上腺素(noradrenaline,NA)。

> **知识链接**   **神经递质的发现**
>
> 100多年前人们曾推测,神经冲动到达神经末梢时,可能释放出某种化学物质,但缺乏实验依据。1921年德国科学家Loewi通过两个离体蛙心实验,第一次证明了神经递质的存在。他发现,当刺激甲蛙心迷走神经时,甲蛙心活动减弱,将甲蛙心灌注液注入另一个去迷走神经支配的乙蛙心时,乙蛙心活动也减弱。说明甲蛙心迷走神经兴奋时释放了某种化学物质,使乙蛙心抑制。后来Dale证明这种物质就是乙酰胆碱。这就是最早被鉴定的神经递质。由于这一重大发现,Loevi和Dale共同获得1936年诺贝尔生理学或医学奖。20世纪40年代,Von Euler又证明了交感神经节后纤维释放的递质是去甲肾上腺素。

(一) 递质的合成、储存、释放与消除

1. 去甲肾上腺素   NA的合成原料是酪氨酸,酪氨酸从血液进入神经元后,在酪氨酸羟化酶催化下生成多巴,再经多巴脱羧酶的催化,生成多巴胺(dopamine,DA),DA进入囊泡中,经多巴胺β-羟化酶的催化,转变为NA。在肾上腺髓质中的NA还可以经酶甲基化生成肾上腺素(adrenaline,AD)。NA储存于神经末梢囊泡中。当神经冲动到达末梢时,Ca^{2+}进入神经末梢,促使囊泡移动,并与突触前膜融合,形成裂孔,通过裂孔将囊泡内的递质释放至突触间隙,这一过程称为胞裂外排。递质与效应器细胞膜上的受体结合产生效应,并以下列三种方式失活:经突触前膜摄取进入神经末梢内而使作用消失,这种摄取称为摄取-1(uptake-1),其摄取量为释放量的75%~95%。摄取-1是一种主动转运机制,其转运蛋白称为胺泵。摄入神经末梢的去甲肾上腺素大部分被摄入囊泡重新储存以供下次释放,未进入囊泡的去甲肾上腺素则被线粒体膜上的单胺氧化酶(mono-amine oxidase,MAO)破坏;突触后组织如心肌、平滑肌等也能摄取去甲肾上腺素,称为摄取-2(uptake-2)。此种摄取之后,即被细胞内的儿茶酚氧位甲基转移酶(catechol-O-methyltransferase,COMT)和MAO所破坏;此外,尚有小部分去甲肾上腺素从突触间隙扩散到血液中,最后被肝、肾等处的COMT和MAO所破坏(图2-2)。

2. 乙酰胆碱   ACh在胆碱能神经末梢的胞质中形成,由胆碱和乙酰辅酶A在胆碱乙酰化酶催化下合成,然后转运到囊泡中储存。当神经冲动到达末梢时,囊泡内ACh以胞裂外排方式释放到突触间隙,并与突触后膜上的受体结合产生效应,然后迅即被突触部位的胆碱酯酶水解为胆碱和乙酸,一般在释放后一至数毫秒之内即被此酶水解而失效(图2-3)。

 知识考点   传出神经递质的合成、储存、释放与消除

(二) 传出神经按递质分类

传出神经按其释放的递质不同,分为胆碱能神经和去甲肾上腺素能神经两大类。胆碱能神经包括:①运动神经;②交感神经和副交感神经的节前纤维;③副交感神经的节后纤维;④极少数交感神经节后纤维(支配汗腺和骨骼肌血管)。绝大部分交感神经节后纤维为去甲肾上腺素能神经。

二、传出神经系统受体的类型及其效应

传出神经系统的受体主要分为胆碱受体和肾上腺素受体两大类。

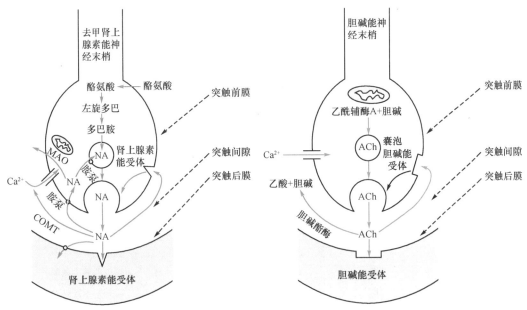

图 2-2　去甲肾上腺素的合成、释放和消除　　图 2-3　乙酰胆碱的合成、释放和消除

（一）胆碱受体

能与乙酰胆碱结合的受体称为胆碱受体。胆碱受体可分为以下两类。

1. 毒蕈碱型胆碱受体　是指能与毒蕈碱（muscarine）结合的胆碱受体，简称 M 受体。其位于胆碱能神经节后纤维所支配的效应器细胞膜上，如心脏、平滑肌、腺体等处。M 胆碱受体可分为 M_1、M_2、M_3 等五种亚型，各受体亚型分布不完全相同。ACh 激动 M 受体时主要表现为心脏抑制、血管扩张、支气管及胃肠道平滑肌收缩、腺体分泌增加、瞳孔缩小等。M 受体被激动的表现称为 M 样作用。

2. 烟碱型胆碱受体　是指能与烟碱（nicotine）结合的胆碱受体，简称 N 受体。N 受体有 N_1 和 N_2 两种亚型。N_1 受体主要位于神经节突触后膜和肾上腺髓质细胞膜上。节前纤维末梢释放的 ACh 激动 N_1 受体时，表现为节后神经兴奋和肾上腺髓质分泌。N_2 受体位于骨骼肌细胞膜上。运动神经末梢释放的 ACh 激动 N_2 受体时表现为骨骼肌收缩。N 受体被激动的表现称为 N 样作用。

（二）肾上腺素受体

能与去甲肾上腺素或肾上腺素结合的受体称为肾上腺素受体。肾上腺素受体可分为 α 受体和 β 受体。

1. α 受体　又分为 α_1 和 α_2 两种亚型。能被哌唑嗪阻断的受体称为 α_1 受体，能被育亨宾阻断的受体称为 α_2 受体。α_1 受体位于血管、瞳孔开大肌、胃肠和膀胱括约肌等处。α_1 受体被激动后主要表现为皮肤、黏膜、内脏血管收缩、瞳孔散大等。α_2 受体主要分布于去甲肾上腺素能神经突触前膜，也位于血管等处的突触后膜。突触前膜 α_2 受体被激动时，可使递质 NA 释放减少，这是递质释放的自身调节。α 受体被激动的表现称为 α 效应。

2. β 受体　又分为 β_1 受体、β_2 受体和 β_3 受体三种亚型。β_1 受体主要位于心脏，被激动时表现为心脏兴奋。β_2 受体位于血管和支气管平滑肌等处，被激动时主要表现为支气管平滑肌舒张、骨骼肌及冠状血管舒张、脂肪和糖原分解等效应。β_3 受体分布于脂肪细胞，兴奋时引起脂肪分解。β 受体被激动的表现称为 β 效应。

3. 多巴胺受体 能与多巴胺结合的受体称为多巴胺受体。肾血管、冠状血管和肠系膜血管等部位存在多巴胺受体,该受体被激动后引起上述血管舒张。

受体不仅存在于突触后膜,也存在于突触前膜。突触前膜受体对递质释放起着反馈调节作用。

⬥ **知识考点** 传出神经受体的类型及效应

多数器官接受胆碱能神经及去甲肾上腺素能神经双重支配。在同一器官上,两种神经所产生的效应是互相拮抗的,但在中枢神经系统的调节下,其功能既拮抗又统一,这种对立的统一保证了内脏器官活动的协调性(表2-1)。

表2-1 传出神经系统受体效应

效应器	去甲肾上腺素能神经兴奋		胆碱能神经兴奋	
	受体	效应	受体	效应
心脏				
心肌	β_1	收缩力加强*	M	收缩力减弱
窦房结	β_1	心率加快	M	心率减慢*
传导系统	β_1	传导加快	M	传导减慢*
血管				
皮肤、黏膜	α	收缩*		
腹腔内脏	α_1、β_2	收缩*;舒张		
骨骼肌	α、β_2	收缩;舒张*	M	舒张(交感)
冠状动脉	α、β_2	收缩;舒张*	M	舒张
支气管	β_2	舒张	M	收缩*
胃肠道				
胃肠壁	β_2	舒张	M	收缩*
括约肌	α_1	收缩	M	舒张
胆囊与胆管	β_2	舒张	M	收缩*
膀胱				
逼尿肌	β_2	舒张	M	收缩*
括约肌	α_1	收缩	M	舒张
眼				
瞳孔括约肌			M	收缩(瞳孔缩小)
瞳孔开大肌	α_1	收缩(瞳孔散大)		
睫状肌	β_2	舒张(远视)	M	收缩(近视)
腺体				
汗腺	α_1	手心、足心分泌	M	全身分泌(交感)*
唾液腺			M	分泌*
胃肠及呼吸道	α	分泌	M	分泌

续表

效应器	去甲肾上腺素能神经兴奋		胆碱能神经兴奋	
	受体	效应	受体	效应
代谢				
脂肪分解	β_1、β_3	增加		
肝糖原分解	α、β_2	增加		
肌糖原分解	β_2	增加		
交感神经节			N_1	兴奋
肾上腺髓质			N_1	分泌
骨骼肌	β_2	收缩	N_2	收缩

* 表示占优势。

三、传出神经系统药物的基本作用

(一) 直接作用于受体

许多药物能直接与胆碱受体或肾上腺素受体结合。结合后,若激动受体,产生与递质相似的作用则称为受体激动药。若结合后不激动受体并阻止递质与受体结合,产生与递质相反的作用则称为受体阻断药或拮抗药。

(二) 影响递质

1. 影响递质的生物合成 直接影响递质生物合成的药物较少,且无临床应用价值,仅作为药理学研究的工具药。

2. 促进递质释放 麻黄碱、间羟胺等药物能促进神经末梢释放去甲肾上腺素而发挥作用。

3. 影响递质的生物转化 ACh 经胆碱酯酶水解失活,胆碱酯酶抑制药阻止 ACh 的水解,提高其在突触间隙的浓度而发挥拟胆碱作用。

4. 影响递质储存 利舍平抑制神经末梢囊泡对去甲肾上腺素的摄取,使囊泡内去甲肾上腺素逐渐减少以致耗竭,从而表现为拮抗去甲肾上腺素能神经的作用。

四、传出神经系统药物的分类

传出神经系统药物的分类见表 2-2。

表 2-2 传出神经系统药物的分类

拟似药	阻断药
胆碱受体激动药	胆碱受体阻断药
M、N 受体激动药(卡巴胆碱)	M 受体阻断药
M 受体激动药(毛果芸香碱)	非选择性 M 受体阻断药(阿托品)
N 受体激动药(烟碱)	M_1 受体阻断药(哌仑西平)
胆碱酯酶抑制药(新斯的明)	N 受体阻断药
肾上腺素受体激动药	N_1 受体阻断药(樟磺咪芬)
α、β 受体激动药(AD)	N_2 受体阻断药(筒箭毒碱)
α 受体激动药	胆碱酯酶复活药(碘解磷定)

续表

拟似药	阻断药
α_1、α_2 受体激动药(NA)	肾上腺素受体阻断药
α_1 受体激动药(去氧肾上腺素)	α 受体阻断药
α_2 受体激动药(可乐定)	α_1、α_2 受体阻断药(酚妥拉明)
β 受体激动药	α_1 受体阻断药(哌唑嗪)
β_1、β_2 受体激动药(异丙肾上腺素)	α_2 受体阻断药(育亨宾)
β_1 受体激动药(多巴酚丁胺)	β 受体阻断药
β_2 受体激动药(沙丁胺醇)	β_1、β_2 受体阻断药(普萘洛尔)
	β_1 受体阻断药(阿替洛尔)
	β_2 受体阻断药(布他沙明)
	α、β 受体阻断药(拉贝洛尔)

小 结

1. 传出神经系统包括自主神经系统和运动神经系统。自主神经主要支配心脏、平滑肌和腺体等效应器;运动神经支配骨骼肌。

2. 传出神经的递质主要有 ACh 和 NA。按释放的递质,传出神经分为胆碱能神经和去甲肾上腺素能神经。

3. M 样作用主要包括腺体分泌、心脏抑制、平滑肌收缩及缩瞳等效应。N 样作用主要包括神经节兴奋、肾上腺髓质分泌(N_1 受体激动)和骨骼肌收缩(N_2 受体激动)。

4. α 效应包括血管收缩和扩瞳等。β 效应包括心脏兴奋(β_1 受体激动)、血管扩张、支气管舒张和糖原、脂肪分解(β_2 受体激动)等。

第 2 节　胆碱受体激动药及胆碱酯酶抑制药

学习目标

1. 掌握毛果芸香碱、新斯的明的药理作用、临床应用及不良反应。
2. 理解毒扁豆碱的作用特点及临床应用。
3. 理解有机磷酸酯类的中毒机制、症状及解救措施。
4. 理解胆碱酯酶复活药的临床应用特点及不良反应。
5. 了解其他拟胆碱药的作用特点及临床应用。

一、胆碱受体激动药

 案例 2-1

患者,男性,47 岁。左眼胀痛,眼球充血,视力极度下降;患眼侧头部剧痛,眼眶周围、鼻窦、耳根、牙齿疼痛并有恶心、呕吐、出汗等症状;看到白炽灯周围出现彩色晕轮或像雨后彩虹(虹视现象);眼球坚硬,测眼压明显升高。医院诊断为左眼急性闭角型青光眼。遵医嘱用 2% 毛果芸香碱滴左眼数次,2 小时后,眼部症状减轻。

问题与思考:

1. 毛果芸香碱为何能治疗青光眼?

2. 用毛果芸香碱滴眼时应注意什么?

分析

1. 毛果芸香碱激动瞳孔括约肌 M 受体,导致瞳孔缩小,通过缩瞳作用使虹膜向中心拉紧,虹膜根部变薄,前房角间隙扩大,易于房水经小梁网进入巩膜静脉窦,从而降低眼压。

2. 滴眼时应压迫内眦,避免药液流入鼻腔吸收而产生不良反应。

胆碱受体激动药(cholinoceptor agonists)是一类直接激动胆碱受体,产生与递质乙酰胆碱相似作用的药物。根据激动的受体类型,胆碱受体激动药可分为 M、N 受体激动药、M 受体激动药和 N 受体激动药。N 受体激动药无临床应用价值,仅作为药理研究的工具药。

(一) M、N 受体激动药

卡 巴 胆 碱

卡巴胆碱(carbachol)作用与 ACh 相似,但不易被胆碱酯酶水解,作用时间较长,因副作用较多,目前主要用于局部滴眼,治疗青光眼。

(二) M 受体激动药

毛果芸香碱

毛果芸香碱(pilocarpine,匹鲁卡品)是从毛果芸香属植物中提取的生物碱,也能人工合成。

【药理作用】 能直接激动 M 受体,产生 M 样作用。对眼和腺体的作用最明显。

1. 眼 滴眼后能引起缩瞳、降低眼压和调节痉挛等作用。

(1)缩瞳:虹膜内有两种平滑肌,一种是瞳孔括约肌,受动眼神经中的副交感神经纤维(胆碱能神经)支配,兴奋时瞳孔括约肌收缩,瞳孔缩小;另一种是瞳孔开大肌,受去甲肾上腺素能神经支配,兴奋时瞳孔开大肌向外周收缩,瞳孔扩大。毛果芸香碱可激动瞳孔括约肌 M 受体,使瞳孔括约肌收缩,表现为瞳孔缩小。

(2)降低眼压:房水是从睫状体上皮细胞分泌及后房血管渗出产生的,经瞳孔流入前房,到达前房角间隙,主要经小梁网(滤帘)流入巩膜静脉窦,最后回流入静脉(图 2-4)。毛果芸香碱可通过缩瞳作用使虹膜向中心拉紧,虹膜根部变薄,从而使处在虹膜周围部分的前房角间隙扩大,房水易于经小梁网进入巩膜静脉窦,使眼压下降。

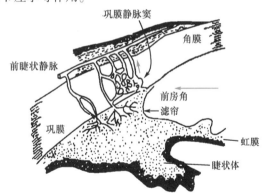

图 2-4　房水循环示意图

→:箭头方向为房水回流的方向

(3)调节痉挛:眼在视近物时,通过晶状体聚焦,使物体成像于视网膜上,从而看清物体的过程称为眼调节。眼睛的调节主要取决于晶状体的曲度变化。睫状肌通过睫状小带控制晶状体的曲度,睫状肌由环状和辐射状两种平滑肌纤维组成,其中以胆碱能神经(动眼神经)支配的环状肌纤维为主。毛果芸香碱可使环状肌向瞳孔中心方向收缩,结果使睫状小带放松,晶状体变凸,屈光度增加,此状态下,看近物清楚,看远物模糊。药物的这种作用称为调节痉挛(图 2-5)。

2. 腺体 吸收后能激动腺体上的 M 受体,汗腺和唾液腺分泌增加最明显。

【临床应用】

1. 青光眼 主要特征是眼压增高,可引起头痛、视力减退等症状,严重时可致失明。按病理

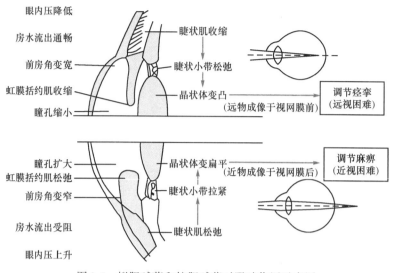

图 2-5　拟胆碱药和抗胆碱药对眼睛作用示意图
上图示拟胆碱药的作用;下图示抗胆碱药的作用

改变不同,可分为闭角型青光眼和开角型青光眼两种。闭角型青光眼(急性或慢性充血性青光眼)患者前房角狭窄,房水回流受阻,导致眼压增高。毛果芸香碱滴眼后可使患者瞳孔缩小,前房角间隙扩大,眼压下降。开角型青光眼(慢性单纯性青光眼)无前房角狭窄和闭塞情况,而是由于小梁网本身及巩膜静脉窦发生变性或硬化,阻碍了房水回流,引起眼压升高。毛果芸香碱对开角型青光眼的早期也有一定疗效,可能是通过扩张巩膜静脉窦周围的小血管及收缩睫状肌后,小梁网结构发生改变而使眼压下降。常用 1%~2% 溶液滴眼,用后数分钟可致眼压降低,作用可维持 4~8 小时,调节痉挛作用在 2 小时左右消失。

2. 虹膜炎　与扩瞳药交替应用,可防止虹膜与晶状体粘连。

3. 其他　可用于 M 受体阻断药阿托品中毒的解救。

【不良反应及应用注意】　局部应用副作用小,但滴眼浓度过高时,可使睫状肌痉挛引起眼痛等症状。滴眼时应压迫内眦,避免药液流入鼻腔吸收而产生副作用。

二、胆碱酯酶抑制药

 案例 2-2

患者,女性,23 岁,大学生。近来感觉全身乏力和易疲劳,甚至梳头也感到吃力,时有眼睑下垂,上楼梯时曾几次跌倒,但休息后可缓解,遂到医院就诊。体格检查:反复闭目致眼睑下垂,凝视一处稍久便出现复视,令患者紧握检查者双手时感到渐渐无力,反复下蹲后起立困难,查血清胆碱受体抗体增高。诊断:重症肌无力。采用新斯的明及糖皮质激素治疗,逐渐好转。

问题与思考:

1. 新斯的明治疗重症肌无力的作用机制是什么?

2. 新斯的明应用时应注意哪些问题?

分析

1. 新斯的明通过 N 样作用,收缩骨骼肌,可用于治疗重症肌无力。其作用机制是:①抑制胆碱酯酶活性;②直接激动骨骼肌运动终板上的 N_2 受体;③促进运动神经末梢释放乙酰胆碱。

2. 剂量过量可导致"胆碱能危象",加重肌无力症状。此时应停止使用新斯的明。

> **知识链接**　　　　　　　　　　**胆碱酯酶及其水解乙酰胆碱的过程**
>
> 　　胆碱酯酶(AChE)是一种糖蛋白,其表面的活性中心有两个能与ACh结合的部位,即带负电荷的阴离子部位和酯解部位。酯解部位含有一个由丝氨酸的羟基构成的酸性作用点和一个由组氨酸咪唑环构成的碱性作用点。两者通过氢键结合,增强了丝氨酸羟基的亲核活性,使之易与ACh结合。AChE水解乙酰胆碱的过程可分为三个步骤:①ACh结构中带正电荷的季铵阳子氮,以静电引力与AChE的阴离子部位相结合,同时结构中的羰基碳与AChE酯解部位的丝氨酸的羟基以共价键结合,形成ACh和AChE的复合物;②ACh与AChE复合物裂解成胆碱和乙酰化胆碱酯酶;③乙酰化胆碱酯酶迅速水解,分离出乙酸,酶的活性恢复。

　　胆碱酯酶抑制药又称抗胆碱酯酶药。本类药与ACh相似,也能与AChE结合,但形成的复合物水解较慢或不能水解,使AChE活性受到抑制,导致胆碱能神经末梢释放的乙酰胆碱得不到及时水解而堆积,通过激动胆碱受体,表现出M样作用及N样作用。

　　根据药物与AChE结合后水解的难易,胆碱酯酶抑制药分为两类:易逆性胆碱酯酶抑制药和难逆性胆碱酯酶抑制药。

(一) 易逆性胆碱酯酶抑制药

新斯的明

　　新斯的明(neostigmine,prostigmine)是人工合成品。

　　【体内过程】　结构中具有季铵基因,故口服吸收少而不规则。一般口服剂量为皮下注射量的10倍以上。新斯的明不易透过血脑屏障,无明显的中枢作用。溶液滴眼时,不易透过角膜进入前房,故对眼的作用也较弱。

　　【药理作用】　新斯的明对心血管、腺体、眼和支气管平滑肌作用较弱,对胃肠道和膀胱平滑肌有较强的兴奋作用;而对骨骼肌的兴奋作用最强,因为它除通过抑制胆碱酯酶而发挥作用外,还能直接激动骨骼肌运动终板上的N_2胆碱受体,以及促进运动神经末梢释放乙酰胆碱。

　　【临床应用】

　　1. 重症肌无力　是一种自身免疫性疾病。其主要特征是肌肉经过短暂重复的活动后,出现肌无力症状,可表现为四肢无力、咀嚼和吞咽困难、眼睑下垂,严重者可致呼吸困难。多数患者血清中有胆碱受体的抗体,其与胆碱受体结合后,阻碍乙酰胆碱与受体结合,并诱导受体解体,使运动终板胆碱受体数量减少。新斯的明通过N样作用,可改善肌无力症状。

　　2. 腹胀气和尿潴留　新斯的明能兴奋胃肠道平滑肌及膀胱逼尿肌,促进排气和排尿,适用于手术后腹气胀和尿潴留。

　　3. 阵发性室上性心动过速　在压迫眼球或颈动脉窦等兴奋迷走神经措施无效时,可用新斯的明,通过M样作用,使心室频率减慢。

　　4. 非去极化型骨骼肌松弛药中毒　新斯的明的兴奋骨骼肌作用可对抗这类药的肌肉松弛作用。

　　【不良反应及禁忌证】　副作用较小,过量可产生恶心、呕吐、腹痛、肌肉颤动,甚至肌无力加重,称为"胆碱能危象"。新斯的明禁用于机械性肠梗阻、尿路梗塞和支气管哮喘患者。

　　◆ **知识考点**　新斯的明的药动学特点、药理作用、临床应用和不良反应

吡斯的明

吡斯的明(pyridostigmine)作用类似于新斯的明,起效缓慢,持续时间较长,主要用于治疗重症肌无力,也可用于手术后腹胀气和尿潴留。过量中毒的危险较少。禁忌证同新斯的明。

依酚氯铵和安贝氯铵

依酚氯铵(edrophonium chloride)为短效胆碱酯酶抑制药,主要用于重症肌无力的鉴别诊断。安贝氯铵(ambenonium chloride),又称酶抑宁,作用较持久,主要用于治疗重症肌无力,因 M 样副作用较新斯的明少,尤适于不能耐受新斯的明的患者。

毒扁豆碱

毒扁豆碱(physostigmine)又称依色林(eserine),是从非洲出产的毒扁豆种子中提出的生物碱,现已能人工合成。水溶液易氧化成红色,应保存在棕色瓶内。

本品为叔胺类化合物,口服及注射均易吸收,也易于透过血脑屏障。吸收后在外周神经系统可出现拟胆碱作用。对中枢神经系统,小剂量兴奋,大剂量抑制,中毒时可引起呼吸麻痹。该药主要用于治疗青光眼,作用较毛果芸香碱强而持久,但刺激性较大,长期给药患者不易耐受,可先用本品滴眼数次,后改用毛果芸香碱维持疗效。由于收缩睫状肌的作用较强,可引起头痛。滴眼后 5 分钟即出现缩瞳,眼压下降作用可维持 1～2 天,调节痉挛现象消失较快。滴眼时应压迫内眦,避免药液流入鼻腔后吸收中毒。本品也可用于对抗阿托品类药物中毒。

 知识考点 毒扁豆碱的作用特点

(二) 难逆性胆碱酯酶抑制药——有机磷酸酯类

> **案例2-3**
>
> 患者,男性,19 岁。服敌敌畏约 150ml 后 2 小时被发现急送医院。入院查体:患者全身大汗,流涎,间断呕吐,尿失禁,双侧瞳孔 2mm,两肺可闻及湿啰音,血压 90/60mmHg,心率 100 次/分,面部、肢体肌肉颤动,意识不清,呼吸浅慢,胆碱酯酶 10U。诊断为急性有机磷中毒。给予碳酸氢钠洗胃,静脉注射阿托品、氯解磷定等药物治疗。
>
> **问题与思考:**
>
> 1. 有机磷中毒机制是什么?
>
> 2. 阿托品和氯解磷定解毒的依据是什么?
>
> **分析**
>
> 1. 有机磷酸酯类与 AChE 的结合,生成难以水解的磷酰化 AChE,使 AChE 失去水解 ACh 的能力,造成 ACh 在体内大量堆积,ACh 过度激动 M、N 受体引起一系列中毒症状。
>
> 2. 中、重度有机磷酸酯类中毒用 M 受体阻断药(阿托品)和胆碱酯酶复活药(氯解磷定)来解救。阿托品阻断 M 受体,使堆积的 ACh 不能作用于 M 受体,迅速解除有机磷酸酯类中毒的 M 样症状,大剂量对中枢症状也有一定疗效,但对 N 样症状无效。氯解磷定与磷酰化胆碱酯酶中的磷酰基结合,形成氯解磷定-磷酰化胆碱酯酶复合物,复合物再进行裂解,形成磷酰化氯解磷定,同时游离出胆碱酯酶,恢复酶

的活性;能直接与体内游离的有机磷酸酯结合,形成无毒的磷酰化氯解磷定由尿中排出;能迅速解除 N 样症状,消除肌束颤动,但对 M 样症状效果差。

有机磷酸酯类(organophosphates)简称有机磷。有机磷与 AChE 结合牢固,难以裂解,时间稍久 AChE 便难以恢复,故称难逆性胆碱酯酶抑制药。有机磷主要用作农业和环境卫生杀虫剂,如美曲磷酯(dipterex)、乐果(rogor)、马拉硫磷(malathion)、敌敌畏(DDVP)、对硫磷(1605)和内吸磷(1059)等。有些则用作战争毒剂,如沙林(sarin)、梭曼(soman)等。有机磷中毒临床较多见,职业性中毒主要途径为经皮肤吸收或呼吸道吸入,非职业性中毒则大多经口摄入。

【中毒机制】　有机磷酸酯类分子中的磷原子具有亲电子性,能与 AChE 酯解部位丝氨酸羟基上具有亲核性的氧原子形成共价键结合,生成难以水解的磷酰化 AChE,结果使 AChE 失去水解乙酰胆碱的能力(图 2-6),造成乙酰胆碱在体内大量积聚,引起一系列中毒症状。若不及时抢救,酶在几分钟或几小时内发生"老化"。"老化"过程可能是磷酰化 AChE 的磷酰化基团上的一个烷氧基断裂,生成更稳定的单烷氧基磷酰化 AChE。此时即使用胆碱酯酶复活药,也不能恢复 AChE 的活性,必须等到新生的 AChE 出现,才有水解 ACh 的能力,此过程需 15 ~ 30 天。因此一旦中毒,必须迅速抢救。

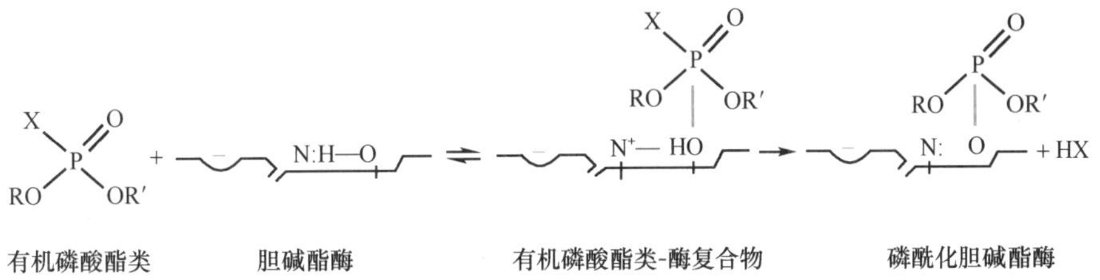

图 2-6　有机磷酸酯类抗胆碱酯酶作用示意图

R、R′多是烷基,如 CH_3、C_2H_5、C_3H_7;X 是烷氧基、烷硫基或卤素

【中毒症状】　有机磷持久、严重抑制 AChE,造成 ACh 在体内大量堆积,过度激动胆碱受体,出现 M 样症状、N 样症状和中枢症状。

1. M 样症状　出现最早,主要表现为腺体分泌和平滑肌收缩。临床症状有多汗、流涎、流泪、流涕、恶心、呕吐、腹痛、腹泻、大小便失禁、瞳孔缩小(中毒早期可能不出现)、视物模糊、眼痛、支气管痉挛、分泌物增多、咳嗽、呼吸困难、心率减慢、血压下降。

2. N 样症状　①骨骼肌症状:表现为肌肉震颤,常先自眼睑、颜面和舌肌开始,逐渐发展至全身,最后转为肌无力,严重者可因呼吸肌麻痹而死亡。②神经节兴奋症状:节后胆碱能神经兴奋表现与 M 样症状一致,节后去甲肾上腺素能神经兴奋,表现为血压增高、心率加快等。

3. 中枢症状　脑内 ACh 浓度升高,表现为先兴奋,如烦躁不安、谵妄、抽搐,后可转为抑制,出现昏迷、呼吸中枢麻痹、血压下降等症状。

【中毒的解救】

1. 清除毒物　发现有机磷中毒后,应及时将患者撤离中毒环境,并迅速清除毒物以减少吸收。对由皮肤吸收者,可用温水和肥皂清洗皮肤。对口服中毒者,可选用清水或 1% 盐水或 2% 碳酸氢钠水溶液或 0.02% 高锰酸钾水溶液洗胃,然后再用硫酸镁或硫酸钠导泻。但应注意,美曲磷酯中毒时禁用碱性液冲洗体表或洗胃,因美曲磷酯遇碱可转化为毒性更大的敌敌畏;而对硫磷等硫代磷酸酯类化合物中毒时则禁用高锰酸钾溶液洗胃,因对硫磷遇高锰酸钾被氧化为毒性更大的对氧磷。

2. 药物解毒

（1）M 受体阻断药：临床常用的 M 受体阻断药是阿托品。该药能解除有机磷酸酯类中毒的 M 样症状，也能解除部分中枢中毒症状，使昏迷患者苏醒。此外，大剂量阿托品还可阻断神经节，对抗有机磷兴奋神经节的作用。但阿托品对 N_2 受体无效，因此不能制止骨骼肌震颤，对中毒晚期的呼吸肌麻痹也无效，也无恢复 AChE 活性的作用，疗效不易巩固。因此须与 AChE 复活药合用，对中度和重度中毒病例，更须如此。但两药合用的患者，当 AChE 复活后，机体可恢复对阿托品的敏感性，易发生阿托品中毒。因此，两药合用时，应适当减少阿托品的剂量。

（2）胆碱酯酶复活药：氯解磷定和碘解磷定等。

知识考点　有机磷酸酯类的中毒机制、症状及其防治

三、胆碱酯酶复活药

胆碱酯酶复活药（cholinesterase reactivator）是一类能使被有机磷抑制的 AChE 恢复活性的药物。这些药物都是肟类化合物（＝NOH）。常用药有氯解磷定（pyraloxime methylchloride）、碘解磷定（pyraloxime methiodide）和双复磷（obidoxime）等，代表药为碘解磷定。

碘 解 磷 定

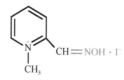

碘解磷定（pyraloxime methiodide）为最早应用的胆碱酯酶复活药。水溶性较低，水溶液不稳定，久置可释放出碘。

【体内过程】　静脉注射后在肝、肾、脾、心等器官的含量较多，肺、骨骼肌和血中次之。本药主要由肾排泄，部分在肝代谢。本药 $t_{1/2}$ 不到 1 小时，故治疗中毒时需足量和反复给药。

【药理作用和作用机制】　碘解磷定以其带正电荷的季铵氮与被磷酰化的 AChE 的阴离子部位以静电引力相结合，结合后使其肟基趋向磷酰化 AChE 的磷原子，进而与磷酰基形成共价键结合，生成磷酰化 AChE-碘解磷定复合物，后者进一步裂解成为磷酰化碘解磷定。同时使 AChE 游离出来，恢复其水解 ACh 的活性。

此外，碘解磷定也能与体内游离的有机磷结合，成为无毒的磷酰化碘解磷定由尿排出，从而阻止游离的有机磷继续抑制 AChE。

【作用特点】

（1）恢复 AChE 活性的效果因不同有机磷中毒而有所差异。对内吸磷、马拉硫磷和对硫磷中毒的疗效较好，对美曲磷酯、敌敌畏中毒的疗效稍差，而对乐果中毒则无效。因乐果中毒时所形成的磷酰化 AChE 比较稳定，几乎不可逆，加之乐果乳剂含有苯，可能同时有苯中毒。

（2）恢复 AChE 活性作用对骨骼肌最为明显，能迅速制止肌束颤动；对自主神经系统功能的恢复较差；对中枢神经系统的中毒症状也有一定改善作用。

（3）不能直接对抗体内积聚的 ACh 的作用，故应与阿托品合用。

（4）对"老化的胆碱酯酶"无效，故应及早用药。

【不良反应】　一般治疗量时,毒性不大,但如静脉注射过快和剂量超过 2g 时,可产生轻度乏力、视物模糊、眩晕,有时出现恶心、呕吐和心动过速等。偶有咽痛和其他碘过敏反应。剂量过大,碘解磷定本身也可抑制胆碱酯酶,加重有机磷酸酯类的中毒程度。

◆ **知识考点**　碘解磷定的药动学特点、用途和不良反应

氯解磷定

氯解磷定(pyraloxime methylchloride)的药理作用和用途与碘解磷定相似,但水溶性高,溶液较稳定,可肌内注射或静脉给药。本药特别适用于农村基层使用和初步急救。氯解磷定经肾排泄也较快,生物 $t_{1/2}$ 约 1.5 小时。副作用较碘解磷定小,偶见轻度头痛、头晕、恶心、呕吐等。由于氯解磷定给药方便,不良反应较小,现已逐渐取代了碘解磷定。

小　结

1. 胆碱受体激动药中毛果芸香碱较为常用,滴眼可产生缩瞳、降低眼压和调节痉挛作用,主要用于治疗青光眼。

2. 易逆性胆碱酯酶抑制药常用的有新斯的明、吡斯的明、毒扁豆碱等。新斯的明、吡斯的明等对骨骼肌兴奋作用强,主要用于治疗重症肌无力,也可用于手术后腹胀气、尿潴留等,但禁用于机械性肠梗阻、尿路梗塞和支气管哮喘患者;毒扁豆碱主要用于治疗青光眼,其作用较毛果芸香碱强而持久,但刺激性较大,不宜长期应用。

3. 有机磷酸酯类为难逆性胆碱酯酶抑制药,可造成乙酰胆碱在体内大量堆积,引起毒性反应。中毒症状包括 M 样症状、N 样症状和中枢症状。治疗药物为阿托品和胆碱酯酶复活药。阿托品主要对抗有机磷中毒的 M 样症状和部分中枢症状;胆碱酯酶复活药主要对抗有机磷中毒的 N 样症状。

第 3 节　胆碱受体阻断药

学习目标

1. 掌握阿托品的药理作用、临床应用、不良反应及中毒解救。
2. 理解山莨菪碱、东莨菪碱及阿托品合成代用品的作用特点及临床应用。
3. 了解骨骼肌松弛药的作用特点及临床应用。

胆碱受体阻断药(cholinoceptor blocking drugs)能与胆碱受体结合而不产生或极少产生拟胆碱作用,却能妨碍 ACh 或胆碱受体激动药与受体结合,从而产生抗胆碱作用。按其对 M 受体和 N 受体选择性的不同,可分为 M 胆碱受体阻断药和 N_1、N_2 胆碱受体阻断药。M 受体阻断药常用的药物有阿托品、山莨菪碱等。

山莨菪碱　　阿托品　　东莨菪碱　　樟柳碱

案例2-4

患者,女性,40岁,既往有青光眼病史,因腹痛、腹泻6小时就医,诊断为急性胃肠炎。医生给予口服阿托品,每次0.6mg,一天3次;诺氟沙星每次0.4g,一天2次治疗。该患者口服2次阿托品后感觉眼部疼痛不适、视物不清,伴头痛、恶心等症状。

问题与思考:

试分析患者用药后出现上述症状的原因是什么?

分析

因胃肠炎用阿托品解痉治疗属于适应证,但该患者既往有青光眼病史,而阿托品可升高眼压,诱发青光眼复发,故阿托品禁用于青光眼患者。

一、M胆碱受体阻断药

(一)阿托品和阿托品类生物碱

阿　托　品

阿托品(atropine)是从茄科植物颠茄和曼陀罗中提取的生物碱,天然存在于植物的是左旋莨菪碱,在提取过程中,得到比较稳定的消旋莨菪碱,即阿托品。

【药理作用】

1. 腺体　阿托品阻断M受体,抑制腺体分泌,其中唾液腺和汗腺对阿托品最敏感,0.5mg即可引起口干和皮肤干燥。剂量增大,抑制作用更为显著,同时泪腺和呼吸道分泌也明显减少。较大剂量可减少胃液分泌,但对胃酸浓度影响较小,因胃酸分泌还受体液因素调节。

2. 眼　阿托品阻断眼部M受体,引起扩瞳、升高眼压和调节麻痹作用。

(1)扩瞳和升高眼压:阿托品阻断瞳孔括约肌M受体,使瞳孔括约肌松弛,瞳孔开大肌功能占优势,从而扩瞳。由于瞳孔扩大,虹膜退向边缘,因而前房角间隙变窄,阻碍房水回流入巩膜静脉窦,造成眼压升高(图2-5)。

(2)调节麻痹:阿托品阻断睫状肌M受体,使其松弛而拉紧悬韧带,晶状体变扁平,其屈光度减低,只适于看远物,而不能将近物清晰地成像于视网膜上,故看近物模糊不清,此作用称为调节麻痹。

3. 内脏平滑肌　阿托品阻断平滑肌M受体,对痉挛的内脏平滑肌有较显著的解痉作用。其中对胃肠平滑肌及膀胱逼尿肌作用较强,对胆管、输尿管和支气管平滑肌的作用较弱,对子宫平滑肌影响小。

4. 心脏　治疗剂量阿托品(0.5mg)可使部分患者心率轻度、短暂地减慢,这与阻断突触前膜M受体,取消其对前膜递质释放的负反馈抑制,增加ACh释放有关。较大剂量(1~2mg)则竞争性阻断心脏M受体,解除迷走神经对心脏的抑制作用,使心率加快,传导加速。

5. 血管　治疗量阿托品对血管无显著影响;大剂量有扩张血管作用,可解除小血管痉挛,改善微循环,对皮肤血管扩张尤为显著,可出现皮肤红热。

6. 中枢神经系统　较大剂量时可兴奋中枢神经系统,出现烦躁不安;中毒剂量(如10mg以上)常致幻觉、谵妄、运动失调和惊厥等;严重中毒时,可由兴奋转入抑制,出现昏迷及呼吸麻痹,甚至循环与呼吸衰竭。

【临床应用】

1. 解除平滑肌痉挛　对胃肠绞痛及膀胱刺激症状如尿频、尿急等疗效较好;对胆绞痛及肾绞痛的疗效较差,应与吗啡类镇痛药合用;也可用于治疗遗尿症。

2. 抑制腺体分泌　用于全身麻醉前给药,以减少呼吸道分泌物,防止分泌物阻塞气道及吸入性肺炎的发生,也可用于严重的盗汗和流涎症。

3. 用于眼科

(1) 虹膜睫状体炎:阿托品松弛瞳孔括约肌和睫状肌有利于炎症的消退,同时还可预防虹膜与晶状体的粘连。

(2) 验光配眼镜:利用阿托品的调节麻痹作用使晶状体固定,以便准确地测定晶状体的屈光度,适用于儿童验光。

(3) 检查眼底:利用阿托品扩瞳作用,可用于检查眼底,但因其作用持续时间长,视力恢复较慢,常用作用时间较短的后马托品等取代。

4. 缓慢型心律失常　阿托品常用于治疗迷走神经过度兴奋所致的窦性心动过缓和房室传导阻滞,也可用于窦房结功能低下引起的室性异位节律。

5. 抗休克　对暴发型流行性脑脊髓膜炎、中毒性菌痢、中毒性肺炎等所致的感染性休克,可用大剂量阿托品解除血管痉挛,改善微循环。

6. 中毒的解救　解救有机磷酸酯类中毒和某些毒蕈类的中毒。

【不良反应及中毒解救】　常见不良反应有口干、皮肤干燥、视物模糊、心率加快、便秘、排尿困难等。中毒时上述症状加重,并出现谵妄、幻觉、惊厥等中枢神经系统症状。严重中毒时,可由中枢兴奋转入抑制,产生昏迷和呼吸麻痹等。阿托品中毒时可用胆碱受体激动药毛果芸香碱解救,也可用胆碱酯酶抑制药如新斯的明、毒扁豆碱等解救。

【禁忌证】　青光眼、心动过速、高热、排尿困难者(如前列腺肥大)禁用。老年人慎用。

 知识考点　阿托品的药理作用、临床应用、不良反应和中毒解救

山莨菪碱

山莨菪碱(anisodamine)是从我国茄科植物唐古特莨菪中提出的生物碱。其人工合成品为654-2。

与阿托品相比,山莨菪碱的特点是对内脏平滑肌和血管平滑肌解痉作用选择性较高;抑制腺体分泌和扩瞳作用较弱;不易穿透血脑屏障,故中枢兴奋作用很弱。本药适用于感染性休克、内脏绞痛。副作用与阿托品相似。青光眼患者禁用。

东莨菪碱

东莨菪碱(scopolamine)是从茄科植物洋金花、莨菪等中提取的一种左旋生物碱。与阿托品相比,东莨菪碱抑制腺体分泌作用较强,扩瞳、调节麻痹作用稍弱,对心血管作用较弱,中枢作用则表现为抑制。此外,还具有抗晕、止吐和抗震颤麻痹的作用,前者可能与其抑制内耳前庭功能、镇静及抑制胃肠道运动有关,后者可能与其阻断中枢胆碱受体有关。

临床主要用于:①麻醉前给药,②晕动病,与苯海拉明合用可增加效果,③帕金森病(震颤麻痹),可缓解流涎、震颤和肌强直等症状,④其他,可用于妊娠呕吐、放射病呕吐,代替洋金花进行中药麻醉(中药麻醉的主药洋金花,其主要成分为东莨菪碱)等。禁忌证同阿托品。

(二) 阿托品的合成代用品

1. 合成扩瞳药　后马托品(homatropine)的扩瞳作用与调节麻痹作用的持续时间都比阿托品明显缩短,调节麻痹作用在用药后24～36小时消退(阿托品调节麻痹作用可持续1～2周),适用于一般眼科检查。但其调节麻痹作用不如阿托品完全,故儿童验光仍需用阿托品。托吡卡

胺(tropicamide)的特点是起效快而持续时间更短,应用同后马托品。

2. 合成解痉药

(1)季铵类解痉药:常用的有丙胺太林(propantheline bromide),又称普鲁本辛。本品口服给药吸收较差,食物可妨碍其吸收,故宜在饭前0.5~1小时服用,不易透过血脑屏障,很少发生中枢作用。治疗量可明显抑制胃肠平滑肌,并能不同程度减少胃液分泌。本药主要用于胃、十二指肠溃疡,也可用于遗尿症及妊娠呕吐。不良反应类似阿托品,中毒量可致神经肌肉传递阻断,引起呼吸麻痹。

(2)叔胺类解痉药:贝那替秦(benactyzine)又称胃复康,含叔胺基团,口服较易吸收,解痉作用较明显,也有抑制胃液分泌作用。此外尚有安定作用。本药适用于兼有焦虑症的溃疡、肠蠕动亢进及膀胱刺激症状的患者。不良反应有口干、头晕及嗜睡等。

◆ **知识考点** 常用的阿托品合成代用品及其作用特点

二、N 胆碱受体阻断药

(一) N_1 胆碱受体阻断药——神经节阻断药

N_1 胆碱受体阻断药(N_1-cholinoceptor blocking drugs)能选择性地与神经节细胞的 N_1 胆碱受体结合,竞争性地阻止 ACh 与受体结合,使 ACh 不能引起神经节细胞除极化,从而阻断了神经冲动在神经节中的传递,故也称神经节阻断药(ganglion blocking drugs)。本类药阻断交感神经节,使节后去甲肾上腺素能神经功能减弱,导致血管扩张,血压下降;阻断副交感神经节,使节后胆碱能神经功能减弱,引起口干、便秘、视物模糊、尿潴留等反应。该类药过去曾用于治疗高血压,但由于其副作用多,且其降压作用过强过快,易发生直立性低血压,现已少用。美卡拉明(mecamylamine,美加明)和樟磺咪芬(trimetaphna camsylate,阿方那特)可用于外科手术时控制性降压,以减少出血。

(二) N_2 胆碱受体阻断药——骨骼肌松弛药

N_2 胆碱受体阻断药(N_2-cholinoceptor blocking drugs)也称骨骼肌松弛药(skeletal muscular relaxants),简称肌松药,主要作为外科麻醉时的辅助用药。根据其作用方式,可分为去极化型和非去极化型两类。

1. 去极化型肌松药 这类药物与骨骼肌终板膜上的 N_2 受体相结合,产生与乙酰胆碱相似但较持久的去极化作用,使终板膜不能对乙酰胆碱起反应(处于不应状态),骨骼肌因而松弛。

琥 珀 胆 碱

【体内过程】 琥珀胆碱(succinylcholine,scoline)又称司可林,在血液中被血浆假性胆碱酯酶迅速水解,首先水解成琥珀单胆碱,肌松作用大为减弱;然后又缓慢水解成为琥珀酸和胆碱,肌松作用消失。仅有不到2%琥珀胆碱以原形从肾排泄。新斯的明抑制血浆假性胆碱酯酶,因而可加强和延长琥珀胆碱的作用。

【药理作用】 静脉注射后,患者先出现短时间肌束颤动。1分钟内即转为松弛,约在2分钟时肌松作用最明显,在5分钟内作用消失。静脉滴注可延长肌松作用时间。该药可用于气管内插管、气管镜、食管镜等短时的操作,静脉滴注适用于较长时间的手术。

【不良反应】

(1)术后肌痛:与本药引起肌束颤动损伤肌梭有关。一般3~5天自愈,无需特殊处理。

（2）血钾升高：与本药引起肌肉持久去极化而释出钾离子有关。故在大面积烧伤、广泛性软组织损伤、偏瘫和脑血管意外等患者禁用，以免产生高钾血症性心搏骤停。

（3）升高眼压：与本药引起眼外肌颤动有关。青光眼和白内障晶状体摘除术患者禁用。

（4）呼吸肌麻痹：可发生于过量或静脉滴注过快或有遗传性胆碱酯酶缺乏者，用时必须备有人工呼吸机。

【药物相互作用】 氨基糖苷类抗生素和多肽类抗生素在大剂量时，也有肌肉松弛作用，与琥珀胆碱合用时，易致呼吸麻痹；抗胆碱酯酶药、环磷酰胺、普鲁卡因等有降低血浆胆碱酯酶活性而增强琥珀胆碱的作用；琥珀胆碱在碱性溶液中易分解，不宜与硫喷妥钠混合注射。

2. 非去极化型肌松药 又称竞争型肌松药（competitive muscular relaxants），此类药物与骨骼肌终板膜上的 N_2 受体结合，不引起去极化，能竞争性地阻断 ACh 的去极化作用，使骨骼肌松弛。

筒 箭 毒 碱

筒箭毒碱（tubocurarine）是从南美洲印第安人用数种植物制成的植物浸膏箭毒（curare）中提取的生物碱。静脉注射后 3～4 分钟即产生肌松作用。其特点为：①肌松前无肌束震颤；②胆碱酯酶抑制药可对抗其作用，过量中毒可用新斯的明解救；③阻断神经节并促进组胺释放，引起血压下降，并可诱发支气管痉挛。本药禁用于重症肌无力、支气管哮喘和严重休克患者。

其 他

泮库溴铵（pancuronium）、维库溴铵（vecuronium）、阿曲库铵（atracurium）等药物无明显神经节阻断和促进组胺释放作用，不良反应较少，目前已基本上取代了筒箭毒碱。这类药物适于在各类手术、气管插管术、破伤风及惊厥时作肌松药使用。

小 结

1. 阿托品为 M 受体阻断药的代表药，具有抑制腺体分泌、扩瞳、升高眼压、调节麻痹、松弛内脏平滑肌、兴奋心脏、扩张血管等作用。临床用于缓解内脏绞痛、麻醉前给药、治疗虹膜睫状体炎、缓慢型心律失常、感染性休克及解救有机磷酸酯类中毒。主要副作用为口干、心悸、视物模糊等。中毒时表现为中枢先兴奋后抑制。

2. 山莨菪碱对平滑肌选择性高，解痉作用强，主要用于缓解内脏绞痛和感染性休克。

3. 东莨菪碱中枢抑制作用较强，抑制腺体分泌作用明显，临床主要用于麻醉前给药、抗晕动病和抗震颤麻痹等。

4. 阿托品的合成代用品有短效扩瞳药（后马托品等）及内脏解痉药（丙胺太林等）。

5. 琥珀胆碱为去极化型肌松药，中毒时不能用新斯的明解救。筒箭毒碱等为非去极化型肌松药，中毒时可用新斯的明解救。

第 4 节 肾上腺素受体激动药

学习目标

1. 掌握肾上腺素、去甲肾上腺素和异丙肾上腺素的药理作用、临床应用及不良反应。

2. 理解多巴胺、麻黄碱、间羟胺及多巴酚丁胺的药理作用特点及临床应用。

3. 了解其他肾上腺素受体激动药的药理作用及临床应用。

案例 2-5

患者,女性,12 岁。因畏寒,发热,咽痛 2 天由其母陪同就医。诊断:急性扁桃体炎。拟给予青霉素等治疗,青霉素皮试为阴性。注射青霉素后,患者刚走出医院约 10m,顿觉心里不适,胸闷、呼吸困难,面色苍白,冷汗如注,并感到皮肤发痒,母亲立即抱女儿返回医院。测血压 50/30mmHg。诊断:青霉素过敏性休克。当即给予 0.1% 肾上腺素 0.5ml 皮下注射。经一系列抢救处理后,患者逐渐好转。

问题与思考:

1. 过敏性休克为什么用肾上腺素抢救?

2. 肾上腺素治疗过敏性休克通常采用何种给药方法? 为什么?

分析

1. 过敏性休克主要是由于组胺等过敏性物质的释放,使大量小血管扩张、毛细血管通透性增加,引起循环血量降低,血压下降,以及支气管平滑肌痉挛、黏膜水肿引起呼吸困难。肾上腺素通过收缩支气管黏膜血管、消除黏膜水肿、舒张支气管平滑肌、抑制过敏物质释放及升压等作用,迅速缓解过敏性休克的症状。

2. 因肾上腺素口服后在碱性肠液、肠黏膜及肝内破坏,吸收很少,故只能注射给药。治疗过敏性休克时通常采用皮下或肌内注射,必要时亦可用生理盐水稀释后缓慢静脉注射。

肾上腺素受体激动药(adrenoceptor agonists)的基本化学结构是 β-苯乙胺。按药物是否含有儿茶酚结构(苯环 3、4 位碳上有 -OH),其可分为儿茶酚胺类和非儿茶酚胺类。儿茶酚胺类药物外周作用强、中枢作用弱,易被 COMT 灭活,作用时间短;非儿茶酚胺类药物外周作用弱、中枢作用强,不易被 COMT 灭活,作用时间延长,口服生物利用度增加。

β-苯乙胺   儿茶酚

根据药物对不同肾上腺素受体的选择性可分为三大类:α、β 受体激动药(α、β-adrenoceptor agonists)、α 受体激动药(α-adrenoceptor agonists)和 β 受体激动药(β-adrenoceptor agonists)。

一、α、β 受体激动药

肾 上 腺 素

肾上腺素(adrenaline,epinephrine,AD)是肾上腺髓质分泌的主要激素,药用肾上腺素可从家畜肾上腺提取,或人工合成。本药化学性质不稳定,遇光易失效,应避光保存;在碱性溶液中易氧化变色,应避免与碱性药配伍使用。

【体内过程】 口服后在碱性肠液、肠黏膜及肝内破坏,吸收很少,不能达到有效血药浓度,故只能注射给药。本药可收缩皮下血管,对骨骼肌血管无收缩作用,故肌内注射较皮下注射吸收快,但维持时间短,10~30 分钟,而皮下注射可维持 1 小时左右。该药在体内经 COMT 和 MAO 代谢,代谢产物与葡萄糖醛酸或硫酸结合排出体外。

【药理作用】 肾上腺素激动 α 和 β 受体,产生 α 效应和 β 效应。

1. 心脏　肾上腺素激动心脏 β_1 受体,使心肌收缩力加强,心率加快,传导加速,心排血量增加。肾上腺素又能舒张冠状血管,改善心肌的血液供应。由于加快心肌代谢,可增加心肌耗氧量。剂量过大或静脉注射过快,易致心律失常,甚至引起心纤颤动。

2. 血管　肾上腺素激动血管 α 受体和 β_2 受体。激动 α 受体引起皮肤黏膜及内脏血管收缩;激动 β_2 受体引起骨骼肌血管和冠状血管呈现舒张效应。

3. 血压　小剂量肾上腺素(0.5~1mg 皮下注射)使收缩压升高,舒张压不变或略降。收缩压升高是由于激动心脏 β_1 受体,使心排血量增加;舒张压不变或略降是由于其对骨骼肌血管的舒张效应抵消或超过了皮肤黏膜血管的收缩效应,使总外周阻力不变或略降。较大剂量时,对 α 受体的激动作用占优势,缩血管效应超过舒血管效应,总外周阻力增加,收缩压和舒张压均升高(图 2-7)。

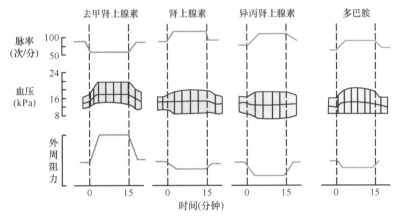

图 2-7　静脉滴注肾上腺素受体激动药对心血管作用的比较

4. 支气管　肾上腺素能激动支气管平滑肌的 β_2 受体,使支气管平滑肌松弛;激动 α 受体,收缩支气管黏膜血管,降低毛细血管的通透性,有利于消除支气管黏膜充血和水肿;此外,还能抑制肥大细胞释放组胺等过敏物质。

5. 代谢　肾上腺素能提高机体代谢,治疗量下可使耗氧量升高 20%~30%。激动 α 受体和 β_2 受体可使肝糖原分解增加,并抑制外周组织对葡萄糖摄取,引起血糖升高。肾上腺素还能激动脂肪细胞的 β_3 受体,进而激活三酰甘油酶加速脂肪分解,使血液中游离脂肪酸升高。

【临床应用】

1. 心脏骤停　肾上腺素用于溺水、麻醉、手术意外、药物中毒、传染病和心脏传导阻滞等所致的心脏骤停。对电击所致的心脏骤停也可用肾上腺素配合心脏除颤器或利多卡因等除颤,一般用于心室内注射,同时必须进行有效的人工呼吸和心脏按压等。

2. 过敏性休克　肾上腺素是抢救青霉素等药物引起的过敏性休克的首选药。过敏性休克主要是由于组胺等过敏性物质的释放,使大量小血管扩张、毛细血管通透性增加,引起循环血量降低,血压下降,以及支气管平滑肌痉挛、黏膜水肿引起呼吸困难。肾上腺素通过收缩支气管黏膜血管、消除黏膜水肿、舒张支气管平滑肌、抑制过敏物质释放及升压等作用,迅速缓解过敏性休克的症状。一般采用皮下注射或肌内注射。

3. 支气管哮喘　控制支气管哮喘的急性发作,皮下注射或肌内注射能于数分钟内奏效。

4. 与局麻药配伍及局部止血　肾上腺素加入局麻药注射液中,通过其收缩血管作用,延缓局麻药吸收,既可防止吸收中毒,又可延长局麻药在麻醉局部的作用时间。当鼻黏膜和齿龈出血时,可将浸有 0.1% 盐酸肾上腺素的纱布或棉花球填塞出血处,以收缩血管而止血。

【不良反应和禁忌证】 主要不良反应为心悸、烦躁、头痛和血压升高等,血压剧升有发生脑出血的危险,故老年人慎用;也可能引起心律失常,甚至心室颤动,故应严格掌握剂量。本药禁用于高血压、器质性心脏病、糖尿病和甲状腺功能亢进症等。

◆ **知识考点** 肾上腺素的药理作用、临床应用、不良反应和禁忌证

多 巴 胺

多巴胺(dopamine,DA)是去甲肾上腺素生物合成的前体,药用的是人工合成品。

【体内过程】 口服易在肠和肝中破坏而失效。一般静脉滴注给药,在体内迅速经 MAO 和 COMT 的催化而代谢失效,故作用时间短暂。因多巴胺不易透过血脑屏障,故无中枢作用。

【药理作用】

1. 心脏 激动心脏 β_1 受体,使心肌收缩力加强,心排血量增加。一般剂量对心率影响不明显,故较少引起心悸和心律失常,但大剂量可加快心率。

2. 血管 小剂量以激动多巴胺受体为主,使肾、肠系膜和冠状动脉舒张,同时激动 α 受体,使皮肤、黏膜血管收缩。大剂量激动 α 受体作用增强,则主要表现为血管收缩。

3. 血压 小剂量升高收缩压,舒张压变化不明显,其机制可能是心排血量增加,血管的多巴胺效应与 α 效应相抵消,总外周阻力变化不大;大剂量时血管收缩增强,外周阻力增大,舒张压升高。

4. 肾 多巴胺舒张肾血管,增加肾血流量,还可抑制肾小管对钠的重吸收,排钠利尿。大剂量时,因激动 α 受体作用增强,也可使肾血管明显收缩,肾血流量减少。

【临床应用】 主要用于抗休克,但必须注意补充血容量,对于伴有心肌收缩力减弱及尿量减少而血容量已补足的休克患者疗效较好。此外,本品尚可与利尿药合并应用于急性肾衰竭。

【不良反应】 一般较轻。如剂量过大或静脉滴注太快可出现心动过速、心律失常和肾血管收缩引致肾功能下降等,一旦发生,应减慢滴注速度或停药。

◆ **知识考点** 多巴胺的药理作用特点及其临床应用

麻 黄 碱

麻黄碱(ephedrine)是从中药麻黄中提取的生物碱。现已人工合成,药用其左旋体或消旋体。

【体内过程】 口服易吸收,易通过血脑屏障,小部分在体内经脱胺氧化而被代谢,大部分以原形自尿排出。代谢和排泄都缓慢,故作用较肾上腺素持久。

【作用特点及应用】 麻黄碱作用与肾上腺素相似,除直接激动 α、β 受体外,还可促使去甲肾上腺素能神经末梢释放递质。与肾上腺素比较,麻黄碱具有下列特点:作用弱而持久;中枢兴奋作用显著;易产生快速耐受性。临床主要用于:①预防支气管哮喘或治疗轻症哮喘;②缓解鼻塞,常用 0.5%～1% 溶液滴鼻消除鼻黏膜肿胀;③防治某些低血压状态,如用于防治硬膜外麻醉

或蛛网膜下隙麻醉引起的低血压;④缓解荨麻疹和血管神经性水肿的皮肤黏膜症状。

【不良反应及禁忌证】 可引起中枢兴奋,如失眠等,晚间服用宜加镇静催眠药;短期内反复使用,可产生快速耐受性,停药数小时后,可以恢复。每日用药如不超过 3 次则快速耐受性一般不明显。禁忌证同肾上腺素。

伪 麻 黄 碱

伪麻黄碱主要通过促进去甲肾上腺素的释放,间接发挥拟交感神经作用;其有选择性地收缩上呼吸道毛细血管,消除鼻咽部黏膜充血、肿胀、减轻鼻塞症状,对全身其他脏器的血管无明显收缩作用,对心率、心律、血压和中枢神经无明显影响。本药常用于减轻感冒、过敏性鼻炎、鼻炎及鼻窦炎引起的鼻充血症状,也是复方抗感冒药的组成成分之一。

▲ **知识考点** 伪麻黄碱的药理作用特点及其临床应用

二、α 受体激动药

去甲肾上腺素

去甲肾上腺素(noradrenaline,NA;norepinephrine,NE)是去甲肾上腺素能神经末梢释放的递质,也可由肾上腺髓质少量分泌。药用品为人工合成品,化学性质及配伍禁忌与肾上腺素相似。

【体内过程】 口服无效,因首关消除明显。皮下注射或肌内注射时,因血管强烈收缩,易发生局部组织坏死。一般采用静脉滴注给药。在体内迅速再摄取或代谢,药效维持时间短。

【药理作用】 主要激动 α 受体,对心脏 β_1 受体作用较弱,对 β_2 受体几无作用。

1. 血管 激动 α_1 受体,引起血管普遍收缩。皮肤黏膜血管收缩最强,其次是肾、脑、肝、肠系膜及骨骼肌血管,冠状血管可因心脏兴奋产生大量腺苷等代谢产物而舒张。

2. 心脏 激动心脏 β_1 受体,使心肌收缩力加强,心率加快,传导加速,心排血量增加。在整体情况下,由于血管收缩,血压升高可反射性减慢心率。大剂量也可致心律失常但较肾上腺素少见。

3. 血压 小剂量滴注时由于心脏兴奋,收缩压升高,此时血管收缩作用尚不十分剧烈,故舒张压升高不多而脉压加大。较大剂量时,因血管强烈收缩使外周阻力明显增高,故收缩压升高的同时舒张压也明显升高,脉压变小。

【临床应用】

1. 抗休克 对于早期神经源性休克及药物中毒引起的低血压等,利用去甲肾上腺素的收缩血管作用使血压回升。

2. 治疗上消化道出血 取本品 1～3mg,适当稀释后口服,使食管和胃黏膜血管收缩,产生局部止血的效果。

【不良反应】

1. 局部组织缺血坏死 静脉滴注时间过长、浓度过高或药液漏出血管,可引起局部组织缺血坏死,如发现外漏或注射部位皮肤苍白,应更换注射部位,进行热敷,并用普鲁卡因或 α 受体阻断药如酚妥拉明做局部浸润注射,以扩张血管。

2. 急性肾衰竭 滴注时间过长或剂量过大,可使肾血管剧烈收缩,导致少尿、无尿和肾实质损伤,故用药期间应注意观察尿量,保持尿量在每小时 25ml 以上。

【禁忌证】 高血压、动脉硬化症、器质性心脏病及少尿、无尿的患者与孕妇禁用。

◆ **知识考点** 去甲肾上腺素的药理作用特点及其临床应用

间 羟 胺

间羟胺(metaraminol)又称阿拉明(aramine),性质较稳定,主要作用于 α 受体,对 β_1 受体作用较弱,也可通过促进神经末梢释放去甲肾上腺素,间接地发挥作用。本品收缩血管,升高血压作用较去甲肾上腺素弱而持久;略增心肌收缩力,使休克患者的心排血量增加;对心率的影响不明显,有时血压升高反射性地使心率减慢,很少引起心律失常;对肾血管的收缩作用也较弱,较少引起急性肾衰竭并可肌内注射。临床上作为去甲肾上腺素的代用品,用于各种休克早期。

去氧肾上腺素

去氧肾上腺素(phenylephrine)又称苯肾上腺素、新福林(neosynephrine),为人工合成品。本药为 α_1 受体激动药,可收缩血管,升高血压,并反射性地引起心率减慢。由于其减少肾血流作用比去甲肾上腺素更明显,一般不用于抗休克。本药主要用于阵发性室上性心动过速、麻醉或药物引起的低血压状态。去氧肾上腺素能激动瞳孔开大肌 α_1 受体,引起瞳孔扩大,可作为扩瞳药用于眼底检查。与阿托品相比,其扩瞳作用弱,起效快,维持时间短,一般不引起眼压升高(老年人前房角狭窄者可能引起眼压升高),不引起调节麻痹。

三、β 受体激动药

异丙肾上腺素

异丙肾上腺素(isoprenaline)为人工合成品,化学结构是去甲肾上腺素氨基上的一个氢原子被异丙基所取代。

【体内过程】 口服易在肠黏膜与硫酸结合而失效,气雾剂吸入给药,吸收较快。舌下含药可经舌下静脉丛迅速吸收。吸收后主要在肝及其他组织中被 COMT 所代谢。异丙肾上腺素较少被 MAO 代谢,也较少被去甲肾上腺素能神经所摄取,因此其作用维持时间较肾上腺素略长。

【药理作用】 本品对 β_1 和 β_2 受体有强大的激动作用,对 α 受体几无作用。

1. 心脏 激动心脏 β_1 受体,使心肌收缩力增强,心率加快,传导加速,心排血量增加。与肾上腺素比较,异丙肾上腺素加快心率、加速传导的作用较强,心肌耗氧量明显增加。对窦房结有显著兴奋作用,也能引起心律失常,但较少产生心室颤动。

2. 血管和血压 激动 β_2 受体,主要舒张骨骼肌血管,对冠状血管也有舒张作用,对肾血管和肠系膜血管舒张作用较弱。小剂量使收缩压上升,舒张压略下降,冠状动脉血流量增加;较大剂量时,舒张压明显下降,冠状动脉灌注压降低,冠状动脉有效血流量不增加。

3. 支气管 激动 β_2 受体,舒张支气管平滑肌,作用比肾上腺素略强,也具有抑制组胺等过敏性物质释放的作用,但对支气管黏膜的血管无收缩作用,故消除黏膜水肿的作用不如肾上腺素。久用可产生耐受性。

4. 其他 促进糖原和脂肪的分解,升高血糖和游离脂肪酸,增加组织的耗氧量。不易透过血脑屏障,中枢兴奋作用不明显。

【临床应用】

1. 支气管哮喘 舌下或喷雾给药,用于控制支气管哮喘急性发作,疗效快而强。

2. 房室传导阻滞 治疗 Ⅱ、Ⅲ 度房室传导阻滞,采用舌下含服给药或静脉滴注给药。

3. 心脏停搏 本品对于停搏的心脏有起搏作用,适用于溺水、麻醉意外、电击、高度房室传导阻滞或窦房结功能衰竭而引起的心脏停搏,常与去甲肾上腺素或间羟胺合用于心室内注射。

4. 感染性休克 对心排血量低、外周阻力高的感染性休克有一定疗效,但应注意补足血容量。

【不良反应】 常见的是心悸、头晕。用药过程中应注意控制心率。在支气管哮喘患者,已处于缺氧状态,加以用气雾剂剂量不易掌握,如剂量过大,可致心肌耗氧量增加,易引起心律失常,甚至产生危险的心动过速及心室颤动。本药禁用于冠心病、心肌炎和甲状腺功能亢进症等。

 知识考点 异丙肾上腺素的药理作用、临床应用与不良反应

多巴酚丁胺

多巴酚丁胺(dobutamine)选择性激动 β_1 受体,加强心肌收缩力,增加心排血量,心率加快不明显。临床主要用于心脏手术后或心肌梗死并发的心力衰竭,也可用于难治性心力衰竭。梗阻性肥厚型心肌病者禁用。

 案例 2-6

患者,女性,50 岁。1 个月来经常出现胸闷、乏力、气短、头晕,自测脉搏 50 次/分左右,近日症状加重而入院治疗。当晚,患者静卧时突然发生晕厥,全身颤动,心电图诊断为 Ⅲ 度房室传导阻滞,心室率 35 次/分。当即给予加快房室传导的药物静脉滴注,心率恢复到 52 次/分。

问题与思考:

房室传导阻滞可选用哪些药物治疗?

分析

阿托品阻断心肌 M 受体,解除迷走神经对心脏的抑制作用,使心率加快,传导加速。异丙肾上腺素激动心肌 β_2 受体使心肌收缩力增强,传导加速。两者均可用于治疗房室传导阻滞。

小 结

1. 肾上腺素对 α 受体、β 受体均有激动作用,可兴奋心脏,舒缩血管,舒张支气管平滑肌并增强代谢,主要用于心脏复苏、过敏性休克等。多巴胺除激动 α 受体、β 受体外,也激动多巴胺受体,可舒张肾血管,增加肾血流量并排钠利尿。临床用于抗休克及急性肾功能不全。麻黄碱作用缓和、持久,可用于轻症哮喘、低血压、鼻塞等。

2. 去甲肾上腺素主要激动 α 受体,对 β_1 受体有一定激动作用,可兴奋心脏,收缩血管,升高血压,用于早期神经源性休克、药物中毒引起的低血压和上消化道出血。间羟胺作用与去甲肾上腺素相似而较弱,升压温和持久,用于抗休克。

3. 异丙肾上腺素主要激动 β 受体,可用于支气管哮喘、房室传导阻滞、心脏停搏等。

第5节 肾上腺素受体阻断药

肾上腺素受体阻断药(adrenoceptor blocking drugs)能阻断肾上腺素受体从而产生拮抗去甲肾上腺素能神经递质或肾上腺素受体激动药的作用。这类药物按其对 α 和 β 肾上腺素受体选择性的不同,分为 α 肾上腺素受体阻断药(简称 α 受体阻断药)和 β 肾上腺素受体阻断药(简称 β 受体阻断药)两大类。

一、α 受体阻断药

 案例 2-7

患者,男性,24 岁。因精神分裂症长期应用氯丙嗪治疗,1 小时前因吞服一整瓶氯丙嗪而入院。查体:患者昏睡,血压下降达休克水平,并出现心电图的异常。除给予洗胃等其他对症治疗外,立即给予升压药去甲肾上腺素静脉滴注,血压逐渐恢复(提示:氯丙嗪的降压作用为阻断血管 α 受体所致)。

问题与思考:

α 受体阻断药引起的低血压能否用肾上腺素对抗? 为什么?

分析

不能。因为 α 受体阻断药竞争性阻断肾上腺素与血管 α 受体结合,可取消其收缩血管作用,使肾上腺素激动 β_2 受体扩张血管的作用充分表现出来,可导致肾上腺素原有的升压作用翻转为降压作用。因此不仅不能升压反而使血压更低。

α 受体阻断药选择性地与 α 受体结合,阻止去甲肾上腺素能神经递质或肾上腺素受体激动药与 α 受体结合而发挥作用。预先使用 α 受体阻断药后再使用肾上腺素,可使肾上腺素原有的升压作用翻转为降压作用,这种现象称为"肾上腺素作用的翻转"(adrenaline reversal)。其机制是:α 受体阻断药竞争性阻断肾上腺素与血管 α 受体结合,取消其收缩血管作用,使肾上腺素激动 β_2 受体扩张血管的作用充分表现出来。对于主要激动 α 受体的去甲肾上腺素,α 受体阻断药只能取消或减弱其升压作用而无翻转作用;而其对于 β 受体激动药异丙肾上腺素的降压作用无影响(表 2-3)。故当 α 受体阻断药过量引起低血压时不能用肾上腺素对抗,可用 α 受体激动药对抗。

酚 妥 拉 明

酚妥拉明(phentolamine)又称立其丁(regitine),为短效 α 受体阻断药。

【**体内过程**】 生物利用度低,口服效果仅为注射给药的 20%。口服后 30 分钟血药浓度达峰值,作用维持 3~6 小时;肌内注射作用维持 30~45 分钟。大多以无活性的代谢物从尿中排泄。

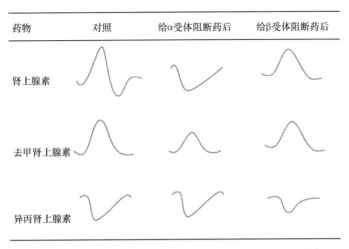

药物	对照	给α受体阻断药后	给β受体阻断药后
肾上腺素			
去甲肾上腺素			
异丙肾上腺素			

表 2-3　给肾上腺素阻断药后,拟肾上腺素药对血压的影响

【药理作用】

1. 血管　本品有阻断血管 α 受体和直接舒张血管作用。静脉注射能使血管扩张,血压下降。静脉和小动脉扩张明显,使肺动脉压和外周血管阻力降低。

2. 心脏　本品使心肌收缩力加强,心率加快,心排血量增加。其机制是:①血压下降,反射性兴奋心脏;②阻断突触前膜 α_2 受体,促进去甲肾上腺素释放。

3. 其他　有拟胆碱作用,使胃肠平滑肌兴奋。有组胺样作用,使胃酸分泌增加,皮肤潮红等。

【临床应用】

1. 外周血管痉挛性疾病　如肢端动脉痉挛的雷诺综合征、血栓闭塞性脉管炎及冻伤后遗症。

2. 去甲肾上腺素滴注外漏　用本品 10mg 溶于 10～20ml 生理盐水中做皮下浸润注射,拮抗静脉滴注去甲肾上腺素时发生外漏引起的血管强烈收缩。

3. 抗休克　本药扩张小动脉和小静脉,降低外周阻力,增加心排血量,从而改善休克状态时的内脏血液灌注,解除微循环障碍;并能降低肺循环阻力,防止肺水肿的发生,但给药前必须补足血容量。

4. 嗜铬细胞瘤　本药可用于嗜铬细胞瘤的鉴别诊断、本病骤发高血压危象及手术前准备。用于鉴别诊断曾有猝死报道,应慎重。

5. 充血性心力衰竭　酚妥拉明扩张小静脉和小动脉,降低心脏前、后负荷,使心排血量增加,左心室舒张末压及肺动脉压下降,减轻肺水肿,心力衰竭症状得以减轻。

【不良反应】　常见反应有直立性低血压、腹痛、腹泻、呕吐、诱发或加重消化性溃疡。静脉给药有时可引起严重的心动过速、心律失常和心绞痛,因此须缓慢注射或滴注。消化性溃疡、冠心病患者不宜使用。

 知识考点　酚妥拉明的药理作用特点和主要临床应用

妥拉唑啉

妥拉唑啉(toalzoline)又称苄唑啉,对 α 受体阻断作用与酚妥拉明相似,但较弱,而组胺样作用和拟胆碱作用较强。本药主要用于血管痉挛性疾病的治疗,局部浸润注射用以处理去甲肾上腺素静脉滴注时药液外漏。不良反应与酚妥拉明相同,但发生率较高。

酚 苄 明

酚苄明(phenoxybenzamine)又称苯苄胺(dibenzyline),是人工合成品。本药属长效α受体阻断药,与α受体结合牢固,起效慢,但作用强大而持久。本药用于外周血管痉挛性疾病,也可用于休克和嗜铬细胞瘤的治疗。不良反应常见的有直立性低血压、心悸和鼻塞;口服可致恶心、呕吐、嗜睡及疲乏等。静脉注射或用于休克时必须缓慢给药,充分补液和密切监护。

二、β受体阻断药

β受体阻断药能与去甲肾上腺素能神经递质或肾上腺素受体激动药竞争β受体从而拮抗其β效应。该类药品种繁多,本节主要介绍其共性及代表药。

【分类及药理学特性】 β受体阻断药分类及药理学特性见表2-4。

表2-4 β受体阻断药分类及药理学特性

药物名称	内在拟交感活性	膜稳定作用	生物利用度(%)	血浆半衰期(小时)	主要消除器官
非选择性β受体阻断药					
普萘洛尔(propranolol)	-	++	30	3~5	肝
纳多洛尔(nadolol)	-	-	35	10~20	肾
噻吗洛尔(timolol)	-	-	55	3~5	肝
吲哚洛尔(pindolol)	++	+	85	3~4	肝、肾
选择性β₁受体阻断药					
美托洛尔(metoprolol)	-	±	40	3~4	肝
阿替洛尔(atenolol)	-	-	50	5~8	肾
醋丁洛尔(acebutolol)	+	+	40	2~4	肝
α、β受体阻断药					
拉贝洛尔(labetalol)	-	+	30	4~6	肝

【药理作用】

1. β受体阻断作用

(1)心血管:阻断心脏β₁受体,可使心率减慢,心收缩力减弱,传导速度减慢,心排血量减少,心肌耗氧量下降。阻断血管平滑肌β₂受体,加上心脏功能受到抑制,反射地兴奋交感神经引起血管收缩和外周阻力增加,冠状动脉、肝、肾和骨骼肌等组织器官血流量减少。但长期使用β受体阻断药可降低高血压患者的外周阻力,其机制复杂,尚未完全阐明。

(2)支气管:阻断β₂受体而使支气管平滑肌收缩,增加呼吸道阻力。这种作用较弱,对正常人影响较小,但对支气管哮喘患者,有时可诱发或加重哮喘发作。选择性β₁受体阻断药此作用较弱。

(3)肾素:阻断肾小球旁细胞的β₁受体,减少肾素释放,因而降低肾素-血管紧张素-醛固酮系统活性,是其降血压作用机制之一。

(4)代谢:一般认为,β₁、β₃受体激动与脂肪分解有关;α₁和β₂受体激动与肝糖原分解有关。β受体阻断药可抑制糖原和脂肪分解,与α阻断药合用,能抑制肾上腺素引起的升血糖反应。对正常人血糖无影响,也不影响胰岛素的降血糖作用,但影响用胰岛素后血糖水平的恢复。β 受体阻断药往往会掩盖低血糖症状如心悸等,从而延误低血糖的及时察觉。

2. 内在拟交感活性　有些 β 受体阻断药(如吲哚洛尔、醋丁洛尔)与 β 受体结合后除能阻断受体外尚对 β 受体具有部分激动作用(partial agonistic action),也称内在拟交感活性(intrinsic sympathomimetic activity,ISA)。由于这种作用较弱,一般被其 β 受体阻断作用所掩盖。ISA 较强的药物,其 β 受体阻断作用较弱。

3. 膜稳定作用　有些 β 受体阻断药能降低细胞膜对离子的通透性,此作用称为膜稳定作用。离体实验表明,对人心肌细胞的膜稳定作用仅在高于临床有效血浓度几十倍时才能发生,此外,无膜稳定作用的 β 受体阻断药仍然对心律失常有效。因此认为这一作用在常用量时与其治疗作用的关系不大。

4. 其他　普萘洛尔有抗血小板聚集作用。β 受体阻断药尚有降低眼压作用,这可能与减少房水的生成有关。

【临床应用】　β 受体阻断药主要用于治疗心血管疾病。

1. 心律失常　对多种原因引起的快速型心律失常有效,尤其对运动或情绪激动所致心律失常或因心肌缺血引起的心律失常疗效好(见抗心律失常药)。

2. 心绞痛和心肌梗死　对心绞痛有良好的疗效。对心肌梗死,2 年以上的长期应用可降低复发和猝死率(见抗心绞痛药)。

3. 高血压　本类药是治疗高血压的基本药物(见抗高血压药)。

4. 充血性心力衰竭　对扩张型心肌病的心衰治疗作用明显。现认为与下列机制有关:改善心脏舒张功能;缓解儿茶酚胺引起的心肌损害;上调 β 受体,恢复心肌对儿茶酚胺的敏感性;减少肾素释放,抑制肾素-血管紧张素系统对心肌的损害等。

5. 其他　普萘洛尔可治疗甲状腺功能亢进,适用于偏头痛、肌震颤、肝硬化性上消化道出血;噻吗洛尔等药可治疗青光眼等。

【不良反应】　一般的不良反应有头昏、失眠、噩梦、恶心、呕吐、轻度腹泻等。个别人可出现幻觉、抑郁症状。偶见过敏反应如皮疹、血小板减少等。普萘洛尔等无内在拟交感活性的 β 受体阻断药长期用后突然停药,可使原来病情加重,如血压升高、严重心律失常及心绞痛发作等,此现象称为"反跳现象"。其机制与受体上调有关。故停药前应逐渐减量。

【禁忌证】　严重左心功能不全、窦性心动过缓、重度房室传导阻滞、支气管哮喘、肢端动脉痉挛等患者禁用。选择性 β₁ 受体阻断药对支气管哮喘患者仍需慎用。心肌梗死患者及肝功能不全者应慎用。

(一) 非选择性 β 受体阻断药

本类药对 β₁、β₂ 受体均有阻断作用。

普 萘 洛 尔

普萘洛尔(propranolol)又称心得安,常用于治疗心律失常、心绞痛、高血压、甲状腺功能亢进等;也适用于偏头痛、肌震颤、肝硬化性上消化道出血。本药个体差异大,不同个体口服相同剂量的普萘洛尔,血浆浓度相差可达 25 倍,可能是由于肝消除能力不同所致。因此用药须从小剂量开始,逐渐调整剂量。

噻 吗 洛 尔

噻吗洛尔(timolol)又称噻吗心安,临床常用于治疗青光眼,作用机制主要在于减少房水的生成。疗效与毛果芸香碱相近,每天滴眼 2 次即可,无缩瞳和调节痉挛等不良反应。应注意其滴眼剂能被大量吸收,可能使哮喘或心力衰竭的患者出现不良反应。

(二) 选择性 β₁ 受体阻断药

本类药对 β₁ 受体有选择性阻断作用,对 β₂ 受体作用较弱,故增加气道阻力作用较轻,但对哮喘患者仍须慎用。临床主要用于治疗心血管疾病。常用品种有阿替洛尔(atenolol,氨酰心安)、美托洛尔(metoprolol,美多心安)等。

(三) α、β 受体阻断药

该类药兼具 β 和 α 受体阻断作用,临床主要用于治疗高血压。代表药为拉贝洛尔(labetalol,柳胺苄心定),该药多用于中度和重度高血压,也可用于心绞痛。

知识考点 普萘洛尔等 β 受体阻断药的药理作用、临床应用、不良反应与禁忌证

小 结

1. α 受体阻断药可扩张血管,兴奋心脏,主要用于外周血管痉挛性疾病、休克及嗜铬细胞瘤等疾病的治疗。α 受体阻断药过量引起低血压时不可用肾上腺素对抗,因其可翻转肾上腺素的升压作用,此时应选用 α 受体激动药去甲肾上腺素对抗。

2. β 受体阻断药的药理作用包括阻断 β 受体、内在拟交感活性和膜稳定作用等。其阻断 β 受体作用表现为心脏抑制、血管收缩(长期应用可降低高血压患者外周阻力)、支气管平滑肌收缩、肾素分泌减少及代谢减慢等。临床主要用于治疗高血压、心绞痛、心律失常、甲状腺功能亢进症等。长期用药者不能突然停药,以防"反跳现象"。

目 标 检 测

一、选择题

【A 型题】

1. ACh 释放到突触间隙,其作用迅速消失,主要原因是被( )
   A. MAO 代谢 　 B. 神经末梢再摄取
   C. AChE 代谢 　 D. 非神经组织再摄取
   E. COMT 代谢

2. 下列哪项不属于新斯的明的药理作用( )
   A. 兴奋骨骼肌 　 B. 小剂量兴奋中枢
   C. 兴奋膀胱逼尿肌 　 D. 减慢心率
   E. 兴奋胃肠平滑肌

3. 毒扁豆碱滴眼可引起头痛的原因是( )
   A. 眼压降低 　 B. 睫状肌痉挛
   C. 易通过血脑屏障 　 D. 瞳孔缩小
   E. 激动虹膜括约肌

4. 治疗手术后腹胀气和尿潴留可选用( )
   A. 毒扁豆碱 　 B. 阿托品
   C. 乙酰胆碱 　 D. 毛果芸香碱
   E. 新斯的明

5. 激动 M 受体,对眼睛不会产生哪种作用( )
   A. 收缩瞳孔开大肌

B. 收缩睫状肌
C. 收缩瞳孔括约肌
D. 晶状体变凸
E. 调节痉挛

6. 能迅速制止有机磷酸酯类中毒所致肌震颤的药物是( )
   A. 碘解磷定 　 B. 阿托品
   C. 新斯的明 　 D. 琥珀胆碱
   E. 筒箭毒碱

7. 治疗青光眼的药物是( )
   A. 后马托品 　 B. 丙胺太林
   C. 哌仑西平 　 D. 毛果芸香碱
   E. 山莨菪碱

8. 阿托品的解痉作用最适于治疗( )
   A. 支气管痉挛 　 B. 心绞痛
   C. 胆绞痛 　 D. 肾绞痛
   E. 胃肠绞痛

9. 可诱发青光眼的药物是( )
   A. 毛果芸香碱 　 B. 毒扁豆碱
   C. 山莨菪碱 　 D. 筒箭毒碱
   E. 麻黄碱

10. 以下哪个不是阿托品的临床用途(　　)
    A. 窦性心动过速　　　B. 虹膜睫状体炎
    C. 麻醉前给药　　　　D. 有机磷中毒
    E. 感染性休克

11. 以下哪个不是山莨菪碱的作用特点(　　)
    A. 可解除血管痉挛　　B. 可用于胃肠绞痛
    C. 易通过血脑屏障　　D. 毒性较低
    E. 可用于胆绞痛

12. 东莨菪碱的作用特点,除外(　　)
    A. 抑制腺体分泌作用比阿托品强
    B. 对晕动病有良好作用
    C. 治疗量对中枢先兴奋后抑制
    D. 扩瞳及调节麻痹作用比阿托品弱
    E. 易通过血脑屏障

13. 溴丙胺太林是一种(　　)
    A. 镇痛药　　　　　　B. 合成解痉药
    C. 抗过敏药　　　　　D. N胆碱受体阻断药
    E. 缩瞳药

14. 下面哪一药为去极化型肌松药(　　)
    A. 筒箭毒碱　　　　　B. 琥珀胆碱
    C. 泮库溴铵　　　　　D. 硫酸镁
    E. 维库溴铵

15. 青霉素引起的过敏性休克首选治疗药是(　　)
    A. 去氧肾上腺素　　　B. 肾上腺素
    C. 异丙肾上腺素　　　D. 麻黄碱
    E. 去甲肾上腺素

16. 可用于治疗休克和急性肾衰竭的药物是(　　)
    A. 去甲肾上腺素　　　B. 多巴胺
    C. 肾上腺素　　　　　D. 异丙肾上腺素
    E. 多巴酚丁胺

17. 肾上腺素的临床应用除外(　　)
    A. 心脏停搏
    B. 支气管哮喘
    C. 鼻黏膜和牙龈出血
    D. 心力衰竭
    E. 与局麻药配伍,防止其吸收中毒

18. 异丙肾上腺素的药理作用除外(　　)
    A. 扩张血管　　　　　B. 正性肌力
    C. 加快房室传导　　　D. 促进糖原分解
    E. 收缩支气管平滑肌

19. 普萘洛尔不能拮抗肾上腺素的哪种作用(　　)
    A. 正性肌力　　　　　B. 促进脂肪分解
    C. 舒张支气管　　　　D. 正性频率
    E. 收缩血管

20. 肾上腺素的升压作用可被何药翻转(　　)

A. 普萘洛尔　　　　　B. 阿托品
C. 乙酰胆碱　　　　　D. 新斯的明
E. 酚妥拉明

[B 型题]
(第 21 ~ 24 题备选答案)
    A. M 受体阻断药　　　B. N_1 受体阻断药
    C. N_2 受体阻断药　　D. 胆碱酯酶药抑制药
    E. 胆碱酯酶复活药

21. 解磷定是(　　)
22. 新斯的明是(　　)
23. 美卡拉明是(　　)
24. 筒箭毒碱是(　　)

(第 25 ~ 29 题备选答案)
    A. 阿托品　　　　　　B. 新斯的明
    C. 去氧肾上腺素　　　D. 东莨菪碱
    E. 琥珀胆碱

25. 可引起尿潴留的药物是(　　)
26. 配合麻醉药增强肌松效果的药物是(　　)
27. 治疗重症肌无力的药物是(　　)
28. 不引起调节麻痹的扩瞳药物是(　　)
29. 可防晕止吐的药物是(　　)

(第 30 ~ 32 题备选答案)
    A. 激动 β_1 受体　　　B. 激动 α_1 受体
    C. 激动 DA 受体　　　D. 激动 α_2 受体
    E. 激动 β_2 受体

30. 多巴胺使肾和肠系膜血管扩张的原因是(　　)
31. 肾上腺素加强心肌收缩力、加快心率是通过(　　)
32. 异丙肾上腺素使支气管扩张是通过(　　)

(第 33 ~ 35 题备选答案)
    A. 异丙肾上腺素　　　B. 麻黄碱
    C. 去氧肾上腺素　　　D. 肾上腺素
    E. 去甲肾上腺素

33. 对中枢有明显兴奋作用的药物是(　　)
34. 能用于检查眼底的药物是(　　)
35. 用于治疗房室传导阻滞的药物是(　　)

(第 36 ~ 40 题备选答案)
    A. 普萘洛尔　　　　　B. 吲哚洛尔
    C. 阿替洛尔　　　　　D. 醋丁洛尔
    E. 拉贝洛尔

36. 无内在拟交感活性的非选择性 β 受体阻断药(　　)
37. 有内在拟交感活性的非选择性 β 受体阻断药(　　)
38. 无内在拟交感活性的选择性 β_1 受体阻断药

（　　　）

39. 有内在拟交感活性的选择性 β_1 受体阻断药（　　　）

40. 对 α 和 β 受体均阻断的药物是（　　　）

【X型题】

41. 拟胆碱药包括（　　　）
    A. 毛果芸香碱　　　　B. 琥珀胆碱
    C. 新斯的明　　　　　D. 氯解磷定
    E. 毒扁豆碱

42. M受体阻断的表现有（　　　）
    A. 心率加快　　　　　B. 平滑肌松弛
    C. 瞳孔扩大　　　　　D. 腺体分泌减少
    E. 血管收缩

43. 用于治疗青光眼的药物有（　　　）
    A. 毒扁豆碱　　　　　B. 毛果芸香碱
    C. 噻吗洛尔　　　　　D. 阿托品
    E. 东莨菪碱

44. 治疗房室传导阻滞可选用（　　　）
    A. 阿托品　　　　　　B. 异丙肾上腺素
    C. 普萘洛尔　　　　　D. 利多卡因
    E. 强心苷

45. 阿托品的禁忌证包括（　　　）
    A. 前列腺肥大　　　　B. 青光眼
    C. 心动过速　　　　　D. 高热
    E. 支气管痉挛

46. M受体阻断药包括（　　　）
    A. 后马托品　　　　　B. 新斯的明
    C. 丙胺太林　　　　　D. 琥珀胆碱
    E. 山莨菪碱

47. 阿托品中毒解救药为（　　　）
    A. 毒扁豆碱　　　　　B. 新斯的明
    C. 乙酰胆碱　　　　　D. 毛果芸香碱
    E. 麻黄碱

48. 具有抗休克作用的药物有（　　　）
    A. 山莨菪碱　　　　　B. 多巴胺
    C. 间羟胺　　　　　　D. 酚妥拉明
    E. 肾上腺素

49. 麻黄碱可用于（　　　）
    A. 轻症支气管哮喘
    B. 鼻塞
    C. 防止硬膜外麻醉引起的低血压
    D. 荨麻疹
    E. 心脏停搏

50. 酚妥拉明的不良反应有（　　　）
    A. 直立性低血压
    B. 心律失常
    C. 诱发或加重消化性溃疡
    D. 诱发加重心绞痛
    E. 诱发支气管哮喘

51. 普萘洛尔的禁忌证包括（　　　）
    A. 窦性心动过缓
    B. 重度房室传导阻滞
    C. 变异型心绞痛
    D. 严重左心功能不全
    E. 支气管哮喘

二、简答题

1. 简述传出神经系统受体的类型及其效应。
2. 简述新斯的明的作用机制、作用特点和临床应用。
3. 简述阿托品的药理作用、临床应用、不良反应和禁忌证。
4. 为什么青霉素引起的过敏性休克首选肾上腺素进行抢救？
5. 简述 β 受体阻断药的药理作用、临床应用及用药注意事项。

（阮　耀）

第3章　局部麻醉药

学习目标

1. 掌握常用局部麻醉药的药理作用、临床应用和不良反应。
2. 理解局麻药的药理作用及给药方法。
3. 了解局部麻醉药的作用机制。

局部麻醉药简称局麻药,是一类局部应用于神经末梢或神经干的周围,能可逆地阻断神经冲动的产生和传导,在意识清楚的条件下引起局部感觉暂时消失的药物。局麻作用消失后,神经功能可完全恢复,同时对各类组织无损伤性影响。

> **知识链接**　　　　　　　　　**可卡因——最早的局麻药**
>
> 在18世纪中叶的南美,人们有咀嚼古柯树叶以消除疲劳的习惯。1860年德国化学家尼曼(Alert Niemann)从古柯叶中分离出一种生物碱并将其命名为可卡因(cocaine)。著名的精神病医生弗洛伊德(Sigmund Freud)在一篇文章中指出将可卡因用于局部麻醉的可能性。这给德国眼科医师卡尔·科勒(Karl Koller)留下了深刻的印象,并开始尝试将可卡因用于眼部手术,先是在动物身上,之后在自己的眼睛上,取得了完全的成功。之后对可卡因分子结构的研究和改造得到了更多更好的局麻药,1905年德国化学家Alfred Einhorn成功合成了普鲁卡因,由此发展出了一系列的酰胺类、酯类的局麻药。

第1节　局麻药的作用及给药方法

一、局麻药的作用

1. 局麻作用　局麻药的作用与神经细胞或神经纤维的直径大小及神经组织的解剖特点有关。一般规律是神经纤维末梢、神经节及中枢神经系统的突触部位对局麻药最为敏感,细神经纤维比粗神经纤维更易被阻断。对无髓鞘的交感、副交感神经节后纤维在低浓度时可显效。对有髓鞘的感觉和运动神经纤维则需高浓度才能产生作用。对混合神经产生作用时,首先消失的是持续性钝痛(如压痛),其次是短暂性锐痛,继之依次为冷觉、温觉、触觉、压觉消失,最后发生运动麻痹。进行蛛网膜下隙麻醉时,首先阻断自主神经,继而按上述顺序产生麻醉作用。神经冲动传导的恢复则按相反的顺序进行。

目前认为局麻药通过阻断神经细胞膜上的电压门控性钠通道,使传导阻滞,产生局麻作用。

2. 吸收作用　多数因局麻药剂量过大或直接注入血管引起,为局麻药的不良反应。

(1) 抑制中枢:首先抑制中枢抑制性神经元,会引起中枢脱抑制而出现兴奋现象,表现为不安、震颤,甚至惊厥,随后抑制中枢兴奋性神经元,则引起中枢神经广泛抑制,可导致昏迷、呼吸麻痹。故中毒时应注意维持呼吸。

(2) 抑制心脏:局麻药吸收后可抑制心脏,使心肌收缩力减弱,心脏传导减慢,甚至引起心跳停搏。

(3) 扩张血管:各种局麻药通过抑制交感神经而致血管扩张。酯类局麻药(如普鲁卡因)还有直接扩张血管的作用,这会加速局麻药的吸收而使局麻作用减弱及增加中毒机会。因此,注射用药时,加入少量肾上腺素,以收缩局部血管而延缓局麻药吸收,从而延长局麻作用时间和预防吸收中毒。

 案例 3-1

患者,男性,35 岁,因手术需要进行蛛网膜下腔麻醉,麻醉过程中出现心动过缓。

问题与思考:

1. 该患者可选用哪种药进行治疗? 为什么?

2. 用药时应注意什么问题?

二、局麻药的给药方法

1. 表面麻醉 是将穿透性强的局麻药根据需要涂于黏膜表面,使黏膜下神经末梢麻醉,用于眼、鼻、口腔、咽喉、气管、食管和泌尿生殖道黏膜部位的浅表手术。表面麻醉常选用丁卡因。

2. 浸润麻醉 是将局麻药溶液注入皮下或手术视野附近的组织,使局部神经末梢麻醉,常用于浅表小手术。根据需要可在溶液中加少量肾上腺素,可减缓局麻药的吸收,延长作用时间。浸润麻醉可选用利多卡因、普鲁卡因。

3. 传导麻醉 是将局麻药注射到外周神经干附近,阻断神经冲动传导,使该神经所分布的区域麻醉,常用于四肢、面部、口腔等手术。传导麻醉可选用利多卡因、普鲁卡因和布比卡因,为延长麻醉时间,也可将布比卡因和利多卡因合用。

4. 蛛网膜下腔麻醉 又称脊髓麻醉或腰麻,是将麻醉药注入腰椎蛛网膜下腔,麻醉该部位的脊神经根,常用于下腹部和下肢手术。麻醉时常用药物为利多卡因、丁卡因和普鲁卡因。脊髓麻醉的主要危险是呼吸麻痹和血压下降,后者主要是由于静脉和小静脉失去神经支配后显著扩张所致。麻醉时可取轻度的头低位(10°~15°)或预先应用麻黄碱预防。

5. 硬膜外麻醉 是将药液注入硬脊膜外腔,使其沿着神经鞘扩散,穿过椎间孔阻断神经根。硬膜外腔终止于枕骨大孔,不与颅腔相通,药液不扩散至脑组织,无腰麻时头痛或脑脊膜刺激现象。本麻醉常用于胸腹部手术。硬膜外麻醉也可引起外周血管扩张、血压下降及心脏抑制,可应用麻黄碱防治。麻醉时常用药物为利多卡因、布比卡因及罗哌卡因等。

 知识考点 局麻药的作用及局麻药的给药方法

第 2 节 常用局麻药

常用局麻药在化学结构上由三部分组成,即芳香族环、中间链和氨基,中间链可为酯链或酰胺链。根据中间链的结构,可将常用局麻药分为两类:第一类为酯类,如普鲁卡因、丁卡因等;第二类为酰胺类,如利多卡因、布比卡因等。

 案例 3-2

患者,男性,45 岁,因急性阑尾炎行阑尾切除术,采用硬膜外麻醉进行手术治疗。局麻药选用 2% 利多卡因+1∶20 万肾上腺素溶液。

问题与思考:

1. 请分析局麻药中加入肾上腺素的目的。

2. 用药注意事项有哪些?

一、酯类局麻药

普鲁卡因

【体内过程】 普鲁卡因(procaine)又称奴佛卡因,被吸收后,大部分与血浆蛋白暂时结合,随即释出而分布于全身,能透过血脑屏障进入中枢神经系统。在体内可被假性胆碱酯酶水解为对氨苯甲酸(PABA)和二乙氨基乙醇。PABA能对抗磺胺药的抗菌作用;二乙氨基乙醇可增强洋地黄类的毒性;胆碱酯酶抑制药能抑制普鲁卡因的水解而使其毒性增加。因此,应避免普鲁卡因与磺胺药、洋地黄类、胆碱酯酶抑制药合用。

【药理作用和临床应用】

1. 局部麻醉 本药特点是对组织无刺激性,毒性较小,应用广泛,但黏膜穿透力弱,不适于表面麻醉。采用注射给药方法,适用于浸润、传导、腰麻和硬膜外麻醉。由于本药有扩张血管作用而致药液吸收快,维持时间短(仅30~60分钟),在药液中加适量肾上腺素可延长作用时间(达1~2小时),减少手术野出血。但指(趾)尖和阴茎环行浸润麻醉时不加肾上腺素,免致组织坏死。心脏病、高血压、甲亢等患者进行局麻时禁加肾上腺素。

2. 局部封闭 用0.25%~0.5%溶液注射在与病变有关的神经周围或病变部位,可减少病灶对中枢神经系统产生的恶性刺激,有利于改善病变局部组织的营养过程,可使炎症、组织损伤部位的症状缓解,促进病变痊愈。本药常用于治疗急性化脓性炎症(如疖、痈、骨髓炎、组织炎等)、蛇、蝎所致的炎症,神经痛及外伤痛;急性肾衰竭时,可做肾囊封闭;也用于纠正四肢血管舒缩机能障碍及静脉滴注去甲肾上腺素引起的局部组织疼痛和坏死等。

3. 其他 以普鲁卡因为主药的复方制剂具有改善脑血流,促进新陈代谢,调节神经系统功能和延缓衰老作用。其用于治疗脑动脉硬化、冠心病、脑卒中后遗症和更年期综合征等。

【不良反应】

1. 毒性反应 用量过大或误注入血管时,可引起中枢反应,表现为先兴奋(不安、惊厥等)后抑制(昏迷、呼吸抑制等);并可致血压下降,甚至心脏停搏。发生惊厥时可静脉注射地西泮,出现呼吸抑制时需立即进行人工呼吸和给氧。

2. 低血压 腰麻及硬膜外麻醉时常见血压下降,术前采用肌内注射麻黄碱防治为首选;术后去枕平卧8~12小时,避免突然改变体位。

3. 过敏反应 极少数患者用药后可能发生皮疹、哮喘甚至休克等过敏反应,故用药前应询问过敏史,对过敏体质患者应做皮试。酯类局麻药之间可有交叉过敏。

【药物相互作用】 局麻药液均显酸性,不得与碱性药液混合。酯类药与磺胺类药并用,彼此相互减效。普鲁卡因与葡萄糖配伍,局麻效力降低;与强心苷合用会增加后者对心脏的毒性。

◇ **知识考点** 普鲁卡因的药理作用、临床应用及不良反应

氯普鲁卡因

氯普鲁卡因(chloroprocaine)系采用化学修饰方法将普鲁卡因分子中对氨基苯甲酸的2位用氯原子取代形成氯普鲁卡因,形成的新一代局麻药,其是酯类短效局麻药,有较强的抗光照、热稳定性和湿稳定性,可持续给药而无快速耐药性。氯普鲁卡因毒性较低,且其代谢产物不是引起过敏的物质,不需要做皮试,临床应用方便易行。

丁 卡 因

丁卡因(tetracaine)又称地卡因,具有麻醉效力强和毒性大的特点(为普鲁卡因的10倍),以

及穿透力强,作用快,维持时间长(2 小时以上)的特点。由于毒性大,吸收迅速,故一般不用于浸润麻醉。本药主要用于眼科、耳鼻喉科和口腔科手术做表面麻醉,也可用于传导麻醉、腰麻、硬膜外麻醉。

二、酰胺类局麻药

利 多 卡 因

利多卡因(lidocaine)又称赛罗卡因(xylocaine),为中效酰胺类局麻药。

【药理作用和临床应用】

1. 局部麻醉 相同浓度下与普鲁卡因相比,利多卡因具有起效快、作用强而持久、穿透力强及安全范围较大等特点,同时无扩张血管作用及对组织几乎没有刺激性。本药可用于多种形式的局部麻醉,有全能麻醉药之称,主要用于传导麻醉和硬膜外麻醉。由于扩散力强,麻醉范围不易控制在一定部位,故用于腰麻时应慎用。本药与普鲁卡因无交叉过敏反应,因此对普鲁卡因过敏患者可改用利多卡因。

2. 抗心律失常 利多卡因尚有抗心律失常作用,常用于治疗室性心律失常。

【不良反应】

1. 过敏反应 少数有红斑样皮疹及血管神经性水肿等表现,通常轻微,严重者可致呼吸停止。眼科局麻导致暂时性视力丧失。

2. 其他不良反应 如被吸收进入血液循环或误注入血管时,可作用于中枢神经系统,引起嗜睡、感觉异常、肌肉震颤、惊厥昏迷及呼吸抑制等不良反应。本药可引起低血压及心动过缓。血药浓度过高,可引起心房传导速度减慢、房室传导阻滞及抑制心肌收缩力和心排血量下降。

布 比 卡 因

布比卡因(bupivacaine)又称麻卡因(marcaine),为长效酰胺类局部麻醉药,其麻醉时间比利多卡因长 2 ~ 3 倍,弥散度与利多卡因相仿,对组织无刺激性。本药主要用于浸润麻醉、传导麻醉和硬膜外麻醉。因对组织穿透力弱,故不适用于表面麻醉。常用量不良反应少见,偶有精神兴奋、低血压等反应。本品毒性较利多卡因大 4 倍,心脏毒性尤应注意,过量或误入血管可产生严重的毒性反应,其引起心脏毒性症状出现较早。

左旋布比卡因(levobupivacaine)为新型长效局麻药,作为布比卡因的异构体,具有相对较低的毒性。

罗 哌 卡 因

罗哌卡因(ropivacaine)化学结构类似布比卡因,其阻断痛觉的作用较强而对运动的作用较弱,作用时间短,对心肌的毒性比布比卡因小,有明显的收缩血管作用。对子宫和胎盘血流几乎无影响,故适用于产科手术麻醉。

◈ **知识考点** 利多卡因的药理作用及临床应用

案例 3-1 分析

1. 可用麻黄碱,麻黄碱作用与肾上腺素相似但较弱,可用以防止蛛网膜下腔麻醉引起的低血压和心动过缓。

2. 注意短期内反复使用麻黄碱易产生快速耐受性。

案例 3-2 分析

1. 局麻药时应加入少量的肾上腺素以收缩局部血管,从而延缓局麻药吸收,延长局麻药作用时间和预防吸收中毒,亦可减少手术野出血。

2. 在指(趾)尖和阴茎环行浸润麻醉时勿加肾上腺素,以免致组织坏死。心脏病、高血压、甲亢等患者进行局麻时禁加肾上腺素。

小 结

局部麻醉药按照其化学结构可分酯类和酰胺类。常用局部麻醉药的作用特点见表3-1。

表 3-1 常用局麻药的作用特点比较表

药物	类别	麻醉强度	毒性	对黏膜穿透力	作用持续时间(小时)	主要局麻用途
普鲁卡因	酯类	1	1	弱	0.5~1	浸润麻醉、传导麻醉、腰麻、硬膜外麻醉
利多卡因	酰胺类	2	1~2	强	1~2	表面麻醉、浸润麻醉、传导麻醉、硬膜外麻醉
丁卡因	酯类	10	10	强	2~3	表面麻醉、传导麻醉、腰麻、硬膜外麻醉
布比卡因	酰胺类	10	6.5	弱	4~6	浸润麻醉、传导麻醉、硬膜外麻醉

目标检测

一、选择题

【A 型题】

1. 下列关于局麻药错误的叙述是( )
   A. 局麻作用是可逆的
   B. 只能抑制感觉神经纤维
   C. 可使动作电位降低,传导减慢
   D. 阻滞细胞膜钠通道
   E. 敏感性与神经纤维的直径(粗细)成反比

2. 局麻药的作用机制是( )
   A. 在细胞膜内侧阻断钠通道
   B. 在细胞膜外侧阻断钠通道
   C. 在细胞膜内侧阻断钙通道
   D. 在细胞膜外侧阻断钙通道
   E. 阻断 K^+ 外流

3. 浸润麻醉时,在局麻药中加入少量肾上腺素的目的是( )
   A. 减少吸收中毒,延长局麻时间
   B. 抗过敏
   C. 预防心脏停搏
   D. 预防术中低血压
   E. 用于止血

4. 普鲁卡因一般不用于( )
   A. 蛛网膜下腔麻醉   B. 硬膜外麻醉
   C. 传导麻醉   D. 浸润麻醉
   E. 表面麻醉

5. 蛛网膜下腔麻醉时合用麻黄碱的目的是( )
   A. 预防麻醉时出现低血压
   B. 延长局麻时间
   C. 缩短起效时间
   D. 防止中枢抑制
   E. 防止过敏反应

6. 丁卡因最常用于( )
   A. 浸润麻醉   B. 蛛网膜下腔麻醉
   C. 传导麻醉   D. 硬膜外麻醉
   E. 表面麻醉

7. 普鲁卡因在体内的主要消除途径是( )
   A. 经肝药酶代谢
   B. 从胆汁排泄
   C. 以原形从肾小球滤过排出
   D. 以原形从肾小管分泌排出

E. 被血浆假性胆碱酯酶水解

【B 型题】

（第 8～11 题备选答案）

    A. 普鲁卡因   B. 丁卡因

    C. 利多卡因   D. 布比卡因

    E. 罗哌卡因

8. 应避免与磺胺类药同时应用的药物是（　　）

9. 局麻作用最强，可用于表面麻醉的药物是（　　）

10. 相对毒性最大的局麻药是（　　）

11. 可用于治疗室性心律失常的局麻药是（　　）

【X 型题】

12. 布比卡因可用于（　　）

    A. 浸润麻醉   B. 表面麻醉

    C. 传导麻醉   D. 蛛网膜下腔麻醉

    E. 硬膜外麻醉

13. 影响局麻药作用的因素是（　　）

    A. 体液的 pH   B. 血管收缩药

    C. 肾排泄速度   D. 药物浓度

    E. 局麻药与血浆蛋白结合率

14. 属于酰胺类的局麻药是（　　）

    A. 普鲁卡因   B. 丁卡因

    C. 利多卡因   D. 布比卡因

    E. 苯佐那酯

15. 可用于蛛网膜下腔麻醉的局麻药是（　　）

    A. 普鲁卡因   B. 丁卡因

    C. 利多卡因   D. 布比卡因

    E. 苯佐那酯

二、简答题

局麻药的局麻作用及不良反应有哪些？

（邓庆华）

第三篇 作用于中枢神经系统药物

第4章 全身麻醉药

学习目标

1. 掌握常用全身麻醉药的作用特点、临床用途及不良反应。
2. 理解全身麻醉药的分类。
3. 了解复合麻醉的意义和方法。

全身麻醉药简称全麻药，是一类能抑制中枢神经系统，使意识、感觉（特别是痛觉）和各种反射活动暂时消失，骨骼肌松弛，便于进行手术的药物。根据给药途径的不同，全麻药可分为吸入麻醉药和静脉麻醉药。

> **知识链接**　　　　　　　　**世界最早的麻醉剂——麻沸散**
>
> 中国古代的名医——东汉时期的华佗在三国时期发明了麻沸散，这是世界上最早的麻醉药。西方医学家进行全身麻醉是在19世纪40年代，比中国晚了1600多年。华佗是中国第一位也是世界上第一位使用麻醉进行手术的人。《后汉书·华佗传》载："若疾发结于内，针药所不能及者，乃令先以酒服麻沸散，既醉无所觉，因剖破腹背，抽割积聚（肿块）。"相传曹操得了头痛病，招华佗来医病。华佗建议曹操利用麻沸散进行开颅手术，可惜曹操疑心太重，误认为他要谋害自己，将他处死。在临刑前，华佗将麻沸散的配方交给一狱卒，可恨的是狱卒的妻子怕连累自己，将配方烧毁。麻沸散就此失传。

第1节 吸入麻醉药

吸入麻醉药是一类挥发性的液体或气体类药物，经肺泡扩散吸收入血到达中枢神经系统，阻断脑神经细胞的突触传递，使意识和感觉消失。

吸入麻醉药可抑制心血管系统引起血压下降或心律失常，此外还可抑制呼吸，升高颅内压（异氟烷除外）。

【作用机制】　现认为吸入性麻醉药溶入细胞膜的脂质层，使脂质分子排列紊乱，膜蛋白质及钠、钾通道发生构象和功能上的改变，抑制神经细胞除极，进而广泛抑制神经冲动的传递，导致全身麻醉。

【麻醉分期】　吸入性麻醉药对中枢的抑制作用有先后顺序，先抑制大脑皮质，最后是延髓。麻醉逐渐加深时，依次出现各种神经功能受抑制的症状。常以乙醚麻醉为代表，将麻醉过程分成四期，简介如下。

1. 一期（镇痛期）　从麻醉开始到意识消失。此时大脑皮质和网状结构上行激活系统受到抑制。

2. 二期（兴奋期）　兴奋挣扎，呼吸不规则，血压心率不稳定，是皮质下中枢脱抑制现象。不宜进行任何手术。一、二期合称诱导期，易致心脏停搏等意外。

3. 三期(外科麻醉期) 兴奋转为安静、呼吸血压平稳,标志着本期开始。皮质下中枢(间脑、中脑、脑桥)自上而下逐渐受到抑制,脊髓由下而上逐渐被抑制。此期又分为四级。一般手术都在二、三级进行,第四级时呼吸严重抑制,脉搏快而弱,血压降低,表明延髓生命中枢开始受抑制,应立即减量或停药。

4. 第四期 呼吸停止。

吸入麻醉药常用药物有麻醉乙醚(anesthetic ether)、氟烷(halothane)、异氟烷(isoflurane)、恩氟烷(enflurane)和氧化亚氮(nitrous oxide)。

麻醉乙醚为无色澄明易挥发的液体,有特殊臭味,易燃易爆,易氧化生成过氧化物及乙醛,使毒性增加。麻醉浓度的乙醚对呼吸功能和血压几无影响,对心、肝、肾的毒性也小。乙醚尚有箭毒样作用,故肌肉松弛作用较强。但此药的诱导期和苏醒期较长,易发生意外,现已少用。

氟烷为无色透明液体,不燃不爆,化学性质不稳定。氟烷的麻醉作用强,诱导期短,苏醒快,对黏膜无刺激性,不升高血糖。但氟烷的肌肉松弛和镇痛作用较弱;使脑血管扩张,升高颅内压;增加心肌对儿茶酚胺的敏感性,诱发心律失常等。反复应用偶致肝炎或肝坏死,应予以警惕。子宫肌松弛常致产后出血,禁用于难产或剖宫产患者。

恩氟烷及异氟烷为同分异构物,是目前较为常用的吸入性麻醉药。和氟烷比较,其麻醉诱导平稳、迅速和舒适,苏醒也快,肌肉松弛良好,不增加心肌对儿茶酚胺的敏感性。反复应用对肝无明显副作用,偶有恶心、呕吐。

氧化亚氮又称笑气,为无色、味甜、无刺激性液态气体,性质稳定,不燃不爆。本药用于麻醉时患者感觉舒适愉快,镇痛作用强,诱导期短而苏醒快,对呼吸和肝、肾功能无不良影响。但本药对心肌略有抑制作用,麻醉效能很低。本药需与其他麻醉药配伍方可达满意的麻醉效果。本药主要用于诱导麻醉或与其他全身麻醉药配伍使用。

> **知识链接**　　　　　　**笑气的发现**
>
> 英国牛津大学的贝道斯在1794年建立了"气体力学研究所",他第一个录用的人叫戴维。戴维在贝道斯和其他医生的指导下,很快就掌握了由硝酸铵蒸馏制备各种不同纯度的氧化亚氮的技术。有一次戴维制取了大量的氧化亚氮,装在几个大玻璃瓶里,放在地板上。这时贝道斯来到了实验室,不小心砸碎了装满氧化亚氮的玻璃瓶,还划破了手,可他一点没有感觉到痛,还哈哈大笑起来。经过进一步研究,戴维证实氧化亚氮不仅能使人狂笑,而且还有一定的麻醉作用。戴维就为这种气体取了个形象的名字"笑气"。

第2节　静脉麻醉药

常用的静脉麻醉药有硫喷妥钠、氯胺酮等。

硫喷妥钠(pentothal sodium)为超短效作用的巴比妥类药物。本药脂溶性高,静脉注射后几秒钟即可进入脑组织,麻醉作用迅速,无兴奋期。但由于此药在体内迅速重新分布,从脑组织转运到肌肉和脂肪等组织,因而作用维持时间短,脑中 $t_{1/2}$ 仅5分钟。硫喷妥钠的镇痛效应差,肌肉松弛不完全,临床主要用于诱导麻醉、基础麻醉和脓肿的切开引流、骨折、脱臼的闭合复位、气管插管等短时手术。

硫喷妥钠对呼吸中枢有明显抑制作用,新生儿、婴幼儿易受抑制,故禁用,还易诱发喉头和支气管痉挛,故支气管哮喘者禁用。

氯胺酮(ketamine)为中枢兴奋性氨基酸递质 NMDA(N-甲基门冬氨酸)受体的特异性阻断剂,能阻断痛觉冲动向丘脑和新皮质的传导,产生镇痛效应,同时又能兴奋脑干及边缘系统,引起意识模糊,但意识并未完全消失,常有梦幻,肌张力增加,血压上升,这种抑制与兴奋并存的麻醉状态称为分离麻醉。

氯胺酮对呼吸抑制较轻,氯胺酮麻醉时对体表镇痛作用明显,内脏镇痛作用差,但诱导迅速。它用于短时的体表小手术,如烧伤清创、切痂、植皮等。在恢复期,患者常有精神症状如幻觉、定向障碍、躁动及噩梦,应加强护理。高血压、动脉硬化、肺动脉高压、颅内压增高、青光眼者禁用或慎用。

丙泊酚(propofol)对中枢神经有抑制作用,产生良好的镇静、催眠效应,起效快,作用时间短,苏醒迅速,无蓄积作用。它能抑制咽喉反射,有利于插管。丙泊酚对循环系统有抑制作用,表现为血压下降、外周血管阻力降低,能降低颅内压和眼压,减少脑耗氧量及脑血流量;可抑制 CO_2 的通气反应,心脏病患者更显著;对肝肾功能无损害。丙泊酚适用于门诊短小手术的辅助用药,也可作为全麻诱导、维持及镇静催眠辅助用药。

第 3 节　复合麻醉药

复合麻醉是指同时或先后应用两种或两种以上麻醉药物或其他辅助药物,以达到完善的手术中和术后镇痛及满意的外科手术条件。

1. 麻醉前给药　手术前夜常用苯巴比妥或地西泮使患者消除紧张情绪,次晨再服地西泮使短暂缺失记忆。注射阿片类镇痛药,以增强麻醉效果。应用阿托品或东莨菪碱以防止唾液及支气管分泌所致的吸入性肺炎,并防止反射性心律失常。

2. 基础麻醉　进入手术室前给予患者大剂量催眠药,使达深睡状态。在此基础上进行麻醉,可使药量减少、麻醉平稳。

3. 诱导麻醉　应用诱导期短的硫喷妥钠或氧化亚氮,使患者迅速进入外科麻醉期,避免诱导期的不良反应,然后改用其他药维持麻醉。

4. 合用肌松药　在麻醉同时注射肌松药,以满足手术时肌肉松弛的要求。

5. 低温麻醉　合用氯丙嗪使体温在物理降温时下降至较低水平,降低心、脑等生命器官的耗氧量,以便于截止血流,进行心脏直视手术。

6. 控制性降压　加用短时作用的血管扩张药硝普钠或钙通道阻滞药使血压适度适时下降,并抬高手术部位,以减少出血。复合麻醉常用于止血比较困难的颅脑手术。

7. 神经安定镇痛术　常用氟哌利多及芬太尼按 50∶1 制成的合剂做静脉注射,使患者达到意识模糊,自主动作停止,痛觉消失的状态,适用于外科小手术。例如,同时加用氧化亚氮及肌松药则可达满意的外科麻醉,称为神经安定麻醉。

小　结

1. 全麻药可分为吸入麻醉药和静脉麻醉药。吸入麻醉药为挥发性的液体(如乙醚、氟烷、异氟烷、恩氟烷)或气体(如氧化亚氮),其中目前较为常用的吸入性麻醉药为恩氟烷及异氟烷。常用的静脉麻醉药有硫喷妥钠、氯胺酮及丙泊酚。

2. 复合麻醉是麻醉中同时或先后应用两种或更多的麻醉药或其他辅助药的麻醉方法,以达到较为满意的麻醉效果。常见的复合麻醉有麻醉前给药、基础麻醉、诱导麻醉、合用肌松药、低温麻醉、控制性降压及神经安定镇痛术。

目 标 检 测

一、选择题

【A 型题】

1. 具有分离麻醉作用的全麻药是(　　)
   - A. 硫喷妥钠
   - B. 麻醉乙醚
   - C. 氟烷
   - D. 氯胺酮
   - E. 氧化亚氮

2. 可引起肝损伤的全麻药是(　　)
   - A. 氯胺酮
   - B. 氟烷
   - C. 硫喷妥钠
   - D. 麻醉乙醚
   - E. 氧化亚氮

3. 常用于神经安定镇痛术配伍的药物是(　　)
   - A. 苯巴比妥+芬太尼
   - B. 普鲁卡因+芬太尼
   - C. 琥珀胆减+芬太尼
   - D. 氟哌利多+芬太尼
   - E. 氯丙嗪+芬太尼

4. 氧化亚氮吸入,迅速进入外科麻醉期称为(　　)
   - A. 麻醉前给药
   - B. 基础麻醉
   - C. 分离麻醉
   - D. 诱导麻醉
   - E. 神经安定麻醉

5. 下列对乙醚错误的叙述是(　　)
   - A. 有特异臭味,易燃,易氧化
   - B. 安全范围较大
   - C. 麻醉诱导期和苏醒期短
   - D. 对心、肝、肾毒性小
   - E. 骨骼肌松弛作用较强

【B 型题】

(第 6、7 题备选答案)
   - A. 氟烷
   - B. 氧化亚氮
   - C. 硫喷妥钠
   - D. 麻醉乙醚
   - E. 氯胺酮

6. 属于非巴比妥类的静脉麻醉药是(　　)

7. 麻醉作用快、短,易引起呼吸抑制的静脉麻醉药是(　　)

【X 型题】

8. 复合麻醉方法有(　　)
   - A. 麻醉前给药
   - B. 诱导麻醉
   - C. 基础麻醉
   - D. 合用肌松药
   - E. 静脉麻醉

9. 氟烷的优点是(　　)
   - A. 无刺激性
   - B. 诱导快
   - C. 不增加心肌对儿茶酚胺的敏感性
   - D. 肝毒性小
   - E. 不增高血糖

10. 丙泊酚的特点是(　　)
   - A. 肝肾功能无损害
   - B. 起效快
   - C. 对循环抑制轻
   - D. 对呼吸抑制轻
   - E. 苏醒迅速完全

二、简答题

1. 简述吸入麻醉药的麻醉分期。

2. 简述常用的吸入麻醉药和静脉麻醉药的特点。

3. 简述复合麻醉的方法及药物。

(邓庆华)

第5章　镇静催眠药

学习目标

1. 掌握苯二氮䓬类的作用机制、作用特点和临床应用。
2. 掌握镇静催眠药的中毒表现、抢救原则及方法。
3. 理解巴比妥类的作用机制及临床应用。
4. 了解其他镇静催眠药的药理作用和临床应用。

镇静催眠药(sedative-hypnotics)是一类通过抑制中枢神经系统而缓解过度兴奋和引起近似生理性睡眠的药物。该类药物对中枢神经系统的抑制作用随剂量增加而增强,小剂量呈镇静作用,较大剂量则可产生催眠作用。大剂量时可产生深度抑制,并有抗惊厥、麻醉作用。超大剂量则麻痹延髓,引起呼吸抑制,导致循环衰竭而死亡。

镇静催眠药按化学结构可分为三类:苯二氮䓬类、巴比妥类及其他类。

知识链接　　　　　　　　　**梦和镇静催眠药**

梦在人的一生中是经常会体验的,梦并不是毫无意义的,也不是人们意识混沌、荒诞的产物。弗洛伊德在对梦的解析中精辟地指出梦完全是一种有效的精神现象——愿望的实现。"日有所思,夜有所梦",梦多发生在快动眼睡眠(raid-eye movement sleep, REMS)时相中。镇静催眠药通过对中枢的抑制可诱导入睡并加深睡眠,延长睡眠时间。但几乎所有药物对睡眠时相均有不同程度的干扰,尤其是对快波睡眠时相的缩短,将导致下次睡眠时出现补偿性反跳(多梦),从而对药物产生依赖性。

第1节　苯二氮䓬类

案例 5-1

患者,女性,28岁,因失恋服用苯巴比妥500mg,中毒入院。抢救通过洗胃、灌肠,4%碳酸氢钠溶液静脉输入,一项医嘱中给予氢化可的松300mg加入500ml生理盐水中静脉输入;尼可刹米1.25g、洛贝林(山梗菜碱)15mg加入500ml 10%葡萄糖液中静脉输入,患者因抢救及时而转危为安。

问题与思考:

1. 静脉输入4%碳酸氢钠溶液有必要吗? 为什么?
2. 用氢化可的松、尼可刹米、洛贝林静脉输入抢救意义何在?

苯二氮䓬类(benzodiazepines, BDZs)药物多为1,4-苯并二氮䓬的衍生物。临床常用的有20余种。根据作用时间的长短可将苯二氮䓬类药物分为长效、中效、短效三类。本类药物的基本药理作用相似,但各有侧重。其中地西泮是苯二氮䓬类的代表药物。

【体内过程】　　苯二氮䓬类药物口服吸收快而完全,0.5~1.5小时达峰浓度;肌内注射吸收慢而不规则,需迅速起效时,可选择静脉注射。本类药物与血浆蛋白结合率较高,80%~97%的药物在体内与血浆蛋白结合。静脉注射能迅速进入脑组织,随后再分布到肌肉、脂肪组织,而使脑内浓度很快降低,故静脉注射显效快,维持时间短。其分布容积很大,老年患者更大。本类药物主要经肝药酶代谢,多数药物的代谢物(尤其是 *N*-去甲基代谢物)仍有活性,且消除慢,易蓄积。苯二氮䓬类药物原形及其代谢物最终均与葡糖醛酸结合而失活,经肾排出。

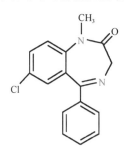

地西泮的结构式

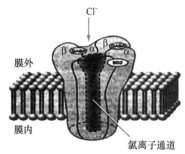

图 5-1 苯二氮䓬类作用机制示意图

【作用机制】 苯二氮䓬类药物主要是通过与中枢神经系统相应部位的 BDZ 受体结合,从而增强 γ-氨基丁酸(GABA)的抑制性功能而发挥作用(图 5-1)。

GABA 是中枢抑制性神经递质,通过激动 GABA 受体而发挥作用。GABA 受体主要有两种亚型:GABA$_A$ 型和 GABA$_B$ 型。GABA$_A$ 是脑中主要的 GABA 受体亚型,它是一种配体门控性 Cl$^-$ 通道受体,是由 GABA$_A$ 受体-BDZ 受体-Cl$^-$ 通道组成的大分子复合体,由两个 α 和两个 β 亚单位($α_2β_2$)构成 Cl$^-$ 通道。其中 β 亚单位上有 GABA 受点,α 亚单位上则有 BDZ 受体。苯二氮䓬类药物与此大分子复合物上的 BDZ 结合位点结合,通过变构调节作用,易化 GABA 与 GABA$_A$ 受体的结合,使 Cl$^-$ 通道开放的频率增加。Cl$^-$ 大量内流入神经细胞而产生超极化,使神经兴奋性降低,产生抑制效应。

【药理作用及临床应用】

1. 抗焦虑作用 小剂量时即有良好的抗焦虑作用,显著改善恐惧、紧张、忧虑、激动和烦躁等症状。对持续性焦虑状态宜选用长效类药物地西泮。对间断性严重焦虑患者则宜选用中、短效类药物氯氮䓬与三唑仑等。

2. 镇静催眠作用 苯二氮䓬类药物可缩短睡眠诱导时间,延长睡眠持续时间。本类药物的优点是:①安全范围大,对呼吸、循环抑制轻,加大剂量也不引起全身麻醉;②对 REMS 影响较小,停药后 REMS 反跳性延长较巴比妥类轻,因而停药后多梦、夜游现象较少见;③后遗效应较轻;④无肝药酶诱导作用;⑤依赖性、戒断症状较轻;⑥有特异性拮抗药。临床作为治疗失眠的首选药广泛应用。

3. 抗惊厥和抗癫痫作用 苯二氮䓬类药物都有抗惊厥和抗癫痫作用。其中地西泮和三唑仑的作用尤为明显,临床用于辅助治疗破伤风、子痫、小儿高热惊厥和药物中毒性惊厥。静脉注射地西泮是目前用于癫痫持续状态的首选药。对于其他类型的癫痫发作则以硝西泮和氯硝西泮的疗效为较好。

4. 中枢性肌肉松弛作用 本类药物对动物的去大脑僵直有明显肌肉松弛作用,对人类大脑损伤所致肌肉僵直也有缓解作用。本类药物可用于脑血管意外或脊髓损伤时的中枢性肌强直,缓解局部关节病变、腰肌劳损及内镜检查所致的肌痉挛。

【不良反应及其防治】

1. 中枢症状 治疗量常见副作用有嗜睡、乏力、头昏。大剂量偶有共济失调、意识障碍、口齿不清、精神错乱,严重时可引起昏迷、呼吸抑制。

2. 耐受性和依赖性　长期应用产生耐受性和依赖性。久用骤停出现戒断症状,特征为失眠、焦虑、噩梦、激动、震颤,甚至惊厥。但发生率较巴比妥类药物低。

3. 急性中毒　静脉注射每分钟超过 5mg 或过快,可致低血压、心动过缓、运动功能失调、昏迷及呼吸抑制。除采用洗胃和对症治疗措施外,可用苯二氮䓬受体阻断药氟马西尼(flumazenil)进行抢救。

4. 急性脑功能障碍　少数患者应用时出现意识模糊、幻觉、情绪失常及癫痫样发作,停药后自行消失。

【禁忌证】　禁用于孕妇、临产妇和哺乳妇及 6 个月以下婴儿。

【药物相互作用】

1. 与其他中枢抑制药及乙醇合用时,中枢抑制作用增强,易致中毒,严重者可致死。

2. 肝药酶诱导剂如利福平、卡马西平、苯妥英钠、苯巴比妥等可显著加快本类药物的代谢,提高清除率,半衰期缩短;肝药酶抑制剂如西咪替丁、奥美拉唑等可减慢本类药物的代谢,降低清除率,半衰期延长。

3. 与钙通道阻滞药合用,可使血压下降加重。

常用苯二氮䓬类药物的特点见表 5-1。

表 5-1　常用药物的特点比较

分类	药物	达峰时间(小时)	$t_{1/2}$(小时)	依赖性	主要特点
长效	地西泮	1~2	20~80	+	常用于抗焦虑、镇静、催眠、抗惊厥、麻醉前给药等
	氟西泮	1~2	40~100	+	催眠作用强而持久,不易产生耐受性
中效	劳拉西泮	2	10~20	+	抗焦虑及催眠作用强,用于焦虑、失眠
	奥沙西泮	2~4	5~10	+	抗焦虑、抗惊厥作用较强
	氯硝西泮	1	24~48	++	抗惊厥、抗癫痫作用较强
	艾司唑仑	2	10~24	+	镇静催眠、抗焦虑作用强,起效快,常麻醉前给药
短效	三唑仑	1	2~3	++	可迅速诱导入睡、催眠作用强而短,后遗效应轻,依赖性较强

◈　**知识考点**　苯二氮䓬类药物的药理作用、作用机制、临床应用与不良反应;地西泮、氟硝西泮、劳拉西泮、奥沙西泮、艾司唑仑、三唑仑的药理作用、临床应用与不良反应

知识链接　　　　**苯二氮䓬类受体阻断药:氟马西尼**

氟马西尼是 1,4-苯二氮䓬的衍生物,是苯二氮䓬类药物的竞争性阻断药,它能阻断苯二氮䓬类药物的多种药理作用,对巴比妥类过量引起的中枢抑制无对抗作用。临床主要用于苯二氮䓬类过量的诊断和治疗,能有效地催醒患者并改善中毒所致的 CNS 抑制(嗜睡、昏迷、呼吸及循环衰竭),使患者转危为安。

第 2 节　巴 比 妥 类

巴比妥类(barbiturates)为巴比妥酸在 C_5 位上进行取代而得到的一系列衍生物。

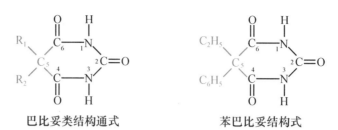

巴比妥类结构通式　　　　苯巴比妥结构式

根据作用维持时间的长短,分为长效、中效、短效和超短效四类(表5-2)。

表5-2　巴比妥类药物的分类、特点和临床应用

分类	药物	脂溶性	潜伏期(小时)	持续期(小时)	$t_{1/2}$(小时)	临床应用
长效	苯巴比妥	低	0.5 ~ 1	6 ~ 8	24 ~ 96	抗惊厥、抗癫痫、镇静催眠
中效	异戊巴比妥	稍高	0.25 ~ 0.5	3 ~ 6	14 ~ 42	抗惊厥、镇静催眠
短效	司可巴妥	较高	0.25	2 ~ 3	20 ~ 28	抗惊厥、镇静催眠
超短效	硫喷妥钠	高	立即	0.25	3 ~ 8	静脉麻醉

【体内过程】　口服和肌内注射(需用其钠盐)均易吸收,能迅速分布于各组织体液中,其进入脑组织的速度主要取决于其脂溶性。脂溶性越高,显效越快;作用持续时间则与再分布及消除有关。硫喷妥钠因能迅速再分布于脂肪及肌肉,故维持时间短;苯巴比妥约30% 以原形经肾排出,故消除慢,维持时间久。

【药理作用及临床应用】　巴比妥类对中枢的抑制作用随剂量由小到大,依次出现镇静、催眠、抗惊厥、抗癫痫和麻醉作用。10 倍催眠量时则可抑制呼吸,甚至致死。

此类药物需用至镇静剂量时才有抗焦虑作用。由于其安全性远不及苯二氮䓬类,且较易发生依赖性,用药时能显著缩短 REMS,久用停药出现反跳现象伴多梦。因此,目前已很少用于镇静和催眠。其中只有苯巴比妥和戊巴比妥仍用于控制癫痫持续状态;硫喷妥钠偶尔用于小手术或内镜检查时做静脉麻醉。

【作用机制】　巴比妥类在非麻醉剂量时主要抑制多突触反射,减弱易化,抑制脑干网状结构上行激活系统,降低大脑皮质兴奋性,其作用机制如下。

1. 拟 GABA 作用　巴比妥类可与 GABA$_A$ 受体复合物上的巴比妥类结合位点结合,从而促进 Cl$^-$ 通道开放(开放时间延长),使胞膜超极化。此作用在无 GABA 存在时依然有效,故不同于苯二氮䓬类。

2. 减弱或拮抗谷氨酸(中枢兴奋性递质)的作用　降低中枢兴奋性。

【不良反应和注意事项】

1. 后遗效应　用药后次晨有头晕、困倦、精神不振、定向障碍等,也称为"宿醉"(hangover)现象。中效、短效类后遗效应较轻。从事危险工作者使用应注意。

2. 耐受性、依赖性　久用可致耐受性和依赖性,如突然停药可出现戒断症状:失眠、焦虑、震颤、惊厥。依赖性大于苯二氮䓬类,应严格控制,避免长期使用,必要时宜与其他药交替使用。

3. 过敏反应　可致荨麻疹、血管神经性水肿,偶致剥脱性皮炎、粒细胞减少等,立即停药,采用抗过敏治疗。

4. 急性中毒　口服大于催眠量5 ~ 10 倍或静脉注射过速、过量可引起中毒,表现为血压下降、反射消失、昏迷、呼吸抑制,患者多死于呼吸衰竭。抢救原则:①立即排除毒物,如

用高锰酸钾洗胃、Na_2SO_4 导泻；②输液并碱化体液及尿液、利尿，必要时血透；③维持呼吸，清洁呼吸道、人工呼吸、吸氧，使用中枢兴奋药；④其他对症措施，升压、保温、防感染、防脑水肿。

本品应用时要控制剂量及静脉滴注速度，肝、肾功能不全者慎用，肺功能不全、颅脑损伤、呼吸中枢受抑、支气管哮喘者禁用。

◆ 知识考点　巴比妥类药物的药理作用、临床应用与不良反应

第 3 节　其他镇静催眠药

水 合 氯 醛

水合氯醛（chloral hydrate）口服易吸收，常用于顽固性失眠，约 15 分钟起效，维持 6~8 小时。此药不缩短 REMS，无宿醉的后遗效应。本药可用于治疗顽固性失眠或对其他催眠药疗效不佳者。本药对胃有刺激性，须稀释后口服，也可做保留灌肠给药。本药久用也可引起耐受性和依赖性，大剂量可造成心、肝、肾实质性损害。

甲 丙 氨 酯

甲丙氨酯（meprobamate）又称眠尔通，作用与苯二氮䓬类药物相似，会缩短 REM，仅用于严重失眠，伴焦虑、紧张的神经症。现已少用。常见不良反应为嗜睡，少数出现过敏反应，久用也可产生耐受性与成瘾性。

格 鲁 米 特

格鲁米特（glutethimide）似巴比妥类，主要用于失眠、焦虑症，大剂量时可阻断 M 胆碱受体，有胃肠刺激性，偶见造血功能抑制。久用也可产生耐受性与成瘾性。

甲 喹 酮

甲喹酮（methaqualone）具有镇静催眠、抗惊厥、外周性镇咳和抗组胺作用。催眠作用较强，主要用于顽固性失眠，也可用于神经症。偶有轻度不适，如头晕、嗜睡等，连续应用较大剂量数周，可产生耐受性及依赖性，故不可滥用。

佐 匹 克 隆

佐匹克隆为新型非苯二氮䓬类镇静催眠药，镇静、催眠、抗焦虑、抗惊厥作用强，用于各种原因引起的失眠。短期使用较少引起反跳性失眠，无明显耐受性与成瘾性。

唑 吡 坦

唑吡坦为新型催眠药，作用与佐匹克隆相似，镇静催眠作用尤其显著，可引起恶心、呕吐、头晕。本药无明显耐受性与成瘾性。

扎 来 普 隆

扎来普隆适用于入睡困难的失眠症的短期治疗。临床研究结果显示扎来普隆能缩短入睡时间，但还未表明能增加睡眠时间和减少清醒次数。使用本药时会出现较轻的头痛、嗜睡、眩

晕、口干、出汗及厌食、腹痛、恶心呕吐、乏力、记忆困难、多梦、情绪低落、震颤、站立不稳、复视、其他视力问题、精神错乱等不良反应。

知识考点 唑吡坦、佐匹克隆、扎来普隆、水合氯醛和甲喹酮的临床应用

案例 5-1 分析

1. 4% 碳酸氢钠输入是有必要的,碳酸氢钠碱化血液尿液有利于苯巴比妥从血液中排出体外。

2. 用氢化可的松能提高机体应激能力,有助于患者度过危险期。尼可刹米、洛贝林为中枢兴奋药可对抗苯巴比妥的中枢抑制作用。

小 结

1. 镇静催眠药小剂量镇静、抗焦虑;中等剂量催眠,用于各种失眠症治疗;大剂量抗惊厥和抗癫痫;超大剂量则引起呼吸中枢的抑制、麻痹,直至死亡。

2. 镇静催眠药的作用机制是增强 GABA 的抑制效应,抑制边缘系统和脑干网状结构上行激活系统产生近似于生理性睡眠。

3. 镇静催眠药长期应用可产生耐受性和依赖性。急性中毒时可采取洗胃、灌肠、输液、利尿、人工呼吸、给氧、中枢兴奋药应用等措施进行抢救。

目标检测

一、选择题

【A 型题】

1. 治疗焦虑症首选下列何药(　　)
   A. 苯巴比妥　　　　B. 地西泮
   C. 利多卡因　　　　D. 水合氯醛
   E. 氯胺酮

2. 地西泮增强 GABA 与受体结合,间接开放(　　)通道,实现药理作用
   A. Na^+　　　　　B. Ca^{2+}
   C. Cl^-　　　　　D. K^+
   E. Mg^{2+}

3. 地西泮能增强下列何类药的作用(　　)
   A. 强心药　　　　B. 利尿药
   C. 中枢兴奋药　　D. 麻醉药
   E. 解热镇痛药

4. 神经衰弱患者,服用苯巴比妥 100mg,次日上午出现眩晕、嗜睡,此为苯巴比妥的(　　)
   A. 毒性作用　　　　B. 过敏反应
   C. 特异质反应　　　D. 后遗作用
   E. 继发反应

5. 地西泮最常见的不良反应是用药后出现(　　)
   A. 共济失调
   B. 运动功能失调
   C. 嗜睡、乏力、头昏
   D. 呼吸抑制
   E. 皮疹和白细胞减少

【B 型题】

(第 6 ~ 9 题备选答案)
   A. 苯巴比妥　　　　B. 地西泮
   C. 硫喷妥钠　　　　D. 水合氯醛
   E. 氟马西尼

6. 苯二氮䓬类药物中毒抢救用(　　)

7. 癫痫持续状态应首选(　　)

8. 静脉麻醉宜选用(　　)

9. 抗焦虑症应首选(　　)

【X 型题】

10. 有关地西泮的描述,错误的是(　　)
    A. 安全范围小
    B. 无依赖性
    C. 用药期间不宜饮酒以免中毒
    D. 孕妇禁用以免畸胎发生
    E. 久用可显著缩短 REMS

11. 苯二氮䓬类药物具有的药理作用是(　　)
    A. 麻醉　　　　B. 抗焦虑
    C. 抗惊厥　　　D. 中枢性肌肉松弛
    E. 镇吐

12. 对地西泮叙述正确的是(　　)
    A. 小剂量用于镇静和焦虑症
    B. 作用机制是增强 GABA 抑制效应
    C. 静脉给药作为癫痫持续状态的首选
    D. 急性中毒可用氟马尼西抢救
    E. 毒性反应小,孕妇可以使用

13. 对巴比妥类药物叙述正确的是(　　)
    A. 脂溶性高者作用维持时间长
    B. 小剂镇静
    C. 中等剂量催眠
    D. 大剂量抗惊厥
    E. 癫痫持续状态首选苯巴比妥

14. 巴比妥类镇静催眠药用后(　　)
    A. 抑制脑干网状结构上行激活系统

B. 增强 GABA 介导的 Cl^- 内流
C. 缩短 Cl^- 通道开放时间
D. 降低大脑皮质兴奋性
E. 停药可发生多梦

二、简答题

1. 患者口服苯巴比妥 1500mg 引起急性中毒,请拟定抢救措施及用药。
2. 比较地西泮与苯巴比妥的作用及用途。

(黄兰雅)

第6章 抗癫痫药和抗惊厥药

学习目标

1. 理解常用抗癫痫药的药理作用、临床应用和不良反应。
2. 理解硫酸镁的药理作用、临床应用和不良反应。

第1节 抗 癫 痫 药

癫痫是由多种原因引起大脑局部神经元产生异常的高频放电,并向周围正常脑组织扩散而出现的大脑功能失调综合征。30%~40%的癫痫病与遗传有关,也可因颅内感染、肿瘤、脑损伤后的瘢痕引起。此类疾病具有慢性病程、突然性、暂时性和反复性发作的特点,临床表现为感觉运动功能或意识障碍,以及脑电图的改变。临床上常根据其发作时的症状表现将癫痫发作分为:大发作、小发作、精神运动性发作和局限性发作等类型(表6-1)。

表6-1 癫痫主要发作类型、临床特征及治疗药物

发作类型	临床特征	治疗药物
大发作(强直-阵挛性发作)	患者突然意识丧失,先出现全身强直,然后转为阵挛性抽搐,脑电图呈现每秒15~40次的高幅慢波,持续数分钟,最后出现疲劳性昏睡	卡马西平、苯巴比妥、苯妥英钠、扑米酮
癫痫持续状态	指大发作持续状态、反复抽搐、持续昏迷,不及时抢救可危及生命	地西泮、劳拉西泮、苯妥英钠
小发作(失神发作)	多见于儿童,突然短暂意识丧失,动作中断,但无抽搐,脑电图改变持续数秒钟即恢复,每天可反复发作数十次以上	乙琥胺、氯硝西泮、丙酸钠
精神运动性发作	多见于成人,主要表现为阵发性精神失常,患者突然意识模糊,伴无意识的行为和动作,脑电图呈现高幅慢波与多型棘波,可持续数分钟至数天不等,病变多见于颞叶与额叶	卡马西平、苯巴比妥、苯妥英钠、扑米酮、丙戊酸钠
局限性发作	不影响意识,只表现为局部肢体运动或感觉障碍	苯妥英钠、扑米酮
肌阵挛性发作	依年龄可分为婴儿、儿童和青春期肌阵挛,部分肌群发生短暂的休克样抽动,EEG表现为特有的短暂暴发性多棘波	糖皮质激素、丙戊酸钠、氯硝西泮

【作用机制】 从电生理学观点看,有两种方式:一是通过影响中枢神经元,减轻或防止病灶过度放电。二是通过提高脑组织的兴奋阈来减弱来自病灶的兴奋扩散,防止癫痫发作。上述效应的基础:①与增强脑内GABA介导的抑制作用有关,如苯二氮䓬类药物和苯巴比妥;②与干扰Na^+、Ca^{2+}、K^+等阳离子通道有关,如苯妥英钠。现有的多数药物是通过第二种方式发生作用,对症治疗。

苯 妥 英 钠

【体内过程】 苯妥英钠(phenytoin sodium)又称大仑丁(dilantin),口服吸收慢而不规则,需

连服 6~10 天达稳态,故显效较慢。吸收后能快速分布到全身组织,易透过血脑屏障。本品呈强碱性(pH 为 10.4),刺激性大,不宜进行肌内注射,癫痫持续状态时可静脉注射。血浆蛋白结合率为 85%~90%,主要经肝代谢(60%~70%),$t_{1/2}$ 与血药浓度有关,血药浓度<10μg/ml 时,$t_{1/2}$ 为 6~24 小时;血药浓度>10μg/ml 时,$t_{1/2}$ 随血药浓度升高而延长,血药浓度个体差异大,故用药期间应监测血药浓度以提高疗效,减少不良反应。

【药理作用及临床应用】

1. 抗癫痫作用　本品能增强 Na^+ 与 K^+ 的主动转运,增加 K^+ 的主动内流与 Na^+ 的主动外流,从而翻转了癫痫发作时由于除极化引起的阳离子移动方向,使膜电位趋于稳定,防止了病灶异常放电的传播而抗癫痫。近年来研究表明,其抗癫痫作用亦与能增加脑组织中抑制性递质 GABA 的含量有关。临床主要用于大发作及局限性发作,疗效好,无催眠作用,对正常活动亦无影响,为防治癫痫大发作的首选药物,也用于精神运动性发作。对小发作无效,有时甚至使病情恶化。

2. 抗心律失常　苯妥英钠能抑制浦氏纤维舒张期除极速率,并增加最大舒张电位,从而降低自律性,缩短动作电位时程和有效不应期。改善传导的作用明显,可消除强心苷所致的传导障碍和心律失常。本药是治疗强心苷中毒引起的室性心律失常的首选药。

3. 抗外周神经痛　本品能稳定神经细胞膜电位,降低神经细胞膜对 Na^+ 和 Ca^{2+} 的通透性,抑制 Na^+ 和 Ca^{2+} 内流,导致动作电位不易产生。故对三叉神经痛、坐骨神经痛、舌咽神经痛有较好疗效。

【不良反应】

1. 局部刺激性　本品碱性强,口服可刺激胃部引起恶心、呕吐、腹痛和食欲减退等症状,宜饭后服用。静脉给药可引起静脉炎。长期服用会引起牙龈增生,多见于儿童和青少年,与部分药物经唾液排出刺激胶原组织增生有关。注意口腔卫生,经常按摩牙龈可减轻。

2. 神经系统反应　可引起共济失调、眼球震颤、运动障碍、眩晕,偶见复视、精神错乱,停药后症状消失。

3. 血液系统损害　长期应用可导致叶酸缺乏,引起巨幼细胞贫血,用亚叶酸钙治疗有效,偶可引起粒细胞减少、血小板减少、再生障碍性贫血等。应定期检查血常规。

4. 骨骼系统　本品可加速维生素 D 代谢,长期应用可出现低钙血症,小儿长期服用易引起软骨病及佝偻病等,必要时应用维生素 D 预防。

5. 过敏反应　可发生皮肤瘙痒、皮疹、粒细胞缺乏、血小板减少、再生障碍性贫血等,偶见肝损害。用药期间应定期检查血常规和肝功能。

6. 其他　①偶见男性乳房增大、妇女多毛症、淋巴结肿大等;②肝、肾损害;③本品可致畸,如小头症、智能障碍、斜视、眼距过宽、腭裂等,被称为"胎儿妥因综合征",孕妇禁用;④久服不可骤停,否则可使发作加剧,或引起癫痫持续状态;⑤静脉注射时不宜过快,过快易致房室传导阻滞、血管性虚脱、心动过缓和呼吸抑制。房室传导阻滞、窦性心动过缓等心功能损害者禁用。

【药物相互作用】

1. 苯二氮䓬类、磺胺类、水杨酸类、保泰松、口服降血糖药等能与苯妥英钠竞争血浆蛋白结合部位,使苯妥英钠游离型血药浓度增高,严重时可中毒。

2. 苯巴比妥、卡马西平、多西环素(强力霉素)等能诱导肝药酶活性,促进苯妥英钠代谢,降低苯妥英钠血药浓度,减弱作用。

3. 肝药酶抑制药如氯霉素、异烟肼,可使苯妥英钠血药浓度升高。

4. 苯妥英钠本身有肝药酶诱导作用,能加速皮质激素、奎尼丁、左旋多巴、环孢素、多西环素、茶碱、避孕药、香豆素类等药物的代谢,减弱其治疗作用。

苯 巴 比 妥

【体内过程】 苯巴比妥(phenobarbital)又称鲁米那(luminal),脂溶性低,吸收慢,进入脑组织慢,故显效慢。经肝代谢少,主要以原形由肾排出,消除缓慢,作用持久。碱化尿液,解离增多,肾小管再吸收减少,排出增加。

【药理作用及临床应用】 本药为长效巴比妥类药物,系镇静催眠药,兼有抗癫痫作用,既能抑制病灶的异常高频放电,又能抑制放电扩散。本药具有广谱、高效、低毒和价廉等优点,用于治疗大发作及癫痫持续状态疗效好,对精神运动性发作亦有效,对小发作疗效差。此外,本品为肝药酶诱导剂,不仅加速自身代谢还可加速其他多种药物的代谢。

【不良反应】 可出现头痛、无力、困倦、嗜睡、恶心、呕吐等,偶见过敏反应如皮疹、剥脱性皮炎等。长期用药可产生耐受性及依赖性,多次反复使用应注意蓄积中毒。癫痫患者长期用药不可突然停药,以免引起癫痫发作,甚至出现癫痫持续状态。

乙 琥 胺

乙琥胺(ethosuximide)只对失神小发作有效,不良反应较少,是防治小发作的首选药。本药对其他型癫痫无效。常见不良反应有嗜睡、眩晕、呃逆、食欲缺乏和恶心、呕吐等,偶见嗜酸白细胞增多症和粒细胞缺乏症。严重者可发生再生障碍性贫血。有精神病史者用药可发生精神行为异常,表现为焦虑、抑郁、短暂的意识丧失,攻击行为、多动、精神不集中和幻听等,应慎用或禁用。

卡 马 西 平

卡马西平(carbamazepine)又称酰胺咪嗪。因本药为药酶诱导剂,连续用药3～4周后,半衰期可缩短50%。其作用机制与苯妥英钠相似。本药对精神运动性发作有良好疗效,为大发作和单纯局限性发作的首选药之一;对癫痫并发的精神症状,以及锂盐无效的躁狂症、抑郁症也有效。卡马西平对外周神经痛(三叉神经痛和舌咽神经痛)有效,其疗效优于苯妥英钠。用药后常见头昏、眩晕、恶心、呕吐和共济失调、手指震颤等,亦可有皮疹和心血管反应。但一般并不严重,不需中断治疗,1周左右逐渐消退。偶见骨髓抑制、肝损害。用药中应定期检查血常规、骨髓象和肝功能,有骨髓抑制或肝功能异常应立即停药或改用其他药物。

丙 戊 酸 钠

丙戊酸钠(sodium valproate)为广谱抗癫痫药,对各种类型的癫痫发作都有一定疗效;对失神小发作的疗效优于乙琥胺,但有致命的肝毒性,故临床首选乙琥胺;对全身性肌强直-阵挛性发作有效,但作用强度不及苯妥英钠和卡马西平;对非典型小发作的疗效不及氯硝西泮;对精神运动性发作的疗效近似卡马西平;对其他药物未能控制的顽固性癫痫有时可能奏效,对大发作合并小发作时可作为首选药物。不良反应较轻。严重毒性为肝损害,表现为谷草转氨酶升高,少数有肝炎发生,个别肝功能衰竭而死。儿童耐受性较好。本药对胎儿有致畸作用,常见脊椎裂,孕妇禁用。

✦ **知识考点** 苯妥英钠、苯巴比妥、卡马西平、乙琥胺、丙戊酸钠的药理作用、临床作用及其不良反应

苯二氮䓬类

用于抗癫痫的苯二氮䓬类药物有地西泮、硝西泮、氯硝西泮和劳拉西泮等。

地西泮静脉注射是治疗癫痫持续状态的首选药,特点是显效快、疗效好、安全性高。但剂量过大、静脉注射过快时可引起呼吸抑制。

硝西泮对癫痫小发作,尤其对失神性发作、肌阵挛性发作和婴儿痉挛有较好疗效。

氯硝西泮抗癫痫谱较广,对各型癫痫均有效,对失神性发作、肌阵挛性发作和婴儿痉挛疗效尤佳,静脉注射可用于癫痫持续状态。氯硝西泮不宜与丙戊酸钠同时使用,因可诱发失神性发作持续状态。

扑　米　酮

扑米酮(primidone)又称扑痫酮、去氧苯比妥,在体内代谢成苯巴比妥和苯乙基丙二酰胺。扑米酮对局限性发作和大发作的疗效优于苯巴比妥;但对精神运动性发作的疗效不及卡马西平和苯妥英钠。因价格较贵,本药只用于其他药物不能控制的患者。常见的不良反应为镇静、嗜睡、眩晕和共济失调等。偶可发生巨幼细胞贫血、白细胞减少和血小板减少。用药期间注意检查血常规,严重肝、肾功能不全者禁用。

托　吡　酯

托吡酯(topiramate)又称妥泰(topamax),为一个由氨基磺酸酯取代单糖的新型抗癫痫药,1995 年上市。托吡酯可阻断电压依赖性 Na^+ 通道,提高 GABA 激活 GABA 受体的频率,从而加强 GABA 诱导 Cl^- 内流的能力,增强抑制性神经递质作用。本药为广谱抗癫痫新药,对各类癫痫发作均有效。它主要用于局限性发作和大发作,对肌阵挛、婴儿痉挛也有效。口服吸收完全,主要以原形经肾排泄。不良反应有头晕、共济失调、感觉异常等。

 知识考点　扑米酮、地西泮、氯硝西泮、托吡酯的临床应用

第 2 节　抗癫痫药的用药原则

目前癫痫的治疗仍以药物为主,目的是减少或控制发作,但不能根治,大多数患者需要长期用药,因此要求所选药物及其剂量能有效控制发作又不引起严重毒性反应。抗癫痫药临床应用时应遵循以下原则。

1. 早期用药　尽早用药可最大限度减少惊厥性脑损伤,防止智力减退。

2. 根据癫痫发作类型合理选药　药物选择的重要原则是必须根据癫痫发作类型、患者具体情况和药物不良反应制订给药方案。单一用药和合理的多药联用治疗,首选单用药,次选联用药(表 6-2)。

表 6-2　抗癫痫药物的选择

癫痫类型	药物选择
大发作、局限性发作	苯妥英钠、苯巴比妥、丙戊酸钠、卡马西平
失神小发作	丙戊酸钠、乙琥胺、氯硝西泮、硝西泮
精神运动性发作	卡马西平、苯妥英钠、丙戊酸钠、苯巴比妥
肌阵挛性发作	氯硝西泮、丙戊酸钠

癫痫类型	药物选择
癫痫持续状态	地西泮、苯巴比妥、苯妥英钠
大发作合并小发作	丙戊酸钠

3. 恰当的用药剂量和用药方法 癫痫治疗需掌握由小剂量开始的原则。抗癫痫药需经数天(3~5天)才能达到稳态血药浓度出现较佳疗效,故一般一周调整一次剂量为宜。服药要定时定量,以维持稳定的有效浓度。当无效、疗效较差、患者无法耐受、毒性反应较大或诊断有误或转变为混合型癫痫时则必须停药或换药。其原则一定要在逐渐减少原用药物的剂量同时添加换用药物(从小剂量开始),严禁突然停药或突然换药,否则可诱发或加重癫痫发作,发生癫痫持续状态。大发作减药过程至少1年完成,小发作则需6个月完成。

4. 长期用药 抗癫痫药物无根治效果,必须坚持长期用药才能减少复发,即使症状完全控制后也至少维持3~4年后再逐渐于1~2年内撤除药物。

5. 定期检查 在用药期间应定期进行神经系统、血常规、肝肾功能检测,以便及时发现中毒情况采取相应措施。抗癫痫药物合用时应避免药理作用相同、不良反应相似的药物。

6. 慎重对待特殊人群用药 孕妇服药有潜在的致畸可能,应高度警惕。凡肝肾功能低下者,应选择对肝肾影响或损害较轻的药物,并应减量用药,严密观察患者肝肾功能变化。

第3节 抗 惊 厥 药

惊厥是中枢神经系统过度兴奋的一种症状,表现为全身骨骼肌不协调地强烈收缩。临床常见小儿高热、破伤风、癫痫大发作、子痫和中枢兴奋药中毒引起的惊厥发生。常用抗惊厥药包括硫酸镁、巴比妥类、苯二氮䓬类及水合氯醛等。

硫 酸 镁

【药理作用及临床应用】 硫酸镁(magnesium sulfate)因给药途径不同而产生不同药理作用。口服不易吸收,产生导泻和利胆作用。注射则产生抗惊厥和降压作用。神经冲动传递和骨骼肌收缩均需 Ca^{2+} 参与,Mg^{2+} 与 Ca^{2+} 由于化学性质相似,可以特异地竞争 Ca^{2+} 结合位点,拮抗 Ca^{2+} 的作用,抑制神经化学传递和骨骼肌收缩,引起中枢抑制、骨骼肌松弛、心脏抑制及血管舒张,产生抗惊厥和降压作用。对于各种原因所致的惊厥,尤其是子痫,有良好的抗惊厥作用。过量时,引起呼吸抑制、血压骤降以致死亡。静脉缓慢注射钙剂,可立即消除 Mg^{2+} 的作用。

【不良反应和注意事项】

1. 硫酸镁注射用药安全范围小,血镁过高可抑制延髓呼吸中枢和心血管运动中枢,引起呼吸抑制、血压下降和心脏停搏。应注意注射的量及给药的速度。

2. 硫酸镁降压作用迅速强大,仅用于高血压危象和急进型高血压,不作常规降压药用。

3. 反复连续注射可发生中毒,肌腱反射消失是呼吸抑制的先兆;若发生应立即停药并进行人工呼吸,缓慢注射氯化钙或葡萄糖酸钙进行对抗抢救。

◆ **知识考点** 硫酸镁的药理作用和临床应用

小　结

1. 癫痫是由多种原因引起的大脑局部神经元群产生异常的高频放电并向周围正常脑组织扩散而出现的大脑功能失调综合征。抗癫痫药主要通过增强脑内 GABA 介导的抑制作用而实现抗癫痫作用。临床治疗癫痫需根据癫痫发作类型进行选药。药物的剂量因人而异,严禁突然停药或突然换药,长期用药应注意定期检测神经系统、血常规、肝肾功能以避免中毒发生。孕妇用药有潜在的致畸,故禁用。

2. 硫酸镁具有抗惊厥、利胆泻下及降压作用。临床注射用于各种原因引起的惊厥。发生中毒时可缓慢注射氯化钙或葡萄糖酸钙进行抢救。

目标检测

一、选择题

【A 型题】

1. 苯妥英钠抗癫痫的作用机制是(　　)
   - A. 抑制病灶高频放电扩散
   - B. 抑制多巴胺受体
   - C. 抑制传出神经元群
   - D. 降低脑内 GABA 含量
   - E. 抑制脑干网状结构上行激活系统

2. 对癫痫大发作应首选(　　)
   - A. 苯妥英钠
   - B. 丙戊酸钠
   - C. 乙琥胺
   - D. 卡马西平
   - E. 地西泮

3. 精神运动性发作的患者应首选(　　)
   - A. 地西泮
   - B. 苯巴比妥
   - C. 乙琥胺
   - D. 卡马西平
   - E. 硫喷妥钠

4. 对小发作应首选(　　)
   - A. 苯巴比妥
   - B. 扑米酮
   - C. 卡马西平
   - D. 乙琥胺
   - E. 拉莫三嗪

5. 硫酸镁急性中毒的解救药是(　　)
   - A. 尼可刹米
   - B. 苯妥英钠
   - C. 硫喷妥钠
   - D. 氯化钙
   - E. 西地兰(毛花苷丙)

【B 型题】

(第 6~10 题备选答案)
   - A. 乙琥胺
   - B. 卡马西平

   - C. 丙戊酸钠
   - D. 苯妥英钠
   - E. 地西泮

6. 癫痫持续状态应首选(　　)

7. 小发作应首选(　　)

8. 单纯局限性发作应首选(　　)

9. 有抗心律失常作用的抗癫痫药是(　　)

10. 焦虑症应首选(　　)

【X 型题】

11. 癫痫持续状态可使用的药物是(　　)
   - A. 苯巴比妥
   - B. 苯妥英钠
   - C. 地西泮
   - D. 乙琥胺
   - E. 水合氯醛

12. 硫酸镁具有下列哪些作用(　　)
   - A. 抗惊厥
   - B. 利胆
   - C. 导泻
   - D. 降血压
   - E. 强心

13. 抗癫痫药用药原则为(　　)
   - A. 因人而异选择用药
   - B. 剂量应从小到大
   - C. 严禁突然停药
   - D. 坚持长期用药
   - E. 勤查血常规和肝肾功能

二、简答题

1. 比较各类抗癫痫药的作用特点。

2. 硫酸镁为何具有抗惊厥作用? 使用时注意事项有哪些?

(黄兰雅)

第7章 抗精神失常药

学习目标

1. 掌握氯丙嗪的药理作用、临床应用和不良反应。
2. 理解抗精神失常药物的作用机制。
3. 理解碳酸锂的药理作用与临床应用。
4. 了解其他抗精神失常药的特点及药理作用临床应用。
5. 了解抗抑郁药的分类、代表药物及药理作用临床应用。

精神失常(psychiatric disorders)是由多种原因引起的精神活动障碍的一类疾病,包括精神分裂症、躁狂症、抑郁症和焦虑症等。治疗这类疾病的药物统称为抗精神失常药。根据临床用途,其分为抗精神病药(antipsychotic drugs)、抗躁狂症和抗抑郁症药(antimanic and antidepressive drugs)、抗焦虑症药(antianxiety drugs)。

第1节 抗精神病药

案例 7-1

患者,女性,39 岁,性格内向腼腆,失恋后出现幻觉、思维破裂、妄想等症状,服用大剂量氯丙嗪,出现严重的低血压症状。

问题与思考:

氯丙嗪为什么会引起低血压症状?可否使用肾上腺素来进行升压?为什么?

精神分裂症是一类以思维、情感、行为之间不协调,精神活动与现实脱离为主要特征的精神病。抗精神病药主要用于治疗精神分裂症,对其他精神失常的躁狂症状也有效。本类药物属强大的多巴胺受体阻断剂,对精神活动有选择性的抑制作用,可在不影响意识的情况下,消除精神病患者的躁狂不安、精神错乱等精神症状,对非精神患者的兴奋不安、焦虑、失眠等亦有治疗作用。

精神分裂症的多巴胺学说认为精神分裂症的病因是由于脑内多巴胺神经系统的功能亢进。虽然还没有被公认,但是有不少的事实支持它。

大多数抗精神病药通过抑制脑内的多巴胺能神经通路,可有效减轻精神分裂的病症。多巴胺(DA)受体存在于外周神经系统和中枢神经系统,可分为 D_1 和 D_2 受体。D_1 受体与兴奋性 G 蛋白(G_s 蛋白)相偶联,激动时可经 G_s 蛋白激活腺苷酸环化酶,使 cAMP 增加,在外周引起血管扩张,心肌收缩增强,但在中枢神经系统的功能尚不清楚。D_2 受体主要分布于脑内 DA 能神经通路,当 D_2 受体被阻断时,可以产生抗精神病作用和相应的锥体外系不良反应,以及对内分泌的影响。

此外,非经典的抗精神病药如氯氮平、利培酮主要是通过阻断 5-HT 受体而发挥抗精神病作用,因此本类药物几无锥体外系反应发生。

知识链接 脑内多巴胺神经通路的分布及主要功能

1. 黑质-纹状体通路 与锥体外系的运动有关。
2. 中脑-边缘系统通路与中脑-额叶皮质通路 与精神活动、情感、行为有关。
3. 下丘脑结节-漏斗通路 调控垂体激素的分泌和体温调节。

根据化学结构不同,可将抗精神病药分为吩噻嗪类、硫杂蒽类、丁酰苯类和其他类。

一、吩 噻 嗪 类

氯 丙 嗪

氯丙嗪(chlorpromazine)又称冬眠灵(wintermin)。

【体内过程】 口服或注射均易吸收,但吸收速度受剂型、胃内食物的影响,2～4 小时血浆药物浓度达峰值,肌内注射吸收迅速,但因刺激性强应深部注射,其生物利用度比口服大 3～4 倍,这与口服具有首关消除有关。吸收后,约 90% 与血浆蛋白结合。氯丙嗪具有高亲脂性,易透过血脑屏障,脑组织中分布较广,脑内浓度可达血浆浓度的 10 倍。氯丙嗪主要经肝代谢,经肾排泄。老年患者对氯丙嗪的代谢与消除速率减慢。不同个体口服相同剂量氯丙嗪后,血浆药物浓度相差可达 10 倍以上,因此临床用药应个体化。氯丙嗪排泄缓慢,停药后 2～6 周,甚至 6 个月,尿中仍可检出,这可能是氯丙嗪脂溶性高,蓄积于脂肪组织的结果。

【药理作用及临床应用】 氯丙嗪主要对 DA 受体有阻断作用,另外也能阻断 α 受体和 M 受体等。因此,其药理作用广泛而复杂。

1. 中枢神经系统

(1)抗精神病作用:正常人服用治疗剂量后,表现安定、镇静、感情淡漠和对周围事物不感兴趣,在安静环境中易诱导入睡,但易唤醒,醒后神志清楚。精神病患者用药后,在不引起过分抑制的情况下,可迅速控制兴奋躁动;继续用药,可使幻觉、妄想、躁狂及精神运动性兴奋逐渐消失,理智恢复,情绪安定,生活自理。氯丙嗪抗幻觉及抗妄想作用一般需连续用药 6 周至 6 个月才充分显效,且无耐受性,但连续用药后,安定及镇静作用则逐渐减弱,出现耐受性。

抗精神病的作用机制与氯丙嗪阻断中脑-皮质和中脑-边缘系统的多巴胺受体,拮抗其过度亢进的精神活动功能有关。

临床上主要应用氯丙嗪治疗各型精神分裂症,对急性患者疗效较好,但无根治作用,必须长期服用以维持疗效,减少复发。此外,也可用于治疗躁狂症及其他精神病伴有的兴奋、紧张及妄想等症状。

(2)镇吐作用:氯丙嗪有强大镇吐作用,小剂量可抑制延髓催吐化学感受区(chemoreceptor trigger zone,CTZ)的 D_2 受体,对抗阿扑吗啡(多巴胺受体激动剂)等引起的呕吐;大剂量则直接抑制呕吐中枢。但是,氯丙嗪对刺激前庭引起晕动病性呕吐无效,对顽固性呃逆有效。临床用于治疗多种疾病引起的呕吐,如癌症、放射病及某些药物引起的呕吐。

(3)影响体温调节作用:氯丙嗪抑制下丘脑体温调节中枢,使体温调节失灵,因而机体体温随环境温度变化而变化。氯丙嗪不仅降低发热患者体温,而且也能降低正常人体温。临床上辅以物理降温用于低温麻醉。若合用某些中枢抑制药,可使患者处于深睡,体温、代谢及组织耗氧量均降低的状态,称为人工冬眠疗法(冬眠合剂Ⅰ号:由氯丙嗪、异丙嗪各 50mg,哌替啶 100mg 及 5% 葡萄糖液 250ml 配成)。诊疗法有利于患者渡过危险的缺氧缺能阶段,可用作严重感染、中枢性高热及甲亢危象等病症的辅助治疗。

(4) 增强中枢抑制药的作用:氯丙嗪可增强麻醉药、镇静催眠药、镇痛药、乙醇等药物的作用,因此上述药物与氯丙嗪合用时应适当减量,以免加深对中枢神经系统的抑制。

(5) 对锥体外系的影响:氯丙嗪阻断黑质-纹状体通路的 D_2 受体,导致胆碱能神经功能占优势。因而在长期大量应用时可出现锥体外系反应。

2. 自主神经系统 氯丙嗪具有明显的 α 受体阻断作用,可翻转肾上腺素的升压效应,同时还能抑制血管运动中枢,并有直接舒张血管平滑肌的作用,因而扩张血管、降低血压。但反复用药降压作用减弱,故不适于高血压的治疗。氯丙嗪尚可阻断 M 胆碱受体,但作用弱,无治疗意义。

3. 内分泌系统 结节-漏斗处 DA 通路的主要功能是调控下丘脑某些激素的分泌。氯丙嗪可阻断该通路的 D_2 受体,减少下丘脑释放催乳素抑制因子,因而使催乳素分泌增加,引起乳腺肿大及泌乳。乳腺癌患者禁用氯丙嗪。本药能抑制促性腺释放激素的分泌,使尿促卵泡素和黄体生成素释放减少,引起排卵延迟;此外,能抑制促皮质激素和生长激素的分泌,后一作用可试用于治疗巨人症。

【不良反应】

1. 一般不良反应 有嗜睡、无力、视物模糊、鼻塞、心动过速、口干、便秘等中枢神经及自主神经系统的不良反应。氯丙嗪局部刺激性较强,不应做皮下注射。静脉注射可引起血栓性静脉炎,应以生理盐水或葡萄糖溶液稀释后缓慢注射。静脉注射或肌内注射后,可出现直立性低血压,应嘱患者卧床 1 ~ 2 小时后方可缓慢起立。

2. 锥体外系反应 是长期大量应用氯丙嗪治疗精神分裂症时最常见的副作用,其发生率与药物剂量、疗程和个体因素有关。其表现为:①帕金森综合征,出现肌张力增高、面容呆板(面具脸)、动作迟缓、肌肉震颤、流涎等。②急性肌张力障碍,多出现于用药后 1 ~ 5 天,由于舌、面、颈及背部肌肉痉挛,患者出现强迫性张口、伸舌、斜颈、呼吸运动障碍及吞咽困难。③静坐不能(akathisia),患者出现坐立不安,反复徘徊。④迟发性运动障碍(tardive dyskinesia)或迟发性多动症,是一种特殊而持久的运动障碍,较少见,表现为不自主、有节律的刻板运动,出现口-舌-颊三联征。前三种症状系因氯丙嗪阻断 DA 受体后,使胆碱能神经功能增强所致,可用中枢胆碱受体阻断药苯海索缓解。迟发性运动障碍是一种少见的锥体外系症状,若早期发现及时停药可以恢复,但也有停药后仍难恢复。应用胆碱受体阻断药反可使之加重。造成迟发性运动障碍的原因可能与氯丙嗪长期阻断突触后 DA 受体,使 DA 受体数目上调所致。

> **知识链接**　　　　　　　　**口-舌-颊三联征(BLM 综合征)**
>
> 　　表现为口唇及舌重复、不可控制地运动,如吸吮、转舌、舔舌、咀嚼、撅嘴、鼓腮、歪颌、转颈等,有时舌头不自主地突然伸出口外,称为捕蝇舌征(fly-catcher tongue),严重时发音不清、吞咽障碍。

3. 过敏反应 常见皮疹、光敏性皮炎。少数患者出现肝细胞内微胆管阻塞性黄疸。也有少数患者出现急性粒细胞缺乏,应立即停药,并用抗生素预防感染。

4. 内分泌系统反应 长期应用会引起内分泌功能紊乱,如乳腺肿大、泌乳、闭经、抑制儿童生长等。

5. 急性中毒 一次吞服超大剂量(1 ~ 2g)氯丙嗪后,可发生急性中毒,出现昏睡、血压下降,甚至休克,并出现心动过速、心电图异常(PR 间期或 QT 间期延长,T 波低平或倒置),应立即停药并进行对症治疗。

　　【禁忌证】　氯丙嗪能降低惊厥阈,诱发癫痫,有癫痫史者禁用。昏迷患者(特别是应用中枢抑制药后)禁用。伴有心血管疾病的老年患者慎用,冠心病患者易致猝死应加注意。严重肝功能损害者禁用。

　　奋乃静(perphenazine)、氟奋乃静(fluphenazine)及三氟拉嗪(trifluoperazine)是吩噻嗪类中的哌嗪衍生物,其共同特点是抗精神病作用强,锥体外系不良反应也很显著,而镇静作用弱。其中以氟奋乃静和三氟拉嗪疗效较好,最为常用,而奋乃静疗效较差。硫利达嗪(thioridazine,甲硫达嗪)是吩噻嗪类的哌啶衍生物,疗效不及氯丙嗪,但锥体外系反应少见,镇静作用强。各药特点见表7-1。

表 7-1　吩噻嗪类抗精神病药作用特点比较

药物	抗精神病剂量(mg/d)	作用		
		镇静作用	锥体外系反应	降压作用
氯丙嗪	300 ~ 800	+ + +	+ +	+ + +(肌内注射)+ +(口服)
氟奋乃静	1 ~ 20	+	+ + +	+
三氟拉嗪	6 ~ 20	+	+ + +	+
奋乃静	8 ~ 32	+ +	+ + +	+
硫利哒嗪	200 ~ 600	+ + +	+	+ +

　　知识考点　氯丙嗪的作用机制、中枢作用、临床用途及不良反应

二、硫杂蒽类

　　硫杂蒽类基本化学结构与吩噻嗪类相似,代表药物为氯普噻吨,此外还有替沃噻吨、珠氯噻醇等。

氯 普 噻 吨

　　氯普噻吨(chlorprothixene)又称泰尔登(tardan)。其抗精神分裂症和抗幻觉、妄想作用比氯丙嗪弱,但镇静作用强,而抗肾上腺素作用和抗胆碱作用较弱,并有较弱的抗抑郁作用。本药适用于伴有焦虑或焦虑性抑郁的精神分裂症、焦虑性神经官能症、更年期抑郁症等。副作用为锥体外系反应。

三、丁 酰 苯 类

　　本类药物有氟哌啶醇(haloperidol),其作用及作用机制与吩噻嗪类相似。抗精神病作用及锥体外系反应均很强,镇静、降压作用弱。因抗躁狂、抗幻觉、妄想作用显著,常用于治疗以兴奋躁动、幻觉、妄想为主的精神分裂症及躁狂症。镇吐作用较强,用于多种疾病及药物引起的呕吐,对持续性呃逆也有效。锥体外系反应高达80%,常见急性肌张力障碍和静坐不能。大量长期应用可致心肌损伤。同类药物氟哌利多(droperidol)作用维持时间短,临床常与镇痛药芬太尼合用做神经安定镇痛术。

四、其 他 类

五 氟 利 多

　　五氟利多(penfluridol)为丁酰苯衍生物,是长效抗精神病药。其长效原因与储存于脂肪组

织,并自其中缓慢释放入血及脑组织有关。每周口服一次即可维持疗效。疗效与氟哌啶醇相似,但无明显镇静作用。不良反应以锥体外系反应常见。本药适用于急慢性精神分裂症,尤适用于慢性患者维持与巩固疗效。同类药物尚有匹莫齐特(pimozide),其作用维持时间较五氟利多短,每天口服一次,疗效可维持24小时。

舒 必 利

舒必利(sulpiride)为苯甲酰胺类抗精神病药,对急慢性精神分裂症有较好疗效,对长期用其他药物无效的难治病例也有一定疗效。本药无明显镇静作用,对自主神经系统几无影响,不良反应少,锥体外系反应轻微。本药还有抗抑郁作用,也可用于治疗抑郁症。

氯 氮 平

氯氮平(clozapine)抗精神病作用较强,对其他药物无效的病例仍可有效,也适用于慢性精神分裂症。几无锥体外系反应,这可能与氯氮平有较强的抗胆碱作用有关。本药可引起粒细胞减少,应予警惕。

利 培 酮

利培酮(risperidone)为一新型抗精神病药,除能拮抗多巴胺受体(D_2)外,尚可拮抗 5-HT$_2$ 受体,但不拮抗胆碱受体。本药有良好的抗精神病作用,对精神分裂的阳性症状及阴性症状均有良效,而锥体外系等副作用较轻。

 知识考点 其他类抗精神病药的特点

第 2 节 抗躁狂症药和抗抑郁症药

 案例 7-2

患者,男性,66 岁,退休工人,近来出现情感低落、思维迟缓、意志活动减退、睡眠障碍,常闭门独居、疏远亲友、回避社交,偶有自杀念头。

问题与思考:

1. 对该患者应选用何药治疗?

2. 三环类抗抑郁药的药理作用有哪些?

躁狂抑郁症又称情感性精神障碍(affective disorders),是一种以情感病态变化为主要症状的精神病。躁狂抑郁症表现为躁狂或抑郁两者之一反复发作(单相型),或两者交替发作(双相型)。其病因可能与脑内单胺类功能失衡有关,但 5-HT 缺乏是其共同的生化基础。在此基础上,NA 功能亢进为躁狂,发作时患者情绪高涨,联想敏捷,活动增多。NA 功能不足则为抑郁,表现为情绪低落,言语减少,精神、运动迟缓,常自责自罪,甚至企图自杀。

一、抗躁狂症药

氯丙嗪、氟哌啶醇及抗癫痫药卡马西平等对躁狂症也有效。但典型抗躁狂药(antimanic drugs)是锂制剂。

碳 酸 锂

【体内过程】 碳酸锂(lithium carbonate)口服吸收快而完全,2～4 小时血药浓度达峰值,但通过血脑屏障进入脑组织和神经细胞较慢,因此锂盐显效较慢。本药主要自肾排泄,约 80% 由肾小球滤过的锂在近曲小管与钠竞争重吸收,故增加钠摄入可促进其排泄,而缺钠或肾小球滤过减少时,可导致体内锂潴留,引起中毒。

【药理作用及临床应用】

1. 抗躁狂作用 治疗量锂盐对正常人精神活动几无影响,但对躁狂症发作者则有显著疗效,使言语、行为恢复正常。实验表明锂盐可抑制脑内 NA 及 DA 的释放,并促进其再摄取,使突触间隙 NA 浓度降低,而产生抗躁狂作用。

临床主要用于治疗躁狂症。对精神分裂症的兴奋躁动也有效,与抗精神病药合用疗效较好,可减少抗精神病药的剂量;同时抗精神病药还可缓解锂盐所致恶心、呕吐等不良反应。

2. 升高外周白细胞 对再生障碍性贫血、放疗、化疗引起的白细胞减少症,以及其他病理性、药源性白细胞减少均有一定的疗效。

【不良反应】 锂盐不良反应较多,有个体差异性。

1. 胃肠道反应 用药初期有恶心、呕吐、腹泻、疲乏、肌肉无力、肢体震颤、口干、多尿等,常在继续治疗 1～2 周内逐渐减轻或消失。

2. 蓄积中毒引起脑病综合征 锂盐中毒主要表现为中枢神经症状,如意识障碍、昏迷、肌张力增高、深反射亢进、共济失调、震颤及癫痫发作。静脉注射生理盐水可加速锂的排泄。为确保用药安全,对服用锂盐患者应每日测定血锂浓度,当血锂高至 1.5～2.0mmol/L 时,应立即减量或停药。

3. 其他 尚有抗甲状腺作用,可引起甲状腺功能减退或甲状腺肿,一般无明显自觉症状,停药后可恢复。

 知识考点 碳酸锂的药理作用及临床用途

二、抗抑郁症药

常用抗抑郁药为三环类,包括丙米嗪(imipramine)、地昔帕明(desipramine)、阿米替林(amitriptyline)、多塞平(doxepin)等。

丙 米 嗪

【体内过程】 丙米嗪又称米帕明,口服吸收良好,但个体差异大。血药浓度于 2～8 小时达峰值,血浆 $t_{1/2}$ 为 10～20 小时。广泛分布于全身各组织,以脑、肝、肾及心肌分布较多。本药主要在肝代谢,侧链 N 脱甲基转化为地昔帕明,后者有显著抗抑郁作用。丙米嗪及地昔帕明最终被氧化成无效的羟化物或与葡萄糖醛酸结合,自尿排出。

【药理作用及临床应用】

1. 中枢神经系统 正常人口服后,出现困倦、头晕、口干、视物模糊及血压稍降等。若连续用药数天,以上症状加重,并出现注意力不集中,思维能力下降。相反,抑郁症患者连续服药后,情绪提高,精神振奋,具有明显抗抑郁作用。但丙米嗪起效缓慢,连续用药 2～3 周后才见效,故不作应急药物应用。

目前认为,丙米嗪的主要作用机制是阻断 NA、5-HT 在神经末梢的再摄取,从而使突触间隙的 NA 浓度升高,促进突触传递功能。

2. 自主神经系统 治疗量丙米嗪能阻断 M 胆碱受体,引起阿托品样作用。

3. 心血管系统 丙米嗪能降低血压,抑制多种心血管反射,易发心律失常,这与它抑制心肌中 NA 再摄取有关。此外还可以引起直立性低血压及心动过速。心电图中 T 波倒置或低平。近来证明,丙米嗪对心肌有奎尼丁样作用,因此心血管疾病患者慎用。

本药主要用于各型抑郁症的治疗。对内源性、反应性及更年期抑郁症疗效较好,而对精神分裂症的抑郁状态疗效较差。

【不良反应】 治疗量可出现口干、便秘、视物模糊、心悸等。因易致尿潴留及升高眼压,故前列腺肥大及青光眼患者禁用。中枢神经方面表现为乏力、肌肉震颤。某些患者用药后可自抑制状态转为躁狂兴奋状态,剂量大时尤易发生。极少数患者出现皮疹、粒细胞缺乏及黄疸等过敏反应。

【药物相互作用】 三环类药物能增强中枢抑制药的作用及对抗可乐定的降压作用。三环类与苯海索等抗帕金森病药或抗精神病药合用,应注意它们的抗胆碱效应可能相互增强。

其他三环类药物的作用比较见表 7-2。

表 7-2 三环类抗抑郁药作用比较

药物	$t_{1/2}$(小时)	抑制单胺类递质再摄取		镇静作用	抗胆碱作用
		5-HT	NA		
丙米嗪	9～24	++	++	++	++
地昔帕明	14～76	0	+++	+	+
阿米替林	17～40	+++	+	+++	+++
多塞平	8～24	弱	弱	+++	+++

其他抗抑郁症药

马普替林(maprotiline)能选择性抑制 NA 的再摄取。为广谱抗抑郁药,具有奏效快、副作用小的特点。临床用于各型抑郁症,老年抑郁症患者尤为适用。

诺米芬新(nomifensine)能显著抑制 NA 及 DA 的再摄取,而对 5-HT 再摄取抑制作用微弱。抗胆碱作用及心血管作用极弱。适用于各型抑郁症,老年患者易于接受,疗效比丙米嗪略高或相似。此外,本药缓解抑郁患者的严重运动迟缓疗效好,这可能与其抑制 DA 的再摄取有关。

氟西汀(fluoxetine)与丙米嗪相当,具有抗抑郁和抗焦虑双重作用,疗效确切,使用方便,具有良好的耐受性和依从性。其作用机制为选择性抑制 5-HT 的再摄取。不良反应少,主要用于强迫症、神经性贪食症、惊恐障碍及神经衰弱等。

 知识考点 三环类抗抑郁症药的药理作用及临床应用

案例 7-1 分析

氯丙嗪可以阻断肾上腺素 α 受体,引起血管扩张、血压下降。此时不能选用肾上腺素来升压,因为 α 受体阻断药会引起肾上腺素升压作用的翻转,导致血压进一步下降;可用 α 受体激动药如去甲肾上腺素升压。

案例 7-2 分析

1. 根据患者的症状可判断为典型的抑郁症,可选用抗抑郁症药物治疗。
2. 三环类抗抑郁症药的主要作用有:①中枢神经系统,有明显抗抑郁作用。②自主神经系统,阻断 M 受体引起阿托品样作用。③心血管系统,引起血压下降,易致心律失常。

小 结

1. 氯丙嗪具有镇静、安定、镇吐作用和调节体温等作用。作用机制主要是阻断中脑-边缘系统和中脑-皮质多巴胺通路的 D_2 受体。临床上用于治疗精神分裂症、止吐(晕动症除外)及人工冬眠等。主要不良反应有锥体外系症状、直立性低血压、内分泌紊乱等。

2. 抗躁狂药主要代表药有碳酸锂等,该类药物可抑制脑内 NA 及 DA 的释放,并促进其再摄取,使突触间隙 NA 浓度降低,从而产生抗躁狂作用,主要用于治疗躁狂症。

3. 抗抑郁药主要代表药有丙米嗪、地昔帕明、阿米替林及多塞平等,该类药物通过抑制 NA、5-HT 的再摄取,促进突触传递功能而发挥抗抑郁作用,主要用于各型抑郁症的治疗。

目标检测

一、选择题

【A 型题】

1. 氯丙嗪抗精神病的作用机制是( )
   A. 阻断中脑-边缘系统和中脑-皮质通路 DA 受体
   B. 阻断结节-漏斗部通路 DA 受体
   C. 阻断黑质-纹状体通路 DA 受体
   D. 阻断中枢 M 受体
   E. 直接抑制中枢神经系统

2. 氯丙嗪降温作用主要是由于( )
   A. 抑制 PG 合成
   B. 抑制大脑边缘系统
   C. 抑制体温调节中枢
   D. 阻断纹状体多巴胺受体
   E. 阻断外周 α 受体

3. 下列哪一种抗精神病药几乎无锥体外系反应( )
   A. 氯丙嗪
   B. 奋乃静
   C. 五氟利多
   D. 氟哌啶醇
   E. 氯氮平

4. 长期大剂量应用氯丙嗪引起的最主要不良反应是( )
   A. 心悸、口干
   B. 锥体外系反应
   C. 直立性低血压
   D. 肝功能损害
   E. 粒细胞减少

5. 丙米嗪主要用于治疗( )
   A. 躁狂症
   B. 抑郁症
   C. 精神分裂症
   D. 焦虑症
   E. 神经症

6. 治疗躁狂症应首选( )
   A. 氯普噻吨
   B. 碳酸锂
   C. 丙米嗪
   D. 阿米替林
   E. 多塞平

【B 型题】

(第 7~10 题备选答案)
   A. 阻断中脑边缘系统和中脑-皮质的多巴胺受体
   B. 阻断黑质-纹状体多巴胺受体
   C. 阻断延髓催吐化学感受区的多巴胺受体
   D. 阻断周围血管的 α 受体
   E. 阻断 M 胆碱受体

7. 氯丙嗪治疗精神分裂症的机制是( )
8. 氯丙嗪引起锥体外系反应的机制是( )
9. 氯丙嗪引起直立性低血压的机制是( )
10. 氯丙嗪引起口干、便秘、视物模糊是由于( )

【X 型题】

11. 氯丙嗪的中枢神经系统作用有( )
    A. 催吐
    B. 抗高血压
    C. 镇吐
    D. 抗精神病
    E. 影响体温调节

12. 关于氯丙嗪,以下说法正确的是( )
    A. 可以阻断 α 受体,翻转肾上腺素的升压作用
    B. 可以加强中枢抑制药的作用
    C. 可以降低正常体温
    D. 可以阻断 M 受体,引起口干、便秘、视力模糊
    E. 具有抗精神分裂症的作用

二、简答题

某精神病患者,大剂量注射氯丙嗪后早期可见到一些什么症状? 为什么? 用何药对抗? 长期大剂量用药后最主要的不良反应是什么? 为什么? 如何处理?

(李天民)

第8章 治疗中枢神经退行性病变药

学习目标

1. 理解抗帕金森病药的作用机制和临床应用。
2. 了解卡比多巴的作用原理、临床应用和不良反应。
3. 理解各类治疗阿尔茨海默病药的作用机制及临床应用。

第1节 抗帕金森病药

 案例8-1

患者,男性,55岁,经过认真检查,根据患者的肢体颤动、面部表情、行走姿态、少动等表现,做了MRI(磁共振成像)检查后,诊断为帕金森病。根据病史发现该患者有精神病史,长期使用氯丙嗪控制病情,其后逐渐出现帕金森综合征。

问题与思考:

用拟多巴胺药物是否合适,为什么? 如果不行应该使用何种药物治疗?

帕金森病(parkinson disease)又称震颤麻痹。临床主要症状为进行性运动迟缓、肌强直及震颤,此外尚有知觉、识别及记忆障碍等症状。

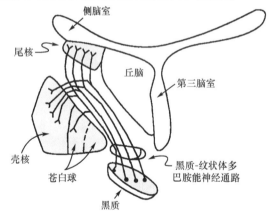

图8-1 黑质-纹状体多巴胺能神经通路

现认为帕金森病是因纹状体内缺乏多巴胺所致,主要病变在黑质-纹状体多巴胺能神经通路。黑质中多巴胺能神经元(图8-1)发出上行纤维到达纹状体(尾核及壳核),其末梢与尾-壳核神经元形成突触,以多巴胺为递质,对脊髓前角运动神经元起抑制作用。同时尾核中也有胆碱能神经元,与尾-壳核神经元所形成的突触以乙酰胆碱为递质,对脊髓前角运动神经元起兴奋作用。正常时两种递质处于平衡状态,共同调节运动功能。

帕金森病患者病变在黑质,多巴胺合成减少,使纹状体内多巴胺含量降低,造成黑质-纹状体通路多巴胺能神经功能减弱,而胆碱能神经功能相对占优势,因而产生帕金森病的种种症状。

上述理论说明该病可从两个方面着手治疗,一方面使用胆碱受体阻断药降低胆碱能神经功能;另一方面增强脑内多巴胺神经功能。

老年性血管硬化、脑炎后遗症及长期服用抗精神病药等均可引起类似帕金森病的症状,称为帕金森综合征,其药物治疗与帕金森病相似。

抗帕金森病药分为拟多巴胺药和中枢抗胆碱药两类。

一、拟多巴胺类药

左 旋 多 巴

左旋多巴(levodopa)又称 L-多巴(L-dopa),为酪氨酸的羟化物,在体内是左旋酪氨酸合成儿茶酚胺的中间产物。

【体内过程】 口服左旋多巴后,通过芳香族氨基酸的主动转运系统从小肠迅速吸收,0.5~2 小时血药浓度达峰值,血浆 $t_{1/2}$ 为 1~3 小时。胃排空延缓、胃液酸度高或高蛋白饮食等,均可降低其生物利用度。口服吸收后大部分在肝多巴脱羧酶的作用下转变成多巴胺,也有相当部分在肠、心、肾中被脱羧生成多巴胺,仅约 1% 左右的左旋多巴进入中枢神经系统,在脑内经多巴脱羧酶脱羧生成多巴胺而发挥抗帕金森作用。多巴胺不易透过血脑屏障,在外周组织造成不良反应。若同时服用外周多巴脱羧酶抑制剂(如卡比多巴)可减少不良反应。以上代谢物均由肾迅速排泄。

【药理作用及临床应用】

1. 抗帕金森病 左旋多巴在脑内转变为多巴胺,补充纹状体中多巴胺的不足,因而具有抗帕金森病的疗效。神经生化研究表明,长期使用左旋多巴治疗的帕金森病患者,纹状体中多巴胺浓度比未用药治疗者高 5~8 倍;而且脑内多巴胺浓度与左旋多巴的疗效相一致。该研究说明患者黑质-纹状体通路中残存的多巴胺能神经元仍有储存多巴胺的能力。其纹状体多巴脱羧酶仍有足够的酶活性可使左旋多巴转变为多巴胺。

用左旋多巴治疗后,约 75% 的患者获得较好疗效。治疗初期疗效更显著。左旋多巴的作用特点是:①对轻症及年轻患者疗效较好,而重症及年老衰弱患者疗效差;②对肌肉僵直及运动困难疗效较好,而对肌肉震颤症状疗效差,如长期用药及较大剂量对后者仍可见效;③作用较慢,常需用药 2~3 周才起效,1~6 个月及以上才获得最大疗效,但作用持久,且随用药时间延长而递增。

左旋多巴对其他原因引起的帕金森综合征也有效,但对吩噻嗪类等抗精神病药所引起的帕金森综合征无效,因这些药有阻断中枢多巴胺受体的作用。

2. 治疗肝昏迷(肝性脑病) 左旋多巴能在脑内转变去甲肾上腺素,使正常神经活动得以恢复,患者可由昏迷转为苏醒。因不能改善肝功能,作用只是暂时性的。

【不良反应】 左旋多巴的不良反应较多,因其在外周转变为多巴胺所致。

1. 胃肠道反应 治疗初期约 80% 患者出现恶心、呕吐、食欲减退等,用量过大或加量过快更易引起,继续用药可以消失,偶见溃疡出血或穿孔。

2. 心血管反应 治疗初期,约 30% 患者出现轻度直立性低血压,原因未明。少数患者可出现头晕,继续用药可减轻。多巴胺对 β 受体有激动作用,可引起心动过速或心律失常。

3. 不自主异常运动 为长期用药所引起的不随意运动,多见于面部肌群,如张口、咬牙、伸舌、皱眉、头颈部扭动等,也可累及肢体或躯体肌群,偶见喘息样呼吸或过度呼吸。另外还可出现"开-关现象"(on-off phenomenon),患者突然多动不安(开),而后又出现全身性或肌强直性运动不能(关),严重妨碍患者的正常活动。疗程延长,发生率也相应增加。此时宜适当减少左旋多巴的用量。

4. 精神障碍 出现失眠、焦虑、噩梦、狂躁、幻觉、妄想、抑郁等,需减量或停药。此反应可能与多巴胺功能在中枢神经系统相对亢进有关。

【药物相互作用】

1. 维生素 B_6 是多巴脱羧酶的辅基,可增强左旋多巴的外周副作用。

2. 抗精神病药能引起帕金森综合征,还能阻断中枢多巴胺受体,所以能对抗左旋多巴的作用。

卡比多巴

α-甲基多巴肼(α-methyldopahydrazine)有两种异构体,其左旋体称卡比多巴(carbidopa),是较强的 L-芳香氨基酸脱羧酶抑制剂,由于不易通过血脑屏障,故与左旋多巴合用时,仅能抑制外周多巴脱羧酶的活性,从而减少多巴胺在外周组织的生成,同时提高脑内多巴胺的浓度。这样,既能提高左旋多巴的疗效,又能减轻其外周的副作用,所以是左旋多巴的重要辅助药。卡比多巴单独应用基本无药理作用。将卡比多巴与左旋多巴按 1∶10 的剂量合用,可使左旋多巴的有效剂量减少 75%。

苄　丝　肼

苄丝肼(benserazide)与卡比多巴有同样的效应,它与左旋多巴按 1∶4 制成的复方制剂称复方苄丝肼胶囊,应用于临床。

司来吉兰

司来吉兰(selegiline)低剂量时选择性抑制中枢的单胺氧化酶 B(MAO-B),使脑内多巴胺浓度增加,可增强和延长左旋多巴的疗效,降低左旋多巴的用量,减少外周副作用,消除长期单用左旋多巴出现的"开-关"现象。对单胺氧化酶 A(MAO-A)无作用,因此不影响肠道、血液中多巴胺和酪胺代谢,但大剂量时抑制 MAO-A,应避免使用。

金刚烷胺

金刚烷胺(amantadine)原是抗病毒药,后发现其也有抗帕金森病的作用,疗效不及左旋多巴,但优于胆碱受体阻断药。该药见效快而持效短,用药数天即可获最大疗效,但连用 6~8 周后疗效逐渐减弱,与左旋多巴合用有协同作用。其抗帕金森病的机制在于:①促使纹状体中残存的多巴胺能神经元释放多巴胺;②抑制多巴胺的再摄取;③直接激动多巴胺受体;④较弱的抗胆碱作用。长期用药后,常见下肢皮肤出现网状青斑,可能是由儿茶酚胺释放引起外周血管收缩所致。偶致惊厥,故癫痫患者禁用。

溴　隐　亭

溴隐亭(bromocriptine)是一种半合成的麦角生物碱。口服大剂量对黑质-纹状体通路的多巴胺受体有较强的激动作用,其疗效与左旋多巴相似。小剂量选择性激动结节漏斗部的多巴胺受体,因此可减少催乳素的释放。本药常用于产后回乳、治疗催乳素分泌过多症等。

二、中枢抗胆碱药

中枢抗胆碱药可阻断中枢胆碱受体,减弱纹状体中乙酰胆碱的作用。本类药物曾是沿用已久的抗帕金森病药,但自使用左旋多巴以来,它们已退居次要地位,其疗效不如左旋多巴。现适用于:①轻症患者;②不能耐受左旋多巴或禁用左旋多巴的患者;③与左旋多巴合用,可使 50%的患者症状得到进一步改善;④治疗抗精神病药引起的帕金森综合征有效。传统胆碱受体阻断药阿托品、东莨菪碱抗帕金森病有效,但因外周抗胆碱作用引起的副作用大,因此合成中枢性胆碱受体阻断药以供应用,常用者为苯海索。

苯海索(trihexyphenidyl)又称安坦(artane),其外周抗胆碱作用为阿托品的 1/10~1/2。抗震颤疗效好,但改善僵直及动作迟缓较差,对某些继发性症状如过度流涎有改善作用。不良反应似阿托品,对心脏的影响比阿托品弱,故应用较安全,但仍有口干、散瞳、尿潴留、便秘等副作用。闭角型青光眼、前列腺肥大者不宜使用。

第 2 节　治疗阿尔茨海默病药

 案例 8-2

　　患者,男性,73 岁,1 个月前出现记忆力减退,开始表现为出门经常忘记带钥匙,有时会出现熟悉的地方忘记怎么走,特别是对刚刚发生的事情容易遗忘,远记忆力正常,无头晕、头痛等症状,来院就诊,初步诊断为老年痴呆症。

　　问题与思考:

　　老年痴呆症有哪些类型? 其中阿尔茨海默病的治疗药物有哪些?

　　老年性痴呆症可分为原发性痴呆症、血管性痴呆症和两者混合型。其中原发性痴呆症又称为阿尔茨海默病(AD),占老年痴呆症患者的 70% 左右,是一种与年龄高度相关的、进行性认知障碍和记忆损害为主的中枢神经系统退行性疾病。其主要表现为记忆力、判断力和抽象思维等一般智力的丧失,但视力、运动能力等不受影响。AD 与老化有关,但与正常老化有本质区别,其发病机制尚未完全明了,但 AD 患者尸检显示两大病理学变化为细胞外淀粉样蛋白沉积和神经元纤维缠结。

　　AD 迄今尚无十分有效的治疗方法,目前采用的治疗策略是增加中枢胆碱能神经功能,其中胆碱酯酶抑制药效果相对肯定,M 受体激动药正在临床试验中。其他的如 β-分泌酶抑制剂、非甾体抗炎药、雌激素、AD 疫苗、氧自由基清除剂、神经生长因子及增强剂也正在研究开发中。

一、胆碱酯酶抑制药

他 克 林

　　他克林(tacrine)为第一代可逆性胆碱酯酶抑制药,通过抑制 AChE 既可增加血浆中 ACh 的含量,也可增加组织中的 ACh 的含量;此外,还可直接激动胆碱受体和促进 ACh 的释放;另外,可间接增加 N-甲基-D-天冬氨酸(NMDA)、5-HT 等递质的浓度。本药还可促进脑组织对葡萄糖的利用,改善由药物、缺氧、老化等引起的实验动物学习记忆能力的降低。因此,本药对 AD 的治疗作用是多方面作用的结果,常与磷脂酰胆碱合用于治疗 AD。

　　最常见的不良反应是肝毒性,是患者终止治疗的主要原因。约 50% 的患者治疗头 12 周出现丙氨酸氨基转移酶(谷丙转氨酶)升高,多数停药 3 周内可恢复,若再次治疗可出现反跳且出现更快,约 75% 的患者可耐受再次治疗。部分患者有胃肠痉挛、恶心、呕吐、厌食、腹泻等胃肠道反应。大剂量应用还可出现胆碱综合征。

多 奈 哌 齐

　　多奈哌齐(donepezil)为第二代可逆性中枢胆碱酯酶抑制药,通过抑制 AChE 增加中枢的 ACh 含量。与他克林相比,本药对中枢 AChE 有更高的选择性,能改善轻度、中度 AD 患者的认知能力和临床综合功能。临床用于轻度、中度 AD 患者。

　　本药肝毒性小,常见不良反应有恶心、腹泻、失眠,通常比较轻微,无需停药,1~2 天内可缓解。

加兰他敏

加兰他敏(galantamine)为第二代 AChE 抑制药,对神经元中的 AChE 有高度选择性,抑制神经元中的 AChE 的能力比抑制血液中的 AChE 的能力强 50 倍,是 AChE 竞争性抑制药,在胆碱能高度不足的区域活性最大。临床主要用于轻度、中度 AD 的治疗,疗效与他克林相当,但无肝毒性。

本药主要的不良反应为治疗早期(2～3 周)患者可有恶心、呕吐、腹泻等胃肠道反应,稍后即消失。

石杉碱甲

石杉碱甲(huperzine A)是我国研发的可逆性高选择性胆碱酯酶抑制剂,能提高多发性梗死、老年或早老性痴呆症患者的记忆力,外周胆碱样副作用较小。

◆ **知识考点** 各胆碱酯酶抑制药治疗 AD 的不同之处

二、M 胆碱受体激动药

呫诺美林

呫诺美林(xanomeline)为 M_1 受体激动药,对 M_2、M_3、M_4 受体作用很弱,是目前发现的选择性最高的 M_1 受体激动药之一。口服易吸收,易通过血脑屏障,大脑皮质和纹状体摄取率较高。临床试验表明,本药大剂量可明显改善 AD 患者的认知功能和行为能力,但易引起胃肠道和心血管方面的不良反应,现拟改为皮肤用药。本药将成为第一个能有效治疗 AD 的 M 胆碱受体激动药。

三、NMDA 受体非竞争性拮抗药

美 金 刚

美金刚(memantine)为电压依赖性的 NMDA 受体非竞争性拮抗药,当谷氨酸以病理量释放时,美金刚可以减少谷氨酸的神经毒性作用,当谷氨酸释放过少时,美金刚则可改善记忆过程所需谷氨酸的传递。临床研究表明,本药可显著改善中度至重度老年痴呆症患者的认知障碍、社会行为。美金刚是第一个用于治疗晚期 AD 的 NMDA 受体非竞争性拮抗药,与 AChE 抑制药合用效果更好。不良反应有幻觉、头晕、头痛和疲倦等。

案例 8-1 分析

不合适,因为吩噻嗪类等抗精神病药有阻断多巴胺受体作用,拟多巴胺药对长期应用此类药物引起的帕金森综合征无效。此时应选用中枢抗胆碱药,如苯海索。

案例 8-2 分析

老年痴呆症可分为原发性痴呆症、血管性痴呆症和两者混合型,其中 70% 左右为原发性痴呆症,即阿尔茨海默病(AD)。目前治疗 AD 的主要药物为 AChE 抑制药如他克林,此外还有 M 胆碱受体激动药和 NMDA 受体非竞争性拮抗药。

小　结

1. 抗帕金森病药分为拟多巴胺药和中枢抗胆碱药两类。拟多巴胺类药包括促进多巴胺合成的药物，如左旋多巴；促进多巴胺释放的药物，如金刚烷胺；多巴胺受体的激动药，如溴隐亭；以及外周多巴脱羧酶抑制剂，如卡比多巴。中枢抗胆碱药，如苯海索。

2. 阿尔茨海默病是老年痴呆的一种，发病机制尚未明了。目前临床常用的药物为 AChE 抑制药，如他克林等，该药通过抑制 AChE 增加 ACh 的含量，可改善 AD 患者的认知能力。

目 标 检 测

一、选择题

【A 型题】

1. 下列 AChE 抑制药对中枢 AChE 有较高选择性的是(　　)
   A. 他克林　　　　B. 新斯的明
   C. 多奈哌齐　　　D. 加兰他敏
   E. 毒扁豆碱

2. 有关苯海索的叙述,下列叙述错误的是(　　)
   A. 抗震颤疗效好
   B. 外周抗胆碱作用弱
   C. 对氯丙嗪引起的帕金森综合征无效
   D. 对僵直及运动迟缓疗效差
   E. 有口干不良反应

3. 治疗帕金森病最佳联合用药是(　　)
   A. 左旋多巴+卡比多巴
   B. 左旋多巴+卡比多巴+维生素 B_6
   C. 左旋多巴+维生素 B_6
   D. 卡比多巴+维生素 B_6
   E. 以上均不是

【B 型题】

(第 4~8 题备选答案)
   A. 溴隐亭　　　　B. 苯海索

   C. 左旋多巴　　　D. 卡比多巴
   E. 金刚烷胺

4. 外周脱羧酶抑制剂是(　　)
5. 多巴胺受体激动剂是(　　)
6. 促进多巴胺合成的药物是(　　)
7. 促进多巴胺释放的药物是(　　)
8. 中枢抗胆碱的药物是(　　)

【X 型题】

9. 治疗帕金森病有效的药物是(　　)
   A. 苯海索　　　　　B. 左旋多巴
   C. 金刚烷胺　　　　D. 利舍平
   E. 溴隐亭

10. 下列关于苯海索的描述正确的是(　　)
   A. 又称安坦
   B. 属于胆碱受体阻断药
   C. 可以阻断中枢胆碱受体
   D. 可以减弱纹状体中乙酰胆碱的作用
   E. 疗效不如左旋多巴

二、简答题

左旋多巴与卡比多巴联合用药的意义。

(李天民)

第9章 镇 痛 药

学习目标

1. 掌握吗啡及哌替啶的药理作用、临床应用及不良反应。
2. 理解可待因及美沙酮的药理作用、临床应用及不良反应。
3. 了解其他镇痛药的药理作用和临床应用。

镇痛药(analgesics)是一类主要作用于中枢神经系统,选择性地消除或缓解痛觉,但不影响意识及其他感觉的药物。由于多数药物反复使用可导致依赖性,又称为麻醉性镇痛药。

疼痛是多种疾病的症状,它使患者感受痛苦,尤其是剧痛,还可能引起生理功能紊乱,甚至休克。因此,适当地应用药物缓解疼痛,防止可能产生的生理功能紊乱是很必要的。但疼痛发生的原因不同,应区别不同情况选用不同药理作用的药物。另外,疼痛的性质与部位往往是诊断疾病的重要依据,因此对诊断未明的疼痛不宜先用药物止痛,以免掩盖病情,贻误诊断。

临床应用的镇痛药包括阿片生物碱类如吗啡及可待因等;人工合成镇痛药如哌替啶、美沙酮和曲马多等;其他镇痛药如奈福泮、罗通定。

第1节 阿片生物碱类镇痛药

 案例 9-1

患者,男性,56岁。3年前诊断为冠心病。近1周来心前区疼痛发作频繁,今晨骑车上班途中,突然胸骨后压榨性剧痛,触电样向左臂内侧放射,舌下含化硝酸甘油不能缓解,出大汗,面色灰白,手足发凉。就诊医院时发现血压80/50mmHg,心电图显示室性期前收缩。用药情况:吗啡,每6小时皮下注射5mg,共4次,疼痛缓解;静脉滴注2%利多卡因注射剂,维持24小时;多巴胺静脉滴注,血压回升有尿后维持1天。

问题与思考:

1. 吗啡用于此患者的目的是什么?
2. 在使用吗啡时应该注意哪些问题?

阿片(opium)为罂粟科植物罂粟(papaver somniferum)未成熟蒴果浆汁的干燥物,含有20余种生物碱,如吗啡、可待因、罂粟碱等。

【作用机制】 各种实验证明,体内存在抗痛系统,它由脑啡肽神经元、脑啡肽及阿片受体共同组成。在正常情况下脑啡肽与阿片受体结合,起着疼痛感觉的调控作用,维持正常痛阈值,发挥生理性止痛功能。镇痛药的作用是激动阿片受体,激活中枢抗痛系统,阻止痛觉信号传入脑内,从而产生中枢性镇痛作用。

1. 阿片受体及内源性阿片样活性物质 20世纪70年代初证实了脑内有阿片受体,而且各种镇痛药与阿片受体的亲和力与它们的镇痛效力之间呈现高度相关性。阿片受体在脑内分布广泛而不均匀,受体密度较高的部位如脊髓胶质区、丘脑内侧、脑室及导水管周围灰质都是和疼痛刺激的传入、痛觉的整合及感受有关的神经结构;而受体密度最高的边缘系统及蓝斑核,则多是与情绪及精神活动有关的脑区。中脑盖前核的阿片受体可能与缩瞳有关。延髓的孤束核处的阿片受体与药物引起的镇咳、呼吸抑制、中枢交感张力降低有关。脑干极后区、孤束核、迷走神经背核等部位的阿片受体与胃肠活动有关。阿片受体也存在于肠道及其他外周部位。

阿片受体的发现提示脑内可能存在相应的内源性阿片样活性物质,不久即自脑内分离出两种五肽,即甲硫氨酸脑啡肽(M-enkephalin)和亮氨酸脑啡肽(L-enkephalin),它们在脑内的分布与阿片受体的分布近似,并能与阿片受体呈立体特异性结合而产生吗啡样作用,这种作用可被吗啡拮抗药纳洛酮所拮抗。继发现脑啡肽之后,又自垂体中分离出几种较大的肽类,称为内啡肽(endorphins),如 β-内啡肽(β-endorphin)及强啡肽(dynorphin A)。迄今已发现近 20 种作用与阿片生物碱相似的肽类,统称为内阿片样肽(或内阿片肽)。内阿片肽可能是神经递质或神经调质(即调节神经递质释放的物质)或神经激素,在机体内起着痛觉感受的调控或内源性镇痛系统,以及调节心血管及胃肠功能的作用。例如,在脊髓感觉神经末梢已发现阿片受体,实验资料提示脑啡肽可能通过抑制感觉神经末梢释放一种兴奋性递质(P 物质),从而干扰痛觉冲动传入中枢(图 9-1)。至于吗啡类药物的作用机制则可能是通过与不同脑区的阿片受体结合,模拟内阿片肽而发挥作用的。

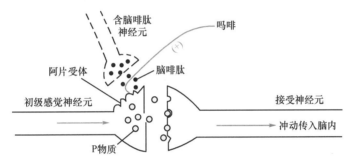

图 9-1　痛觉的传递及镇痛药作用机制示意图

2. 阿片受体的多型性、亚型及其效应　通过对阿片受体配体结合的实验研究,现认为阿片受体可分为 μ、δ、κ 及 σ 型,μ、δ 及 σ 型各又可分为 1 和 2 两种亚型。各种内阿片肽对不同型阿片受体的亲和力不同,现认为亮氨酸脑啡肽及强啡肽分别为 δ 及 κ 受体的内源性配体,而 μ 受体及 σ 受体的内源性配体则尚未明确;各型受体激动时产生的效应也各不相同。吗啡类药物对不同亚型的亲和力及内在活性都不完全相同,因此有些药物是激动药(如吗啡、哌替啶);有些是阻断药(如纳洛酮);还有些药物对一型是阻断药,而对另一型则是激动药或部分激动药(如喷他佐辛、烯丙吗啡、丁丙诺啡)。

吗　啡

【体内过程】　吗啡(morphine)口服易自胃肠道吸收,由于其酚羟基的存在而导致首关消除明显,生物利用度低,故常用注射给药。血液中的吗啡约 1/3 与血浆蛋白结合。未结合型吗啡迅速分布于全身,仅有少量通过血脑屏障,但已足以发挥中枢性药理作用。吗啡主要在肝内与葡糖醛酸结合而失效,其结合物及少量未结合的吗啡于 24 小时内大部分自肾排泄。血浆 $t_{1/2}$ 为

2.5~3小时。吗啡有少量经乳腺排泄,也可通过胎盘进入胎儿体内。

【药理作用】 吗啡主要作用于中枢神经系统、心血管系统及内脏平滑肌。

1. 中枢神经系统

(1)镇痛、镇静:吗啡有强大的镇痛作用,但意识及其他感觉不受影响,对各种疼痛都有效,其中对持续性慢性钝痛的效力大于急性间断性锐痛。一次给药,镇痛作用可持续4~5小时。吗啡还有明显镇静作用,可消除由疼痛所引起的焦虑、紧张、恐惧等情绪反应,因而显著提高对疼痛的耐受力。如外界安静,则可使患者入睡。随着疼痛的缓解及对情绪的影响,可出现欣快症(euphoria)。

(2)抑制呼吸:治疗量吗啡即可抑制呼吸,使呼吸频率减慢、潮气量降低;剂量增大,则抑制增强。急性中毒时呼吸频率可减慢至3~4次/分。吗啡可降低呼吸中枢对血液CO_2的敏感性,同时对脑桥内呼吸调整中枢也有抑制作用。

(3)镇咳:本品抑制咳嗽中枢,使咳嗽反射减轻或消失,但易成瘾,故不用于临床。

(4)其他中枢作用:吗啡兴奋中脑盖前核的阿片受体,可引起缩瞳,针尖样瞳孔为其中毒特征,有诊断意义。刺激延髓催吐化学感受区(CTZ)而致恶心、呕吐,还可促进催乳素和促生长激素的释放。

2. 心血管系统 治疗量的吗啡对心率、心律及心肌收缩力无明显影响,但可扩张阻力血管及容量血管,引起直立性低血压;静脉给药较大剂量可使卧位血压下降。其降压作用是由于它使中枢交感张力降低,外周小动脉扩张;促进组胺释放导致血管扩张。吗啡抑制呼吸,使体内CO_2蓄积,引起继发性脑血管扩张和脑血流量增加,使颅内压增高。

3. 平滑肌 吗啡可提高胃肠道平滑肌和括约肌张力,从而使胃排空和肠推进性蠕动减弱;又能抑制消化液的分泌;加之中枢抑制后便意迟钝等综合原因,而引起止泻作用及便秘,并使胆管、输尿管、支气管平滑肌张力增加。治疗量吗啡引起胆管奥狄括约肌痉挛性收缩,使胆管排空受阻,胆囊内压力明显提高,可导致上腹不适甚至胆绞痛,阿托品可部分缓解之。吗啡对抗催产素对子宫平滑肌的兴奋作用,延缓产程,并抑制新生儿呼吸,故分娩妇女禁用。大剂量吗啡收缩支气管平滑肌,加重支气管哮喘。

4. 免疫抑制作用 吗啡对机体细胞免疫和体液免疫都有抑制作用,这可能是吸毒患者易感染艾滋病、难治性结核病等的原因之一。

【临床应用】

1. 止痛 吗啡对各种疼痛都有效,但久用易成瘾。因此,临床上主要用于其他镇痛药无效时的急性锐痛。对剧烈的胆绞痛和肾绞痛,必须与解痉药阿托品合用。

2. 止心源性哮喘 左心衰竭的患者,可出现急性肺水肿而引起气促和窒息,称为心源性哮喘。此时除应用强心苷、氨茶碱及吸氧外,静脉注射小剂量吗啡可产生良好效果。其作用机制可能由于吗啡抑制呼吸中枢,降低呼吸中枢对CO_2的敏感性,从而减弱了过度的反射性呼吸兴奋;同时吗啡可扩张外周血管而降低外周阻力,从而减轻心脏的前后负荷。此外,镇静作用有利于消除患者焦虑、恐惧情绪,减少耗氧量,也间接地减少了心脏的工作量。

3. 止泻 可用于急慢性消耗性腹泻以减轻症状。常用阿片酊或复方樟脑酊。如伴有细菌感染,应同时使用抗菌药。

4. 止咳 适用于无痰干咳。

【不良反应】

1. 副作用 可有头晕、嗜睡、恶心、呕吐、便秘及排尿困难等。

2. 耐受性和依赖性 连续反复应用1~2周后,可产生耐受性及依赖性,一旦停药,即出现戒断症状,表现为兴奋、失眠、流泪、流涕、出汗、震颤、呕吐、腹泻,甚至虚脱、意识丧失等。若给以治疗量吗啡,则症状立即消失。吗啡耐受性与依赖性的产生主要由于神经组织对吗啡的适应性;吗啡戒断症状与蓝斑核异常放电有关。可乐定抑制蓝斑核放电可缓解吗啡戒断症状。成瘾者往往为追求欣快感及避免停药所致戒断症状的痛苦,常不择手段获取药品(称为"强迫性觅药行为"),危害极大,故此类药应按国家颁布的《麻醉药品管理条例》严格管理,控制使用。

3. 急性中毒 药物过量时可致急性中毒,表现为昏迷、呼吸深度抑制、瞳孔极度缩小呈针尖样、发绀及血压下降,严重者死于呼吸麻痹。抢救措施:主要采取人工呼吸、吸氧,使用中枢兴奋药尼可刹米、静脉注射阿片受体阻断药纳洛酮等。

【禁忌证】 婴儿及哺乳期妇女忌用。因可抑制新生儿呼吸和子宫收缩,临产妇女禁用。患有慢性阻塞性肺疾病、支气管哮喘、肺源性心脏病、颅内压增高及严重肝功能减退者禁用。

 知识考点 吗啡的药动学特点、药理作用、临床应用、不良反应及其禁忌证

可 待 因

可待因(codeine)又称甲基吗啡,口服后易吸收。可待因的镇痛作用约为吗啡的1/12,镇咳作用为吗啡的1/4,其抑制呼吸、镇静作用不明显,欣快作用和依赖性也较吗啡弱。临床上主要替代吗啡用于无痰干咳及剧烈频繁的咳嗽;也可用于中等程度疼痛的止痛,疗效好于解热镇痛药,与解热镇痛药合用有协同作用。久用可产生依赖性。

知识考点 可待因的药理作用及其临床应用

丁 丙 诺 啡

丁丙诺啡(buprenorphine)又称布诺啡,是蒂巴因半合成衍生物,有较强的镇痛作用,为 μ 受体部分激动药,镇痛时间约为 8 小时。用于癌症晚期、烧伤、心肌梗死和手术后所致疼痛。不良反应常见头晕及胃肠道反应,也能产生耐受性与依赖性。

> **知识链接** *海 洛 因*
>
> 1874 年,伦敦圣玛丽医院的英国化学家怀特(C. R Wright)在吗啡中加入乙酸得到一种白色结晶粉末。在犬身上试验,立即出现了虚脱、恐惧和困乏等一系列症状。德国拜耳公司的化学家霍夫曼(Felix Hoffmann)发现,这种化合物比吗啡的镇痛作用高 4~8 倍。1898 年,在没有经过彻底的临床试验的情况下,拜耳公司将它以非成瘾性吗啡大批量生产投入市场,当时的目的是为了治疗吗啡成瘾者,并且作为强麻醉剂去推销。这种新药被正式定名为海洛因(heroin),该名取自德文 heroisch 一字,意思是"英雄式的新发明"。但是很快人们就发现海洛因比吗啡的依赖性更强烈,成了危害人类的"白色瘟疫"。

第 2 节 合成镇痛药

吗啡易成瘾是其严重缺点。为了寻找更好的代用品,合成了哌替啶、阿法罗定(安那度)、芬太尼、美沙酮、喷他佐辛、二氢埃托啡等药,它们的依赖性均较吗啡轻。

哌 替 啶

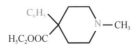

哌替啶(pethidine)又称度冷丁(dolantin),为苯基哌啶衍生物,是临床常用的人工合成镇

痛药。

【体内过程】 口服易吸收,皮下或肌内注射后吸收更迅速,起效更快,故临床常用注射给药。血浆蛋白结合率约60%,主要在肝代谢为哌替啶酸及去甲哌替啶,再以结合型或游离型自尿排出。$t_{1/2}$约3小时。去甲哌替啶有中枢兴奋作用,中毒时发生惊厥可能与此有关。

【药理作用】

1. 中枢神经系统 镇痛效力比吗啡弱,仅为吗啡的1/10~1/8。10%~20%患者用药后出现欣快感,依赖性发生较慢。与吗啡在等效镇痛剂量时,抑制呼吸的程度相等,但作用时间较短。几无镇咳和缩瞳作用。

2. 平滑肌 本药能中度提高胃肠道平滑肌及括约肌张力,减少推进性蠕动,但因作用时间短,故不引起便秘,也无止泻作用;能引起胆管括约肌痉挛,提高胆管内压力,但比吗啡弱。治疗量对支气管平滑肌无影响,大剂量则引起收缩。对妊娠末期子宫,本药不对抗催产素兴奋子宫的作用,故不延缓产程。

3. 心血管系统 治疗量可致直立性低血压,原因同吗啡。由于抑制呼吸,也能使体内CO_2蓄积,脑血管扩张而致脑脊液压力升高。

【临床应用】

1. 镇痛 因其依赖性比吗啡形成的慢且弱,故在临床上常用。哌替啶对各种剧痛都有效。但对慢性钝痛则不宜使用,因仍有依赖性。新生儿对哌替啶抑制呼吸作用极为敏感,故产妇于临产前2~4小时不宜使用。

2. 麻醉前给药 哌替啶的镇静作用可消除患者手术前紧张、恐惧情绪,减少麻醉药用量。

3. 人工冬眠 与氯丙嗪、异丙嗪合用组成冬眠合剂用于人工冬眠疗法。

4. 心源性哮喘 可替代吗啡用于心源性哮喘。

【不良反应】 治疗量哌替啶与吗啡相似,对延髓CTZ有兴奋作用,并能增加前庭器官的敏感性,可致眩晕、出汗、口干、恶心、呕吐、心悸及因直立性低血压而发生晕厥等。久用也可成瘾。剂量过大可明显抑制呼吸。偶可引起类似阿托品的中毒症状,如瞳孔散大、震颤、反射亢进、谵妄,甚至惊厥。中毒症状与其代谢产物去甲哌替啶有关,中毒解救时可配合抗惊厥药。禁忌证同吗啡。

✦ **知识考点** 哌替啶的药理作用及其临床应用

阿 法 罗 定

阿法罗定(alphaprodine)又称安那度,为短效镇痛药,主要用于短时止痛,如骨科、外科、五官科小手术及泌尿外科器械检查等。本药也可与阿托品合用,以解除胃肠道、泌尿道平滑肌痉挛性疼痛。不良反应有轻微而短暂的眩晕、多汗、无力等。呼吸抑制与依赖性均较轻。

芬 太 尼

芬太尼(fentanyl)为短效镇痛药,镇痛效力约为吗啡的100倍。显效快,作用时间短,可用于各种剧痛。与全身麻醉药或局部麻醉药合用,可减少麻醉药用量。与氟哌啶醇合用有安定镇痛作用。不良反应有眩晕、恶心、呕吐及胆管括约肌痉挛。大剂量产生明显肌肉僵直,纳洛酮能对抗之。静脉注射过速易抑制呼吸,应加注意。本药禁用于支气管哮喘、颅脑肿瘤或颅脑外伤引起昏迷的患者及2岁以下小儿。本药依赖性小。

✦ **知识考点** 芬太尼的药理作用及其临床应用

美 沙 酮

美沙酮(methadone)有左旋体及右旋体。左旋体较右旋体效力强 8～50 倍。常用其消旋体。药理作用与吗啡相似,口服与注射同样有效。其镇痛作用强度与持续时间与吗啡相当。耐受性与依赖性发生较慢,戒断症状略轻,且易于治疗。抑制呼吸、缩瞳、引起便秘及升高胆管内压力都较吗啡轻。本药适用于各种原因所致剧痛,也可用于吗啡和海洛因成瘾脱毒时的替代品。

 知识考点 美沙酮的药理作用及其临床应用

喷 他 佐 辛

喷他佐辛(pentazocine)又称镇痛新,为苯并吗啡烷类衍生物。本药主要激动 κ、σ 受体;但又可拮抗 μ 受体。

【体内过程】 本品口服及注射均易吸收;口服后 1 小时发挥作用,一次给药,可持续 5 小时以上。肌内注射后 15 分钟血药浓度达高峰。肌内注射 $t_{1/2}$ 约为 2 小时。本品主要在肝代谢,经肾排泄。24 小时约排出总量的 60%。

【药理作用及临床应用】 本品为阿片受体的部分激动剂。镇痛效力较吗啡弱,呼吸抑制作用约为吗啡的 1/2。增加剂量其镇痛和呼吸抑制作用并不成比例增加。对胃肠道平滑肌作用与吗啡相似,但对胆管括约肌作用较弱。大剂量可引起血压上升,心率加快,可能与升高血浆中儿茶酚胺有关。本品适用于各种慢性剧痛。

【不良反应】 有眩晕、恶心、呕吐、出汗等。成瘾性小,不属于麻醉药品管理范畴。大剂量可出现呼吸抑制、血压升高和心率加快,可用纳洛酮对抗。

 知识考点 喷他佐辛的药理作用及其临床应用

二 氢 埃 托 啡

二氢埃托啡(dihydroetorphine)为我国生产的强镇痛药。其镇痛效力是吗啡的 12 000 倍。用量小,一次 20～40μg。镇痛作用短暂,仅 2 小时左右。小剂量间断用药不易产生耐受性,而大剂量持续用药则易出现耐受性和依赖性,但较吗啡轻。本药常用于镇痛或吗啡类药品成瘾者的戒毒。

 知识考点 二氢埃托啡的药理作用及临床应用

曲 马 多

其镇痛作用强度与喷他佐辛相似。口服易于吸收,生物利用度约90%,$t_{1/2}$ 约为 6 小时。不良反应和其他镇痛药相似,偶有多汗、头晕、恶心、呕吐、口干、疲劳等。治疗量不抑制呼吸,也不影响心血管功能,不产生便秘等副作用。本药适用于中度及重度急、慢性疼痛及外科手术。本药不宜用于轻度疼痛,长期应用也可能成瘾。

 知识考点 曲马多的药理作用及其临床应用

第 3 节 其他镇痛药

罗 通 定

延胡索(*Corydalis ambigua*)为罂粟科草本植物,药用取其块茎,又称玄胡、元胡,能活血散淤、行气止痛。《本草纲目》中曾记载"治一身上下诸痛,用之中的,妙不可言"。经研究发现所含延胡索乙素有镇痛作用。它是消旋四氢帕马丁(*dl*-tetrahydropalmatine),有效部分为左旋体,即罗通定(rotundine),又称颅痛定。

口服罗通定吸收良好,镇痛作用较解热镇痛药强。研究证明其镇痛作用与脑内阿片受体无关。对慢性持续性钝痛效果较好,对创伤或手术后疼痛或晚期癌症的止痛效果较差。本药可用于治疗胃肠及肝胆系统等内科疾病所引起的钝痛、一般性头痛及脑震荡后头痛等,也可用于痛经及分娩止痛,对产程及胎儿均无不良影响。

奈 福 泮

奈福泮(nefopam)又称甲苯噁唑,口服易吸收,$t_{1/2}$ 约为 4 小时,镇痛机制未明,无依赖性。另外,其还具有中枢性肌松、抗胆碱及拟交感活性。临床用于创伤、手术后、癌性疼痛;也可用于肌痛、牙痛及内脏平滑肌急性绞痛。

恶心及呕吐的不良反应发生率为 10%～30%,静脉用药发生率高于口服用药;更常见的镇静作用可影响患者的工作和学习。

高 乌 甲 素

高乌甲素(lappaconitine)是由高乌头的根中分离得到的生物碱,无依赖性。口服或注射给药皆可,镇痛作用强度与哌替啶相似,时间长于哌替啶。还具有解热、抗炎、局部麻醉作用等。它可作为癌性疼痛阶梯疗法中的轻度、中度疼痛的备选药。偶见心悸、头晕及荨麻疹。

氟 吡 汀

氟吡汀(flupirtine)为新型中枢性镇痛药,属于嘧啶类衍生物,临床应用未发现依赖性。其选择性激活神经细胞的内向整流钾通道,间接抑制 *N*-甲基-D-天冬氨酸(*N*-methyl-D-aspartate,NMDA)受体的激活,阻断痛觉信号传导而发挥镇痛作用。口服易吸收,用于外伤、烧伤、手术后、癌性疼痛等。

第4节 阿片受体拮抗药

纳 洛 酮

纳洛酮(naloxone)为阿片受体的完全阻断剂。其对正常人体并无明显药理效应及毒性,但对吗啡中毒者,小剂量(0.4～0.8mg)肌内或静脉注射能迅速翻转吗啡的作用,1～2 分钟就可消除呼吸抑制现象,增加呼吸频率。对吗啡成瘾者可迅速诱发戒断症状,表明纳洛酮在体内与吗啡竞争同一受体。临床适用于阿片受体激动药的急性中毒,解救呼吸抑制及其他中枢抑制症状,可使昏迷者迅速复苏。纳洛酮也适用于休克、乙醇中毒及脑卒中。因 $t_{1/2}$ 较短(0.5～1 小时),需多次给药维持疗效。

纳 曲 酮

纳曲酮(naltrexone)的作用与纳洛酮相同,但口服生物利用度可达 50%～60%,作用维持时间较长,适用于治疗阿片类药物的依赖性患者。

◆ **知识考点** 阿片类药物滥用的危害及其治疗

案例 9-1 分析

1. 使用吗啡可以镇痛,缓解患者疼痛难忍症状,并且可以镇静,缓和患者的紧张情绪。

2. 吗啡可引起眩晕、恶心、呕吐、便秘、排尿困难、呼吸抑制等不良反应,并能产生依赖性,要注意不能频繁使用,另要注意吗啡扩张血管可引起血压下降。

小 结

1. 吗啡有三大药理作用,即中枢作用、心血管作用及对内脏平滑肌的作用。中枢作用主要表现为:三镇一抑制(镇痛、镇静、镇咳、抑制呼吸)、催吐及缩瞳。心血管作用表现为:扩张血管、降低血压,颅压升高。内脏平滑肌表现为肌张力提高,引起便秘和排尿困难,诱发胆绞痛。四大用途为止痛、止咳、止喘及止泻。两大典型不良反应为耐受性与依赖性、急性中毒(血压下降、针尖样瞳孔、呼吸抑制)。

2. 人工合成镇痛药的代表药物是哌替啶。哌替啶与吗啡具有许多相似之处。不同点主要有:哌替啶可用于分娩止痛,是冬眠合剂的组成成分,可散瞳及导致惊厥。

3. 阿片受体阻断药的代表药物是纳洛酮,对阿片依赖者可催瘾,常用于对抗阿片受体激动药急性中毒引起的呼吸抑制。

目标检测

一、选择题

【A 型题】

1. 吗啡临床的适应证为( )
   A. 分娩止痛
   B. 哺乳期妇女的止痛
   C. 诊断未明的急腹症疼痛
   D. 颅脑外伤的疼痛
   E. 急性严重创伤、烧伤等所致的疼痛

2. 吗啡镇痛的主要作用部位是( )
   A. 脊髓胶质区、丘脑内侧、脑室及导水管周围灰质
   B. 脑干网状结构及大脑皮质
   C. 边缘系统与蓝斑核
   D. 中脑盖前核
   E. 只作用于大脑皮质

3. 吗啡可用于治疗( )
   A. 阿司匹林哮喘
   B. 心源性哮喘
   C. 支气管哮喘
   D. 喘息型慢性支气管哮喘
   E. 其他原因引起的过敏性哮喘

4. 下列哪种情况能用哌替啶而不能用吗啡( )
   A. 镇痛
   B. 镇咳
   C. 止泻
   D. 人工冬眠
   E. 心源性哮喘

5. 不宜使用吗啡治疗慢性钝痛的主要原因是( )
   A. 易成瘾
   B. 可致便秘
   C. 对钝痛效果差
   D. 治疗量可抑制呼吸

   E. 可引起直立性低血压

6. 哌替啶须与阿托品合用治疗胆绞痛,是因为哌替啶( )
   A. 可引起恶心、呕吐等胃肠反应
   B. 抑制呼吸
   C. 易成瘾
   D. 镇痛作用弱
   E. 可使胆道括约肌痉挛,提高胆内压

【B 型题】

(第 7~11 题备选答案)
   A. 镇痛作用
   B. 镇咳作用
   C. 欣快作用
   D. 胃肠活动改变
   E. 缩瞳作用

7. 吗啡作用于脊髓胶质区、丘脑内侧、脑室及导水管周围灰质的阿片受体,可引起( )

8. 吗啡作用于延脑孤束核的阿片受体,可引起( )

9. 吗啡作用于中脑盖前核的阿片受体,可引起( )

10. 吗啡作用于边缘系统及蓝斑核的阿片受体,可引起( )

11. 吗啡作用于脑干极后区、孤束核、迷走神经背核的阿片受体,可引起( )

【X 型题】

12. 吗啡治疗心源性哮喘是因为( )
    A. 抑制呼吸中枢,降低对血液 CO_2 敏感性
    B. 扩张外周血管,减轻心脏负担
    C. 扩张支气管平滑肌,改善呼吸功能

D. 兴奋心脏,改善肺水肿

E. 镇静作用,消除患者紧张

13. 吗啡禁用于( )

A. 哺乳期妇女止痛

B. 支气管哮喘患者

C. 肺心病患者

D. 肝功能严重减退患者

E. 颅脑损伤昏迷患者

14. 哌替啶的临床应用有( )

A. 创伤性疼痛

B. 内脏绞痛

C. 麻醉前给药

D. 与氯丙嗪、异丙嗪组成人工冬眠合剂

E. 心源性哮喘

15. 吗啡不用于治疗( )

A. 阿司匹林哮喘

B. 心源性哮喘

C. 支气管哮喘

D. 喘息型慢性支气管哮喘

E. 其他原因引起的过敏性哮喘

二、简答题

1. 吗啡主要用于哪些疼痛的治疗,应用时应注意哪些问题?

2. 比较阿片受体激动药、部分激动药及阻断药的作用机制和临床用途。

（曾　慧）

第10章 解热镇痛抗炎药

学习目标

1. 掌握阿司匹林的药理作用、作用机制、临床应用及不良反应。
2. 理解对乙酰氨基酚、布洛芬的药理作用、临床应用及不良反应。
3. 了解其他解热镇痛药的药理作用和临床应用。

解热镇痛抗炎药(antipyretic-analgesic and anti-inflammatory drugs)是一类具有解热、镇痛,而且大多数还有抗炎、抗风湿作用的药物。由于本类药物的化学结构和抗炎作用机制与肾上腺皮质激素不同,故又称非甾体抗炎药(non-steroidal anti-inflammatory drugs,NSAIDs)。阿司匹林是本类药物的代表,因此也称为阿司匹林类药物。

本类药物尽管其化学结构各异,但它们大多数都能抑制体内前列腺素(prostaglandins,PGs)的合成。目前对本类药物的解热、镇痛和抗炎、抗风湿等药理作用及某些共同具有的不良反应(如胃肠道反应、肾脏损害、凝血障碍、诱发哮喘等)均可用这一作用机制来解释。

PGs 广泛存在于人体的各种重要组织和体液中,大多数细胞均有合成 PGs 的能力。PGs 是一类具有高度生物活性的物质,参与机体发热、疼痛、炎症、速发型过敏反应等多种生理、病理过程。PGs 的前体是花生四烯酸(AA),AA 源于食物,吸收后以磷脂的形式存在于细胞膜中。当细胞受到刺激时,细胞膜上的磷脂酶被激活,使其释放 AA。游离的 AA 分别通过环加氧酶(cyclooxygenase,COX,前列腺素合成酶)和 5-脂氧酶途径,进一步代谢成 PGs、血栓素(TXA$_2$)和白三烯(LT)(图 10-1)。解热镇痛抗炎药抑制 COX 的活性,从而阻止 PGs 的合成。

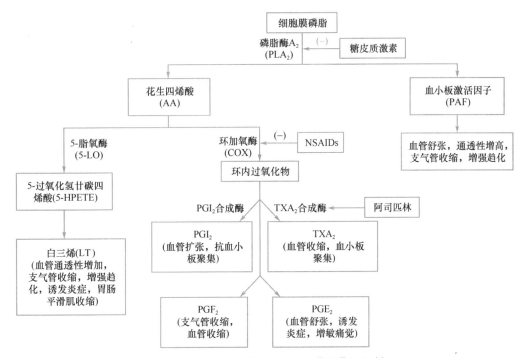

图 10-1 膜磷脂代谢途径及抗炎药的作用机制

本类药物的基本药理作用有以下几种。

1. 解热作用 本类药物能降低发热患者的体温,对正常人体温几无影响。发热是由于各种外热原(如病原体及其毒素、抗原抗体复合物等)与血液中的粒细胞、单核细胞及组织中的巨噬细胞等相互作用产生内源性致热原(内热原),内热原进入中枢神经系统可导致中枢合成和释放 PGs 增多,使下丘脑体温调定点上移,此时产热增加、散热减少,引起体温升高。本类药物通过抑制中枢内 PGs 合成,使体温调定点恢复正常,此时散热增加(如体表血管扩张,出汗增多),体温渐至正常。

发热是机体的一种防御反应,且不同热型是诊断疾病的依据,因此低热或诊断未明时不急于退热,当体温过高或持久发热时可适当应用解热镇痛药,以缓解高热引起的并发症。对年老体弱者应掌握好剂量,以免出汗过多、体温骤降引起虚脱。

2. 镇痛作用 本类药物有中等程度的镇痛作用,对慢性钝痛如牙痛、头痛、神经痛、肌肉痛、关节痛及月经痛等均有较好的镇痛效果,而对创伤性剧痛和内脏平滑肌痉挛引起的绞痛则几乎无效。常用量不会引起精神或情绪改变,也无镇静、催眠等不良反应,长期应用不产生耐受性和依赖性,也不抑制呼吸。

镇痛作用部位主要在外周神经系统,当组织受到损伤、发生炎症或过敏反应时,局部就可能产生或释放一些致痛的化学物质,如缓激肽、组胺、5-羟色胺及前列腺素等,作用于痛觉感受器引起疼痛。PGs 本身致痛作用较弱,但它可使痛觉感受器对组胺、缓激肽等致痛物质的敏感性提高,因而增强这些物质的致痛作用(即痛觉增敏)。解热镇痛抗炎药抑制炎症局部 PGs 合成,因而有镇痛作用。

3. 抗炎和抗风湿作用 本类药物除苯胺类外,其他均有较强的抗炎和抗风湿作用。在发生炎症反应时,组织会产生许多致炎物质,如组胺、5-羟色胺、缓激肽及前列腺素等。其中前列腺素是重要的致炎物质,它可使局部血管扩张,毛细血管通透性增加,同时也能对其他致炎物质产生增敏作用。大量前列腺素还可促使白细胞外渗从而导致局部组织红、肿、热、痛等炎症病理改变。解热镇痛抗炎药的抗炎作用主要是抑制 PGs 合成,消除它对致炎物质的增敏作用。另外,大剂量也能稳定溶酶体膜,抑制溶酶体酶的释放而起到消炎作用。这类药物的抗风湿作用除了解热、镇痛等因素外,主要在于抗炎。

常用的解热镇痛抗炎药按化学结构可分为水杨酸类、苯胺类、吡唑酮类及其他类。

◆ **知识考点** 解热镇痛药的作用机制及作用特点

第 1 节 水 杨 酸 类

阿 司 匹 林

【体内过程】 阿司匹林(aspirin)又称乙酰水杨酸。口服后小部分在胃、大部分在小肠吸收。$1 \sim 2$ 小时血药浓度达峰值。在吸收过程中与吸收后,其迅速被胃黏膜、血浆、红细胞及肝中的酯酶水解为水杨酸,水解后以水杨酸盐的形式迅速分布至全身组织。阿司匹林也可进入关节腔及脑脊液,并可通过胎盘。水杨酸与血浆蛋白结合率高,可达 $80\% \sim 90\%$。水杨酸经肝药酶代谢,大部分代谢物与甘氨酸结合,少部分与葡糖醛酸结合后,自肾排泄。碱性尿中,水杨酸盐解离增多,重吸收减少而排出增多;尿呈酸性时则相反。故同时服用碳酸氢钠可促进其排泄,降低其血浓度。

【药理作用及临床应用】

1. 解热镇痛及抗炎抗风湿　阿司匹林有较强的解热、镇痛作用,常与其他药配成复方,用于头痛、牙痛、肌肉痛、神经痛、痛经及感冒发热等;抗炎抗风湿作用也较强,大剂量可使急性风湿热患者于 24 ~ 48 小时内退热,关节红、肿及疼痛缓解,红细胞沉降率下降,患者主观感觉好转。由于控制急性风湿热的疗效迅速而确实,故也可用于鉴别诊断。对类风湿关节炎也可迅速镇痛,消退关节炎症,减轻关节损伤,目前仍是首选药。

2. 影响血小板功能　小剂量阿司匹林能使 COX 活性中心的丝氨酸乙酰化而失活,因而减少血小板中血栓素(TXA_2)的生成,从而抑制血小板聚集,阻止血栓形成,临床上可用于防止手术后血栓形成及防治冠脉和脑血管栓塞性疾病。但在大剂量时,阿司匹林也能抑制血管壁中 COX 的活性,减少前列环素(prostacyclin,PGI_2)的合成。PGI_2 是 TXA_2 的生理对抗剂,它的合成减少可促进凝血及血栓形成。因此宜采用小剂量阿司匹林防治血栓性疾病。

 案例 10-1

　　患者,女性,39 岁,2 年前患呼吸道感染,未及时治疗,半月后,双手指间疼痛红肿,肩关节僵硬,不能握拳至今;现双膝关节肿胀疼痛 5 个月。双手 X 线平片见软骨变薄,有缺损,关节间隙变窄。类风湿因子阳性。诊断为类风湿关节炎。

　　问题与思考:

　　该患者首选什么药物治疗? 为什么?

【不良反应】　小剂量或短期使用时不良反应较少;长期大量应用则不良反应较多。

1. 胃肠道反应　最为常见,口服可直接刺激胃黏膜,引起上腹不适、恶心、呕吐。血药浓度高则刺激延髓催吐化学感受区(CTZ),也可致恶心及呕吐。较大剂量口服(抗风湿治疗)可引起胃溃疡及无痛性出血;原有溃疡者,症状加重。这与本药抑制胃黏膜 PG 合成有关,内源性 PG 对胃黏膜有保护作用。服用肠溶片、饭后服药、同服抗酸药或胃黏膜保护药,可减轻或避免以上反应。溃疡患者禁用。

2. 凝血障碍　一般剂量阿司匹林可抑制血小板聚集,延长出血时间。大剂量(5g/d 以上)或长期服用,还能抑制凝血酶原形成,延长凝血酶原时间,维生素 K 可以预防。严重肝损害、低凝血酶原血症、维生素 K 缺乏等均应避免服用,术前 1 周应停用,以防出血。

3. 过敏反应　少数患者可出现荨麻疹、血管神经性水肿、过敏性休克。某些哮喘患者服用阿司匹林后可诱发哮喘,称为"阿司匹林哮喘"。它不是以抗原-抗体反应为基础的过敏反应,而与它们抑制 PG 生物合成有关。因 PG 合成受阻,而由花生四烯酸生成的白三烯及其他脂氧酶代谢产物增多,内源性支气管收缩物质居于优势,导致支气管痉挛,诱发哮喘。肾上腺素治疗"阿司匹林哮喘"无效。哮喘、鼻息肉及慢性荨麻疹患者禁用阿司匹林。

4. 水杨酸反应　阿司匹林剂量过大(5g/d)时,可出现头痛、眩晕、恶心、呕吐、耳鸣、视力及听力减退,总称为水杨酸反应,是水杨酸类中毒的表现。严重者可出现过度呼吸、酸碱平衡失调,甚至精神错乱。严重中毒者应立即停药,静脉滴注碳酸氢钠溶液以碱化尿液,加速排泄。

5. 瑞夷(Reye)综合征　据报道患病毒性感染伴有发热的儿童或青年服用阿司匹林后有发生瑞夷综合征的危险,表现为严重肝功能损害合并脑病,虽少见,但可致死。故儿童病毒感染时不宜使用。

【药物相互作用】　阿司匹林通过竞争与白蛋白结合提高游离血药浓度,而引起药物相互作用。当与口服抗凝血药双香豆素合用时易引起出血;与肾上腺皮质激素合用,不但能竞争性与白蛋白结合,且有药效学协同作用,更易诱发溃疡及出血;与磺酰脲类口服降血糖合用易引起低血糖反应;当与丙戊酸、呋塞米、青霉素、甲氨蝶呤等药物合用,由于竞争性肾小管主动分泌的载体,增加各自的游离血药浓度。与布洛芬合用,布洛芬血药浓度降低,胃肠道不良反应增加。

 知识考点 阿司匹林的药理作用、临床应用、不良反应及药物相互作用

> **知识链接**　　　　　　　**百年阿司匹林**
>
> 　　2000 多年前,古希腊无论是民间,还是名医希波克拉底就已知道用柳树皮、叶的汁液止痛与退热。1828 年慕尼黑大学的药剂学教授约翰·毕希纳从柳树皮中分离出了少量的苦味黄色针状晶体,他把这种晶体命名为水杨苷。1838 年意大利化学家拉斐尔·皮尔通过化学方法用水杨苷制得了一种无色针状晶体,即水杨酸。1853 年,法国化学家查尔斯·弗里德里希·葛哈德首次合成了一种类似水杨酸的化合物,称为乙酰水杨酸。1897 年,在拜耳公司工作的德国化学家费利克斯·霍夫曼,改造水杨酸钠得到了制备纯净乙酰水杨酸的方法。随后,拜耳公司对乙酰水杨酸进行了缜密的研究,肯定了乙酰水杨酸的药理功效。1899 年 2 月拜耳公司以"阿司匹林"(Aspirin)的名字注册了此药。

第 2 节　苯　胺　类

对乙酰氨基酚

　　对乙酰氨基酚(acetaminophen)又称扑热息痛(paracetamol),是非那西丁(phenacetin)的体内代谢产物,两者都是苯胺衍生物,具有相同的药理作用。

　　【体内过程】　口服对乙酰氨基酚易吸收,0.5 ~ 1 小时血药浓度达高峰;约有 60% 对乙酰氨基酚与葡萄糖醛酸结合,35% 与硫酸结合失效后经肾排泄;有极少部分对乙酰氨基酚进一步代谢为对肝有毒性的羟化物。

　　【药理作用及临床应用】　对乙酰氨基酚的解热镇痛作用缓和持久,强度类似阿司匹林,但其抗炎、抗风湿作用很弱,无实际疗效。其抑制中枢 COX 的作用强度与阿司匹林相似;但在外周,对 COX 的抑制则远比阿司匹林弱。本药常用于感冒发热、头痛、关节痛、神经痛及阿司匹林不能耐受或过敏的患者。

　　【不良反应】　治疗量与阿司匹林相比不良反应较少,不会引起胃肠道反应和凝血障碍,偶见过敏反应,如皮疹,严重者伴有药热及黏膜损害。其代谢后的羟化物能氧化血红蛋白形成高铁血红蛋白,导致组织缺氧、发绀及溶血性贫血。大剂量或长期应用可致急性中毒性肝坏死及肾损害。

 知识考点　对乙酰氨基酚的药理作用及其临床应用

第 3 节　吡　唑　酮　类

保泰松及羟基保泰松

　　【体内过程】　口服保泰松(phenylbutazone)吸收迅速完全,2 小时达血药浓度峰值,吸收后 98% 与血浆蛋白结合,再缓慢释出,故作用持久,血浆 $t_{1/2}$ 为 50 ~ 65 小时。保泰松可穿透滑液膜,在滑液膜间隙内的浓度可达血药浓度的 50%,停药后,关节组织中保持较高浓度可

达 3 周之久。本药主要由肝药酶代谢,其代谢物为羟基保泰松(oxyphenbutazone),为活性代谢物;羟基保泰松的血浆蛋白结合率也很高,血浆 $t_{1/2}$ 长达几天,长期服用保泰松时,羟基保泰松可在体内蓄积,造成毒性。保泰松可诱导肝药酶,加速自身代谢。保泰松及其代谢物由肾缓慢排泄。

【药理作用及临床应用】　保泰松抗炎抗风湿作用强而解热镇痛作用较弱,临床主要用于风湿性关节、类风湿关节炎及强直性脊柱炎。较大剂量可减少肾小管对尿酸盐的再吸收,故可促进尿酸排泄,可用于急性痛风。由于本类药物不良反应较多,临床较少使用。

【不良反应】

1. 胃肠反应　最常见,表现为恶心、上腹不适、呕吐、腹泻。饭后服药可减轻。大剂量可引起胃、十二指肠出血及溃疡,溃疡患者禁用。

2. 水钠潴留　保泰松能直接促进肾小管对氯化钠及水的再吸收,引起水肿。心功能不全者出现心力衰竭、肺水肿。故用本药时应忌盐。高血压、心功能不全患者禁用。

3. 过敏反应　有皮疹,偶致剥脱性皮炎、粒细胞缺乏、血小板减少及再生障碍性贫血,可能致死,应高度警惕。如见粒细胞减少,应立即停药并用抗菌药防治感染。

4. 肝、肾损害　偶致肝炎及肾炎。肝、肾功能不全者禁用。

5. 甲状腺肿大及黏液性水肿　是保泰松抑制甲状腺摄取碘所致。

羟基保泰松除无排尿酸作用及胃肠反应较轻外,作用、用途及不良反应同保泰松。

【药物相互作用】　保泰松诱导肝药酶,加速自身代谢,也加速强心苷代谢;还可通过血浆蛋白结合部位的置换,加强口服抗凝药、口服降糖药、苯妥英钠及肾上腺皮质激素的作用及毒性。当保泰松与这些药物合用时,应予以注意。

第 4 节　其他抗炎有机酸类

一、吲哚美辛和舒林酸

吲 哚 美 辛

吲哚美辛(indomethacin)又称消炎痛,为人工合成的吲哚衍生物。口服吸收迅速、良好,血浆蛋白结合率约 90%,主要在肝代谢;代谢物从尿、胆汁、粪便排泄,10%~20% 以原形排泄于尿中。

吲哚美辛是最强的 COX 抑制药之一,有显著抗炎及解热作用,对炎性疼痛有明显镇痛效果。但不良反应多,故仅用于其他药物不能耐受或疗效不显著的病例,如急慢性风湿性关节炎、强直性脊椎炎、骨关节炎、恶性肿瘤引起的发热及其他难以控制的发热。不良反应主要为恶心、呕吐等胃肠道反应;头痛、眩晕、精神失常等中枢神经系统反应;偶见造血功能抑制、肝损伤和过敏反应。本药与阿司匹林有交叉过敏现象,"阿司匹林哮喘"者禁用。

　知识考点　吲哚美辛的药理作用及其临床应用

舒 林 酸

舒林酸(sulindac)又称苏林大,作用及应用均似吲哚美辛,但强度不及后者的一半,其特点是作用较持久。不良反应发生率约为 25%,较吲哚美辛少而轻,但除胃肠道以外的严重不良反应发生率与吲哚美辛相似。

二、灭 酸 类

甲芬那酸、氯芬那酸和双氯芬酸

甲芬那酸(mefenamic acid,甲灭酸)、氯芬那酸(clofenamic acid,氯灭酸)和双氯芬酸(diclofenac)均为邻氨苯甲酸(芬那酸)的衍生物。它们都能抑制 PG 合成酶而具有抗炎、解热及镇痛作用。

双 氯 芬 酸

双氯芬酸(diclofenac)又称双氯灭痛、扶他林(voltaren),是一种新型的强效消炎镇痛药,其镇痛、消炎及解热作用比吲哚美辛强 2 ~ 2.5 倍,比阿司匹林强 26 ~ 50 倍。特点为药效强,不良反应少,剂量小,个体差异小。口服吸收迅速,服后 1 ~ 2 小时血药浓度达峰值。排泄快,长期应用无蓄积作用。本药用于类风湿关节炎、神经炎、红斑狼疮及癌症、手术后疼痛,以及各种原因引起的发热。本药可引起胃肠道紊乱、头晕、头痛及皮疹。肝、肾损害或有溃疡病史者慎用。

 知识考点 双氯芬酸的药理作用及其临床应用

三、丙 酸 类

布 洛 芬

布洛芬(ibuprofen)又称异丁苯丙酸,是苯丙酸的衍生物。口服吸收迅速,1 ~ 2 小时血浆浓度达峰值,血浆 $t_{1/2}$ 为 2 小时,99% 与血浆蛋白结合,可缓慢进入滑膜腔,并在此保持高浓度。本药主要经肝代谢,肾排泄。临床主要用于风湿性关节炎及类风湿关节炎,也可用于解热镇痛。其药效并不比阿司匹林强,但胃肠道反应轻,对血常规与肾功能无明显影响。偶见轻度消化不良、皮疹、消化性溃疡及出血、转氨酶升高,胃肠出血不常见,但长期服用者仍应注意;偶见视物模糊及中毒性弱视,出现视物障碍者应立即停药。

 知识考点 布洛芬的药理作用及其临床应用

萘 普 生

萘普生(naproxen)又称甲氧萘丙酸、消痛灵,口服吸收迅速而完全,2 ~ 4 小时血浆浓度达峰值,$t_{1/2}$ 为 13 ~ 14 小时,在血中 99% 以上与血浆蛋白结合。约 95% 自尿中以原形及代谢产物排出。应密闭、避光保存。对于类风湿关节炎、骨关节炎、强直性脊椎炎、痛风、运动系统(如关节、肌肉、肌腱)的慢性变性疾病,以及轻度、中度疼痛(如痛经)等,均有肯定疗效,镇痛作用可持续 7 小时以上。对于风湿性关节炎及骨关节炎的疗效类似阿司匹林。对因贫血、胃肠系统疾病或其他原因不能耐受阿司匹林、吲哚美辛等消炎镇痛药的患者,用本药常可获满意效果。不良反应少,患者易于耐受,偶见轻度头痛、胃痛、眩晕、乏力等,大剂量长期服用可引起消化道出血,应予以注意。

知识考点 萘普生的药理作用及其临床应用

奥 沙 普 秦

奥沙普秦(oxaprozin)又称奥沙新,为长效抗炎镇痛药,口服后吸收良好,3 ~ 4 小时血药浓度达峰值,血药浓度与服药方式无关,也不受食物影响。本药主要经肝代谢,经肾排泄,$t_{1/2}$ 约 50 小时。本药用于慢性风湿性关节炎、变形性关节炎、强直性脊柱炎、肩关节周围炎、颈肩腕综合征、痛风发作,以及外伤和手术后的抗炎、镇痛。对消化道损伤轻微,主要不良反应为胃痛、胃不适、食欲缺乏、恶心、腹泻、便秘、口渴和口炎,发生率为 5% ~ 10% ,少见头晕、头痛、困倦、耳鸣、抽搐及一过性肝功能异常。

 知识考点 奥沙普秦的药理作用及其临床应用

四、昔康类

吡罗昔康

吡罗昔康(piroxicam)又称炎痛喜康,为速效、强效、长效抗炎镇痛药。口服吸收完全,2 ~ 4 小时血药浓度达峰值。在体外抑制 COX 的效力略强于吲哚美辛。对风湿性及类风湿关节炎的疗效与阿司匹林、吲哚美辛相当而不良反应少,患者耐受良好。其主要优点是血浆 $t_{1/2}$ 长(36 ~ 45 小时),用药剂量小,每天服 1 次(20mg)即可有效。对胃肠道有刺激作用,剂量过大或长期服用可致消化道出血、溃疡,应予以注意。

 知识考点 吡罗昔康的药理作用及其临床应用

美洛昔康

美洛昔康(meloxicam)又称莫比可,是烯醇酸类的一种非甾体抗炎药。本药 $t_{1/2}$ 约为 20 小时。在血浆中 99% 以上的药物与血浆蛋白结合。本药代谢非常彻底,只有少量以原形从尿中排出。因对 COX-2 的选择性抑制作用比 COX-1 高 10 倍,其对炎症部位的 PG 生物合成的抑制作用强于对胃黏膜或肾的 PG 生物合成。本药能很好地穿透进入滑膜液,浓度接近在血浆中的一半,主要用于类风湿关节炎和疼痛性骨关节炎。最常见的不良反应为轻度胃肠道功能紊乱和中枢反应,严重的副作用少见。

 知识考点 美洛昔康的药理作用及其临床应用

氯诺昔康

氯诺昔康(lornoxicam)与美洛昔康类似,对 COX-2 的具有选择性抑制作用和很强的镇痛抗炎作用,但解热作用弱,解热所需剂量为抗炎的 10 倍。口服吸收慢,食物能延缓和减少吸收,$t_{1/2}$ 仅为 3 ~ 5 小时,且个体差异大。因其还可激活阿片神经肽系统,发挥强大中枢性镇痛作用,常用于缓解术后疼痛、急性坐骨神经痛及强直性脊柱炎的慢性疼痛,效果与吗啡、曲马多相当,且不产生镇静、呼吸抑制和依赖性等阿片类药物的不良反应。

 知识考点 氯诺昔康的药理作用及其临床应用

第 5 节 选择性 COX-2 抑制剂

COX 在人体中至少有两种异构酶,即 COX-1 和 COX-2。COX-1 是结构酶,存在于大多数正常细胞和组织中,发挥重要的生理功能;COX-2 为诱导酶,正常的组织 COX-2 基因不表达或极低表达,但可被多种血管内外激活物,包括细胞因子、生长因子、肿瘤促进剂等诱导产生,在炎症、组织损伤、肿瘤发生发展过程中表达增加。COX-1 参与胃黏膜血流、胃黏液分泌的调节,保护胃肠功能,也参与血管舒缩、血小板聚集及肾功能等的调节。解热镇痛抗炎药对 COX-2 的抑制作用是其治疗作用的基础,而对 COX-1 的抑制作用则成为不良反应的主要原因。传统的 NSAIDs 因无选择地对两种 COX 都抑制,故在临床上疗效和不良反应并存。选择性 COX-2 抑制剂可减少药物带来的胃肠道不良反应。

塞来昔布

塞来昔布(celecoxib)是一种新一代的化合物,具有独特的作用机制,即特异性地抑制 COX-2,是第一个用于临床的选择性 COX-2 抑制剂。炎症刺激可诱导 COX-2 生成,因而导致炎性前列腺素类物质的合成和聚积,尤其是前列腺素 E_2,引起炎症、水肿和疼痛。塞来昔布可通过抑制 COX-2 阻止炎性前列腺素类物质的产生,达到抗炎、镇痛及退热作用。本药适用于急性期或慢性期骨关节炎和类风湿关节炎,也可用于术后镇痛、牙痛、痛经等。与传统 NSAIDs 相比,塞来昔布在胃肠道安全性方面有显著的优势。不良反应主要有头痛、眩晕、便秘、恶心、腹痛、腹泻、消化不良、胀气、呕吐等。近年临床研究显示,与服用安慰剂的患者相比,服用塞来昔布的患者发生心血管疾病的危险性增加。

 知识考点 塞来昔布的药理作用及其临床应用

帕瑞昔布

帕瑞昔布(parecoxib)又称特耐,为全球第一个注射用选择性 COX-2 抑制剂,2008 年 3 月在我国上市。本药为前体药物,静脉注射或肌内注射后经肝酶水解,迅速转化为有药理学活性的伐地昔布。帕瑞昔布对 COX-2 的选择性抑制作用是 COX-1 的 2.8 万倍,因而与其他选择性 COX-2 抑制剂比,肾、胃肠道、出血等不良反应发生率低,耐受性好、安全性高,临床可广泛应用于术后或创伤有关的急性疼痛,可减少吗啡用量,满足了围术期非胃肠道途径给药的需求。常见不良反应有术后贫血、低钾血症、焦虑、失眠、感觉减退、高血压或低血压、呼吸功能不全、咽炎、消化不良、瘙痒、背痛、少尿、外周水肿等。

 知识考点 帕瑞昔布的药理作用及其临床应用

尼美舒利

尼美舒利(nimesulide)对 COX-2 的选择性抑制作用强,具有抗炎、解热、镇痛作用。口服后吸收迅速完全,生物利用度高,$t_{1/2}$ 为 2 ~ 3 小时。常用于类风湿关节炎和骨关节炎、腰腿痛、牙痛、痛经、术后痛、发热等。副作用较小,胃肠道反应少而轻微。阿司匹林哮喘者可以应用。

 知识考点 尼美舒利的药理作用及其临床应用

案例 10-1 分析

该患者首选非甾体抗炎药,如阿司匹林、双氯芬酸、布洛芬、塞来昔布等。类风湿关节炎患者关节滑膜和滑液中前列腺素的含量过多,引起关节疼痛、肿胀、功能下降。非甾体抗炎药可以抑制环加氧酶,减少前列腺素合成,发挥抗炎、抗风湿作用,能迅速有效地改善关节肿痛症状。应注意单独使用不能阻止病情进展,需与改善病情药物(如甲氨蝶呤)联合应用。

小 结

1. 解热镇痛抗炎药共同的作用机制是抑制体内环加氧酶而减少前列腺素合成,从而发挥解热、镇痛、抗炎抗风湿作用。共同的不良反应为胃肠道反应，又称为非甾体抗炎药。

2. 阿司匹林为本类药物的代表。除用于解热镇痛、抗风湿外，小剂量还用于防止血栓形成，治疗缺血性心脑血管病。主要不良反应为胃肠道反应、凝血障碍、过敏反应、水杨酸反应、瑞夷综合征。

3. 对乙酰氨基酚主要作用是解热镇痛，不良反应较少，大剂量或长期使用可致肝坏死及肾损害。

4. 其他抗炎有机酸类常用药物有吲哚美辛、双氯芬酸、布洛芬、萘普生、奥沙普秦、吡罗昔康、美洛昔康、氯诺昔康等。选择性 COX-2 抑制剂有塞来昔布、帕瑞昔布、尼美舒利等，其作用更强，胃肠道等不良反应更少。

目 标 检 测

一、选择题

【A 型题】

1. 下列不属于阿司匹林的作用是（　　）
   A. 解热　　　　　　B. 镇痛
   C. 抗感染、抗风湿　D. 促进前列腺素合成
   E. 抑制血小板聚集

2. 主要用于治疗风湿性关节炎和类风湿关节炎的药物是（　　）
   A. 布洛芬　　　　　B. 对乙酰氨基酚
   C. 秋水仙碱　　　　D. 丙磺舒
   E. 非那西丁

3. 关于阿司匹林的不良反应，下列哪种说法不对（　　）
   A. 胃肠道反应最为常见
   B. 可致凝血障碍，术前 1 周应停用
   C. 可致过敏反应，哮喘、慢性荨麻疹患者不宜用
   D. 水钠潴留，引起局部水肿
   E. 水杨酸反应是中毒表现

4. 阿司匹林预防血栓形成的机制是（　　）
   A. 激活抗凝血酶
   B. 加强维生素 K 促凝血的作用
   C. 使环加氧酶失活，减少 TXA_2 生成，从而抗血小板聚集及抗血栓形成
   D. 直接对抗血小板聚集
   E. 降低血液中凝血酶活性

5. 长期大量服用阿司匹林引起的出血，可选用何药治疗（　　）
   A. 维生素 A　　　　B. 维生素 C
   C. 维生素 K　　　　D. 维生素 E
   E. 维生素 B 族

6. 对乙酰氨基酚的药理作用特点是（　　）
   A. 抗炎作用强，而解热镇痛作用弱
   B. 解热镇痛作用强，抗炎抗风湿作用弱
   C. 抑制血栓形成
   D. 对 COX-2 的抑制作用比 COX-1 强
   E. 大剂量可减少肾小管对尿酸盐的吸收

7. 儿童感冒发热，可首选的解热镇痛药是（　　）
   A. 地西泮　　　　　B. 吲哚美辛
   C. 阿司匹林　　　　D. 保泰松
   E. 对乙酰氨基酚

8. 患者，女性，39 岁，有哮喘病史。1 天前因发热服用阿司匹林 250mg，用药后 30 分钟哮喘严重发作，大汗，发绀，强迫坐位。以下哪种说法正确（　　）
   A. 这是由于发热引发了哮喘
   B. 这是由于阿司匹林诱发了哮喘
   C. 这是阿司匹林中毒的表现
   D. 可用肾上腺素治疗
   E. 是以抗原-抗体反应为基础的过敏反应

【B 型题】

（第 9～13 题备选答案）
   A. 阿司匹林　　　　B. 尼美舒利
   C. 布洛芬　　　　　D. 对乙酰氨基酚
   E. 保泰松

9. 超量服用可引起急性中毒性肝损坏的药物是（　　）

10. 对 COX-2 选择性抑制作用较高的是（　　）

11. 广泛用于解热镇痛和抗炎、抗风湿，无水杨酸反应的是（　　）

12. 可促进尿酸排泄的药物是（　　）

13. 小剂量有抑制血栓形成作用的是（　　）

【X 型题】

14. 阿司匹林的解热作用机制是（　　）
    A. 使发热者体温调节失灵
    B. 使发热者的体温调定点下移
    C. 使发热者体温降低到正常以下
    D. 抑制前列腺素合成
    E. 需配合物理降温

15. 阿司匹林的临床适应证是（　　）
    A. 感冒发热
    B. 急性痛风
    C. 预防心肌梗死

D. 用于头痛、牙痛、痛经

E. 急性风湿性关节炎

16. 对乙酰氨基酚药理作用包括(　　)

    A. 解热镇痛　　　　B. 抗炎抗风湿

    C. 抑制 PGs 合成酶　D. 影响血栓形成

    E. 抗过敏

17. 布洛芬的描述正确的是(　　)

    A. 苯丙酸的衍生物

    B. 99% 与血浆蛋白结合

    C. 疗效并不优于阿司匹林

    D. 在滑膜腔保持高浓度

E. 主要用于风湿性关节炎及类风湿关节炎治疗

18. 阿司匹林的不良反应有(　　)

    A. 凝血障碍　　　　B. 过敏反应

    C. 胃肠道反应　　　D. 瑞夷综合征

    E. 水杨酸反应

二、简答题

1. 分析说明解热镇痛药和氯丙嗪对体温影响的作用机制、临床应用。

2. 对比镇痛药与解热镇痛药的镇痛作用、作用机制及临床应用。

(尹龙武)

第11章 中枢兴奋药

学习目标

1. 理解咖啡因、尼可刹米及洛贝林的药理作用、临床应用及不良反应。
2. 了解其他中枢兴奋药的药理作用和临床应用。

中枢兴奋药(central stimulants)是能提高中枢神经系统功能活动的一类药物。根据其作用部位可分为三类:①主要兴奋大脑皮质的药物,如咖啡因等;②主要兴奋延髓呼吸中枢的药物,又称呼吸兴奋药,如尼可刹米等;③大脑功能恢复药,如吡拉西坦等。本章主要介绍前两类药物。

第1节 主要兴奋大脑皮质的药物

 案例11-1

患者,男,5岁。因感冒发热服用家庭备用的小儿速效感冒颗粒剂,每次一包,第二次服用后,呼吸加快、躁动不安,被送至医院。就诊后主要用药情况:皮下注射苯巴比妥钠2mg。

问题与思考:

1. 该患儿服用感冒药后出现的症状及原因是什么?

2. 为何使用苯巴比妥钠治疗?

注:小儿速效感冒颗粒剂每包6g,含对乙酰氨基酚125mg、人工牛黄5mg、马来酸氯苯那敏1.5mg、咖啡因7.5mg等。

咖 啡 因

咖啡因(caffeine)为咖啡豆和茶叶的主要生物碱。此外,茶叶还含茶碱(theophyline),均属黄嘌呤类,药理作用相似,但咖啡因的中枢兴奋作用较强,临床主要用作中枢兴奋药;茶碱的舒张平滑肌作用较强,主要用作平喘药。

【药理作用及临床应用】 咖啡因对大脑皮质有兴奋作用,小剂量(50~200mg)即可使睡意消失,疲劳减轻,精神振奋,思维敏捷,工作效率提高,但无欣快感。较大剂量时则直接兴奋延髓呼吸中枢和血管运动中枢,使呼吸加深加快,血压升高;在呼吸中枢受抑制时,尤为明显。咖啡因可直接兴奋心脏、扩张冠状血管与肾血管等,但能收缩脑血管。此外,咖啡因还可舒张支气管平滑肌、利尿及刺激胃酸分泌。作用机制是竞争性抑制磷酸二酯酶,从而使组织中的 cAMP 增加。

本药主要用于解救因急性感染中毒、中枢抑制药中毒引起的昏睡、呼吸及循环衰竭。与乙酰水杨酸等解热镇痛药制成复方制剂用于一般性头痛;与麦角胺合用治疗偏头痛。

【不良反应】 一般少见,但剂量较大时可致激动、不安、失眠、心悸、头痛;剂量过大也可引起惊厥。因增加胃酸分泌,消化性溃疡患者慎用。婴儿高热时容易发生惊厥,应选用不含有咖啡因的制剂。

哌 甲 酯

哌甲酯(methylphenidate)又称利他林(ritalin),能提高精神活动,消除抑郁症状,对大脑皮质、皮质下中枢及呼吸中枢有轻度兴奋作用,口服有轻微地增加心率和升压作用。静脉注射有产生心律失常或休克的报道。本药主要用于各种忧郁症、轻度脑功能失调、发作性睡病,以及巴比妥类、水合氯醛等中枢抑制药过量引起的昏迷。此外,它对儿童多动综合征有效,该病是由于脑干网状结构上行激活系统内去甲肾上腺素、多巴胺、5-羟色胺等递质中某一种缺乏所致,本药能促进这类递质的释放。本药在治疗量时不良反应较少,偶有失眠、心悸、焦虑、厌食、口干。大剂量时或注射后可使血压升高而致眩晕、头痛等。癫痫、高血压患者禁用,孕妇慎用。青光眼、激动性抑郁、过度兴奋者禁用。久用可产生耐受性,并可抑制儿童生长发育。6 岁以下儿童尽量避免使用。服用单胺氧化酶抑制剂者,应在停药 2 周后再用本品。

阿 屈 菲 尼

阿屈菲尼(adrafinil)主要激动中枢突触后 α_1 受体,提高中枢神经系统对外界刺激的敏感性。临床用于老年觉醒障碍、抑郁症等精神滑坡综合征。

第 2 节　主要兴奋延髓呼吸中枢的药物

尼 可 刹 米

尼可刹米(nikethamide)又称可拉明(coramin),直接兴奋延髓呼吸中枢,也可刺激颈动脉体、主动脉体化学感受器而反射性兴奋呼吸中枢,能提高呼吸中枢对 CO_2 的敏感性,使呼吸加深加快。安全性大,但一次静脉注射作用仅维持数分钟。对血管运动中枢有微弱兴奋作用。过量可致血压上升、心动过速、肌震颤及僵直、咳嗽、呕吐、出汗。因作用温和,安全范围大,常用于各种原因所致中枢性呼吸抑制、麻醉药及其他中枢抑制药的中毒。一般间歇静脉注射给药效果较好。

二 甲 弗 林

二甲弗林(dimefline)又称回苏灵,直接兴奋呼吸中枢,作用强于尼可刹米,使肺换气量及动脉血 O_2 分压提高,CO_2 分压降低。临床用于中枢性呼吸抑制,过量可致惊厥。静脉给药需稀释后缓慢注射,并严密观察患者反应。

洛 贝 林

洛贝林(lobeline)又称山梗菜碱,作用短暂,每次给药仅维持数分钟。本药可兴奋颈动脉体和主动脉体化学感受器而反射性兴奋呼吸中枢。本药用于新生儿窒息、一氧化碳中毒引起的窒息,也可用于小儿感染性疾病所致的呼吸衰竭。安全范围较大,大剂量可致心动过速、传导阻滞、呼吸抑制,甚至惊厥。

贝 美 格

贝美格(bemegride)又称美解眠(megimide),中枢兴奋作用迅速,维持时间短,用量过大或注射太快也可引起惊厥。本药可用作巴比妥类中毒解救的辅助用药。

以上中枢兴奋药主要用于对抗中枢抑制药中毒或某些传染病引起的中枢性呼吸衰竭。它们大多选择性不高,安全范围小,兴奋呼吸中枢的剂量与致惊厥剂量之间的距离小。对深度中枢抑制的患者,大多数中枢兴奋药在不产生惊厥的剂量时往往无效;而且它们的作用时间都很短,需要反复用药才能长时间维持患者呼吸,因而很难避免惊厥的发生。所以除严格掌握剂量外,这类药物的应用宜限于短时就能纠正的呼吸衰竭患者。临床主要采用人工呼吸机维持呼吸,因为它远比呼吸兴奋药有效而且安全可靠。

案例 11-1 分析

1. 患儿出现的是中枢神经系统过度兴奋的症状。一方面小儿大脑发育不够成熟,对刺激的分析鉴别能力差,容易发生中枢神经元异常放电;另一方面小儿速效感冒颗粒剂含有咖啡因,具有较强兴奋中枢的作用。当小儿发热时使用含有咖啡因的药物,很容易引起中枢过度兴奋,出现呼吸加快、躁动不安,甚至惊厥。

2. 苯巴比妥为镇静催眠、抗惊厥药,对中枢神经系统有抑制作用,能拮抗咖啡因的中枢兴奋作用,可减轻中枢兴奋症状,预防惊厥发生。

小　结

中枢兴奋药包括主要兴奋大脑皮质的药物、主要兴奋延髓呼吸中枢的药物及大脑功能恢复药。主要兴奋大脑皮质的药物,如咖啡因主要用于解除中枢抑制状态。尼可刹米通过直接兴奋延髓呼吸中枢和间接刺激颈动脉体和主动脉体化学感受器而兴奋呼吸中枢,用于各种原因导致的呼吸抑制;二甲弗林直接兴奋延髓呼吸中枢;洛贝林通过间接刺激颈动脉体和主动脉体化学感受器而兴奋呼吸中枢,可用于新生儿窒息和CO中毒。本类药物过量会导致惊厥,须严格控制剂量及用药时间间隔。

目标检测

一、选择题

【A 型题】

1. 中枢兴奋药过量引起的共同不良反应是( )
   A. 血压升高　　　　B. 心动过速
   C. 惊厥　　　　　　D. 心律失常
   E. 通气过强

2. 常用于治疗小儿遗尿症和儿童多动综合征的药物是( )
   A. 哌甲酯　　　　　B. 二甲弗林
   C. 甲氯芬酯　　　　D. 尼可刹米
   E. 咖啡因

3. 咖啡因舒张支气管平滑肌的机制是( )
   A. 激活 β 受体　　　B. 激活磷酸二酯酶
   C. 抑制磷酸二酯酶　D. 阻断 α 受体
   E. 激活腺苷受体

【B 型题】

(第 4~8 题备选答案)
   A. 二甲弗林　　　　B. 哌甲酯
   C. 山梗菜碱　　　　D. 咖啡因
   E. 尼可刹米

4. 仅使脑血管收缩的是( )
5. 治疗儿童多动症的是( )
6. 直接兴奋呼吸中枢的是( )
7. 可用于新生儿窒息的是( )
8. 通过直接和间接两种方式兴奋呼吸中枢的是( )

【X 型题】

9. 呼吸兴奋药的特点是( )
   A. 选择性不高,安全范围窄
   B. 作用时间短,需反复给药
   C. 对呼吸肌麻痹也有效
   D. 反复给药过量易导致惊厥发生
   E. 主要作用于中枢抑制药和传染病所致的中枢性呼吸衰竭

10. 尼可刹米的特点是( )
    A. 对血管运动中枢也有一定兴奋作用
    B. 主要直接兴奋延髓呼吸中枢
    C. 兴奋呼吸作用比山梗菜碱强
    D. 显效快,维持时间短
    E. 过量中毒时可兴奋大脑和脊髓

11. 咖啡因主要临床应用有( )
    A. 小儿遗尿症
    B. 与麦角胺配伍治疗偏头痛
    C. 一氧化碳中毒
    D. 传染病、镇静催眠药过量所致呼吸抑制
    E. 与解热镇痛药配伍治疗一般性头痛

二、简答题

1. 中枢兴奋药主要有几类? 它们的主要临床应用各是什么?
2. 中枢兴奋药过量应用时的主要危险是什么? 应采取什么措施?

(尹龙武)

第四篇 作用于心血管系统的药物

第12章 抗心绞痛药

学习目标

1. 掌握硝酸酯类药物、β受体阻断药、钙通道阻滞药的适应证及不良反应。
2. 理解硝酸酯类药物、β受体阻断药、钙通道阻滞药抗心绞痛机制。
3. 了解其他抗心绞痛药物的作用特点与临床应用。

心绞痛是冠状动脉供血不足引起的急性、暂时性心肌缺血和缺氧的一种综合征。最常见的病因是冠状动脉粥样硬化性心脏病,简称冠心病。发作时胸骨后部及心前区出现阵发性压榨性绞痛或闷痛,并可放射至左上肢,疼痛是由缺血、缺氧的代谢产物(乳酸、丙酮酸、K^+、组胺或类似激肽的多肽类物质等)刺激心肌自主神经传入纤维末梢引起疼痛。

参照世界卫生组织"缺血性心脏病的命名及诊断标准",根据临床表现及病理基础的不同,将心绞痛分型如下。

1. 劳累性心绞痛 最常见,多在劳累和情绪波动时因增加心肌耗氧量而诱发,休息或舌下含服硝酸甘油后迅速缓解。此类心绞痛又可分为稳定型心绞痛、初发型心绞痛及恶化型心绞痛。

2. 自发性心绞痛 疼痛发生与心肌耗氧量无明显关系,与冠状动脉血流储备量减少有关,疼痛程度较重,时限较长,不易为含用硝酸甘油所缓解。

3. 混合型心绞痛 在心肌需氧量增加或无明显增加时发生心绞痛。

临床将初发型、恶化型及自发性心绞痛称为不稳定型心绞痛,有可能发展为心肌梗死或猝死,也可逐渐恢复为稳定型心绞痛。

心绞痛的主要病理生理基础是心肌组织血氧的供需失衡。现已明确心肌对氧的需求增加、冠状动脉痉挛和血栓形成是心绞痛发生的重要病理生理机制。

心肌的氧供应决定于动脉、静脉的氧分压差及冠状动脉的血流量。通常情况下心肌细胞只能通过增加冠状动脉血流量来摄取更多的氧,而冠状动脉的血流量又取决于冠状动脉阻力、灌流压、侧支循环及舒张时间等因素。因此,药物通过舒张冠状动脉、解除冠状动脉痉挛或促进侧支循环的形成可增加冠状动脉供血供氧。

影响心肌氧耗的主要因素是心室壁张力、心率和心肌收缩力。心室壁张力越大,维持张力所需的能量也就越多,心肌耗氧量也就越大。心室壁张力与心室内压力和心室容积成正比,心室内压增高和心室容积增大均可使心肌耗氧量增加。心率与心肌耗氧量成正比。每分钟射血时间=每搏射血时间×心率,射血时室壁肌张力最高,所以,射血时间越久,耗氧越多;心肌收缩性越强则耗氧越多。临床上将"三项乘积"(收缩压×心率×左心室射血时间)或"二项乘积"(收缩压×心率)作为粗略估计心肌耗氧量的指标。因此,药物通过舒张静脉,减少回心血量、降低前负荷;舒张外周小动脉、降低血压,减轻后负荷;降低心室壁张力;减慢心率及抑制心肌收缩性等可降低心肌对氧的需求(图12-1)。

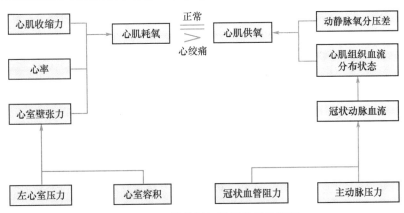

图 12-1　心肌供氧与耗氧关系示意图

此外,冠状动脉粥样硬化斑块变化、血小板聚集和血栓形成是诱发不稳定型心绞痛的重要因素,应用抗血小板药、抗血栓药,也有助于心绞痛的防治。

抗心绞痛药物主要包括以下几类:①硝酸酯类,如硝酸甘油、硝酸异山梨酯、单硝酸异山梨酯等。②β 受体阻断药,如普萘洛尔、阿替洛尔、美托洛尔等。③钙通道阻滞药,包括硝苯地平、维拉帕米、地尔硫草等。④其他,如卡维地络、尼可地尔、吗多明等。

 案例 12-1

患者,男性,60 岁,活动后胸闷,心前区疼痛 1 年,每次发作时疼痛部位和作用时间固定,中止活动后疼痛自行缓解,最近一次发作疼痛持续时间较以前明显延长,含服"速效救心丸"才得以缓解。有原发性高血压 12 年,血压控制不详。体格检查:急性病容,神志清楚,口唇无发绀;心率 70 次/分,心音有力,律齐,其他无明显阳性体征。诊断为"稳定型心绞痛"。

问题与思考:

1. 治疗心绞痛的基本原则是什么?
2. 上述案例临床可选用什么药物治疗?

第 1 节　硝 酸 酯 类

硝酸酯类药物包括硝酸甘油、硝酸异山梨酯、单硝酸异山梨酯和戊四硝酯,其分子中的—O—NO$_2$ 是发挥疗效的关键结构。

硝酸甘油　　　　　戊四硝酯　　　　　硝酸异山梨酯　　　　　单硝酸异山梨酯

硝 酸 甘 油

硝酸甘油(nitroglycerin)为硝酸酯类的代表药,在防治心绞痛中最常用。

【体内过程】　口服因受首关消除影响,生物利用度仅 8% 左右。舌下含服易经口腔黏膜迅速吸收,1～2分钟即可起效,3～10分钟作用达峰值,维持20～30分钟,血浆 $t_{1/2}$ 为2～4分钟,也可经皮肤吸收而达到治疗效果。在肝经谷胱甘肽-有机硝酸酯还原酶还原形成二硝酸或单硝酸盐而失效,最后与葡萄糖醛酸结合,由肾排出。

> **知识链接**　　　　　　**索伯雷、诺贝尔和硝酸甘油**
>
> 　　1847年,意大利化学家A·索伯雷(Ascanio Sobrero,1812～1888)用硝酸和硫酸的冷混合液对甘油进行硝化反应,首次合成了硝化甘油(后称硝酸甘油)。他发现硝酸甘油很容易发生爆炸。在索伯雷发现硝酸甘油4年以后,瑞士化学家阿尔弗雷德·诺贝尔(Alfred Nobel,1833～1896)和他的父亲伊曼纽尔(Immanual)开始尝试找到控制硝酸甘油爆炸的方法,经过无数次失败和事故之后,他们用多孔硅胶吸收不稳定的硝酸甘油并终于成功地制成了炸药。诺贝尔晚年患有心绞痛,在他去世前给朋友的信中写到:"这难道不是命运的讽刺吗?医生给我开的处方居然是内服硝化甘油!"。

【药理作用】

1. 降低心肌耗氧量　硝酸甘油能使静脉血管扩张,回心血量减少,心室容积缩小,室壁张力降低,射血时间缩短,从而降低前负荷;在较大剂量时也扩张动脉血管,使左心室舒张末期压力下降,射血阻力减轻而降低后负荷,从而降低心肌耗氧量。

2. 扩张冠状动脉,增加缺血区血液供应　硝酸甘油能明显舒张较大的心外膜血管及狭窄的冠状血管及侧支血管,尤其在冠状动脉痉挛时尤为明显,增加心肌供血和供氧。但其对阻力血管的舒张作用微弱。当冠状动脉因粥样硬化或痉挛而发生狭窄时,缺血区的阻力血管已因缺氧而处于舒张状态。这样,非缺血区阻力就比缺血区为大,用药后将迫使血液从输送血管经侧支血管流向缺血区,而改善缺血区的血流供应(图12-2)。

3. 增加心内膜下层的血液供应　冠状动脉从心外膜呈直角分支,贯穿心室壁成网状分布于心内膜下。在心绞痛急性发作时,由于左心室舒张末期压力增高,心内膜下区域因垂直穿过心肌壁层的血管受到压迫而缺血最为严重。硝酸甘油能舒张心外膜血管及侧支血管,降低左心室舒张末压和室壁张力,减轻对心肌壁层血管的压迫,使血液易从心外膜区域向心内膜下缺血区流动,从而增加缺血区的血液供应。

4. 保护缺血的心肌细胞,减轻缺血损伤　硝酸甘油释放NO,能促进内源性 PGI_2 、降钙素基因相关肽(calcitonin gene-related peptide,CGRP)等物质的生成与释放,对缺血性心肌具有直接保护作用。硝酸甘油不仅保护心肌,减轻缺血损伤,缩小心肌梗死范围,改善左心室重构,还能增强缺血心肌的电稳定性,消除折返,改善心室传导等,减少心肌缺血并发症。

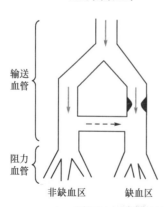
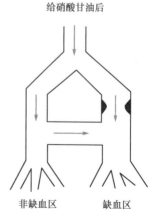

图 12-2　硝酸甘油对冠状动脉血流分布的影响

血流从阻力较大的非缺血区经扩张的侧支血管流向阻力较小的缺血区

【作用机制】 硝酸甘油的基本作用是松弛平滑肌,但以松弛血管平滑肌作用最为明显,对容量血管(静脉)扩张作用强。其舒张血管作用的机制与一氧化氮(nitric oxide,NO)有关。研究证明,血管内皮细胞能释放血管内皮舒张因子(endothelium-derived relaxing factor,EDRF),即NO,由内皮细胞中的 L-精氨酸-NO 合成途径产生,并从内皮细胞弥散到血管平滑肌细胞。NO 能激活鸟苷酸环化酶(GC),增加细胞内 cGMP 的含量,从而激活依赖于 cGMP 的蛋白激酶,促使肌球蛋白轻链(MLC)去磷酸化而松弛血管平滑肌。硝酸酯类能与平滑肌细胞内硝酸酯受体结合,并经谷胱甘肽转移酶的催化生成 NO 而舒张血管,此作用无需依赖血管内皮细胞,故对内皮有病变的血管仍有舒张作用。此外,释出的 NO 还能抑制血小板聚集和黏附,防止血栓形成,有利于动脉粥样硬化所引起的心绞痛的治疗(图 12-3)。

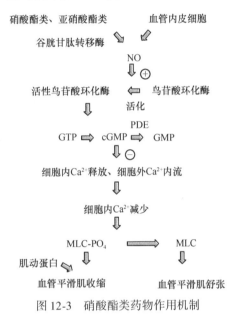

图 12-3 硝酸酯类药物作用机制

> **知识链接**　　　穆拉德、佛契哥特、伊格纳罗与一氧化氮
>
> 　　20 世纪 70 年代,F·穆拉德(Ferid Murad)在美国休斯敦的得克萨斯医学院研究硝酸甘油等扩血管物质的作用机制,以及它们对鸟苷酸环化酶的影响。到了 80 年代,纽约州立大学健康科学中心的 R·佛契哥特(Robert F. Furchgott)认识到可溶的鸟苷酸环化酶可以被 NO 激活。同时洛杉矶加利福尼亚大学医学院的伊格罗纳确认了内皮细胞舒张因子(EDRF)就是 NO。1998 年的诺贝尔生理学或医学奖授予了这三位科学家,以表彰"他们发现了一氧化氮是心血管系统的信号分子"这一重要科学贡献。NO 扩张血管机制的阐明为许多生命过程与病理现象增添了新的认识。对西地那非(sildenafil,伟哥)的开发应用,也是基于对 NO 生理功能的认识而获得巨大成功的。

【临床应用】

1. 心绞痛 舌下含服硝酸甘油能迅速缓解各种类型心绞痛。在预计可能发作前用药也可预防发作。

2. 急性心肌梗死 多静脉给药,不仅能减少心肌耗氧量,尚有抗血小板聚集和黏附作用,使坏死的心肌得以存活或使梗死面积缩小,但应限制用量,以免过度降压。

3. 心功能不全 由于硝酸甘油扩张血管,降低心脏前、后负荷,可用于重度及难治性心功能不全的治疗。

4. 急性呼吸衰竭及肺动脉高压 舒张肺血管、降低肺血管阻力,改善肺通气,可用于急性呼吸衰竭及肺动脉高压的患者。

【不良反应】

1. 常见不良反应 多数不良反应是其血管舒张作用所继发,如短时的面颊部皮肤发红;而搏动性头痛则是脑膜血管舒张、颅内压升高所引起;大剂量出现直立性低血压及晕厥;眼内血管扩张则可升高眼压。剂量过大因血压过度下降,冠状动脉灌注压过低,反射性兴奋交感神经、增加心率、加强心肌收缩性反使耗氧量增加而加重心绞痛发作(治疗矛盾)。

2. 高铁血红蛋白血症 超剂量时还会引起高铁血红蛋白血症,表现为呕吐、发绀等。

3. 耐受性 连续用药后可出现耐受性,停药 1～2 周后耐受性可消失。采用小剂量和间歇给药,可延缓耐受性的产生。每天不用药的间歇期必须在 8 小时以上;补充含巯基的药物,如卡托普利、乙酰半胱氨酸等,可阻止耐受性发生。

 知识考点 硝酸甘油药动学特点、药理作用、作用机制、临床应用及不良反应

硝酸异山梨酯和单硝酸异山梨酯

硝酸异山梨酯(isosorbide dinitrate)又称消心痛,作用与硝酸甘油相似,作用较弱,但较持久(能维持 4 小时以上),口服后半小时见效,含服 2～3 分钟见效。因此,舌下含服用于急性心绞痛发作,口服用于预防发作,常与普萘洛尔合用。因不易在空气中变性,故便于保管和携带。

单硝酸异山梨酯(isosorbide mononitrate)口服吸收迅速,生物利用度为 100%,无首关消除,$t_{1/2}$ 为 4～5 小时。药理作用与临床应用同硝酸异山梨酯。

 知识考点 单硝酸异山梨酯的临床应用

第 2 节 β 受体阻断药

β 受体阻断药(如普萘洛尔、吲哚洛尔、噻吗洛尔)及选择性 $β_1$ 受体阻断药(如阿替洛尔、美托洛尔、醋丁洛尔等)均可用于心绞痛,能使多数患者心绞痛发作次数减少,硝酸甘油用量减少,并增加运动耐量,改善缺血区代谢,缩小心肌梗死范围。

普 萘 洛 尔

普萘洛尔(propranolol)又称心得安,为非选择性 β 受体阻断药,对 $β_1$、$β_2$ 受体都有阻断作用。

【药理作用及作用机制】

1. 降低心肌耗氧量 心绞痛发作时,交感神经兴奋,心肌局部和血液中儿茶酚胺含量均显著增加,从而激动 β 受体,使心肌收缩力加强,心率加快,心肌耗氧量增加。心率加快又使心舒张期相对缩短,使冠状动脉血流量减少,进一步加重心肌缺血缺氧。普萘洛尔等药物阻断 β 受体,使心肌收缩力减弱、心率减慢,降低心脏做功,明显降低心肌耗氧量而缓解心绞痛。

2. 改善心肌缺血区供血供氧 首先,用药后因心肌耗氧量减少,非缺血区与缺血区血管张力差增高,促使血液流向已代偿性舒张血管的缺血区,从而增加缺血区的供血。其次,减慢心率,也能使心舒张期相对延长,有利于穿壁血管减少压迫,促使血液从心外膜血管流向心内膜下缺血区。

此外,药物阻断 β 受体还能抑制脂肪分解酶的活性,减少心肌游离脂肪酸含量;改善缺血心肌对葡萄糖的摄取利用,改善糖代谢,减少氧耗;并促进氧合血红蛋白氧的解离而增加心肌组织的供氧。

知识考点 普萘洛尔等 β 受体阻断药抗心绞痛的药理作用及机制

【临床应用】 适用于对硝酸酯类不敏感或疗效差的稳定型心绞痛,可减少发作次数,对兼患高血压或心律失常者更为适用。对心肌梗死也有效,能缩小梗死范围,但因抑制心肌收缩力,应慎用。普萘洛尔不宜用于与冠状动脉痉挛有关的变异型心绞痛,因冠状动脉上的 β₂ 受体被阻断后,α 受体占优势,易致冠状动脉收缩。

【不良反应】 可见乏力、嗜睡、头晕、失眠、恶心、腹胀、皮疹、晕厥、低血压、心动过缓等,须注意。伴有支气管哮喘、房室传导阻滞、严重心力衰竭、有外周血管痉挛病(雷诺病)的患者禁用。

普萘洛尔有效剂量的个体差异较大,一般宜从小量开始,逐渐增加用药剂量,直至达到能控制发作的目标剂量。久用停药时,应逐渐缓慢减量,切不可突然停药,否则会加剧心绞痛的发作,引起心肌梗死或突然死亡。因长期用药后 β 受体上调(受体增敏),突然停药时会对内源性儿茶酚胺的反应性明显增强。长期应用后对血脂也有影响,本类药物禁用于血脂异常的患者。

【药物相互作用】 普萘洛尔抗心绞痛有两方面的不利影响,一是抑制心肌收缩力,减少心排血量可使心室容积增大,室壁张力提高,射血时间延长而增加心肌耗氧量;二是阻断 β₂ 受体,易使冠状动脉收缩,减少冠状动脉供血供氧。普萘洛尔和硝酸酯类药物合用可相互取长补短,普萘洛尔可取消硝酸酯类所引起的反射性心率加快和心肌收缩力加强;硝酸酯类可对抗普萘洛尔所致的心室容积扩大和射血时间延长。两药对心肌耗氧量的降低有协同作用,还可减少不良反应的发生。但因两类药物都可降压,合用不宜剂量过大,以防血压降低过多,冠状动脉血流量减少而对心绞痛的治疗不利(表 12-1)。

表 12-1 硝酸酯类与 β 受体阻断药或钙通道阻滞药合用治疗心绞痛的效应

作用	硝酸酯类	β 受体阻断药	硝酸酯类与 β 受体阻断药或钙通道阻滞药合用
心率	↑	↓	↓
动脉压	↓	↓	↓↓
左室舒张末期容积	↑	↓	不变或降低
心肌收缩力	↑	↓	不变或降低
射血时间	↓	↑	不变

 知识考点 β 受体阻断药与硝酸酯类合用的合理性

第 3 节 钙通道阻滞药

抗心绞痛常用的钙通道阻滞药有硝苯地平(nifedipine,心痛定)、维拉帕米(verapamil,异搏定)、地尔硫䓬(diltiazem,硫氮䓬酮)等。

【药理作用】 钙通道阻滞药通过阻断电压依赖性钙通道,降低 Ca^{2+} 内流,扩张冠状动脉和外周动脉而产生以下作用。

1. 降低心肌耗氧量 钙通道阻滞药能使心肌收缩力减弱,心率减慢,血管平滑肌松弛,血压下降,心脏负荷减轻,从而使心肌耗氧减少。

2. 舒张冠状血管 本类药物对冠状动脉中较大的输送血管及小阻力血管有扩张作用,特别是对处于痉挛状态的血管有显著的解除痉挛作用,从而增加缺血区的血液灌注。此外还可增加侧支循环,改善缺血区的供血和供氧。

3. 保护缺血心肌细胞 钙通道阻滞药通过抑制外钙内流,减轻缺血心肌细胞的 Ca^{2+} 超负荷而保护心细胞,对急性心肌梗死者,能缩小梗死范围。

4. 抑制血小板聚集 不稳定型心绞痛与血小板黏附和聚集、冠状动脉血流减少有关,大多数急性心肌梗死也是由动脉粥样硬化斑块破裂,局部形成血栓突然阻塞冠状动脉所致。钙通道阻滞药阻滞 Ca^{2+} 内流,降低血小板内 Ca^{2+} 浓度,抑制血小板聚集。

【临床应用】 钙通道阻滞药对冠状动脉痉挛所致的变异型心绞痛最有效,也可用于稳定型及不稳定型心绞痛。硝苯地平扩张冠状动脉作用强,是治疗变异型心绞痛的首选药。维拉帕米对心脏抑制作用强,对血管的扩张作用弱,对劳累型心绞痛疗效好。地尔硫䓬可用于各型心绞痛。

β受体阻断药与硝苯地平合用较为理想,能增强疗效,降低不良反应。与维拉帕米合用可显著抑制心肌收缩力,减慢传导速度,并致血压过度下降,故不宜合用。

◆ **知识考点** 硝苯地平抗心绞痛的药理作用及其临床应用

第4节 其他抗心绞痛药

卡 维 地 洛

卡维地洛(carvedilol)是去甲肾上腺素能神经受体阻断药,具有 $β_1$、$β_2$ 和 α 受体阻断作用,又具有一定的抗氧化作用,可用于心绞痛、心功能不全和高血压的治疗。

尼 可 地 尔

尼可地尔(nicorandil)是钾通道激活剂,可激活血管平滑肌细胞膜钾通道,促进 K^+ 外流,使细胞膜超极化,抑制 Ca^{2+} 内流;还能释放NO,增加血管平滑肌细胞内 cGMP 的生成,使冠脉血管扩张,减轻 Ca^{2+} 超载对缺血心肌细胞的损害。尼可地尔主要适用于冠状血管痉挛所致的变异型心绞痛,且不易产生耐受性。

吗 多 明

吗多明(molsidomine)的作用与硝酸甘油相似,主要能降低心脏前、后负荷,降低心室壁肌张力,因而降低心肌耗氧量,也能舒张冠状动脉,改善心内膜下心肌的供血。临床用于各型心绞痛,作用时间较硝酸甘油为久,一次口服或舌下含化2mg,可维持疗效 6~8 小时,且不易产生耐受性,与硝酸甘油交替应用可克服耐受性的产生。

案例 12-1 分析

1. 心绞痛的临床治疗原则是治疗、预防危险因素如高血压、糖尿病等;消除诱因如劳累、精神刺激等;药物治疗,维持心肌血氧供需平衡。

2. 发作期的药物治疗选择是:①硝酸甘油片剂,舌下含服,0.3~0.6mg/次,必要时可间隔5分钟重复使用;②硝酸甘油针剂,对于发作频繁者,静脉滴注硝酸甘油 10~50μg/min,逐渐加量至症状控制,必要时可考虑镇静药。缓解期的药物选择是:①抗心肌缺血药物,如β受体阻断药:美托洛尔25~100mg,每天2次;硝酸酯类制剂:单硝酸异山梨酯片20mg,每天2次;钙通道阻滞药:硝苯地平缓释片20~40mg,每天2次。②血管紧张素转化酶抑制剂,如依那普利。③他汀类,是目前治疗冠心病必不可少的药物,如洛伐他汀。④抗血小板及抗凝血药物,如阿司匹林、肝素等。

小　结

1. 抗心绞痛药物主要包括硝酸酯类、β 受体阻断药和钙通道阻滞药三大类。

2. 硝酸酯类通过对外周血管和冠状动脉的扩张作用,减轻心脏前后负荷,降低心肌耗氧量,增加缺血区的血液灌流,保护缺血性心肌而治疗心绞痛。本类药物适用于各型心绞痛和心肌梗死,硝酸甘油尤其适合于急救患者。其不良反应多为扩张血管反应和耐受性。

3. β 受体阻断药主要抑制心脏做功,减少氧耗,改善缺血区的血液灌注,已成为一线防治心绞痛的药物,但不适用于变异型心绞痛。

4. 钙通道阻滞药扩张血管,对痉挛的冠脉解痉作用显著,特别适合于变异型心绞痛的治疗,也适用于伴有高血压、心律失常、支气管哮喘的心绞痛患者。

目 标 检 测

一、选择题

【A 型题】

1. 临床最常用的硝酸酯类药物是(　　)
   A. 硝酸异山梨酯　　　　B. 硝酸甘油
   C. 单硝酸异山梨酯　　　D. 戊四硝酯
   E. 亚硝酸异戊酯

2. 变异型心绞痛患者不宜应用(　　)
   A. 硝酸甘油　　　　　　B. 普萘洛尔
   C. 维拉帕米　　　　　　D. 硝苯地平
   E. 硝酸异山梨酯

3. 硝酸甘油、普萘洛尔、硝苯地平治疗心绞痛的共同药理基础是(　　)
   A. 减慢心率　　　　　　B. 抑制心肌收缩力
   C. 降低心肌耗氧量　　　D. 缩小心室容积
   E. 缩短射血时间

4. 对伴有高血压的心绞痛患者最好选用(　　)
   A. 硝酸甘油
   B. 普萘洛尔
   C. 硝酸异山梨酯
   D. 单硝酸异山梨酯
   E. 硝苯地平

5. 普萘洛尔不具有下列哪项作用(　　)
   A. 降低心肌耗氧量
   B. 降低室壁张力
   C. 改善缺血区的供血
   D. 减慢心率
   E. 减弱心肌收缩力

6. 硝酸酯类治疗心绞痛的缺点是(　　)
   A. 室壁张力降低　　　B. 心室压力降低
   C. 外用阻力下降　　　D. 心肌耗氧量降低
   E. 心率加快

7. 硝酸甘油抗心绞痛的主要药理作用是(　　)
   A. 增强心肌收缩力

B. 增加室壁张力
C. 减慢心跳频率
D. 改善心肌供血
E. 直接松弛血管平滑肌,改变心肌血液的分布

8. β 受体阻断剂抗心绞痛的作用机制不包括(　　)
   A. 心率减慢
   B. 心肌收缩力减弱
   C. 心肌耗氧量减少
   D. 舒张期延长,冠状动脉灌流时间增加
   E. 心室容积缩小

【B 型题】

(第 9～10 题备选答案)
   A. 硝酸甘油　　　　　　B. 普萘洛尔
   C. 维拉帕米　　　　　　D. 地尔硫䓬
   E. 硝苯地平

9. 不宜用于变异型心绞痛的药物是(　　)

10. 对各型心绞痛有效且最常用的药物是(　　)

【X 型题】

11. 普萘洛尔抗心绞痛的作用机制为(　　)
    A. 扩张外周血管,降低心脏负荷
    B. 减慢心率,减少心肌耗氧量
    C. 减弱心肌收缩力,降低耗氧量
    D. 促进氧自血红蛋白的解离增加心肌的供氧
    E. 延长舒张期,促进血流从心外膜流向易缺血区的心内膜

12. 钙通道阻滞药抗心绞痛的作用机制为(　　)
    A. 减慢心率
    B. 松弛血管平滑肌
    C. 降低心肌收缩性
    D. 增加冠状动脉流量
    E. 增加室壁张力

13. 硝酸甘油可治疗(　　)
    A. 变异型心绞痛

B. 不稳定型心绞痛

C. 稳定型心绞痛

D. 顽固性心力衰竭

E. 急性心肌梗死

14. 硝酸甘油的不良反应包括( )

A. 搏动性头痛

B. 面颊部皮肤发红

C. 直立性低血压

D. 高铁血红蛋白血症

E. 眼压升高

15. 普萘洛尔可产生哪些不利于缓解心绞痛的因素

( )

A. 降低心室压力

B. 增加心室容积

C. 延长射血时间

D. 减弱心肌收缩

E. 减慢心率

二、简答题

1. 简述硝酸甘油抗心绞痛的作用机制。

2. 试述硝酸酯类与普萘洛尔合用抗心绞痛能相互取长补短的药理基础。

3. 试述钙通道阻滞药抗心绞痛作用机制和临床应用。

(吴 伟)

第 13 章　抗高血压药

学习目标

1. 掌握利尿药、钙通道阻滞药、β 受体阻断药、血管紧张素转化酶抑制剂和血管紧张素 Ⅱ 受体阻断药的降压机制、作用特点、临床应用和不良反应。

2. 理解抗高血压药的应用意义和用药原则。

3. 了解可乐定、硝普钠、哌唑嗪、利舍平、米诺地尔等药物的降压作用特点及主要不良反应。

高血压是以动脉血压持续增高为主的临床综合征,是临床最常见的慢性非传染性疾病。大多数高血压患者合并其他危险因素,包括脂质异常、糖耐量受损或糖尿病、早发心血管疾病家族史、肥胖和吸烟等。尽管有行之有效的诊断和治疗方法,但成功治疗的高血压非常有限。据统计,有超过一半的患者未得到有效控制。2013 年美国高血压学会/国际高血压学会(ASH/ISH)高血压管理指南规定:18 岁以上成人未用抗高血压药物,收缩压/舒张压≥140/90mmHg(18.7/12.0kPa),患者在第一次血压测量后的 1～4 周后再次测量,两次均高于诊断标准,即可诊断为高血压。

根据病因,高血压可分为原发性高血压(高血压病)和继发性高血压(症状性高血压)两类。继发性高血压是由影响肾、血管、心脏或内分泌系统的其他病症引发,应主要针对特殊病因进行治疗。原发性高血压在临床上约占 90% 以上,其病因尚未完全清楚。抗高血压药(antihypertensive drugs)俗称降压药,主要用于原发性高血压的治疗。

根据高血压发病缓急及病情进展情况,可分为急进型和缓进型。急进型又称为恶性高血压,临床较少见。缓进型又根据血压升高的情况和脑、心、肾等重要器官有无损伤及损伤的程度分为轻、中、重度或 1、2、3 级高血压。临床上应根据高血压的不同类型及分级选用适当药物治疗(表 13-1)。

表 13-1　高血压分类与诊断标准

类别	收缩压(mmHg)	舒张压(mmHg)	靶器官损害程度
1 级高血压(轻度)	140～159	90～99	尚无器官损伤
2 级高血压(中度)	160～179	100～109	已有器官损伤,但功能尚可代偿
3 级高血压(重度)	≥180	≥110	损伤的器官功能已失代偿

无论原发性或继发性高血压,其共同的病理变化是小动脉痉挛性收缩,周围血管阻力增加,从而使血压升高。高血压可引起头痛、头昏、心悸、失眠等症状。更主要的是长期高血压,会引发许多重要器官的并发症,如冠心病、脑血管意外、心力衰竭和肾衰竭等,这些并发症多可致死或致残。高血压人群如不经合理治疗,平均寿命会较正常人群缩短 15～20 年。恶性高血压如不经治疗,可在 1 年内死亡。合理应用抗高血压药物,不仅能控制血压,推迟动脉粥样硬化的形成和发展,更能减少心、脑、肾等并发症的发生,改善生活质量,降低死亡率,延长寿命。若能配合控制体重、低盐饮食、戒烟限酒、适当运动、保持心理健康等,则能取得更好的效果。

第1节 抗高血压药物的分类

影响动脉血压形成的基本因素是心排血量和外周血管阻力。心排血量受心功能、回心血量和血容量的影响,外周血管阻力主要受小动脉紧张度的影响。交感神经和肾素-血管紧张素-醛固酮系统(RAAS)调节着上述两种因素,使血压维持在生理范围内。抗高血压药物品种繁多,根据其主要作用及作用部位(图13-1)可分为常用抗高血压药物和其他抗高血压药物两大类。常用抗高血压药物一般在临床上为一线首选药物,具有疗效确切、毒副反应较低、长期应用能保持疗效、不易发生降压耐受性等优点。常用抗高血压药物包括五类药物:①利尿降压药,如氢氯噻嗪、氯噻酮等;②β受体阻滞药,如普萘洛尔等;③血管紧张素转化酶抑制剂(ACEI),如卡托普利、依那普利等;④血管紧张素Ⅱ受体阻断药(ARB),如氯沙坦、缬沙坦等;⑤钙通道阻滞药(CCB),如硝苯地平、尼群地平等。

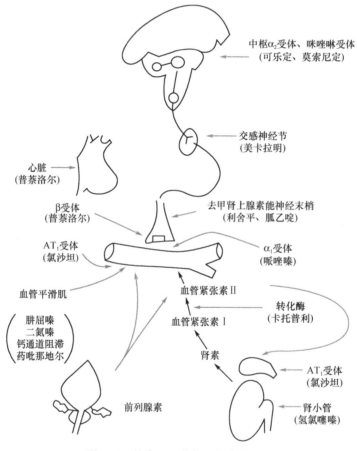

图 13-1 抗高血压药作用部位示意图

其他抗高血压药又包括:①中枢性降压药,如可乐定、甲基多巴;②去甲肾上腺素能神经末梢抑制药,如利舍平、胍乙啶等;③其他肾上腺素受体阻滞药,包括α受体阻断药如哌唑嗪及α、β受体阻断药拉贝洛尔等;④血管扩张药,包括肼屈嗪、硝普钠等;⑤钾通道开放药,如米诺地尔等;⑥交感神经节阻滞药,如美卡拉明等。

以上各类其他抗高血压药物,有些是仅用于治疗一些程度较重的高血压或特殊类型的高血压,如高血压危象、高血压脑病等,或作为二线药物。有些由于疗效不理想或不良反应较多,现已很少单用,如影响交感神经递质的药物利舍平仅作为复方药物中的成分之一。也有些已经基本不在临床上应用,如交感神经节阻滞药。

 知识考点 抗高血压药物的分类及各类代表药

第 2 节 常用抗高血压药

案例 13-1

患者,男性,45 岁。在前年的一次常规体检中,发现自己患了高血压。他考虑自己平素体健,虽有高血压,工作不忙时也无症状,想尽量不用药而通过非药物疗法降低血压,于是采取戒烟限酒、低盐、低脂饮食,并适当增加运动。但今年再次体检发现血压没有降低,反而出现左心室肥厚。

问题与思考:

1. 该患者能通过非药物治疗方法降低血压吗?为什么?
2. 为什么患者又出现了左心室肥厚?有何潜在危险?
3. 他应该尽快服用哪一类抗高血压药物?

一、利尿降压药

利尿药是治疗高血压的常用药物,不仅单用能降压,还能增强其他类降压药的降压作用,消除某些降压药物引起的水钠潴留,故有"基础降压药"之称。常单独治疗轻度高血压,也常与其他降压药合用以治疗中度、重度高血压。一般认为利尿药初期的降压机制是排钠利尿,造成体内 Na^+、水负平衡,使细胞外液和血容量减少,血压降低。长期应用利尿药,当血容量及心排血量已逐渐恢复至正常时,血压仍可持续降低,其可能的机制如下:①因持续排钠而降低动脉壁细胞内 Na^+ 的含量,并通过 Na^+-Ca^{2+} 交换机制,使细胞内 Ca^{2+} 量减少。②细胞内 Ca^{2+} 减少会使血管平滑肌对缩血管物质(如去甲肾上腺素)的反应性降低。③诱导动脉壁产生扩血管物质,如激肽、前列环素(PGI_2)等。

噻 嗪 类

氢氯噻嗪(hydrochlorothiazide)又称双氢氯噻嗪、双氢克尿塞,为代表药物。氯噻酮(chlortalidone,氯酞酮)、吲哒帕胺(indapamide,钠催离)等也较常用。氢氯噻嗪口服后 1 小时出现作用,4～6 小时作用达峰值,维持 6～12 小时。本类药物主要抑制远曲小管近端对 Na^+ 和 Cl^- 的重吸收,从而促进肾对 NaCl 的排泄而产生利尿作用。本类药物为中效能利尿药。

本类药物降压作用温和、持久,且长期应用无明显耐受性,限制食盐摄入能加强本类药物的降压作用。临床上作为基础降压药或与其他降压药配伍应用,特别是顽固的原发性高血压,其血压顽固地依赖于血容量,更需要配合利尿剂的使用。本类药物也用于各种水肿(对慢性心功能不全所致的心脏性水肿疗效最好)及尿崩症。

长期大剂量应用常致不良反应,如降低血钾、钠、镁,增加血中总胆固醇、三酰甘油及低密度脂蛋白胆固醇含量,增加尿酸及血浆肾素活性,合用 β 受体阻断药可避免或减少不良反应。大剂量噻嗪类利尿药还可降低糖耐量,不宜用于高血脂、高血糖、高尿酸血症的患者。

吲哒帕胺还有阻滞钙通道,减少 Ca^{2+} 内流,促进血管内皮产生松弛因子(EDRF)和抗心肌肥厚的作用。且作用持久、强效,每天仅用药 1 次。不良反应少,不引起血脂改变,可用于伴有高脂血症的患者。

其他利尿药物如祥利尿剂呋塞米、布美他尼等可用于伴有肾功能不全的高血压患者。

◇ **知识考点** 氢氯噻嗪抗高血压的药理作用、作用机制和不良反应

二、β 受体阻断药

本类药物无论是选择性还是非选择性阻断 β 受体，都有确切的降压作用，长期应用一般不引起水钠潴留，亦无明显的降压耐受性，还多具有抗心律失常、抗心绞痛的作用。常用的药物有普萘洛尔（心得安）、美托洛尔（倍他乐克）、阿替洛尔（氨酰心安）、比索洛尔（博苏）等。

普 萘 洛 尔

普萘洛尔（propranolol）又称心得安，口服首关消除明显，生物利用度低，仅为 25%，且个体差异大，血药浓度的个体差异可达 20 倍。其吸收后易通过血脑屏障和胎盘，主要在肝代谢，代谢物 90% 以上从肾排泄。

【**药理作用及临床应用**】 本药为非选择性的 β 受体阻断药，对 β_1 和 β_2 受体都有阻断作用。降压特点有：起效缓慢，口服后 2~3 周才开始降压，对立位、卧位的收缩压和舒张压都能降低，不易引起直立性低血压，较少引起头痛和心悸。其降压机制为：①阻断心肌的 β_1 受体，抑制心肌收缩力，减慢心率，减少心排血量而降低循环血量。②阻断肾小球旁器细胞的 β_1 受体，抑制肾素的释放，降低 RAAS 活性。③阻断去甲肾上腺素能神经突触前膜的 β_2 受体，抑制其正反馈作用，减少 NA 的释放。④阻断中枢的 β 受体，降低血管中枢兴奋性神经元活性，从而使外周交感神经张力降低，血管阻力降低。本药可用于治疗各种类型、不同年龄的轻中度高血压，合用氢氯噻嗪降压作用更明显，特别适用于交感神经张力较高的青年型高血压，对有心排血量、肾素水平偏高或伴有心绞痛、快速型心律失常、甲亢、脑血管病变的高血压患者更适宜。因口服剂量的个体差异较大，宜从小到大试用，以选择适宜的剂量。长期用药时不可突然停药，以防因受体上调，导致血压剧烈回升，出现心绞痛、心律失常，甚至心肌梗死的严重后果。

【**不良反应**】 乏力、嗜睡、失眠、恶心、腹胀、皮疹、晕厥、低血压、心动过缓；血中三酰甘油升高，HDL 降低。1 型糖尿病、支气管哮喘、末梢血管疾患（如雷诺病）、心动过缓、房室传导阻滞者等禁用。

◇ **知识考点** 普萘洛尔抗高血压的药理作用、作用机制和不良反应

美 托 洛 尔

美托洛尔（metoprolol）又称倍他乐克，为选择性 β_1 受体阻断药。口服 1.5 小时后血药浓度达峰值，最大作用时间为 1~2 小时，血压的降低与血药浓度不平行，而心率的减慢则与血药浓度呈直线关系。吸收后迅速进入细胞外组织，能通过血脑屏障及胎盘屏障。其临床药理作用与作用机制与普萘洛尔相类似。优点是低剂量时主要作用于心脏，而对支气管的影响小，伴有阻塞性肺疾病患者相对安全。本药主要用于高血压、心力衰竭、心肌梗死后二级预防、心绞痛、嗜铬细胞瘤、甲亢、扩张型心肌病等。

治疗初期因进入中枢神经系统，可有疲乏、眩晕、抑郁、头痛、失眠、多梦等现象，可引起心动过缓和房室传导阻滞，加重或诱发心力衰竭。偶有过敏反应，使用时可有肢端发冷、雷诺现象等。对 β_2 受体作用弱，但哮喘患者仍应慎用。

◇ **知识考点** 美托洛尔的药理作用特点、临床应用及其主要不良反应

三、钙通道阻滞药

钙通道阻滞药(calcium channel blockers,CCBs)通过阻断电压依赖性 L-型钙通道,阻滞 Ca^{2+}内流,使血管平滑肌失去兴奋-收缩偶联的介质,从而舒张全身血管。本类药物以二氢吡啶类药物作用最强,在降低血压方面最常用。本类药物主要扩张动脉,冠状动脉对其很敏感,能舒张大的输送血管和小的阻力血管,增加冠状动脉血流量及侧支循环血量,改善心肌缺血;脑血管也较敏感,能解除血管痉挛。本类药物对静脉影响较小。

知识链接　　　　　　　**钙通道阻滞药的发现与分类**

1967 年,德国科学家 A. Fleckenstein 发现维拉帕米在降低心肌收缩性时并不影响电位的变化和振幅,其作用与脱钙的情况相似,并发现普尼拉明可阻滞心肌钙依赖性的兴奋-收缩偶联,故将这类药物命名为钙拮抗剂(calcium antagonists)。随着后来膜片钳技术的发展和分子生物学技术的介入,对该类药物的作用机制的研究也取得了重大突破,更为准确的"钙通道阻滞药"这一名称也逐渐为世人所接受。1992 年,国际药理联合会(IUPHAR)按照药物的作用部位,将作用于电压-依赖性钙通道的药物分为三类。

Ⅰ类:选择性作用于 L-型钙通道,又可分为四个亚类。

Ⅰa 类——二氢吡啶类:硝苯地平、氨氯地平、尼莫地平、尼卡地平等。

Ⅰb 类——地尔硫䓬类:地尔硫䓬、克仑硫䓬、二氯呋利。

Ⅰc 类——苯烷胺类:维拉帕米、戈洛帕米、噻帕米。

Ⅰd 类——粉防己类:粉防己碱。

Ⅱ类:选择性作用于其他电压依赖性钙通道:如作用于 T-型钙通道的米贝地尔、苯妥英钠,作用于 N-型钙通道的海螺毒素和作用于 P-型钙通道的某些蜘蛛毒素。

Ⅲ类:非选择性钙通道调节药,如普尼拉明、桂哌齐特、氟桂利嗪等。

硝 苯 地 平

【体内过程】　硝苯地平(nifedipine)又称硝苯吡啶、心痛定,口服易吸收,生物利用度为 45% ~ 75%;血浆蛋白结合率为 92% ~ 98%。部分药在肝内代谢,70% ~ 80% 以无活性代谢物经肾排泄。

【药理作用】　硝苯地平舒张血管作用较强,其短效药物因扩张血管而作用于窦弓压力感受器兴奋交感神经,可引起反射性心率加快,而长效的缓释剂则无此作用。其降压特点为:对正常血压无明显影响,对高血压患者则降压显著;降压时并不降低重要脏器,如心、脑、肾的血流量;不引起脂类代谢及糖耐量的改变;不引起水钠潴留;长期应用可逆转高血压患者的心肌肥厚,改善血管重构。

【临床应用】　适用于各型高血压,可单独使用或与利尿药、β 受体阻断药等合用。对合并冠心病、肾疾病、糖尿病、哮喘和高脂血症的患者适用,也可用于高血压危象。目前多推荐使用硝苯地平缓释片剂。

【不良反应】　常见的不良反应有头痛、面部潮红、眩晕、心率加快、踝部水肿等。

 知识考点　硝苯地平抗高血压的药理作用、作用机制和不良反应

尼 群 地 平

尼群地平(nitredipine)口服吸收良好,对血管的扩张作用较硝苯地平强,降压作用比硝苯地平短效制剂维持持久,属于中效药物。本药适用于各型高血压和心绞痛的治疗。肝功能不全者宜慎用或减量。

◆ **知识考点** 尼群地平的药理作用特点、临床应用及其主要不良反应

氨氯地平

氨氯地平(amlodipine)又称络活喜,降压作用起效缓慢,作用时间长,属于长效药物,每天仅用药一次。作用与硝苯地平相似,但因半衰期长达40~50小时,血浓度谷/峰比值高,降压作用较平稳,可减轻血压波动的昼夜节律性。本药适用于高血压和心绞痛的治疗。不良反应同硝苯地平。

◆ **知识考点** 氨氯地平的药理作用特点、临床应用及其主要不良反应

四、血管紧张素转化酶抑制剂

肾素-血管紧张素-醛固酮系统(RAAS)在血压调节及高血压发病中都有重要影响。肾素为一种酸性蛋白水解酶,在肾小球旁器的颗粒细胞内生成并释放入血,当肾供血不足或原尿 Na^+ 含量降低时,都能促进肾素生成与释放。肾素作用于血液循环中的血管紧张素原生成血管紧张素 I(angiotensin I,Ang I),Ang I 又在血管紧张素 I 转化酶(angiotensin I converting enzyme,ACE)的作用下水解生成血管紧张素 II(angiotensin II,Ang II)。血管紧张素 II 是一种活性很高的升血压物质。Ang II 作用于血管紧张素 II 受体(angiotensin II receptor,AT)亚型 1 即 AT_1 受体,使全身微动脉和静脉血管平滑肌收缩,外周阻力增大,血压升高;Ang II 还能增强交感神经兴奋性,促进 NA 的释放;另一方面 Ang II 通过增加醛固酮释放,促进肾小管对 Na^+ 和水的重吸收,使血容量增加,也使血压升高;Ang II 还具有生长激素样作用,能促进心肌肥大、血管增生及动脉粥样硬化的过程(即心血管病理性重构),使高血压、动脉粥样硬化、心力衰竭等患者的死亡率增加(图 13-2)。

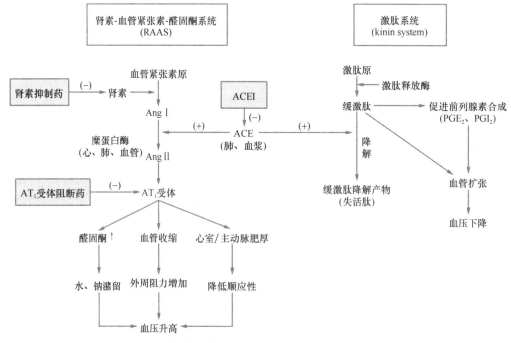

图 13-2 肾素-血管紧张素系统及其抑制药的作用环节

自 1981 年第一个血管紧张素转化酶抑制剂(angiotensin converting enzyme inhibitors,ACEI)卡托普利(captopril)问世以来,ACEI 类药物发展迅速,已有十几个品种用于临床,常用的其他药物还有依那普利(enalapril)、雷米普利(ramipril)、赖诺普利(lisinopril)及培哚普利(perindopril)等。它们均能有效地降低血压,对心功能不全及缺血性心脏病等也有良好疗效。

ACEI 的应用是高血压治疗上的一大进步,已公认 ACEI 在多种心血管疾病防治过程中的重要价值。ACEI 与其他降压药相比,具有以下特点:①适用于各型高血压,在降压的同时,不伴有反射性心率加快;②长期应用,不易出现降压耐受,不引起电解质紊乱和脂质代谢障碍,不影响血尿酸水平,可降低糖尿病肾病和其他肾实质性损害对患者肾小球损伤的可能性,减轻肾小球硬化,增加机体对胰岛素的敏感性;③可减轻左心室肥厚,防止或逆转心血管的病理性重构,发挥对心、肾、脑等器官的保护作用;④能改善高血压患者的生活质量,降低死亡率。

ACEI 降血压作用机制如下。

1. 抑制循环中 RAAS　ACEI 主要通过抑制 ACE 减少 Ang Ⅱ 的形成,减少醛固酮分泌而发挥降压作用。

2. 抑制局部组织中 RAAS　现已证明,许多组织如血管、心、肾、脑等存在局部组织的 RAAS,局部组织 RAAS 对其自身调节和心血管系统的稳定具有重要作用。ACEI 与组织中的 ACE 结合较持久,因而对酶的抑制时间更长,还能减少去甲肾上腺素释放,降低交感神经对心血管系统的兴奋性,有助于长期降压和改善心功能。

3. 减少缓激肽的降解　当 ACE 受到药物抑制时,组织内缓激肽(bradykinin,BK)降解减少,局部血管 BK 浓度增高。BK 是血管内皮 L-精氨酸-NO 途径的重要激活剂,它作用于内皮的激肽 B_2 受体而引起 EDHF(血管内皮超极化因子)及 NO 的释放,因而发挥强有力的扩血管效应及抑制血小板功能。此外,BK 可刺激细胞膜磷脂游离出花生四烯酸(AA),促进前列腺素的合成而增加扩血管效应。

卡 托 普 利

【体内过程】　卡托普利(captopril)又称巯甲丙脯酸、开博通,口服起效迅速,经 1 小时达最高血浓度,$t_{1/2}$ 约 4 小时,作用维持 6~8 小时。血浆蛋白结合率 30%,生物利用度 70%。

【药理作用及临床应用】　卡托普利为第一个口服有效的含巯基的血管紧张素转化酶抑制剂。

1. 降压作用　对各型高血压均有明显降压作用,增加剂量可延长作用时间,但不增加降压效应。临床适用于治疗各种类型高血压,可单用或与其他药物合用。

2. 抗慢性心功能不全　能改善充血性心力衰竭患者的心功能,因本品通过降低血管紧张素 Ⅱ 和醛固酮水平而使心脏前、后负荷减轻,同时扩张外周血管,可改善心功能不全患者血流动力学紊乱,并能对抗心血管病理性重构,减轻心室肥厚,降低病死率,故成为治疗慢性心功能不全安全、有效的首选药物,对洋地黄、利尿剂和血管扩张剂无效的患者也有效。

3. 抗心肌梗死 对缺血性心肌有保护作用,心肌梗死患者在心梗早期应用能改善心功能,降低病死率。

4. 抗糖尿病肾病 糖尿病患者常并发肾脏病变,因肾小球囊内压升高可导致肾小球和肾功能损伤,卡托普利能舒张肾出球小动脉,降低肾小球囊内压力,故对 1 型、2 型糖尿病患者,无论有无高血压都能改善或阻止肾功能恶化。

【不良反应】

1. 首剂低血压反应 口服吸收快的 ACEI 易发生,而 ACEI 的前体药需经体内代谢后才有活性,故不易发生。

2. 干咳 与抑制 ACE,减少缓激肽降解,缓激肽在肺部、气道组织蓄积过多有关。

3. 高钾血症 因醛固酮系统被抑制,血钾易升高,肾功能不全或合用保钾利尿药时更易出现。

4. 其他 本药含—SH,可发生皮疹、瘙痒、味觉异常或缺失。个别人可出现血管性水肿、蛋白尿、中性白细胞减少等,但减量或停药后可消失。孕妇和哺乳期妇女、有双侧肾动脉狭窄者禁用,有过敏体质者慎用。

 知识考点 卡托普利抗高血压的药理作用、作用机制和不良反应

依 那 普 利

依那普利(enalapril)为不含巯基的、强效的前体药物。在体内水解为依那普利拉(enalaprilat)而发挥抑制 ACE 作用。它比卡托普利作用强 10 倍,起效慢但更持久。其血流动力学作用与卡托普利相似,能降低总外周阻力和肾血管阻力,增加肾血流量。口服后吸收迅速,0.5~2 小时后血药浓度达峰值,最大降压效应在服药后 6~8 小时。$t_{1/2}$ 为 30 小时,血浆蛋白结合率约 50%。本药主要用于高血压及充血性心力衰竭的治疗。

 知识考点 依那普利抗高血压的药理作用、作用机制和不良反应

五、血管紧张素 II 受体(AT₁ 受体)阻断药

血管紧张素 II 受体有两种亚型,即 AT₁ 受体和 AT₂ 受体。AT₁ 受体主要分布于血管平滑肌、心肌、肾、肾上腺、脑、肝、肺等组织。AT₂ 受体广泛分布于胎儿组织内,与胎儿的发育有关。Ang II 的心血管作用主要通过兴奋 AT₁ 受体所产生,而 AT₁ 受体阻断药可以在受体水平上竞争性取消 Ang II 收缩血管、升高血压、刺激醛固酮的分泌、促进心血管重构的病理生理效应。因血管紧张素 II 还可以经糜酶旁路产生,ACEI 不能完全抑制全部 Ang II 的产生,故 AT₁ 受体阻断药选择性更高,对 Ang II 的抑制作用更完全。但不能抑制缓激肽降解,不能发挥缓激肽-NO 系统对心血管系统的保护作用,却可减少缓激肽蓄积刺激机体咳嗽的发生率。

常用的 AT₁ 受体阻断药有氯沙坦、缬沙坦、伊白沙坦、坎地沙坦等。

氯 沙 坦

【体内过程】 氯沙坦(losartan)又称科素亚,口服易吸收,但首关消除明显,生物利用度约为口服量的 1/3,血药浓度达峰时间约 1 小时。有 14% 经肝转化为活性更强的代谢产物,大部分药物经肝药酶系统代谢,仅少量以原形经肾排泄。每天服药一次降压作用可持续 24 小时。

【药理作用及临床应用】 选择性拮抗 AT₁ 受体,阻断循环和局部组织 Ang II 所致的血管收缩、醛固酮分泌、交感神经兴奋和压力感受器敏感性增加的效应,产生强大而持久的舒张血管、

降低血压和逆转心血管重构的作用。降压时不改变血脂和血糖的含量,不引起直立性低血压,能增加肾血流量和肾小球滤过率,保护肾功能。还能促进肾尿酸盐的排泄,防止利尿药引起的高尿酸血症。本药可用于高血压、糖尿病合并肾功能不全的患者。长期用药可减轻左心室肥厚和血管壁增厚。

【不良反应】 不良反应较少,少数患者用药后可出现头痛、眩晕。禁用于孕妇、哺乳期妇女及肾动脉狭窄者。

◈ **知识考点** 氯沙坦抗高血压的药理作用、作用机制和不良反应

缬 沙 坦

缬沙坦(valsartan)又称代文,对 AT_1 受体亲和力比氯沙坦强 5 倍。一次口服 80mg,2 小时出现降压作用,4~6 小时达最大降压效果。降压作用平稳,可持续 24 小时。长期给药也可逆转心室重构和血管壁增厚。临床应用同氯沙坦,对伴有肾衰竭的高血压也有良好疗效,不良反应少,主要有头痛、眩晕、疲劳等,孕妇禁用。

◈ **知识考点** 缬沙坦的药理作用特点、临床应用及其主要不良反应

坎地沙坦

坎地沙坦(candesartan)对 AT_1 受体的作用具有强效、长效、选择性较高等特点。它对 AT_1 受体的亲和力比氯沙坦强 50~80 倍。口服生物利用度 42%,食物不影响其吸收。血浆蛋白结合率 99.5%。其经肾和胆汁排出体外。长期使用本药可逆转心室肥厚,对肾也有保护作用。

第 3 节 其他抗高血压药

一、中枢交感神经抑制药

可 乐 定

【体内过程】 可乐定(clonidine)又称氯压定、可乐宁、110 降压片,口服吸收良好,生物利用度约 75%,服后半小时起效,2~4 小时作用达高峰,持续 6~8 小时。在体内分布均匀,也易透过血脑屏障。$t_{1/2}$ 为 7.4~13 小时,约 50% 在肝代谢,使结构中的咪唑环裂解,苯环被羟化,其余以原形随尿排出。

【药理作用及作用机制】 降压作用中等偏强,同时伴有中枢镇静、嗜睡的作用。可乐定通过激动延髓腹外侧区的咪唑啉 I_1 受体,使控制外周血管的中枢交感神经张力降低,血管扩张,血压下降,还可兴奋延髓背侧孤束核突触后膜的 α_2 受体,抑制交感神经中枢的传出冲动,使外周血管扩张,而产生降压作用。过大剂量的可乐定也可兴奋外周血管平滑肌上的 α_2 受体,引起血管收缩,使降压作用减弱。

【临床应用】 临床上适用于治疗中度以上高血压,常于其他药无效时应用。在降压明显时

不出现直立性低血压,与利尿药(如氢氯噻嗪)或其他降压药(如利舍平)合用,比单服本品疗效明显提高。因能抑制胃肠蠕动和胃酸分泌,故尤适用于伴有消化性溃疡的高血压患者。本药预防偏头痛亦有效,滴眼能降低眼压,可用于治疗开角型青光眼。本药还可用于吗啡类成瘾者的戒毒。

【不良反应】 治疗量下常见口干、便秘、嗜睡、乏力、心动过缓,少数患者出现头晕、头痛、恶心、便秘、食欲不振、阳痿等,停药后很快消失。久用可引起水钠潴留,须同时并用利尿剂。本药不宜用于高空作业或驾驶机动车辆的人员,以免因精力不集中、嗜睡而导致事故发生。此外,长期用药突然停药可出现反跳现象,表现为头痛、震颤、腹痛、出汗及心悸、血压骤升,恢复用药或用 α 受体阻断药可以取消。

✡ **知识考点** 可乐定的药理作用特点、临床应用及其主要不良反应

甲基多巴

甲基多巴(methyldopa)又称爱道美,口服后于 4~6 小时出现降压作用,6~8 小时作用达高峰,可维持 24 小时。本品进入中枢后转变为 α-甲基去甲肾上腺素,能激活中枢 α_2 受体,使中枢抑制性中间神经元兴奋,从而抑制血管运动中枢,使外周交感神经的功能降低而产生降压作用。本药适用于肾功能减退的高血压患者,也用于中度以上原发性高血压。本药可有嗜睡、眩晕、口干、腹胀、直立性低血压等不良反应,偶见粒细胞减少,不宜与利舍平、单胺氧化酶抑制剂同用。

✡ **知识考点** 甲基多巴的药理作用特点、临床应用及其主要不良反应

莫索尼定

莫索尼定(moxonidine)为第二代中枢性降压药。口服易吸收,不受食物的干扰。血药半衰期为 2~3 小时,但降压作用可维持 24 小时。本药主要激动延髓腹外侧区的咪唑啉 I_1 受体,临床适用于治疗轻度、中度高血压。因其对 α_2 受体基本无影响,故口干、嗜睡等不良反应较可乐定少见,亦无停药反跳现象。

二、神经节阻断药

本类药物可阻断交感神经节 N_1 受体,使节后神经元支配的血管外周阻力降低,血压下降。作用迅速、强大,但因选择性不高,同时也因阻断副交感神经节,不良反应严重,现已少用,有时可用于重症高血压或高血压危象。代表药物有樟磺咪芬(trimethaphan camsycate)、美卡拉明(mecamylamine,美加明)等。

三、去甲肾上腺素能神经末梢抑制药

本类药物主要作用于去甲肾上腺素能神经末梢,影响递质的再摄取、储存、释放等过程,从而使交感神经系统冲动的传递受阻,表现为血管扩张,心率减慢、血压下降。代表药物为利舍平(reserpine,蛇根碱)和胍乙啶(guanethidine)。利舍平主要抑制囊泡膜对去甲肾上腺素的再摄取,而使囊泡递质耗竭。降压作用缓慢、温和、持久。长期使用易发生消化性溃疡、精神抑郁等不良反应,现已很少单用,仅在复方制剂中应用。作用较强的胍乙啶主要影响递质的释放,也因不良反应多而少用。

四、其他肾上腺素受体阻断药

(一) α₁ 受体阻断药

哌 唑 嗪

【体内过程】 哌唑嗪(prazosin)口服易吸收,首关消除作用显著,生物利用度约60%。经1~2小时血浓度达高峰,$t_{1/2}$ 为 2~3 小时,作用可持续 6~10 小时。与血浆蛋白结合率约90%,在肝中被代谢,不足10%的原形药物经肾排泄。

【药理作用及临床应用】 本药为选择性突触后膜 α₁ 受体阻断药,能松弛血管平滑肌,产生降压效应。它不影响 α₂ 受体,不会引起明显的反射性心动过速,也不增加肾素的分泌。本药适用于治疗轻度、中度高血压,因可降低 LDL-C 和 TG,增加 HDL-C,故对血脂代谢产生有利影响,可用于血脂异常的高血压患者,也常与 β 受体阻滞剂或利尿剂合用,增强降压效果。由于本品既能扩张容量血管,降低前负荷,又能扩张阻力血管,降低后负荷,也可用于治疗难治性慢性心力衰竭,对常规疗法(ACEI、洋地黄、利尿剂)无效或效果不显著的心力衰竭患者也有效,但不能降低心力衰竭患者的死亡率。

【不良反应】 初次服药时可有恶心、眩晕、头痛、嗜睡、心悸、直立性低血压等,称为"首剂现象",立位、低钠饮食或合用 β 受体阻断药较易发生。睡前服用或首次用量减半(0.5mg),可减轻反应。其他反应有头痛、口干、鼻塞、乏力等,停药后可消失。

◈ **知识考点** 哌唑嗪抗高血压的药理作用、作用机制和不良反应

同类药物特拉唑嗪(terazosin)、多沙唑嗪(doxazosin)的生物利用度高,半衰期长,每天仅需用药一次,由于还可以降低前列腺及膀胱出口平滑肌的紧张度,也适用于伴有前列腺肥大、排尿困难的高血压患者。首剂现象较少发生。

(二) α、β 受体阻断药

拉贝洛尔(labetalol)又称柳胺苄心定,阻断 β 受体的作用强于阻断 α 受体的作用,适用于各种程度的高血压及高血压急症、妊娠期高血压、嗜铬细胞瘤、麻醉或手术时高血压,合用利尿药能增强其降压效果。静脉注射或滴注主要用于处理高血压急症,如妊娠期高血压综合征。大剂量可造成直立性低血压。

卡维地洛(carvedilol)为 α、β 受体阻断药。阻断 β 受体的同时具有阻断 α₁ 受体作用,因而可以舒张血管,每天 1 次用药降压作用可维持 24 小时。本药可用于治疗轻度、中度高血压或伴有缺血性心肌病、肾功能不全、糖尿病的高血压患者,也可用于慢性心力衰竭的治疗。肝功能不全者忌用。

◈ **知识考点** 卡维地洛的药理作用特点、临床应用及其主要不良反应

五、血管扩张药

(一) 直接舒张血管平滑肌药

肼 屈 嗪

肼屈嗪(hydralazine)又称肼苯哒嗪,口服吸收好,给药后 1~3 小时降压作用达峰值,维持约12小时以上。其降压作用快而强,能直接松弛血管平滑肌,降低外周阻力,纠正血压上升所致的

血流动力学异常。本药主要扩张小动脉,对肾、冠状动脉及内脏血管的扩张作用大于骨骼肌血管。本药适用于中度以上高血压,但无器官保护作用,临床上一般不单独使用。因易引起心悸和水钠潴留,常与普萘洛尔、利尿剂等其他降压药合用。其不良反应还有头痛、面红、黏膜充血、心动过速等,较严重时诱发心绞痛,长期大剂量使用时可引起全身性红斑狼疮样综合征,一旦发生,应停药用皮质激素治疗。冠心病、心绞痛、脑血管硬化及心动过速者禁用。

 知识考点 肼屈嗪的药理作用特点、临床应用及其主要不良反应

硝 普 钠

硝普钠(sodium nitroprusside)又称亚硝基铁氰化钠,属硝基扩血管药。对全身小动脉和小静脉都有直接松弛作用,具有强效、速效、短效的降压特点。静脉滴注给药约30秒即降压,但维持时间短,停药5分钟内血压即快速回升,可通过调整滴速来控制血压水平。作用机制相似于硝酸酯类,通过产生NO增加血管平滑肌细胞内cGMP水平而使血管松弛。

本药用于高血压危象,特别是伴有急性心肌梗死或左心室功能衰竭的严重高血压患者,也用于手术麻醉时形成控制性低血压和难治性心力衰竭的治疗。

不良反应有呕吐、出汗、头痛、心悸,均为过度降压所引起。本药毒性较少,在体内产生的氰酸根(CN^-),在肝中被转化成硫氰酸根(SCN^-),后者基本无毒,经肾排泄。但大剂量或连用数日后,SCN^-在体内蓄积,可导致甲状腺功能减退、高铁血红蛋白症和代谢性酸中毒。其浓度超过20mg/100ml时,易致中毒,有肝肾功能不全者禁用。本药遇光易破坏,静脉滴注的药液应新鲜配制和裹黑纸避光。

 知识考点 硝普钠的药理作用特点、临床应用及其主要不良反应

(二) 钾通道开放剂

本类药物常用于抗高血压的有米诺地尔、二氮嗪、吡那地尔等。

米 诺 地 尔

米诺地尔(minoxidil)又称长压定,通过激活血管平滑肌细胞膜的ATP敏感型钾通道,促进K^+外流,使血管平滑肌细胞膜超极化,结果使钙通道失活,Ca^{2+}内流减少,从而使血管舒张,血压下降。口服吸收完全,能较持久地储存于小动脉平滑肌中,扩张小动脉,作用强大而持久。本药可用于其他降压药无效的重度高血压,不宜单用,骤然停药可引起血压突然回升。因其不良反应有水钠潴留、心悸等,与利尿剂、β受体阻断药合用可减轻不良反应。本药还可引起多毛症,促进毛发生长可能与增加皮肤及毛发滤泡的血流,激活了调节毛发杆蛋白的特殊基因而促进毛发的生长和成熟有关,故此药可作为脱发(男性)治疗药。

二 氮 嗪

二氮嗪(diazoxide)又称氯甲苯噻嗪,直接舒张血管平滑肌而降压,和米诺地尔一样,其降压机制部分是通过激活血管平滑肌细胞的ATP敏感性钾通道,促进K^+外流,使钙通道失活。

临床上主要采用静脉注射给药,用于高血压危象及高血压脑病。因本药可致高血糖症,能抑制胰岛素释放,糖尿病患者禁用。由于其不良反应较多,现多用硝普钠替代。

第4节 抗高血压药物的应用原则

1. 确切降压与终身治疗 所谓确切降压,就是将血压控制在140/90mmHg以下。抗高血压治疗

的目标血压是 138/83mmHg,伴有糖尿病的高血压患者,血压应控制在 130/80mmHg 以下。而目前只有 10% 的高血压患者的血压得到有效控制。因此,应加强健康教育,纠正"尽量不用药"的错误观念。所有非药物疗法只能作为治疗的辅助手段,而不能取代药物治疗。原发性高血压病因未明,无法根治,需要终身治疗。药物治疗是提高高血压患者生活质量、预防并发症、延长寿命的主要措施。

2. 平稳降压　国内外研究证明血压不稳定可导致器官损伤。血压在 24 小时内存在自发性波动,称为血压波动性(blood pressure variability, BPV)。血压水平相同的高血压患者,BPV 越高,对靶器官的损害越严重。所以应尽可能减少人为因素造成的血压不稳定,在降压治疗中尽量保持血压平稳,波动幅度不要太大。短效的降压药物因血药浓度谷/峰比值小,常使 BPV 大,而长效制剂或缓释、控释剂血浓度谷/峰比值多在 50% 以上,BPV 小,不仅降压平稳,而且 1 天仅服药 1 次,增加了用药的依从性。

3. 保护靶器官　高血压的靶器官损伤包括心肌肥厚、肾小球硬化和小动脉病理性重构,在抗高血压治疗中必须考虑逆转或防止靶器官的损伤。对靶器官的保护作用比较好的药物是 ACEI、AT$_1$ 受体阻断药和长效钙通道阻滞药,其他药物如小剂量噻嗪类、β 受体阻断药对靶器官也有一定保护作用,但稍弱。

4. 联合用药　抗高血压药物的联合治疗常常是有益的。对于接受一种药物治疗而血压未能控制的患者的最佳对策是联合用药。有研究表明,血压控制良好的患者中有 2/3 是联合用药。在目前最常用的四类药物(利尿药、β 受体阻断药、CCBs、ACEI)中,任何两类药物的联合应用都是可行的。其中又以 β 受体阻断药+CCBs 和 ACEI+CCBs 的联合应用效果较好。不同作用机制的药物联合应用多数能起协同作用,这样可使两种药物的用量减少,而且,有些药物的联合应用可以相互抵消某些不良反应。

5. 个体化治疗　不同患者对同一种药物或同一患者对不同的药物敏感性并不一致,患者因遗传因素的差异、药物代谢酶的多态性,使应用同样剂量的降压药的不同患者疗效各异。病情的轻重缓急、有无并发症、有无合并高危险因素等都对药物反应产生不同影响。所以,必须强调个体化治疗方案,其基本原则是:使用较小剂量的某种药物或联合用药后,患者获得满意的疗效,血压控制稳定无反弹,而且不良反应降到最小,并发症或合并的其他疾病也得到有效缓解或改善,降低心血管疾病的发病率及死亡率。

　知识考点　抗高血压药物的合理用药原则

案例 13-1 分析

1. 不能,所谓非药物疗法只能作为治疗的辅助手段,而不能取代药物治疗。此患者患的是原发性高血压,原发性高血压病因未明,无法根治,需要终身治疗。

2. 高血压患者的心脏都面临着外周血管阻力上升和血液容量增加的问题,为了维护供血,心脏就必须克服比正常情况下大得多的阻力,左心室首当其冲,必然逐渐发生左心室肥厚。

心肌肥厚,心室壁的张力增加,因此耗氧量增加,再加上高血压是冠心病的主要危险因素,长期高血压往往伴患冠状动脉粥样硬化,这样就加重了心肌的缺血,最终可发生心力衰竭。左心室肥厚还易发生各种心律失常,包括致命性心律失常,并易发生心肌梗死、猝死,甚至脑卒中。

3. 血管紧张素转化酶抑制剂,如卡托普利、依那普利等。

小　结

1. 降压药物种类繁多,主要通过抑制交感神经系统和 RAAS,从而降低外周血管阻力、减少心排血量和血容量发挥降压作用。

2. 常用降压药有利尿降压药、β 受体阻断药、钙通道阻滞药、血管紧张素转化酶抑制药和血管紧张素 Ⅱ 受体阻断药五类,具有疗效确切,毒副反应低,不易产生耐受性等特点,并可消除交感神经系统和 RAAS 对

药 理 学

心血管系统的不利影响,减少并逆转心血管重构,故作为一线降压药物。

3. 其他降压药主要作为一线降压药物的补充,可联合应用于某些中度、重度高血压或高血压危象。

目标检测

一、选择题

【A 型题】

1. 关于利尿药的降压机制下列哪项是不正确的
（　　）
   A. 排 Na^+ 利尿,降低血容量
   B. 血管壁细胞内 Na^+ 减少, Na^+－Ca^{2+} 交换减少,细胞内 Ca^{2+} 减少,使血管平滑肌松弛
   C. 降低血管平滑肌对缩血管物质的敏感性
   D. 诱导动脉壁产生扩血管物质
   E. 降低肾素活性

2. 卡托普利的抗高血压作用机制是（　　）
   A. 抑制肾素活性
   B. 抑制血管紧张素转化酶的活性
   C. 抑制 β-羟化酶的活性
   D. 抑制血管紧张素 I 的生成
   E. 阻滞血管紧张素受体

3. 卡托普利治疗高血压的特点错误的是（　　）
   A. 用于各型高血压
   B. 能降低外周血管阻力
   C. 易引起低钾血症
   D. 是肾性高血压的首选药物之一
   E. 预防和逆转血管平滑肌增殖和心室肥厚

4. 普萘洛尔降压机制不包括（　　）
   A. 减少去甲肾上腺素释放
   B. 减少肾素分泌,抑制肾素-血管紧张素-醛固酮系统
   C. 阻止 Ca^{2+} 内流,松弛血管平滑肌
   D. 减少心排血量
   E. 阻断中枢 β 受体,使兴奋性神经元活动减弱

5. 血管紧张素转化酶抑制剂（ACEI）的降压特点不包括下列哪项（　　）
   A. 适用于各型高血压
   B. 降压时可使心率加快
   C. 长期应用不易引起电解质和脂质代谢障碍
   D. 可防止和逆转高血压患者血管壁增厚和心肌肥厚
   E. 能改善高血压患者的生活质量,降低死亡率

6. 为避免哌唑嗪的"首剂现象",可采取的措施是
（　　）
   A. 空腹服用　　　B. 低钠饮食
   C. 首次剂量减半　　D. 舌下含用

E. 首次剂量加倍

7. 高血压合并痛风者不宜用（　　）
   A. 阿替洛尔　　　B. 依那普利
   C. 硝苯地平　　　D. 氢氯噻嗪
   E. 伊贝沙坦

8. 高血压合并消化性溃疡者不宜选用（　　）
   A. 氯沙坦　　　B. 可乐定
   C. 肼屈嗪　　　D. 利舍平
   E. 哌唑嗪

9. 使血浆肾素水平明显降低的降压药是（　　）
   A. 氢氯噻嗪　　　B. 哌唑嗪
   C. 普萘洛尔　　　D. 硝苯地平
   E. 二氮嗪

10. 对高血压伴有心绞痛的患者宜选用（　　）
   A. 氢氯噻嗪　　　B. 普萘洛尔
   C. 哌唑嗪　　　D. 肼屈嗪
   E. 可乐定

11. 对 α、β 受体均有阻断作用的降压药是（　　）
   A. 普萘洛尔　　　B. 哌唑嗪
   C. 美托洛尔　　　D. 特拉唑嗪
   E. 拉贝洛尔

12. 抗高血压药物中能产生"首剂现象"的药物是
（　　）
   A. 可乐定　　　B. 哌唑嗪
   C. 胍乙啶　　　D. 硝苯地平
   E. 莫索尼定

13. 高血压危象伴有心力衰竭的患者宜选用（　　）
   A. 硝苯地平　　　B. 哌唑嗪
   C. 硝普钠　　　D. 吡那地尔
   E. 可乐定

14. 高血压合并支气管哮喘的患者不宜用（　　）
   A. β 受体阻断药　　B. $α_1$ 受体阻断药
   C. 利尿药　　　D. 扩血管药
   E. 钙通道阻滞药

15. 硝普钠主要用于（　　）
   A. 高血压危象　　B. 中度高血压
   C. 轻度高血压　　D. 肾型高血压
   E. 原发性高血压

【B 型题】

（第 16～18 题备选答案）
   A. 卡托普利　　　B. 可乐定

132

C. 哌唑嗪　　　　　　D. 肼屈嗪

E. 米诺地尔

16. 可引起心率加快、水钠潴留、多毛症的是( )

17. 可引起红斑狼疮综合征的是( )

18. 可出现顽固性干咳的是( )

【X 型题】

19. 直接舒张血管的降压药是( )

A. 肼屈嗪　　　　　　B. 卡托普利

C. 哌唑嗪　　　　　　D. 硝普钠

E. 米诺地尔

20. 有关硝普钠的叙述哪些是正确的( )

A. 降压作用迅速

B. 主要用于治疗高血压危象

C. 降压作用持久

D. 肝、肾功能不全者禁用

E. 口服降压有效

21. 关于卡托普利的叙述错误的是( )

A. 使醛固酮分泌增加

B. 使缓激肽水解增加

C. 是治疗轻度、中度原发性或肾性高血压的首
选药物之一

D. 能预防和逆转血管平滑肌增殖及左心室
肥厚

E. 长期用药可出现顽固性干咳

22. 长期大量应用氢氯噻嗪可引起哪些不良反应
( )

A. 高血脂、高血糖

B. 高尿酸血症

C. 血浆肾素活性增高

D. 高钾血症、高镁血症

E. 低钾血症、低钠血症

二、简答题

1. 抗高血压药有哪几类？哪些是常用一线降压药
物？请写出代表药物。

2. 试述噻嗪类药物的降压机制及降压应用注意
事项。

3. 普萘洛尔的降压作用特点有哪些？降压的适应
证和禁忌证有哪些？

4. 试述钙通道阻断药扩张血管的作用机制及其降
压特点。

（吴　伟）

第14章　抗心律失常药

学习目标

1. 掌握抗心律失常药物的分类及常用药物的药理作用、临床应用及其主要不良反应。
2. 理解抗心律失常药的基本电生理学作用。
3. 了解心律失常发生的电生理学机制。

心律是指心脏的规律性运动,它包括心动的节律和频率两方面。正常心律使心脏各部协调而规律地收缩、舒张、交替活动完成泵血功能。若心动的节律和频率发生改变,称心律失常(arrhythmia),并将导致泵血功能障碍,影响血流动力学,严重者危及生命。心律失常是临床心脏病学中一个重要组成部分,它在临床很常见。治疗心律失常的方式有药物治疗和非药物治疗(心导管消融、外科手术、心脏起搏器、心脏电转复律术)两种。临床按心动频率将心律失常分为两类:缓慢型心律失常及快速型心律失常。本章讨论的是治疗快速型心律失常的药物。

第1节　正常心肌电生理

心肌细胞可以分为无自律细胞和自律细胞。心脏具有兴奋性、传导性、自律性和收缩性这四个生理特性。无自律细胞如心房肌、心室肌,具有明显的收缩性功能,又有兴奋性、传导性,一般不具有自律性;自律细胞是心脏中的一类特殊细胞,如窦房结、希氏束、房室结及浦肯野纤维等,组成了心脏的传导系统,具有自动产生自律性、兴奋性和传导性的能力,但无收缩性功能。心脏的节律性跳动的冲动是自窦房结发出经房室结和希氏束到达浦肯野纤维,然后到心房和心室肌细胞。当这个过程出现任何的障碍时,就表现为心律失常。

一、心肌细胞膜电位

心肌细胞膜电位分为静息电位和动作电位。静息膜电位是指心肌细胞膜在静息状态下细胞膜两侧内负外正的极化状态。这与细胞膜两侧的离子分布及对离子的通透性有关。在静息状态下心肌细胞膜对 K^+ 的通透性显著高于 Na^+,这时 K^+ 有向细胞膜外扩散的趋势,最终达到平衡,膜两侧的电化学势差为零,这时 K^+ 的平衡电位就是静息电位。心肌细胞兴奋时,发生除极化和复极化,形成动作电位。心肌细胞动作电位可分为五个时相(图14-1)。

0 相为除极化期,是钠通道激活,Na^+ 快速内流所致。0 相上升最大速度和幅度与兴奋传导速度相关。

1 相为快速复极初期,由 K^+ 短暂外流所致。

2 相为平台期,由 Ca^{2+} 缓慢内流与 K^+ 外流所致,形成平台期。

3 相为快速复极末期,由 K^+ 快速外流所致。

0 相至 3 相的时程合称为动作电位时程(action potential duration,APD)。

4 相为静息期,无自律细胞中膜电位维持在静息水平,在自律细胞则为自发性舒张期除极,是由于 K^+ 外流逐渐减少,而 Na^+ 或 Ca^{2+} 持续内流结果所致,形成一个 4 相坡度,当它除极达到阈电位就重新激发动作电位。4 相坡度曲线越大,自律性越高。

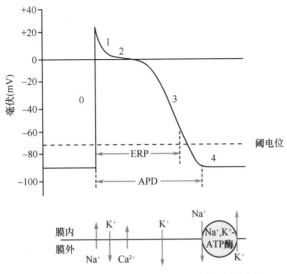

图 14-1　心肌细胞膜电位与离子转运示意图

二、快反应和慢反应电活动

心脏的自律细胞,根据心肌各种细胞膜的电位有明显差异可分为快反应细胞(如工作肌及传导系统的细胞)和慢反应细胞(如窦房结和房室结细胞)。快反应细胞电活动特点为:静息电位大(负值较大),除极速度快,振幅高、传导速度也快,呈快反应电活动,主要由快钙通道开放,快速 Na^+ 内流所致;慢反应细胞电活动特点有:静息电位小(负值较小),除极化速度慢,振幅小、传导也慢,呈慢反应电活动,为钙通道开放,由 Ca^{2+} 缓慢内流所致,没有 1 相快速复极,也无平台期。心肌病变时,快反应细胞也表现出慢反应电活动,易发生传导阻滞。

三、膜反应性和传导速度

膜反应性是指膜电位水平与其所激发的 0 相上升最大速率之间的关系。一般膜电位大,0相上升快,振幅大,传导速度就快;反之,则传导减慢。可见膜反应性是决定传导速度的重要因素,多种因素(包括药物)可以增高或降低之。

四、有效不应期

复极过程中膜电位恢复到 $-60mV \sim -50mV$ 时,细胞才对刺激产生可扩布的动作电位。从除极开始到这以前的一段时间即为有效不应期(effective refractory period,ERP),反映快钠通道恢复有效开放所需的最短时间。ERP 时间长短变化与 APD 长短变化相应,但变化的程度可有不同。一个 APD 中,ERP/APD 越大,意味着有更多冲动落在 ERP,对心肌冲动不起反应,就越不易发生快速型心律失常。

 知识考点　心肌细胞膜的电位变化

第 2 节　心律失常发生的电生理学机制

心律失常可由冲动形成障碍和冲动传导障碍或两者兼有所引起。

一、冲动形成障碍

冲动形成障碍常由单一心肌细胞或某一群体细胞跨膜离子流发生局部改变造成,它又分自律性异常和触发活动两类。

1. 自律性异常 自律性心肌细胞如窦房结、房室结、浦肯野纤维,其自律性源于4相自动除极,当4相除极加快、最大舒张电位减小,则自律性升高,引起心律失常。交感神经过度兴奋、低血钾、心肌细胞受到机械牵张等都会导致4相斜率增加,自律性增高。非自律性心肌细胞,如心室肌细胞,在某些病理情况下,如心肌缺血缺氧等也会产生异常自律性。

2. 后除极与触发活动(triggered activity) 触发活动由后除极引发异常冲动形成,与自律性不同,它不是舒张期自动除极化引起。后除极是在一个动作电位除极后引发的频率快、振幅小的振荡电位,膜电位不稳定,呈振荡性波动。这种振荡电位容易达到阈电位,引起新动作电位及期前兴奋即所谓触发活动。后除极分为早后除极与迟后除极(图14-2)。前者发生在完全复极之前的2相和3相中,主要由于Ca^{2+}内流所致,钙通道阻滞药可抑制Ca^{2+}内流,消除心律失常。后者发生在完全复极之后的4相中,发生原因可能由于细胞内无Na^+而高Ca^{2+},诱发Na^+短暂内流所引起。

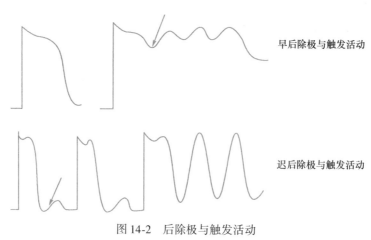

早后除极与触发活动

迟后除极与触发活动

图14-2 后除极与触发活动

二、冲动传导障碍

1. 单纯性传导障碍 包括传导减慢、传导阻滞、单向传导阻滞等。当最大舒张电位增大或阈电位上移时,心肌细胞兴奋性降低,传导减慢,0相上升速度减慢,振幅减小。

2. 折返激动 指冲动经传导通路折回原处而反复运行的现象(reentry)。如图14-3所示,正常时浦肯野纤维A与B两支同时传导冲动到达心室肌,激发除极与收缩,而后冲动在心室肌内各自消失在对方的不应期中。

在病变条件下,如B支发生单向传导阻滞,冲动不能下传,只能沿A支经心室肌而逆行至B支,在此得以逆行通过单向阻滞区而折回至A支,然后冲动继续沿上述通路运行,形成折返。单次折返可引起期前收缩,连续折返则引起阵发性心动过速、心房扑动或心房纤颤。

三、抗心律失常药的基本电生理学作用

抗心律失常药主要通过影响心肌细胞膜的离子通道,改变离子流而改变细胞电生理特

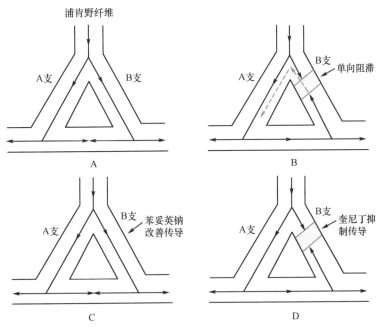

图 14-3 折返形成与抗心律失常药作用机制

A. 正常;B. 单向传导阻滞;C. 消除单向阻滞;D. 变单向阻滞为双向阻滞

性,达到治疗目的。针对心律失常发生的机制,可将抗心律失常药物的基本电生理作用概括如下。

(一) 降低自律性

药物通过抑制快反应细胞 4 相 Na^+ 内流或抑制慢反应细胞 4 相 Ca^{2+} 内流,降低 4 相自动除极化速率;或通过促进 K^+ 外流而增大最大舒张电位,使其远离阈电位,降低自律性。

(二) 减少后除极与触发活动

早后除极的发生与 Ca^{2+} 内流增多有关,钙通道阻滞药可对抗之。迟后除极所致的触发活动与细胞内 Ca^{2+} 过多和短暂 Na^+ 内流有关,因此钙通道阻滞药和钠通道阻滞药能有效对抗之。

(三) 改变膜反应性,消除折返

增强膜反应性改善传导或降低膜反应性而减慢传导都能取消折返激动,前者因改善传导而取消单向阻滞,因此停止折返激动,某些促 K^+ 外流加大最大舒张电位的药如苯妥英钠有此作用;后者因减慢传导而使单向传导阻滞发展成双向阻滞,从而停止折返激动,某些抑制 Na^+ 内流的药如奎尼丁有此作用(图 14-3)。

(四) 改变 ERP 及 APD

1. 延长 APD、ERP 以延长 ERP 更为明显,称绝对延长 ERP,如奎尼丁类药物。

2. 缩短 APD、ERP 以缩短 APD 更为显著,称相对延长 ERP,如利多卡因类药物。

一般认为 ERP 与 APD 的比值(ERP/APD)在抗心律失常作用中有一定意义,比值越大,说明在一个 APD 中 ERP 占时越多,折返冲动将有更多机会落入 ERP 中,折返易被终止。

3. 促使邻近细胞的 ERP 趋向均一,也可防止或取消折返的发生。

◇ **知识考点** 抗心律失常药的电生理学作用

第3节 抗心律失常药物的分类及常用药物

 案例 14-1

患者,女性,47岁。自10岁起出现阵发性心悸,发作时脉率快,常难计数。每次发作达数小时,可自行缓解。诊断为室上性心动过速。2003年6月28日心悸复发半小时,再次入院治疗。入院后,压迫颈动脉窦和压迫眼球等刺激迷走神经无效,静脉给予维拉帕米,在数分钟内终止发作,恢复窦性节律。

问题与思考:

1. 用物理方法压迫颈动脉窦和压迫眼球等刺激迷走神经会有效吗?

2. 为什么静脉给予维拉帕米,在数分钟内就终止发作,恢复窦性节律?

抗心律失常药众多,根据对心肌电生理影响的不同,可将抗心律失常的药物分为四类(表14-1)。

表 14-1 抗心律失常药物的分类

	分类	代表药物
I 类	钠通道阻滞药	
	I A 类 适度阻滞钠通道	奎尼丁、普鲁卡因胺
	I B 类 轻度阻滞钠通道,并促进 K^+ 外流	利多卡因、苯妥英钠
	I C 类 明显阻滞钠通道	氟卡尼、普罗帕酮
II 类	β 受体阻断药	普萘洛尔、美托洛尔
III 类	延长动作电位时程药	胺碘酮、溴苄铵
IV 类	钙通道阻滞药	维拉帕米

一、I 类——钠通道阻滞药

(一) I A 类

它们能适度阻滞钠通道,减少除极时 Na^+ 内流,降低 0 相上升最大速率和动作电位振幅,减慢传导速度,也能减少异位起搏细胞 4 相 Na^+ 内流而降低自律性;延长 ERP 及 APD,且以延长 ERP 更为显著。这类药还能不同程度地阻滞 K^+ 外流和 Ca^{2+} 内流。

奎 尼 丁

奎尼丁(quinidine)为金鸡纳树皮所含生物碱,是抗疟药奎宁的右旋体。

【体内过程】 口服后吸收快而完全,经 2~4 小时可达血浆峰浓度,生物利用度达 72%~87%,在血浆中约有 80% 与血浆蛋白相结合,心肌中浓度可达血浆浓度的 10 倍。表观分布容积为 2~4L/kg,$t_{1/2}$ 为 6~8 小时。在肝中代谢,最终经肾排泄。当肝肾功能不全,$t_{1/2}$ 延长,并易出现毒性反应。

【药理作用】

1. 降低自律性 奎尼丁可阻滞 4 相 Na^+ 内流,降低自律性。对降低心房肌和浦肯野纤维的自律性作用较强,对正常窦房结则影响微弱。对病态窦房结综合征者则明显降低其自律性。

2. 减慢传导速度　奎尼丁可阻滞 0 相 Na^+ 内流,降低心房、心室、浦肯野纤维等的 0 相除极的速度和幅度,因而减慢传导速度。这种作用可使病理情况下的单向传导阻滞变为双向阻滞,从而终止折返。

3. 延长有效不应期　奎尼丁能阻滞 3 相 K^+ 外流和 2 相 Ca^{2+} 内流,延长 ERP 和 APD,其中 ERP 的延长更为明显,因而可以终止折返。此外,在心脏局部病变时,常因某些浦肯野纤维末梢部位 ERP 缩短,造成邻近细胞复极不均一而形成折返,奎尼丁可使这些末梢部位 ERP 延长而趋向均一化,从而减少折返的形成。

4. 其他　奎尼丁阻滞 Ca^{2+} 内流,能抑制心肌收缩力;还有较明显的抗胆碱作用及 α 受体阻断作用,使血管舒张,血压下降而反射性兴奋交感神经。

【临床应用】　奎尼丁为广谱抗心律失常药,用于治疗心房纤颤、心房扑动、室上性及室性心动过速。对心房纤颤目前虽多采用电转律术,但奎尼丁仍有应用价值,转律后用奎尼丁维持窦性节律。预激综合征时,用奎尼丁可以终止室性心动过速或用以抑制反复发作的室性心动过速。

【不良反应】　奎尼丁应用过程中约有 1/3 患者出现各种不良反应,使其应用受到限制。

1. 金鸡纳反应　常见的有胃肠道反应,多见于用药早期。久用后,有耳鸣、听力障碍、眩晕、精神失常等,称为金鸡纳反应(cinchonism)。

2. 过敏反应　表现为药热、血小板减少、皮疹、血管神经性水肿。

3. 低血压　奎尼丁能扩张血管和减弱心肌收缩力而导致低血压。

4. 心脏毒性　较为严重,治疗浓度可致心室内传导减慢(QT 间期延长),延长超过 50% 表明是中毒症状。高浓度可致窦房结功能阻滞、房室传导阻滞、室性心动过速等,室性心动过速是传导阻滞而浦肯野纤维出现异常自律性所致。

奎尼丁治疗心房颤动或心房扑动时,应先用强心苷抑制房室传导,否则可引起心室频率加快,甚至心室纤颤。因奎尼丁的抗胆碱作用和反射性兴奋交感神经均可使房室传导速度加快。

5. 奎尼丁晕厥　是偶见而严重的毒性反应。发作时患者意识丧失,四肢抽搐,呼吸停止,出现阵发性室上性心动过速,甚至心室颤动而死。一旦出现应立即进行人工呼吸、胸外心脏按压、电除颤等抢救措施。药物抢救可用乳酸钠,提高血液 pH,能促 K^+ 进入细胞内,降低血钾浓度,减少 K^+ 对心肌的不利影响。同时,血液偏碱性可增加奎尼丁与血浆蛋白的结合而减少游离奎尼丁的浓度,从而减低毒性。

【药物相互作用】

1. 奎尼丁与地高辛合用,可降低后者的肾清除率而增加其血药浓度。
2. 肝药酶诱导剂苯巴比妥等能加速奎尼丁在肝的代谢,减弱奎尼丁的作用。
3. 西咪替丁和钙通道阻滞药等能减慢奎尼丁在肝的代谢。
4. 与香豆素类合用,可竞争与血浆蛋白的结合,从而增强后者的抗凝血作用。
5. 与扩血管药合用应注意诱发严重直立性低血压。

普鲁卡因胺

【体内过程】　普鲁卡因胺(procainamide)口服吸收快而完全,吸收率达 75%～95%,生物利用度达 80%,血浆蛋白结合率约 20%,30%～60% 以原形经肾排泄。$t_{1/2}$ 为 3～4 小时。当肝肾功能不全时,$t_{1/2}$ 延长,并易出现毒性反应。

【药理作用及临床应用】　作用与奎尼丁相似而较弱,适用于阵发性心动过速、频发期前收缩(对室性期前收缩疗效较好)、心房颤动和心房扑动,常与奎尼丁交替使用。

【不良反应】 长期口服应用,有厌食、呕吐、恶心及腹泻等消化道反应。特异体质患者可有发冷、发热、关节痛、肌痛、皮疹及粒细胞减少症等;偶有幻视、幻听、精神抑郁等症状出现;静脉滴注可使血压下降,发生虚脱,应严密观察血压、心率和心律变化。久用,严重者可出现红斑狼疮样综合征。

(二) Ⅰ B 类

这类药物能轻度阻滞钠通道,降低 0 相上升最大速率,略能减慢传导速度,在特定条件下且能促进传导;也能抑制 4 相 Na^+ 内流,降低自律性,还有促进 K^+ 外流的作用,加速复极过程,缩短 ERP、APD,以缩短 APD 更显著。

利 多 卡 因

【体内过程】 利多卡因(lidocaine)口服吸收良好,但首关消除明显,生物利用度低,且口服易致恶心、呕吐,因此常静脉给药。血浆蛋白结合率约70%,在体内分布广泛,表观分布容积为 1L/kg,心肌中浓度为血药浓度的 3 倍。在肝脏中迅速代谢,仅 10% 以原形经肾排泄。

【药理作用】 利多卡因对心脏的直接作用是轻度阻滞 Na^+ 内流,促进 K^+ 外流,主要作用于浦肯野纤维和心室肌,对心房组织及自主神经几乎无作用。

1. 降低自律性 治疗量能降低心室内浦肯野纤维的自律性,降低 4 相除极速率而提高阈电位。治疗量对正常窦房结无明显影响,而对病窦综合征或老年患者可有抑制作用。

2. 影响传导 利多卡因对传导速度的影响比较复杂。治疗量对希-浦系统的传导速度没有影响,高浓度(10μg/ml)的利多卡因则明显抑制 0 相上升速率而减慢传导。在细胞外 K^+ 浓度较高时则能减慢传导,血液趋于酸性时将增强这一作用。心肌缺血部位细胞外 K^+ 浓度升高而血液偏于酸性,所以利多卡因对其有明显的减慢传导作用,这可能是其防止急性心肌梗死后心室纤颤的原因之一。在低血钾或心肌纤维受损而部分去极的浦肯野纤维,则因促进 K^+ 外流而引起超极化,故可以加快传导,有利于消除折返性心律失常。

3. 相对延长 ERP 利多卡因能缩短浦肯野纤维及心室肌的 APD 和 ERP,由于缩短 APD 比 ERP 明显,故为相对延长 ERP,有利终止折返形成。

【临床应用】 利多卡因主要用于室性心律失常,特别适用于急性心肌梗死及强心苷所致的室性心律失常,是防治急性心肌梗死所致室性心律失常的首选药。

【不良反应】 较少也较轻微。常见的不良反应主要是中枢神经系统症状,有嗜睡、眩晕、感觉障碍,大剂量引起语言障碍、惊厥,甚至呼吸抑制,偶见窦性过缓、房室阻滞等心脏毒性。剂量过大时可引起惊厥及心脏停搏。严重房室传导阻滞、室内传导阻滞者禁用。

> **知识链接**　　　　　　　　　利多卡因缓解耳鸣的作用
>
> 　　1934 年由 Lofgren 首先合成利多卡因,作为局部麻醉药用于局部止痛。此后发现向鼻甲注入该药可使耳鸣暂时缓解。某患者受耳鸣折磨而痛不欲生,当第一次使用利多卡因静脉注射治疗时,在药物徐徐推入过程中他的耳鸣戛然终止。利多卡因对大约80%的患者有效,一般无不良反应。对高调耳鸣者,利多卡因的疗效可能更好。利多卡因的作用机制尚有争论,可能不是直接作用于内耳,而主要是作用于外周神经。但利多卡因静脉注射的疗效是短暂的,多持续20分钟左右,个别人仅作用1~2分钟,效果最好的可使耳鸣缓解几天。尽管利多卡因静脉注射的疗效是短暂的,但仍被列为耳鸣专科门诊的常规治疗方法之一。

美 西 律

美西律(mexiletine)为利多卡因的衍生物,具有抗心律失常、抗惊厥及局部麻醉作用。口服或静脉注射均有效。本药适用于急慢性室性心律失常,特别适用于顽固性心律失常患者长期用药。使用时可有恶心、呕吐、嗜睡、震颤、头痛、眩晕等不良反应。大剂量可引起低血压、心动过缓、传导阻滞等。

苯妥英钠

苯妥英钠(phenytoin sodium)作用与利多卡因相似,可促进 K^+ 外流,增加最大舒张电位,降低浦肯野纤维自律性,缩短 APD,相对延长 ERP。在低钾状况下,苯妥英钠能增加 0 相上升速度,加快房室传导和心室内传导,而终止单向传导阻滞。

本药主要适用室性心律失常,是强心苷中毒所致的室性心律失常的首选药。对利多卡因无效的心律失常也可用。静脉注射过快可出现低血压、心动过缓、房室传导阻滞,甚至心搏骤停、呼吸抑制。其他不良反应见抗癫痫药。

妥 卡 胺

妥卡胺(tocainide)又称妥卡尼,为利多卡因同系物,电生理作用与利多卡因相似,优点是口服有效,作用持久,安全,不良反应小,预防和治疗室性心律失常有良好的效果。本药适用于多种室性心律失常,尤其对强心苷中毒和心肌梗死室性期前收缩的疗效尤为显著。对功能性室性心律失常也有一定疗效。对其他抗心律失常药无效的患者常可奏效。不良反应轻微、短暂,一般不影响治疗。常见胃肠道系统不良反应有厌食、恶心、呕吐、便秘等;神经系统不良反应有眩晕、头痛、嗜睡、听力下降、震颤等。严重传导阻滞及过敏者慎用。

(三) ⅠC 类药物

这类药物明显阻滞钠通道,能较强降低 0 相上升最大速率而减慢传导,也抑制 4 相 Na^+ 内流而降低自律性。对复极过程影响很小。近年报道这类药有致心律失常作用,增高病死率,应予以注意。

普 罗 帕 酮

普罗帕酮(proparenone)能降低浦肯野纤维自律性,而明显减慢传导,轻度延长 APD 和 ERP,还有较弱 β 受体阻断和钙通道阻滞作用。临床上用于治疗室上性心动过速和室性心律失常。

不良反应较少,主要为口干、舌唇麻木、头痛、头晕、恶心、呕吐、便秘等。个别患者出现房室传导阻滞,宜减少剂量或停药。

二、Ⅱ类——β 肾上腺素受体阻断药

这类药物主要阻断 β 受体而影响心脏电生理,高浓度时还有膜稳定作用。药理作用表现为减慢窦房结、房室结的 4 相除极而降低自律性;也能减慢 0 相上升最大速率而减慢传导速度;延长或相对延长 ERP。

普 萘 洛 尔

【药理作用】 交感神经兴奋或儿茶酚胺释放增多时,心肌自律性增高,传导速度增快,不应期缩短,心率加快,易引起快速型心律失常。普萘洛尔则能阻止这些反应。

1. 降低自律性 本药能阻滞窦房结、心房传导束及浦肯野纤维 4 相 Na^+ 内流,而降低自律性。在运动及情绪激动时作用明显,也能降低儿茶酚胺所致的迟后除极幅度而防止触发活动。

2. 减慢传导速度 治疗量能轻度抑制房室传导,大剂量则能明显减慢房室结及浦肯野纤维的传导速度,可能与膜稳定作用有关。

3. 延长 ERP 治疗浓度缩短浦肯野纤维 APD 和 ERP,高浓度则延长之。

【临床应用】 临床上用于治疗多种原因所致的心律失常。对窦性心动过速可作为首选药。对运动或情绪激动等诱发交感神经兴奋及儿茶酚胺释放过多、甲亢等引起的心律失常疗效好。对各种室上性心律失常及强心苷中毒所引起的快速型心律失常也适用。对麻醉药或心肌缺氧或原发性心肌肥厚而致室性心律失常疗效显著。对心脏外科手术后即时出现心动过速疗效甚佳。对嗜铬细胞瘤而发生的心律失常(尤其在手术中)有特异作用,故可用于术前准备。

【不良反应】 本品可致窦性心动过缓、房室传导阻滞、低血压等,并可诱发心力衰竭和哮喘。长期应用影响脂质代谢和糖代谢,高脂血症和糖尿病患者慎用。突然停药会产生反跳现象。

三、Ⅲ类——延长动作电位时程药

这类药物能选择性地延长心房肌、心室肌和浦肯野纤维细胞的 APD 和 ERP,而少影响传导速度。

胺 碘 酮

【体内过程】 胺碘酮(amiodarone)又称乙胺碘呋酮,口服吸收缓慢而不完全,且个体差异大,生物利用度约50%,血浆蛋白结合率为95%,广泛分布于组织中,尤以脂肪组织及血流量较高的器官为多。$t_{1/2}$ 平均为 14~26 天,全部清除需 4 个月。它主要经胆汁由肠道排泄,经肾排泄者仅1%,故肾功能减退者不需减量应用。

【药理作用及临床应用】 本药为广谱抗心律失常药,可用于室性和室上性心动过速和期前收缩、阵发性心房扑动和颤动、预激综合征等。本药也可用于伴有充血性心力衰竭和急性心肌梗死的心律失常患者。

【不良反应】 主要有胃肠道反应(食欲缺乏、恶心、腹胀、便秘等)及角膜色素沉着(占 20%~90%),偶见皮疹及皮肤色素沉着,但停药后可自行消失。本药含碘,部分患者可引起甲状腺功能亢进或减退,偶致严重的肺间质纤维化。房室传导阻滞、心动过缓、甲状腺功能障碍及对碘过敏者禁用。

四、Ⅳ类——钙通道阻滞药

通过阻滞细胞膜的钙通道,降低窦房结、房室结动作电位 4 相坡度,而降低自律性;减慢 0 相除极速率和振幅,而抑制传导。

维 拉 帕 米

【体内过程】 维拉帕米(verapamil)又称异搏定、戊脉安、凡拉帕米、异搏停,口服吸收快而完全,首关消除大,口服约85%经肝灭活。与血浆蛋白结合率为90%。静脉注射后 1~2 分钟显效,作用持续时间约20分钟。

【药理作用】 由于抑制钙内流可降低心脏舒张期自动除极化速率,降低自律性,减慢传导,延长 APD 和 ERP,消除折返。此外有扩张外周血管作用,使血压下降,但较弱。

【临床应用】 本药可作为阵发性室上性心动过速的首选药,对房室交界区心动过速疗效也很好,也可用于心房颤动、心房扑动、房性期前收缩。

【不良反应】 常见胃肠道反应和中枢神经系统症状。若与 β 受体阻滞药合用,易引起低血压、心动过缓、传导阻滞,甚至停搏。支气管哮喘患者慎用。低血压、传导阻滞及心源性休克患者禁用。

地 尔 硫 草

地尔硫草(diltiazem)又称恬尔心,对心肌电生理的影响与维拉帕米相似,但其扩张血管作用较强,而减慢心率的作用较弱。临床主要用于室上性心律失常,如阵发性室上性心动过速及频发性房性期前收缩,对阵发性心房颤动也有效。口服后首关消除明显。口服不良反应较小,可见头晕、乏力及胃肠道反应,偶见过敏反应。

五、其 他 类

腺 苷

腺苷(adenosine)是细胞代谢的中间产物,是一种内源性的嘌呤核苷酸。腺苷作用于 G 蛋白偶联的腺苷受体,激活乙酰胆碱敏感 K⁺通道,缩短 APD,降低自律性,具有明显的心电生理作用。临床主要用于室上性心动过速。由于腺苷可被体内大多数组织细胞摄取,并被腺苷脱氨酶灭活,代谢快,半衰期短,使用时需快速静脉注射。不良反应比较轻微,常见面部潮红、呼吸困难、胸痛、胸部压迫感等。

 知识考点 抗心律失常药的分类及代表性药物的药理作用、临床应用及其主要不良反应

> **知识链接** **快速型心律失常的非药物治疗方法**
>
> 1. 刺激迷走神经 是最简便易行的方法,包括颈动脉窦刺激试验、眼球按摩、吞咽反射、潜水反射和直肠刺激等方法。这些方法主要对阵发性室上性心动过速有效。
> 2. 消融术 如冷冻消融术、射频消融术、微波消融术、导管消融术,其中以冷冻消融术较安全、效果较好。
> 3. 心外科心房迷宫手术 采用切开/缝合方法,过程复杂,手术时间长和并发症较多,已弃用。
> 4. 抗房颤起搏器治疗(消除房颤的触发因素) 房性期前收缩是心房颤动发生的最常见的触发因素,起搏器治疗可预防心房颤动的发生。
> 5. 心脏电复律 是终止各种快速型心律失常和心室颤动的一种最有效的方法。电击除颤是在瞬间给予心脏发放强电流通过心肌,可使全部心肌细胞在瞬时同时除极。

第 4 节 快速型心律失常的药物选用

选用抗心律失常药物应考虑心律失常的类别,并熟悉各类药物作用机制。合理选用有效抗心律失常药物,可使许多垂危患者从濒临死亡的边缘上抢救过来。

各种快速型心律失常的选药如下。

1. 窦性心动过速 应针对病因进行治疗,需要时选用 β 受体阻断药,也可选用维拉帕米。

2. 阵发性室上性心动过速 除先用兴奋迷走神经的方法外,可选用维拉帕米、普萘洛尔、胺碘酮、奎尼丁、普罗帕酮。

3. 房性期前收缩 必要时选用普萘洛尔、维拉帕米、胺碘酮,次选奎尼丁、普鲁卡因胺、丙吡胺。

4. 心房颤动或扑动转律 用奎尼丁(宜先给强心苷),或与普萘洛尔合用,预防复发可加用或单用胺碘酮,控制心室频率用强心苷或加用维拉帕米(或普萘洛尔)。

5. 室性期前收缩 首选利多卡因、普鲁卡因胺、丙吡胺、美西律、妥卡尼、胺碘酮,急性心肌梗死时宜用利多卡因,强心苷中毒引起的室性心律失常用苯妥英钠。

6. 阵发室性心动过速 选用利多卡因、普鲁卡因胺、丙吡胺、美西律、妥卡尼等。

7. 心室颤动 选利多卡因、普鲁卡因胺等心室腔内注射。

案例 14-1 分析

1. 用物理方法缓解室上性心动过速是有效的,但物理方法治疗效果有限,此例中,用物理方法未缓解。

2. 维拉帕米由于抑制钙内流可降低心脏舒张期自动除极化速率,降低自律性,减慢传导,延长 APD 和 ERP,消除折返。对于阵发性室上性心动过速最有效,为首选药。

小　结

1. 心律失常与心肌电生理紊乱密切相关,起因有冲动形成异常和冲动传导异常。

2. 抗心律失常药主要通过降低自律性、减少后除极与触发活动、消除折返、延长或相对延长有效不应期等治疗心律失常。抗心律失常药应用不当也可致心律失常。

目标检测

一、选择题

【A 型题】

1. 对室性心律失常疗效差的是(　　)
   A. 利多卡因　　　　B. 美西律
   C. 苯妥英钠　　　　D. 维拉帕米
   E. 普鲁卡因胺

2. 用于阵发性室上性心动过速疗效最佳的是(　　)
   A. 维拉帕米　　　　D. 苯妥英钠
   C. 利多卡因　　　　D. 普萘洛尔
   E. 奎尼丁

3. 对室性心动过速疗效最好的药是(　　)
   A. 维拉帕米　　　　B. 利多卡因
   C. 普萘洛尔　　　　D. 地高辛
   E. 苯妥英钠

4. 治疗窦性心动过速最宜选用(　　)
   A. 苯妥英钠　　　　B. 利多卡因
   C. 地尔硫䓬　　　　D. 普萘洛尔
   E. 奎尼丁

5. 苯妥英钠最佳的适应证是(　　)
   A. 心房颤动　　　　B. 房室传导阻滞
   C. 窦性心动过速　　D. 室上速
   E. 强心苷中毒引起的快速型心律失常

6. 房室传导阻滞,心率每分钟 50 次,宜选用(　　)
   A. 阿托品静脉注射
   B. 硝酸甘油舌下含化
   C. 毛花苷 C 静脉注射
   D. 氯化钾静脉滴注
   E. 利多卡因静脉注射

7. 心室颤动的抢救药物是(　　)
   A. 普萘洛尔　　　　B. 美西律
   C. 维拉帕米　　　　D. 利多卡因
   E. 胺碘酮

【B 型题】

(第 8~11 题备选答案)
   A. 抑制 0 相 Ca^{2+} 内流
   B. 抑制 0 相 Na^+ 内流
   C. 抑制 0 相 Na^+ 内流,促进 K^+ 外流,使细胞膜超极化
   D. 促进 0 相 Ca^{2+} 内流
   E. 膜稳定作用

8. 奎尼丁减慢传导是由于(　　)

9. 利多卡因加快部分去极化心肌组织的传导是由于(　　)

10. 维拉帕米减慢传导是由于(　　)

11. 普萘洛尔减慢浦肯野纤维的传导是由于( )

【X 型题】

12. 利多卡因的叙述正确的是( )

    A. 属于 I B 类药

    B. 能抑制 Na^+ 内流和促进 K^+ 外流

    C. 相对延长有效不应期

    D. 常用静脉给药

    E. 也是局部麻醉药

13. 胺碘酮的不良反应包括( )

    A. 首剂效应

    B. 碘过敏

    C. 角膜褐色微粒沉着

    D. 甲状腺功能改变

    E. 间质性肺炎

二、简答题

1. 临床上抗心律失常药物可分哪几类？请写出各类代表药物名称。

2. 通过学习请用药理学知识解释利多卡因、胺碘酮、维拉帕米、普萘洛尔是如何抗心律失常的。

3. 简述抗心律失常药的电生理学作用。

（顾海铮）

第 15 章　抗慢性心功能不全药

学习目标

1. 掌握强心苷类药物的药理作用、作用机制、临床应用及不良反应。
2. 掌握血管紧张素转化酶抑制剂、血管紧张素 II 受体阻断药的药理作用、临床应用及不良反应。
3. 理解扩张血管药、利尿药、β 受体阻断药的药理作用及临床应用。
4. 了解强心苷类药物构效关系与体内过程关系。
5. 了解非强心苷类药物作用特点及适应证。

慢性心功能不全是指心脏在多种病因作用下,长期负荷过重,心肌收缩与舒张功能障碍,心脏泵血功能减退,导致动脉系统缺血和静脉系统淤血的临床综合征。因静脉系统淤血症状和体征明显,故又称充血性心力衰竭(congestive heart failure,CHF)(图 15-1)。目前治疗慢性心功能不全主要有强心苷类、血管紧张素 I 转化酶抑制剂(ACEI)、血管紧张素 II 受体阻断药(ARB)、利尿药等。特别是 ACEI 的使用在防止和逆转心血管重构,延缓心肌损伤,延长患者生存期,降低病死率方面发挥着重要的作用,开创了现代药物治疗 CHF 新领域。

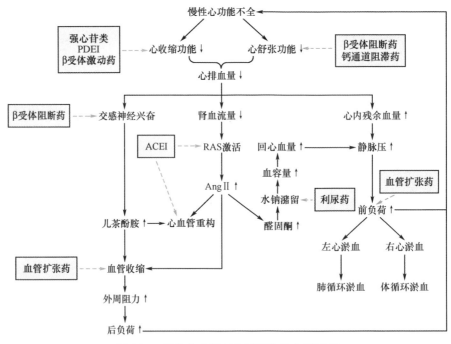

图 15-1　慢性心功能不全及药物的作用环节

> **知识链接**　　　　　　　　*CHF 时心肌的功能和结构变化*
>
> 1. 功能变化　心功能受多种生理因素的影响,CHF 时心肌收缩力减弱、心率加快、前后负荷及心肌耗氧量增加、心收缩功能和舒张功能障碍。
> 2. 结构变化　主要有心肌细胞发生凋亡、心肌细胞外基质成分堆积、胶原量增加、心肌肥厚与重构。

慢性心功能不全分级

1. 心功能一级(心功能有代偿期)　无症状,体力活动不受到限制。

2. 心功能二级(一度心功能不全)　轻度体力活动无不适感,较重体力活动,有呼吸困难、疲劳和心悸症状。体力活动受到限制。

3. 心功能三级(二度心功能不全)　轻度体力活动有呼吸困难、疲劳和心悸症状。休息后减轻,体力活动大受限制。

4. 心功能四级(三度心功能不全)　在安静休息时有明显呼吸困难、心悸症状。体力活动完全受到限制。

第 1 节　强 心 苷 类

案例 15-1

　　患者,女性,23 岁。每天家务劳动 1～2 小时就感疲倦、乏力、心悸、气促,时有咳嗽,泡沫痰带血色,口唇青紫、声音嘶哑、卧位呈呼吸困难,入睡要增加 2 个枕头或端坐呼吸方能减轻。常感极度胸闷,站在窗口呼吸。体格检查:体温 37.5℃,呼吸 30 次/分,脉搏 109 次/分,心率 130 次/分,脉律不规则,血压 110/85mmHg。口唇青紫,半卧位,慢性病容,颈软,颈静脉怒张,腹部平软,胸部检查除发现气喘及叩响过度外,可闻及两肺底部水泡音及哮鸣音。心脏听诊心前区二级收缩期杂音,患者左侧卧位,做深呼气可闻及舒张期奔马律。X 线检查发现左心增大、肺门阴影加深增宽、肺野不透明性增加。诊断:充血性心力衰竭(左心衰竭)。

　　问题与思考:

　　1. 充血性心力衰竭一般治疗原则有哪些?

　　2. 充血性心力衰竭常选择何种药物治疗? 并指出该种药物理论依据。

　　3. 该种药物在治疗充血性心力衰竭可能有哪些不良反应症状出现? 这些不良反应如何防治?

　　强心苷来源于植物如紫花洋地黄和毛花洋地黄,所以又称洋地黄类(digitalis)药物。目前常用的药物有洋地黄毒苷(digitoxin)、地高辛(digoxin)、毛花苷 C(cedilianid,西地兰)、去乙酰毛花苷 D(deslanoside,西地兰 D)和毒毛花苷 K(strophanthin K,毒毛旋花子苷 K)。

　　强心苷由糖和苷元结合而成(图 15-2),苷元由甾核与不饱和内酯环构成,糖的部分除葡萄糖外,都是稀有的糖如洋地黄毒糖等。C_3 位 β 构型的羟基是甾核与糖相结合的位点,脱糖后此羟基转为 α 构型,苷元即失去强心作用;C_{14} 位必有一个 β 构型羟基,缺此则苷元失效;C_{17} 联结 β 构型的不饱和内酯环,此环若是饱和或被打开,就会减弱或取消苷元作用。上述三点是强心苷在化学上的基本条件。各种强心苷因化学结构,特别是甾核上羟基数目不同,使药物的药物动力学参数不同。甾核上羟基数目少者极性小、脂溶性高,如洋地黄毒苷仅在 C_{14} 有一个羟基,故口服吸收率、蛋白结合率、肝代谢转化都高。毒毛花苷 K 在甾核上有多个羟基,极性高、脂溶性低,口服吸收率极低,只能静脉注射给药。地高辛在

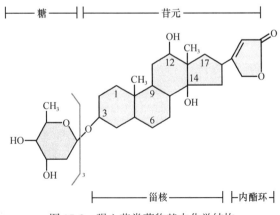

图 15-2　强心苷类药物基本化学结构

C_{12}、C_{14} 各有一个羟基,吸收率介于两者之间。

强心苷加强心肌收缩性的作用来自苷元,糖则能增强苷元的水溶性,延长其作用,一般以三糖苷作用最强。

【分类】 各种强心苷的药理作用、作用机制和不良反应基本相同,但作用强度、起效速度、持续时间和代谢方式方面有所差异。根据药物的起效速度、持续时间把强心苷类药物分为三类(表 15-1)。

表 15-1 常用强心苷类药物的分类、作用时间和常用剂量

分类	药物	给药途经	起效时间	高峰时间 (小时)	消失时间 (天)	全效量 (mg)	每日维持量 (mg)
慢效	洋地黄毒苷	口服	4 小时	8 ~ 12	14 ~ 21	0.7 ~ 1.2	0.25 ~ 0.5
中效	地高辛	口服	1 ~ 2 小时	4 ~ 8	3 ~ 6	1.25 ~ 1.5	0.125 ~ 0.25
速效	西地兰 D	静脉注射	10 ~ 30 分钟	1 ~ 2	2 ~ 5	1.0 ~ 1.6	
	毒毛花苷 K	静脉注射	5 ~ 10 分钟	0.5 ~ 2	1 ~ 3	0.25 ~ 0.5	

【体内过程】

1. 吸收 强心苷的口服吸收率与其脂溶性大小成正比。脂溶性高者口服吸收率高。反之口服吸收率低。地高辛片剂的口服吸收率有很大的个体差异(表 15-2),不同批号片剂的生物利用度差异也很大,因此口服强心苷应注意剂量个体化。口服强心苷均有不同程度的肝肠循环,洋地黄毒苷的肝肠循环率较高,是其消除缓慢、持续时间长的原因。

2. 分布 强心苷进入血液后可与血浆蛋白发生可逆性结合。结合率高的药物起效慢、持续时间长。强心苷在心肌中的分布较血浆浓度高,在肝、肾、骨骼肌、视网膜中也有分布,这可能与其导致视觉异常有关。地高辛可透过胎盘进入胎儿体内,也可进入乳汁,使用时应注意。

3. 消除 洋地黄毒苷大部分经肝代谢,肝药酶诱导剂可加速其代谢,少量原形经肾排泄。地高辛少量经肝代谢,大部分原形经肾排泄。毒毛花苷 K 全部以原形经肾排泄。

表 15-2 常用强心苷体内过程比较表

药物	脂溶性	口服吸收率(%)	血浆蛋白结合率(%)	肝肠循环(%)	肝代谢(%)	肾排泄(%)	$t_{1/2}$
洋地黄毒苷	高	90 ~ 100	97	26	30 ~ 70	10	5 ~ 7(天)
地高辛	中	50 ~ 80	25	7	5 ~ 10	60 ~ 90	33 ~ 36(小时)
毒毛花苷 K	低	3 ~ 10	5	少	0	90 ~ 100	21(小时)

【药理作用】

1. 正性肌力作用 强心苷对心脏具有高度的选择性,能明显加强心力衰竭患者的心肌收缩力,表现如下。

(1)提高心肌收缩效能:强心苷能提高心肌收缩的最大速度和最大张力,使心脏收缩更敏捷、更有力,这对衰竭心脏恢复泵血功能十分有利。加快心肌收缩速度,使收缩期缩短,舒张期相对延长,有利于衰竭心脏充分休息,增加静脉血回流及冠状动脉供血。

(2)增加衰竭心脏的心排血量:心功能不全时,心排血量不足,血压降低,通过减压反射,交感神经张力提高,血管收缩,外周阻力加大,心脏后负荷加大,使心排血量进一步减少。强心苷提高心肌收缩性,直接增加心排血量,同时血压回升,血管反射舒张,心脏后负荷减小,使心排血

量更大。强心苷对正常人不增加心脏的搏出量,因为对正常人还有收缩血管提高外周阻力的作用,由此限制了心排血量的增加。

(3) 降低衰竭心脏的耗氧量:对正常心脏因加强心肌收缩力而导致心肌耗氧量增加。对衰竭心脏,强心苷增强心肌收缩力,心排血量增加,心室充盈压降低,心室舒张末期容积减小,使心室壁张力减轻,加之使心率减慢,心脏前、后负荷减轻,使心肌的耗氧量减少,抵消或超过因增强心肌收缩力造成的心肌耗氧量增加,故总耗氧量减少。

2. 负性频率作用　慢性心功能不全患者心排血量减少,通过颈动脉窦、主动脉弓压力感受器的反射,增强交感神经张力而使心率加快。强心苷使心收缩力加强所产生的强有力的动脉搏动,增强了对主动脉弓和颈动脉窦压力感受器的刺激,从而提高了迷走神经的兴奋性,使得对心脏的抑制增强,从而引起心率减慢。

3. 对心肌电生理特性的影响

(1) 对传导的影响:减慢传导(负性传导作用),治疗量强心苷通过提高迷走神经的活性,减少房室结细胞(慢反应细胞)0 相 Ca^{2+} 内流而减慢冲动在房室结的传导速度,也可促进 K^+ 外流,使心房细胞的不应期缩短。强心苷作用的综合结果使传导减慢。

(2) 对自律性的影响:治疗量强心苷加强迷走神经活性而降低窦房结自律性,因迷走神经加速 K^+ 外流,能增加最大舒张电位(负值更大),与阈电位距离加大,从而降低自律性。与此相反,强心苷能提高浦肯野纤维的自律性,在此迷走神经影响很小,强心苷直接抑制 Na^+,K^+-ATP 酶的作用,结果是细胞内失 K^+,最大舒张电位减弱(负值减少),与阈电位距离缩短,从而提高自律性。

(3) 对不应期的影响:强心苷缩短心房不应期,也是由于迷走神经活性增高而促 K^+ 外流所致。缩短浦肯野纤维有效不应期是抑制 Na^+,K^+-ATP 酶,使细胞内失 K^+,最大舒张电位减弱,除极发生在较小膜电位的结果。

4. 对肾的作用　CHF 患者用强心苷后利尿明显,是因为抑制肾小管细胞 Na^+,K^+-ATP 酶,减少肾小管对 Na^+ 的重吸收作用,这是正性肌力作用使肾血流增加所致。对正常人或非心性水肿患者也有轻度利尿作用。

5. 对神经系统的作用　治疗量的强心苷对中枢系统无明显的影响。中毒量则可兴奋延髓极后区催吐化学感受区而引起呕吐,可以用氯丙嗪对抗。严重中毒时还引起中枢神经兴奋症状,如行为失常、精神失常、谵妄,甚至惊厥。

【作用机制】　目前认为强心苷的受体就是心肌细胞膜上的 Na^+,K^+-ATP 酶,强心苷与 Na^+,K^+-ATP 酶结合并抑制 Na^+,K^+-ATP 酶的活性,结果 Na^+-K^+ 交换减少,细胞内 Na^+ 量增多,K^+ 量减少。细胞内 Na^+ 量增多后,再通过 Na^+-Ca^{2+} 交换体,使 Na^+ 外流增加,Ca^{2+} 内流增加,结果使细胞内 Ca^{2+} 量增加,Ca^{2+} 还能增加细胞外 Ca^{2+} 通过钙通道内流及促使肌浆网内储存的 Ca^{2+} 释放("以钙释钙")。因而,心肌细胞内可利用的 Ca^{2+} 进一步增多,激动心肌收缩蛋白使心肌收缩力增强。

【临床应用】

1. 慢性心功能不全　强心苷加强心肌收缩力,使心排血量和回心血量增多,增强迷走神经活性使心率减慢,使心肌耗氧量减少,最终减轻或解除动脉供血不足和静脉系淤血等心力衰竭的症状和体征。由于心功能不全引起的原因不一,强心苷疗效也不一致。对伴有心房颤动或心室率过快的心功能不全疗效最好;对瓣膜病、风湿性心脏病、冠状动脉硬化性心脏病也有较好的疗效。对继发于严重贫血、甲亢及维生素 B_1 缺乏症的心功能不全则疗效较差。对肺源性心脏病、严重心肌损伤或活动性心肌炎的心功能不全疗效也差,因为此时心肌缺氧,又有能量的供应障碍,而且易发生强心苷中毒。对严重二尖瓣狭窄及缩窄性心包炎,强心苷疗效更差,因心脏舒张及血液充盈受限,所以药物难以改善心功能不全时血液动力学改变。

2. 某些心律失常

(1)心房颤动:是心房发生极快而细弱的纤维性颤动,心房率可达 400～600 次/分,过多的冲动可能下传到心室,引起心室频率过快,妨碍心室排血而致循环障碍。强心苷通过直接和间接增强迷走神经活性而抑制房室结的传导性,阻止引起心房颤动的细小冲动进入心室,从而减慢心室率,用药后多数患者的心房颤动仍存在,而循环障碍得以纠正。

(2)心房扑动:是快速而规律的心房异位节律,心房率可达 250～300 次/分,心房扑动时冲动虽然较少,但较强,容易传入心室,故心室率较快,而且难控制。强心苷通过缩短心房不应期,使心房扑动转为心房颤动,然后再发挥治疗心房颤动的作用。此时若停用强心苷,心房不应期延长,部分患者可恢复窦性心律。

(3)阵发性室上性心动过速:强心苷通过兴奋迷走神经,减慢房室传导而终止房性或房室结性心动过速发作。

【不良反应】 强心苷安全范围较小,一般治疗量已接近中毒量的 60%,且个体差异大,加之中毒症状与心功能不全的症状不易鉴别,不良反应发生率较高。

1. 胃肠道反应 最常见,表现为厌食、恶心、呕吐和腹泻等,应注意与强心苷用量不足心力衰竭未受控制所致的胃肠道症状相鉴别,后者由胃肠道淤血所引起。

2. 中枢神经系统反应和视觉障碍 中枢神经系统反应有眩晕、头痛、乏力、失眠、谵妄等症状。视觉障碍有黄视、绿视症及视物模糊等,可能与强心苷分布在视网膜或与电解质紊乱有关。

3. 心脏毒性 是强心苷最严重最危险的不良反应,可出现各种类型的心律失常,表现为:①快速型心律失常,室性期前收缩,房性、房室交界性或室性心动过速,严重者可发生室颤。②房室传导阻滞。③窦性心动过缓。

【不良反应防治】

1. 预防 应避免诱发强心苷中毒的各种危险因素,低钾血症、高钙血症、低镁血症、心肌缺血、肝肾功能不全等患者应慎用。还应警惕中毒的先兆症状,如出现视觉障碍、室性期前收缩、二联律、三联律、室性心动过速、房室传导阻滞、窦性心动过缓等,应立即停用强心苷药物。对严重的室性心动过速,则需积极治疗。

2. 治疗

(1)补钾:对强心苷中毒所致心律失常,补钾是常用的治疗手段。K^+ 可阻止强心苷与 Na^+,K^+-ATP 酶结合恢复细胞膜的静息电位,降低细胞的自律性和兴奋性,减轻或阻止强心苷毒性发展。强心苷中毒患者,轻者可口服氯化钾,对过速型心律失常者可用钾盐静脉滴注,切忌将氯化钾静脉注射。补钾不应过量,有肾衰竭状况、高血钾患者,绝对禁用钾盐。当心功能不全但伴有二度房室传导阻滞、高度或完全房室传导阻滞者,也禁用钾盐,因钾盐可抑制房室传导。

(2)抗心律失常药:对强心苷中毒所致室性心动过速可选用苯妥英钠、利多卡因等药物治疗。对强心苷中毒引起的房室传导阻滞或窦性心动过缓,可用阿托品、异丙肾上腺素治疗。

(3)强心苷抗体:特异性抗体 Fab 片段和强心苷有很高的亲和力,静脉注射后能与强心苷迅速结合,使血液游离型强心苷浓度大大降低,进而导致与心肌结合的强心苷解离,Fab-强心苷复合物很快由肾排出,可迅速纠正强心苷中毒引起的严重心律失常。

【给药方法】

1. 传统的给药方法 分两步进行,首先在短期内给足强心苷,所用剂量称为全效量,又称负荷量、"洋地黄化量"。获全效后,逐日给予维持量。全效量又分速给法和缓给法。速给法即在 24 小时内给足全效剂量。缓给法即在 3 ~ 4 天内给足全效剂量。临床实践证明传统的给药方法引起强心苷中毒发生率高。

2. 逐日维持量给药法　对慢性心功能不全的轻中度患者,给予中效的地高辛,可不必先给全效量,而是每天给予维持量,经过 4 ~ 5 个半衰期后,达到稳态血药浓度,而充分发挥疗效。这种给药的方法既能达到治疗目的又能明显减少药物的不良反应,是目前常用的给药法。但不适用于危急患者治疗。

【药物相互作用】

1. 糖皮质激素和排钾利尿药可引起低钾血症,诱发强心苷中毒,与强心苷合用时应注意补钾。

2. 奎尼丁能将组织中的地高辛置换出来,使地高辛的血药浓度提高 1 倍,两者合用应减少地高辛用量。

3. 胺碘酮、维拉帕米、普罗帕酮、红霉素等也可提高地高辛血药浓度,合用时注意减量。

4. 与钙剂合用毒性增强。

◇ **知识考点**　强心苷的药动学特点、药理作用、作用机制、临床应用、不良反应及防治、给药方法及其药物相互作用

第 2 节　非强心苷类

本类药物有磷酸二酯酶抑制药、多巴胺受体激动药和 β 受体激动药。

一、磷酸二酯酶抑制药

氨力农(amrinone)是磷酸二酯酶抑制药的代表药物。磷酸二酯酶是 cAMP 降解酶,氨力农抑制此酶活性可增加细胞内的 cAMP 含量,发挥正性肌力作用和舒张血管作用。临床证明,该药物能增加心排血量,减轻心脏负荷,降低心肌耗氧量,缓解心力衰竭的症状。临床发现氨力农长期口服用药不良反应多,约 15% 患者出现血小板减少,可致死亡。另有心律失常、肝功能减退。现仅偶用于急性心功能不全短期静脉滴注用。

米力农(milrinone)是氨力农替代品。其抑酶作用较前者强 20 倍,临床应用有效,能缓解症状、提高运动耐力,不良反应较少,未见引起血小板减少。但有报道长期用药后病死率反较对照组为高,用后疗效并不优于地高辛,反更多引起心律失常,也仅供短期静脉给药用。

匹罗昔酮(piroximone)、匹莫苯(pimobendan)、维司力农(Vesnarinone)等药物除抑制磷酸二酯酶外,也增加细胞内 Na^+ 量,抑制 K^+ 外流,还兼有增强肌钙蛋白对 Ca^{2+} 敏感性的作用,即不用增加细胞内 Ca^{2+} 量也能加强心肌收缩性,这种作用具有特定意义,受到重视。目前正待研制具有选择性的"钙增敏药"。

◇ **知识考点**　米力农的药理作用及临床应用

二、多巴胺受体激动药

异布帕胺(ibopamine)通过激动多巴胺受体和 β 受体,舒张肾血管,增加肾血流量而产生明显利尿作用;正性肌力作用,增加心排血量;舒张外周血管,减轻心脏后负荷。本药用于缓解心

力衰竭的症状,提高运动耐受力,是多巴胺类中较有应用前景的药物。

三、β受体激动药

多巴酚丁胺(dobutamine)主要兴奋 β_1 受体,能增加心肌收缩力,增加心排血量,降低外周血管阻力,使尿量增加,对心率影响较小。本药用于急性心肌梗死或心脏外科手术并发心功能不全及慢性难治性的心力衰竭。

◇ **知识考点** 多巴酚丁胺的药理作用及临床应用

第3节 肾素-血管紧张素-醛固酮系统抑制药

肾素-血管紧张素-醛固酮系统抑制药包括血管紧张素转化酶抑制药(ACEI)、血管紧张素Ⅱ受体阻断药(ARB)和醛固酮受体拮抗药。此类药物的应用是心力衰竭药物治疗史上的一大重要进展。临床研究表明,此类药物不仅能缓解心力衰竭症状,长期应用还能降低心力衰竭患者的病死率,逆转或延缓心肌重构作用,是目前治疗 CHF 的一线药物。

一、血管紧张素转化酶抑制药

ACEI 现已广泛用于 CHF 的治疗,是近 20 年来 CHF 药物治疗最重要的进展之一。
【药理作用】
1. 抑制血管紧张素Ⅰ转化酶 ACE 抑制药能抑制血液循环及局部组织中的血管紧张素Ⅰ(AngⅠ)转化为血管紧张素Ⅱ(AngⅡ),降低血浆及组织(心脏、血管等)中的 AngⅡ浓度;同时抑制缓激肽降解,从而扩张血管,降低外周阻力,降低左心室充盈压和心室壁张力,增加肾血流量等,还能改善心功能,缓解 CHF 的症状,提高患者的生活质量。AngⅡ生成减少又使醛固酮的释放减少,减少水钠潴留。
2. 抑制心肌和血管重构 CHF 是一种超负荷心肌病,AngⅡ和醛固酮能促进细胞生长,导致心肌肥厚和心室重构。在 CHF 的晚期,出现血管壁细胞的增殖,心肌肥厚和心肌纤维化又加剧心脏收缩和舒张功能的障碍。ACEI 可通过减少 AngⅡ生成、增加缓激肽含量,有效地阻止和逆转心肌肥厚、心肌纤维化及血管壁的增厚。

二、血管紧张素Ⅱ受体阻断药

ARB 能直接阻断血管紧张素Ⅱ与其受体的结合,能阻断 ACE 和非 ACE 途径产生的 AngⅡ对心血管系统的作用,逆转心肌肥厚、左心室重构及心肌纤维化。因其对缓激肽途径无影响,故不引起咳嗽、血管神经性水肿等,尤其适用于不能耐受咳嗽的患者。常用的药物有氯沙坦、缬沙坦、厄贝沙坦等。不良反应较少,孕妇及哺乳期妇女禁用。

三、醛固酮受体拮抗药

螺内酯(spionolactone)可拮抗醛固酮受体,阻断醛固酮在 CHF 过程中的不良影响,减轻或逆转 CHF 时的心血管重构,可降低 CHF 的发病率与病死率。本药可与氢氯噻嗪、ACEI 或 ARB 等合用治疗 CHF。

知识考点　ACEI 及 ARB 类药物的药理作用、临床应用及不良反应

第 4 节　减轻心脏负荷药

一、血管扩张药

这类药物通过扩张动脉和静脉,降低心脏前、后负荷,改善心脏功能,改善血流动力学变化,提高运动耐力和改善生活质量,缓解心力衰竭的症状。

1. 主要扩张小动脉药　如肼屈嗪主要舒张小动脉,降低后负荷,用药后心排血量增加,血压不变或略降,不引起反射性心率加快。本类药物主要用于外周阻力高、心排出量明显减少的 CHF 患者。

2. 主要扩张静脉药　硝酸酯类如硝酸甘油等主要作用于静脉,降低前负荷,用药后能明显减轻呼吸急促和呼吸困难。

3. 均衡扩血管药　如硝普钠能舒张静脉和小动脉,降低心脏前、后负荷,对急性心肌梗死及高血压所致 CHF 效果较好,但不能降低病死率。

二、利　尿　药

利尿药通过排钠利尿,减少血容量和回心血量。长期使用利尿药可降低血管壁张力,减轻心脏前、后负荷,缓解静脉充血及其所引发的肺水肿和外周水肿。其是慢性心功能不全的主要治疗措施之一。

 知识考点　利尿药抗心力衰竭的作用机制及临床应用

第 5 节　β 受体阻断药

长期以来 β 受体阻断药一直被认为是治疗心力衰竭的禁忌。经过大量的临床研究证实了这类药物对心力衰竭改善症状作用肯定。常用药物有美托洛尔和卡维地洛等。

β 受体阻断药治疗心力衰竭的作用机制可能是:①上调心肌 β 受体,恢复受体的敏感性;②抑制 RAAS 系统,防止和逆转心肌和血管重构;③阻断心脏 β_1 受体,抑制儿茶酚胺对心脏的毒性作用,使心率减慢,心脏负荷降低,心肌耗氧减少,心排血量增加。

本类药物主要用于扩张型心肌病、高血压及缺血性心脏病等所致 CHF。

因本类药物对心脏有抑制作用,可出现心动过缓、房室传导阻滞、心肌收缩力减弱、血压下降等。CHF 伴有支气管哮喘、房室传导阻滞者禁用。

 知识考点　β 受体阻断药抗心力衰竭的作用机制及临床应用

CHF 是多病因、多病理变化、多症状的慢性综合征,其病死率高。现代认为治疗复杂 CHF 很难用一种药物有效治疗。当前临床联合应用 ACEI、强心苷、利尿药及 β 受体阻断药、醛固酮受体拮抗药等,已取得比传统治疗更满意的疗效。相信随着心血管疾病研究的推进,在治疗 CHF 药物上将更有针对性,能消除慢性心功能不全的症状和体征,提高运动耐力,改善生活质量,大幅度降低病死率,达到更为满意的效果。

案例 15-1 分析

1. 各种原因的心力衰竭,不论是左心衰竭还是右心衰竭,也不论是否有心律失常,原则上均适用于强心苷治疗。值得注意的是,强心苷的治疗安全范围较小,治疗量与中毒量较近,且各患者对强心苷的耐受量和需要量差异较大。采用统一剂量对某些患者易中毒,有些制剂在体内消除缓慢,易蓄积中毒。此外,患者肝、肾功能不全、心肌缺氧及用药配伍不当均可加重强心苷的毒性,故用药时应注意根据病情调整剂量,注意剂量个体化。例如,患者在呕吐、腹泻等机体失钠情况下应相应减少强心苷用量;肾功能减退时主要经肾排泄的强心苷(地高辛)用量亦应减少;伴有呼吸道感染时心脏负担加重,往往需要加大强心苷用量。

2. 心衰常选用强心苷类治疗,强心苷类可以增强衰竭心脏的排血量,改变因心衰而产生的各种症状。

3. 强心苷治疗时由于其安全范围小,常易产生蓄积中毒的现象。防治:应避免诱发强心苷中毒的各种危险因素,低血钾、高血钙、低镁血症、心肌缺血、肝肾功能不全等患者应慎用。还应警惕中毒的先兆症状,如出现视觉障碍、室性期前收缩、二联律、三联律、室性心动过速、房室传导阻滞、窦性心动过缓等。一旦出现应立即停用强心苷药物。对严重的室性心动过速,则需积极治疗。轻度中毒可以使用钾盐;中度中毒可以使用苯妥英钠、利多卡因等,配合利尿药使用;重度中毒可以是用强心苷的抗体。

小　结

1. 强心苷类通过抑制心肌细胞膜上的 Na^+,K^+-ATP 酶活性,增加心肌细胞内的钙含量,发挥其"一正两负"的药理作用。它是治疗慢性心功能不全的重要药物。但其安全范围较小,且个体差异较大,用药应注意剂量个体化,并应配合 ACEI 和利尿药等共同应用。

2. 肾素-血管紧张素-醛固酮系统抑制药不仅能缓解心力衰竭症状,长期应用还能逆转心肌和血管重构,降低病死率,是目前治疗 CHF 的一线药物。

3. 减轻心脏负荷药通过扩张小动脉和小静脉,降低心脏前、后负荷,改善心功能。

4. β 受体阻断药抗心力衰竭作用与上调 β 受体、降低 RAAS 兴奋性、降低心肌耗氧量等有关。

目标检测

一、选择题

【A 型题】

1. 强心苷提高心肌收缩力作用机制是( )
   A. 激活心肌细胞上的 Na^+,K^+-ATP 酶,提高细胞内 Ca^{2+} 浓度
   B. 激活心肌 β 受体,提高细胞内 cAMP 浓度
   C. 抑制心肌细胞上的 Na^+,K^+-ATP 酶,提高细胞内 Ca^{2+} 浓度
   D. 提高交感神经活性
   E. 阻止细胞外 Ca^{2+} 内流

2. 在静脉给药时起效最快的强心苷是( )
   A. 毛花苷 C
   B. 洋地黄毒苷
   C. 铃兰毒苷
   D. 地高辛
   E. 毒毛花苷 K

3. 不适于治疗慢性心力衰竭的药物是( )
   A. 酚妥拉明
   B. 硝普钠
   C. 哌唑嗪
   D. 卡托普利
   E. 异丙肾上腺素

4. 强心苷中毒时出现室性心动过速,应选用( )

A. 氯化钙
B. 苯妥英钠
C. 异丙肾上腺素
D. 奎尼丁
E. 阿托品

5. 强心苷中毒所引起的心动过缓或房室传导阻滞,可用( )
   A. 利多卡因
   B. 钾盐口服
   C. 阿托品
   D. 苯妥英钠
   E. 钾盐静脉注射

6. 强心苷可治疗阵发性室上性心动过速,是因为( )
   A. 延长心房不应期
   B. 增强心肌收缩力
   C. 兴奋迷走神经,减慢房室传导
   D. 提高窦房结自律性
   E. 降低浦肯野纤维的自律性

7. 使用强心苷期间禁忌( )
   A. 镁盐静脉注射
   B. 钾盐静脉滴注
   C. 钠盐静脉滴注
   D. 葡萄糖静脉滴注
   E. 钙盐静脉注射

8. 强心苷类的不良反应,错误的是(　　)

　　A. 胃肠道反应　　　　B. 神经症状

　　C. 黄视、绿视　　　　D. 各种心律失常

　　E. 肺纤维化

【B 型题】

(第 9~12 题备选答案)

　　A. 抑制房室传导,减慢心室率

　　B. 加强心肌收缩力

　　C. 抑制窦房结

　　D. 缩短心房肌的 ERP

　　E. 增加房室结的隐匿性传导

9. 强心苷治疗心力衰竭的药理基础是(　　)

10. 强心苷治疗心房颤动的药理基础是(　　)

11. 强心苷治疗心房扑动的药理基础是(　　)

12. 强心苷中毒导致窦性心动过缓的原因是(　　)

【X 型题】

13. 强心苷的临床应用有(　　)

　　A. 心房颤动　　　　B. 心房扑动

　　C. 心室颤动　　　　D. 慢性心功能不全

　　E. 室性心动过速

14. 强心苷的主要不良反应有(　　)

　　A. 胃肠道反应　　　　B. 过敏反应

　　C. 视觉异常　　　　D. 心脏毒性

　　E. 粒细胞减少

二、简答题

1. 试述强心苷治疗慢性心功能不全的药理基础和作用机制。

2. 根据强心苷类体内过程的特点联系并阐述其临床应用。

3. 简述强心苷的中毒机制。

(顾海铮)

第16章 抗动脉粥样硬化药

学习目标

1. 掌握他汀类药物药理作用、作用特点、临床应用及不良反应。
2. 理解贝特类药物的药理作用及作用机制、临床应用及药物相互作用。
3. 了解胆汁酸结合树脂、烟酸类药物的作用机制、调脂特点；了解其他抗动脉粥样硬化药物药理作用及临床应用。

动脉粥样硬化(atherosclerosis, AS)是心脑血管病的主要病理基础。动脉粥样硬化主要发生在大、中动脉，特别是冠状动脉、脑动脉和主动脉。此时，动脉可呈现不同程度的内膜增厚、脂质沉着、纤维组织增生，形成脂肪条纹及斑块、管腔狭窄、阻塞甚至形成栓塞。所支配的器官也可发生缺血性病变，动脉壁硬化，弹性减弱易于破裂而造成出血。如果斑块破裂和血栓形成，则可能发展为急性心脑血管事件。防治动脉粥样硬化则是防治心脑血管疾病的重要措施。

防治动脉粥样硬化的措施主要包括调节情志、合理膳食、适量运动、戒烟限酒和药物治疗五个方面。药物治疗主要是消除和控制诱发动脉粥样硬化的各种危险因素，如血脂代谢紊乱、高血压、糖尿病等；同时也要防治动脉粥样硬化及其并发症和血栓形成。防治动脉粥样硬化的药物主要有调血脂药、抗氧化剂、多烯脂肪酸类及血管内皮保护药。

知识链接　　　　**动脉粥样硬化的发病机制**

近年来越来越多的资料证明，AS是一种炎症反应，是多种遗传基因与环境危险因素相互作用的结果。其中，内皮细胞功能紊乱是AS发生的始动因素。老龄、脂代谢紊乱、高血压、糖尿病、吸烟、肥胖等都可能损伤血管内皮细胞，使以单核细胞为主的白细胞沿血管壁滚动，并黏附于血管内皮，移向内皮下间隙，转化为巨噬细胞。后者无限制地吞噬摄取修饰的LDL，特别是氧化型低密度脂蛋白(ox-LDL)，形成泡沫细胞。受损的血管内皮细胞也可以摄取ox-LDL，成为泡沫细胞。久之泡沫细胞发生坏死，其中的胆固醇酯被释放出来，脂质逐渐累积形成脂质条纹，这种反应持续发生和发作最终形成AS。

第1节　调血脂药

血脂是血浆中所含脂类的总称，包括游离胆固醇(FC)、胆固醇酯(CE)、三酰甘油(TG)及磷脂(PL)等，它们在血浆中与载脂蛋白(apo)结合，形成脂蛋白溶于血浆进行转运与代谢。血浆中的脂蛋白可分为乳糜微粒(CM)、极低密度脂蛋白(VLDL)、中间密度脂蛋白(IDL)、低密度脂蛋白(LDL)和高密度脂蛋白(HDL)和脂蛋白(a)[Lp(a)]等。血脂代谢紊乱(俗称高脂蛋白血症)主要是指血浆LDL-C(低密度脂蛋白胆固醇)、TC(总胆固醇)、TG或VLDL增加。高脂蛋白血症可分为六型(表16-1)。

表 16-1 高脂蛋白血症的分型

分型	脂蛋白变化	血脂变化	
		TG	TC
I	CM ↑	↑ ↑ ↑	↑
II a	LDL ↑		↑ ↑
II b	VLDL 及 LDL ↑	↑ ↑	↑ ↑
III	IDL ↑	↑ ↑	↑ ↑
IV	VLDL ↑	↑ ↑	
V	CM 及 VLDL ↑	↑ ↑ ↑	↑

注:TC,总胆固醇;TG,三酰甘油。

调血脂药按作用机制的不同可分为:①主要降低总胆固醇和低密度脂蛋白的药物,如 HMG-CoA(3-羟基-3-甲基戊二酰辅酶 A)还原酶抑制药和胆汁酸螯合剂。②主要降低三酰甘油和极低密度脂蛋白的药物,如烟酸类和苯氧酸类。

一、HMG-CoA 还原酶抑制药

HMG-CoA 还原酶抑制药有洛伐他汀(lovastatin)、辛伐他汀(simvastatin)、普伐他汀(pravastatin)、阿伐他汀(atorvastatin)、氟伐他汀(fluvastatin)等,也称为他汀类,是治疗高胆固醇血症的常用药物。洛伐他汀是由真菌发酵液提取的天然药物,辛伐他汀、普伐他汀为半合成他汀类化合物,而阿伐他汀及氟伐他汀等药为全合成他汀类化合物。

> **知识链接**　　　　　　　　　　**他汀类药物的发现**
>
> 1971 年开始,日本学者远藤彰(Akira Endo)认为许多微生物的生长都需要胆固醇,他受弗莱明发明青霉素的鼓舞,和他在日本三共公司的同事们用 2 年多时间测试了 6800 多种菌种抑制脂类合成的能力,在一种与产生青霉素的青霉菌同类菌种中找到了能够抑制胆固醇合成的物质,发现了第一个有活性的他汀类药物——美伐他汀。随后普伐他汀、洛伐他汀、氟伐他汀等一系列他汀类药物相继问世。1985年合成的阿伐他汀比当时已有的任何他汀类药物都更有效。

【体内过程】　口服吸收迅速,除氟伐他汀生物利用度稍高外,多数药物首关消除作用明显。洛伐他汀和辛伐他汀均为前体药物,需在肝内将内酯打开才转化成活性物质。除普伐他汀外,大多数他汀类与血浆蛋白结合率较高。药物大多经肝药酶代谢转化,主要经胆汁从粪便排泄,少量经肾排泄。其主要药动学参数见表 16-2。

表 16-2 常用他汀类的药动学特点

	洛伐他汀	辛伐他汀	普伐他汀	氟伐他汀
原药	无活性	无活性	活性型	活性型
代谢物	活性型	活性型	无活性	无活性
肠道吸收(%)	95	60~85	35	>98
血浆蛋白结合率(%)	≥95	>95	50	≥98
生物转化	高	高	高	高
肾排泄率(%)	<10	13	20	5
$t_{1/2}$(小时)	3	1.9	1.5~2	1.2
剂量范围(mg/d)	10~80	5~40	10~40	20~40

【药理作用及作用机制】

1. 调血脂作用 他汀类药物为当前临床上降低 TC 和 LDL-C 的首选药物。治疗剂量下,他汀类药物对 LDL-C 的降低作用最强,TC 次之,降 TG 作用较弱,而对高密度脂蛋白胆固醇(HDL-C)还略有升高。调血脂作用呈剂量依赖性,一般用药 2 周后显效,4~6 周作用达高峰。HMG-CoA 还原酶是肝细胞合成胆固醇过程中的关键限速酶,催化 HMG-CoA 生成甲羟戊酸(mevalonic acid,MVA)。他汀类药物与 HMG-CoA 结构非常相似,与 HMG-CoA 还原酶的亲和力较 HMG-CoA 高数千倍,能竞争性抑制 HMG-CoA 还原酶,从而减少肝胆固醇合成。胆固醇合成的减少,可触发肝代偿性地增加 LDL 受体的合成,增加肝脏对血浆内 LDL 的摄取,这就使血浆 LDL-C 下降,从而降低血浆 TC、LDL 及 VLDL 的水平,也能降低 TG 的水平,增加 HDL 水平。

2. 非调血脂作用 本类药物还有改善血管内皮,抑制血管平滑肌细胞的增殖和迁移,促进其凋亡;减少动脉壁巨噬细胞及泡沫细胞的形成,减轻动脉粥样硬化过程的炎症反应;抑制血小板聚集和提高纤溶系统活性等作用,均有助于抗动脉粥样硬化。

【临床应用】 本品主要用于Ⅱa、Ⅱb 型和Ⅲ型高脂蛋白血症患者,也可用于合并 2 型糖尿病和肾病综合征引起的高胆固醇血症患者。病情较重者,可与胆汁酸结合树脂合用。

【不良反应】 不良反应较少、轻,且短暂。大剂量应用时偶可出现胃肠反应、皮肤潮红、头痛等。偶见有无症状性转氨酶升高,肌酸磷酸激酶(CPK)升高,但停药后即恢复正常。极少数人如出现全身性肌肉疼痛、僵硬、乏力时应警惕肌病(横纹肌溶解症)的发生,与贝特类药物、烟酸、环孢素 A、红霉素等合用可能增加肌病的发生率。用药期间应定期检查肝功能,有肌痛者应检测 CPK,必要时停药。孕妇、哺乳期妇女、对本品过敏者及持续肝功能异常者禁用。

 知识考点 他汀类药物的药理作用、作用机制、临床应用和不良反应

知识链接 **拜斯亭事件**

2001 年 8 月 8 日,德国拜耳公司宣布停止销售拜斯亭(西立伐他汀钠),原因是美国有 31 例,其他国家有 21 例因服用该药导致横纹肌溶解症而死亡。横纹肌溶解症(rhabdomyolysis,RL)是指横纹肌细胞受损后使细胞膜的完整性发生改变,细胞内物质,如蛋白、离子、酶等溶解释放入血,最后从尿中排出。其临床特征是肌痛、肌紧张、肌肉注水感,尿色异常(黑红或可乐色),血清肌酸磷酸激酶(CPK)显著增高,可超过正常 10 倍以上。血、尿肌红蛋白阳性,甚至导致急性肾衰竭死亡。拜斯亭事件说明新药上市前必须有较长时间的临床药理试验、较大的人群样本量,才能准确客观地评价一个药物的安全性和有效性。

二、胆汁酸螯合剂

胆汁酸螯合剂包括考来烯胺(cholestyramine,消胆胺,降胆敏)和考来替泊(colestipol,降胆宁),此类药物为碱性阴离子交换树脂。

【药理作用及作用机制】 胆汁酸是胆固醇的代谢产物,正常时 95% 在空肠和回肠被重吸收。胆汁酸结合树脂进入肠道不被吸收,却能与胆汁酸牢固结合,阻止胆汁酸的肝肠循环和反复利用,使胆汁酸的排泄率提高 10 倍以上。由于胆汁酸清除率增加,促使肝中胆固醇经 7-α 羟化酶向胆汁酸转化,使肝内 TC 水平下降。肝胆固醇水平降低,肝细胞表面 LDL 受体增敏,HMG-CoA 还原酶活性增加,促进血浆中 LDL 向肝中转移并加快分解代谢,从而减少血浆 TC 和 LDL-C 水平。本类药物对 TG 和 VLDL 影响较小。

【临床应用】 临床主要用于治疗Ⅱa 型高脂蛋白血症,如与他汀类药物合用,作用显著增强。考来烯胺与普罗布考合用有协同降低 TC 和 LDL-C 的作用,还可互相减轻便秘和腹泻的不

良反应。对Ⅱb型高脂蛋白血症者,应与贝特类药物联合应用。

【不良反应】 本类药物不吸收,毒性不大。缺点是用量大,有特殊的臭味(考来烯胺)和一定的刺激性。约2%的患者产生胃肠道反应,可致恶心、腹胀和便秘等消化道症状,其中便秘最常见。长期服用可使肠内结合胆盐减少,脂肪吸收不良,引起脂肪痢,并增加出血可能。应适当补充维生素 A、维生素 D、维生素 K 等脂溶性维生素及钙盐;偶尔可出现短时的转氨酶升高和高氯酸血症。因胆汁酸结合树脂会影响多种药物的吸收,特别是酸性药物。因此,必须使用时,其他药物应在服树脂类药物前 1 小时或后 3~4 小时服用。

 知识考点 考来烯胺的药理作用、作用机制、临床应用、不良反应

三、烟 酸 类

该类药物包括烟酸及其衍生物,主要有烟酸(nicotinic acid)、烟酸肌醇(inositol hexanicotinate)、阿昔莫司(acipimox,氧甲吡嗪)等。

烟 酸

烟酸即维生素 B_3,为水溶性维生素。

【药理作用】 药理剂量对多种类型高脂蛋白血症均有效,大剂量可通过降低 VLDL 水平迅速降低血浆中三酰甘油的浓度,长期用药也可降低 LDL 和胆固醇水平。与胆汁酸结合树脂合用,疗效增加,若再加用他汀类药物作用还可增强。作用机制可能与抑制脂肪组织中的脂肪酶,减少脂肪分解,使肝中合成 TG 的原料不足,减少了 VLDL 的合成与释放,也与 LDL 来源减少有关。烟酸还有升高 HDL 的作用和抗血小板聚集和扩张血管的作用。

【临床应用】 烟酸属广谱调血脂药,可作为一线治疗药。本药适用于除Ⅰ型高脂蛋白血症以外的各型高脂蛋白血症,对Ⅱb和Ⅳ型疗效最好。其与他汀类或贝特类药物合用可以提高疗效。已经证明长期应用烟酸或烟酸加胆汁酸结合树脂有稳定和消退 AS 的作用,可降低冠心病事件发生率和死亡率。

【不良反应】 较多,最常见的为治疗开始时,因扩张血管常致面红和皮肤瘙痒,用药前30分钟服用阿司匹林或吲哚美辛可以减轻,还可刺激胃肠道引起恶心、呕吐、腹泻,甚至溃疡。大剂量可引起血糖升高,尿酸增加,肝功能异常。其与 HMG-CoA 还原酶抑制剂合用,有2%的患者发生肌病,有潜在引起横纹肌溶解症的危险,故合用应非常慎重。糖尿病、痛风、肝功能不全及消化性溃疡患者禁用,肾功能不全患者慎用。

 知识考点 烟酸的药理作用、临床应用和不良反应

阿 昔 莫 司

阿昔莫司为烟酸衍生物,具有良好的调脂作用,对血浆三酰甘油和胆固醇均有降低作用,并可升高 HDL,抑制 VLDL 和 LDL 脂蛋白的合成。不良反应较烟酸少见,临床基本替代烟酸用于Ⅱ、Ⅲ、Ⅳ、Ⅴ型高脂血症。

四、苯 氧 酸 类

苯氧酸类又称贝特类、苯氧芳酸类或纤维酸类。

氯贝丁酯(clofibrate)又称安妥明,是最早应用的贝特类药物,调血脂作用明显,但不良反应多而严重。新型贝特类疗效高,毒性低,临床应用广泛。本类药物主要有吉非贝齐(gemfibrozil,

诺衡,吉非罗齐)、苯扎贝特(benzafibrate,必降脂)、非诺贝特(fenofibrate,力平脂)、环丙贝特(ciprofibrate,环丙降脂酸)等。吉非贝齐和苯扎贝特具有活性酸形式,吸收快而完全,发挥作用快,持续时间短,氯贝丁酯和非诺贝特为前体药,吸收后需先水解成活性酸形式才能发挥作用,起效稍慢,$t_{1/2}$ 为 13 ~ 20 小时。

【药理作用】 贝特类既有调血脂作用也有非调血脂作用。本类药物主要降低血浆 TG、VLDL,对 TC 和 LDL-C 在一定程度上也能降低,并能升高 HDL-C。非调血脂方面有抗血小板聚集、抗血栓、降低血液黏度和抗炎作用等,共同发挥抗 AS 效应。

贝特类药物的调血脂作用机制可能为抑制乙酰辅酶 A 羧化酶,减少脂肪酸从脂肪组织进入肝合成 TG 及 VLDL;增强脂蛋白酯酶(LPL)的含量和活性,加速 CM 和 VLDL 的分解和 VLDL 中 TG 的分解代谢;因而增加 HDL 的浓度,减慢其清除及促进 LDL 颗粒的清除等。

【临床应用】 临床上为血清 TG 增高为主的高脂蛋白血症的首选药,主要用于高 TG 和 VLDL 血症为主的 Ⅱb 型高脂蛋白血症,对 Ⅲ 型和 Ⅳ 型高脂蛋白血症也有较好疗效,也用于有 2 型糖尿病的高脂血症患者。非诺贝特尚可降低血尿酸水平,可用于伴有高尿酸血症的患者,苯扎贝特能改善糖代谢,适用于伴有糖尿病的高 TG 患者。

【不良反应】 氯贝丁酯可促进胆道结石的发生,使胆石症的发病率提高 2 ~ 4 倍,对冠心病的死亡无预防作用,现已少用。新型贝特类不良反应较轻。个别患者有恶心、呕吐、食欲缺乏等胃肠道症状;其次为乏力、头痛、失眠。偶有皮疹、视物模糊、血常规及肝功能异常等。有肝胆系统疾病者、孕妇、儿童、肾功能不全者禁用。

【药物相互作用】 因本品有降低凝血作用,与抗凝剂合用时,要调整后者的剂量。本品与他汀类药物合用,有增加肌病发生的可能性。

第 2 节 抗 氧 化 剂

氧自由基(oxygen free radical,OFR)是体内氧代谢的产物,有极强的氧化性。OFR 能损伤生物膜,导致细胞功能障碍,特别是氧化修饰脂蛋白形成的 ox-LDL,在 AS 发生发展全过程中起到重要作用。抗氧化剂能抑制 LDL 的氧化,可有效防治动脉粥样硬化。

普 罗 布 考

普罗布考(probucol)又称丙丁酚,为人工合成抗氧化剂。

【体内过程】 口服吸收不完全,饭后服用可增加吸收。服药后 24 小时血药浓度达峰值,1 ~ 3 天作用才达高峰。血清中药物主要分布于脂蛋白的疏水核,药物大部分经粪便排出。

【药理作用】 抗氧化作用为 α-维生素 E 的 5 ~ 6 倍。本药能阻断脂质过氧化,减少脂质过氧化物(LPO)的产生,并能抑制 ox-LDL 的生成及所引起的一系列细胞病变过程,延缓动脉粥样硬化;还能抑制 HMG-CoA 还原酶,使胆固醇合成减少。用药后使 TC 和 LDL-C 下降,但 HDL-C 及 apo-A 也明显下降。其对血浆 TG 和 VLDL 一般无影响。长期应用可使冠心病发病率明显降低,已形成的 AS 停止发展或消退,黄色瘤明显缩小或消除。

【临床应用】 本类药主要用于各型 LDL 升高的高胆固醇血症,若与他汀类、胆汁酸结合树脂合用,可增强其调血脂作用。

【不良反应】 少而轻,常见恶心、腹痛、腹胀、腹泻等胃肠道反应。偶有嗜酸粒细胞增多、肝功能异常、高尿酸血症、高血糖、肌痛、感觉异常等。个别患者心电图 QT 间期延长,有室性心律失常和近期有心肌损伤者、孕妇及小儿禁用,用药期间应定期监测心电图。

维 生 素 E

维生素 E(vitamin E)又称生育酚,为植物油分离出的成分,口服易吸收,在体内分布于细胞膜及脂蛋白,自身能被氧化为生育醌,再被维生素 C 或氧化还原系统复原,能产生很强的抗氧化作用,清除体内氧自由基和过氧化物,或抑制磷脂酶 A_2 和脂氧酶,减少白三烯类的合成,并促进 PGI_2 的释放。维生素 E 能防止脂蛋白的氧化修饰,抑制 AS 的发展过程,降低缺血性心脏病的发病率及死亡率。

另外,维生素 C、β 胡萝卜素、微量元素(如硒、镁)都有较好抗 LDL 氧化作用。

 知识考点　普罗布考的药理作用与机制、临床应用及其不良反应

第 3 节　多烯脂肪酸类

多烯脂肪酸类又称多不饱和脂肪酸类(polyunsaturated fatty acid,PUFAs)。多烯脂肪酸是指含有 2 个或 2 个以上不饱和键结构的直链脂肪酸。根据第一个不饱和键位置不同,其可分为 n-3 及 n-6 型两大类。n-6 型 PUFAs 主要存在于植物油中,调血脂作用较弱。n-3 型 PUFAs 主要包括二十碳五烯酸(EPA)、二十二碳六烯酸(DHA),主要含于海洋生物藻类、鱼及贝壳类中。大量进食海洋鱼类的爱斯基摩人及北极居民冠心病发病率很低。常用制剂有含 n-3 型 PUFAs 的浓缩鱼油多烯康胶丸、脉乐康、鱼油烯康等。

临床试验结果表明 EPA 和 DHA 能通过调血脂和非调血脂机制发挥抗 AS 作用,因药理作用较弱,可作为调血脂药的辅助用药。其作用机制为:①降低血浆 TG 及 TC,升高 HDL-C;②抗血小板聚集防止血栓形成,降低血液黏滞度,改善血液流变学;③减少血管平滑肌细胞增殖,防止 AS 发生。

本类药物适用于高 TG 血症,对心肌梗死患者的预后有改善作用,亦可用于糖尿病并发高脂蛋白血症等。

第 4 节　血管内皮保护药

血管内皮保护药(angioendothelium-protecting agents)能保护血管内皮细胞免受各种危险因子损伤,防止血细胞与血管内皮细胞发生黏附聚集反应,是防治动脉粥样硬化的重要环节。目前常用的药物主要是黏多糖和多糖类,如肝素、硫酸乙酰肝素(heparin sulfate)、硫酸软骨素 A(chondroitine sulfate A,)、藻酸双酯钠、右旋糖酐硫酸酯钠等。

肝　素

肝素(heparin)具有降低 TC、LDL、TG、VLDL,升高 HDL 的作用。肝素还能保护血管内皮、抗血栓形成,抑制血管平滑肌细胞增生和迁移等抗 AS 效应。但因其抗凝血活性太强,且口服无效,故不便应用。而低分子质量肝素(low molecular heparin,LMWH)因分子质量低,生物利用度高,与血浆、血小板、血管壁蛋白结合的亲和力较低,抗凝血因子 Xa 活力大于抗凝血因子 IIa 活力,抗凝血作用较弱,抗血栓形成作用强,可用于不稳定型心绞痛、急性心肌梗死等。

藻酸双酯钠

藻酸双酯钠为酸性多糖类药物,是以藻酸为基础原料,用化学方法引入有效基团合成而得。

【药理作用及作用机制】

1. 藻酸双酯钠具有阴离子聚电解质纤维结构的特点,沿链电荷集中,在其电斥力的作用下,能使富含负电荷的细胞表面增强相互间的排斥力,故能阻抗红细胞之间和红细胞与血管壁之间的黏附,具有改善血液流变学的黏弹性的作用。

2. 抑制凝血酶活性,抗凝血效力相当于肝素的$1/3 \sim 1/2$,能阻止血小板对胶原蛋白的黏附,抑制血小板聚集,因而具有抗血栓、降血黏度、微动静脉解痉、红细胞及血小板解聚等前列腺环素(PGI_2)样作用。

3. 降低血浆中胆固醇、三酰甘油、低密度脂蛋白(LDL)、极低密度脂蛋白(VLDL)等迅速下降,同时又能升高血清高密度脂蛋白(HDL)的水平,能抑制动脉粥样硬化病变的发生和发展。

【临床应用】

1. 用于缺血性脑血管病如脑血栓、脑栓塞、短暂性脑缺血发作,以及心血管疾病如高血压、高脂蛋白血症、冠心病、心绞痛等疾病。

2. 用于治疗弥散性血管内凝血、慢性肾小球肾炎及出血热等。

【不良反应】 可有发热、白细胞及血小板减少、血压降低、肝功能及心电图异常、子宫或眼结合膜下出血、过敏反应、头痛、心悸、烦躁、乏力、嗜睡等。

◆ **知识考点** 藻酸双酯钠的药理作用及其临床应用

小　结

动脉粥样硬化是多种病理因素综合作用的结果,也是多种心脑血管疾病的主要病因和病理基础。防治动脉粥样硬化的药物主要有调血脂药、抗氧化剂、多烯脂肪酸类及血管内皮保护药。他汀类药物为降低 TC 和 LDL-C 的首选药物,贝特类药物为降低 TG 和 VLDL 的首选药物。

目 标 检 测

一、选择题

【A 型题】

1. 他汀类药物对下列哪种类型高脂血症效果最好
（　）
   A. Ⅱb 型　　　　　　B. Ⅲ 型
   C. Ⅳ型　　　　　　D. 家族性Ⅲ型
   E. Ⅱa 型

2. 下列哪种药物可以阻断胆汁酸的肝肠循环降低
TC（　）
   A. 烟酸　　　　　　B. 考来烯胺
   C. 普罗布考　　　　D. 苯扎贝特
   E. 氟伐他汀

3. HMG-CoA 还原酶抑制剂是（　）
   A. 烟酸　　　　　　B. 考来替泊
   C. 硫酸软骨素 A　　D. 吉非贝齐
   E. 辛伐他汀

4. 下列哪种药与 HMG-CoA 还原酶抑制剂合用可以明显增强降低血胆固醇的作用（　）
   A. 考来烯胺　　　　B. 烟酸
   C. 阿昔莫司　　　　D. 氯贝丁酯

E. 普罗布考

【B 型题】

（第 5 ~9 题备选答案）
   A. 考来烯胺　　　　B. 吉非贝齐
   C. 维拉帕米　　　　D. 洛伐他汀
   E. 烟酸

5. 能与胆汁酸牢固结合降低胆固醇的药物是（　）

6. 可抑制 HMG-CoA 还原酶降低胆固醇的药物是
（　）

7. 广谱调血脂药物是（　）

8. 降低三酰甘油作用最明显的药物是（　）

9. 服用阿司匹林可减轻用药后不良反应的药物是
（　）

【X 型题】

10. 贝特类药物的调血脂特点有（　）
    A. 显著降低 TG、VLDL、IDL,升高 HDL
    B. 抑制乙酰 CoA 羧化酶,降低肝脂肪酸的合成
    C. 显著增强 LPL 活力,加速 CM 和 VLDL 分解
    D. 有抗血小板聚集作用
    E. 可降低血液黏度

11. 洛伐他汀的调血脂作用包括(　　)
　　A. 减少胆固醇合成
　　B. 抑制 HMG-CoA 还原酶
　　C. 减少胆汁酸、胆固醇吸收
　　D. 降低胆固醇和 LDL-C
　　E. 也能降低三酰甘油
12. 考来烯胺的调血脂机制为(　　)
　　A. 与胆汁酸络合而减少胆汁酸吸收
　　B. 增加胆固醇向胆汁酸转化
　　C. 影响胆固醇吸收

　　D. 使 HMG-CoA 还原酶活性减弱
　　E. 降低血浆 LDL
13. 大剂量服用烟酸的主要不良反应有(　　)
　　A. 皮肤潮红及瘙痒　　B. 胃肠道刺激
　　C. 血尿酸增加　　　　D. 血糖升高
　　E. 肾功能不全

二、简答题
1. 主要降低血浆总胆固醇和 LDL-C 的药物有哪些?
2. 他汀类药物有何不良反应? 有何用药注意事项?
3. 简述考来烯胺和他汀类药物调血脂的作用机制。

(张维霞)

第五篇 作用于内脏系统的药物

第17章 利尿药及脱水药

学习目标

1. 掌握呋塞米、氢氯噻嗪的药理作用、临床应用及不良反应。
2. 理解螺内酯、氨苯蝶啶及甘露醇的药理作用及临床应用。
3. 理解利尿药利尿作用的肾生理学基础及利尿药的分类。

第1节 利 尿 药

利尿药(diuretics)是作用于肾,增加电解质及水排泄,使尿量增多的药物。临床主要用于治疗各种水肿性疾病,也用于治疗高血压及药物中毒等非水肿性疾病。

正常成人每天的原尿可达180L,而进入输尿管排出的终尿仅为1~2L,约有99%的原尿被肾小管和集合管重吸收。常用的利尿药主要通过影响肾小管和集合管的重吸收而发挥利尿作用(图17-1)。

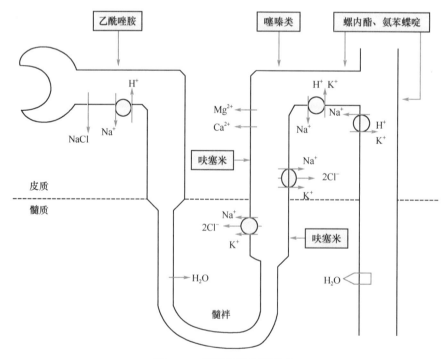

图 17-1 利尿药的作用部位

一、利尿作用的肾生理学基础

肾的结构与功能的基本单位是肾单位,由肾小球、肾小囊和肾小管构成。尿液的生成是通过肾小球滤过、肾小管和集合管重吸收及分泌而实现的。利尿药就是通过增加肾小球的滤过,减少肾小管和集合管的重吸收或影响肾小管和集合管的分泌达到利尿作用。

(一) 增加肾小球的滤过率

血液流经肾小球,除蛋白质和血细胞外,其他成分均可滤过而形成原尿。原尿量的多少决定于有效滤过压。由于 99% 的原尿在肾小管被重吸收,增加肾小球滤过率的药物,其利尿作用极弱,一般不作利尿药用。

(二) 减少肾小管和集合管的重吸收

1. 近曲小管　此段重吸收 Na^+ 占原尿中 Na^+ 量的 $60\% \sim 65\%$,原尿中约有 85% 的 $NaHCO_3$ 及 40% NaCl 在此段被重吸收。

在肾小管上皮细胞基底膜 Na^+, K^+-ATP 酶(钠泵)的作用下,Na^+ 被重吸收,细胞内 Na^+ 浓度降低,小管液中的 Na^+ 在 Na^+-H^+ 交换体的作用下进行逆向转运,H^+ 被分泌到小管液中,小管液中 Na^+ 顺浓度梯度进入上皮细胞内。

H^+ 来自 H_2O 与 CO_2 所生成的 H_2CO_3 ,这一反应需上皮细胞内碳酸酐酶的催化,然后 H_2CO_3 再解离成 H^+ 和 HCO_3^- ,H^+ 将 Na^+ 换入细胞内,然后由 Na^+ 泵将 Na^+ 送至组织间液。碳酸酐酶抑制剂乙酰唑胺(acetazolamide)能使 H^+ 的生成减少,Na^+-H^+ 交换减少,致使 Na^+ 的重吸收减少而引起利尿。

2. 髓袢升支粗段的髓质和皮质部　此段重吸收原尿中 $30\% \sim 35\%$ 的 Na^+ ,而不伴有水的重吸收。髓袢升支的功能与利尿药作用关系密切,也是高效能利尿药的重要作用部位,此处转运是通过 Na^+-K^+-$2Cl^-$ 共同转运体(cotransport)完成(图 17-1)。当尿液流经髓袢升支粗段时,随着 Na^+、Cl^- 的重吸收不断进入髓质间隙,使髓质间隙保持高渗状态,而管腔内滤液则呈现低渗状态,使尿液稀释。重吸收的 Na^+、Cl^- 与尿素一起维持此段髓质的高渗,当尿液流经集合管时,在抗利尿激素的调节下,大量的水被重吸收,使尿液浓缩。高效能利尿药呋塞米等,可抑制升支粗段髓质和皮质部对 Na^+、K^+、Cl^- 的重吸收,使肾的稀释功能降低,同时影响肾的浓缩功能。中效能噻嗪类利尿药等,抑制髓袢升支粗段皮质部(远曲小管开始部分)对 NaCl 的重吸收,使肾的稀释功能降低,但不影响肾的浓缩功能。

3. 远曲小管及集合管　在远曲小管,主要通过 Na^+-Cl^- 共同转运体(cotransport)重吸收原尿中约 10% 的 Na^+ ,对水的通透性低,小管液进一步被稀释。噻嗪类利尿药通过阻断 Na^+-Cl^- 共同转运体产生利尿作用。

远曲小管后段和集合管重吸收原尿中 $2\% \sim 5\%$ 的 Na^+ ,除 Na^+-H^+ 交换外,同时也有 Na^+-K^+ 交换,这是在醛固酮调节下进行的。如能抗醛固酮的调节功能或直接抑制 Na^+-K^+ 交换,就会造成排钠留钾而利尿。螺内酯、氨苯蝶啶等药作用于此部位,它们又称留钾利尿药。

二、利尿药的分类

常用的利尿药根据其排钠能力可分为三类:①高效能利尿药,包括呋塞米、依他尼酸、布美他尼等;②中效能利尿药,包括噻嗪类、氯噻酮;③低效能利尿药,包括留钾利尿药如螺内酯、氨苯蝶啶及碳酸酐酶抑制剂乙酰唑胺。

◆ **知识考点**　利尿药的作用部位与分类

三、常用的利尿药

 案例 17-1

　　患者,男性,40岁,建筑工人,因意外事故导致严重创伤,大量出血,血压下降少尿,经抢救低血压和低血容量已纠正后,尿量仍很少。

　　问题与思考:

　　为避免肾衰竭,应给予患者什么药物治疗? 为什么?

(一)高效能利尿药

　　本类药物主要作用于髓袢升支粗段,又称袢利尿药,由于利尿作用强,属高效能利尿药。常用药物有呋塞米(furosemide,呋喃苯胺酸,速尿)、依他尼酸(ethacrynic acid,利尿酸)、布美他尼(bumetanide,丁尿胺)。

呋 塞 米

　　【体内过程】　口服吸收迅速,约30分钟起效,生物利用度为50%~70%,1~2小时达药峰浓度,维持6~8小时。静脉注射5分钟后生效,30~60分钟达药峰浓度,维持2~3小时。药物可通过近曲小管有机酸转运机制分泌,以原形经肾排泄。$t_{1/2}$约为1小时,肾功能不全和老年患者$t_{1/2}$延长。

　　【药理作用】　作用于髓袢升支粗段,抑制Na^+-K^+-$2Cl^-$同向转运体,抑制NaCl重吸收,降低了尿液的稀释功能,同时使髓质间隙渗透压降低,也降低了尿液的浓缩功能,从而发挥强大的利尿作用。Na^+、K^+、Cl^-排出的同时也增加Ca^{2+}、Mg^{2+}的排泄,属排钾利尿药。Cl^-的排出量往往超过Na^+,故可出现低氯性碱血症。

　　【临床应用】

　　1. 急性肺水肿和脑水肿　对急性肺水肿,静脉注射后能迅速解除症状,这是因为呋塞米能扩张血管,减少回心血量,降低外周阻力,从而减轻左心负荷的缘故。呋塞米是治疗急性肺水肿的首选药。同时,由于大量排尿,血液浓缩,血浆渗透压升高,有助于消除脑水肿。

　　2. 其他严重水肿　治疗心、肝、肾等病变引起的各类水肿。因利尿作用强大,一般不宜首选,多用于其他利尿药无效的严重水肿患者。

　　▣ **知识链接**　　　　　　　　　　　**水肿**

　　过多的体液在组织间隙或体腔中积聚称为水肿(edema)。正常体腔中只有少量液体,若体腔中体液积聚则称为积水(hydrops),如腹腔积水、胸腔积水、心包积水、脑室积水、阴囊积水等。水肿常按其原因而命名,如心源性水肿、肝源性水肿、肾源性水肿、营养缺乏性水肿、淋巴性水肿、静脉阻塞性水肿、炎症性水肿等。

　　3. 急慢性肾衰竭　急性肾衰竭时,呋塞米强大利尿作用可使阻塞的肾小管得到冲洗,并可扩张肾血管,增加肾血流量,减少肾小管萎缩、坏死。其他药物无效的慢性肾衰竭,大剂量的呋塞米可增加尿量,保护肾。

　　4. 加速毒物排泄　强大的利尿作用促使毒物排出,主要用于某些经肾排泄的药物中毒的抢救,如巴比妥类、水杨酸类等药物中毒的解救。

　　5. 高钙血症　呋塞米可抑制钙重吸收,增加钙排出而降低血钙。

【不良反应】

1. 水与电解质紊乱　为最常见的不良反应,表现为低血容量、低钾血症、低钠血症、低氯性碱血症等。其中低钾血症最为常见,主要症状有恶心、呕吐、腹胀、肌无力及心律失常等,故应注意及时补充钾盐,合并留钾利尿药可避免或减少低钾血症的发生。长期应用还可引起低镁血症,由于 Na^+,K^+-ATP 酶的激活需要 Mg^{2+},当低血 K^+ 与低血 Mg^{2+} 同时存在时,应先纠正低血 Mg^{2+},否则即使补充 K^+ 也不易纠正低血钾。

2. 耳毒性　表现为眩晕、耳鸣、听力减退或暂时性耳聋,依他尼酸最易引起,且可发生永久性耳聋。其可能与药物引起内淋巴液电解质成分改变,使耳蜗基底膜毛细胞受损伤有关。耳毒性主要发生在肾衰竭者使用高剂量利尿药时。应避免与有耳毒性的氨基糖苷类抗生素合用。

3. 高尿酸血症　长期用药时多数患者可出现高尿酸血症,并诱发痛风。主要由于利尿后血容量降低、胞外液浓缩,使尿酸经近曲小管的重吸收增加所致。另一原因是利尿药和尿酸竞争有机酸分泌途径,使尿酸排出减少。

4. 胃肠道反应　表现为恶心、呕吐、上腹部不适,大剂量时尚可出现胃肠出血。

◇ **知识考点**　呋塞米的药理作用、临床应用及不良反应

(二) 中效能利尿药

噻嗪类利尿药

噻嗪类(thiazides)利尿药有共同的基本结构,是由杂环苯并噻二嗪与一个磺酰胺基(—SO_2NH_2)组成。作用部位及作用机制相同,但各个利尿药的效价强度可相差达千倍,从弱到强的顺序依次为:氯噻嗪(chlorothiazide)<氢氯噻嗪(hydrochlorothiazide)<氢氟噻嗪(hydroflumethiazide)<苄氟噻嗪(bendroflumethiazide)<环戊噻嗪(cyclopenthiazide)。但噻嗪类药物的效能相同,所以有效剂量的大小在各药的实际应用中并无重要意义。临床最常用的是氢氯噻嗪。氯噻酮(chlorthalidone)无噻嗪环结构,但其药理作用相似,故在此一并介绍。

【体内过程】　口服吸收良好,除氯噻嗪吸收率只有 30%~35% 外,其他噻嗪类药因脂溶性高,吸收率都在 80% 以上。它们在体内不被代谢,主要通过肾小球滤过及近曲小管分泌而排泄,少量由胆汁排泄。

【药理作用】

1. 利尿作用　噻嗪类药物作用于髓袢升支粗段皮质部(远曲小管开始部位)抑制 NaCl 的重吸收。由于转运至远曲小管的 Na^+ 增加,促进了 Na^+-K^+ 交换,尿中除含较多的 Cl^- 及 Na^+ 外,还含 K^+。长期服用可致低钾血症、低镁血症。本类药物具有磺酰胺基的结构,对碳酸酐酶有轻度抑制作用,所以也略增加 HCO_3^- 的排泄。

2. 抗利尿作用　噻嗪类利尿药能明显减少尿崩症患者的尿量,其机制与噻嗪类对磷酸二酯酶的抑制作用有关,因此增加远曲小管及集合管细胞内 cAMP 的含量,提高远曲小管对水的通透性。同时因增加 NaCl 的排出,造成负盐平衡,导致血浆渗透压的降低,减轻口渴感和饮水量,导致尿量减少。

3. 降压作用　噻嗪类是基础降压药,用药早期通过排钠利尿、血容量减少而降压,长期用药则通过扩张外周血管而产生降压作用(详见抗高血压药)。

【临床应用】

1. 治疗各型水肿　对心源性及肾源性水肿效果好,肝源性水肿慎用,以防低钾血症诱发肝性脑病。

2. 治疗高血压　与其他降压药配合使用,用于各型高血压。

3. 治疗尿崩症　主要用于肾性尿崩症及加压素无效的垂体性尿崩症。

【不良反应】

1. 电解质紊乱　如低钾血症、低镁血症、低氯碱血症等,其中低钾血症多见,可合用留钾利尿药克服。

2. 高尿酸血症、高钙血症　主要是药物减少细胞外液容量,增加近曲小管对尿酸的重吸收所致,痛风患者不宜应用。

3. 代谢性变化　与剂量有关,可致高血糖、高脂血症,可使糖尿病患者及糖耐量异常患者血糖升高,其机制可能是由于低钾血症,抑制胰岛素原转变为胰岛素,使胰岛素分泌减少而升高血糖。本类药物还可以增加血清胆固醇和低密度脂蛋白的含量。糖尿病、高血脂患者不宜应用。

4. 过敏反应　如发热、皮疹。本类药物与磺胺类有交叉过敏反应,对磺胺药过敏者禁用。

 知识考点　氢氯噻嗪的药理作用、临床应用及不良反应

案例 17-2

　　患者,男性,50岁,充血性心力衰竭2年,近期出现水肿加重,颈静脉怒张,呼吸困难。医师给予口服地高辛和氢氯噻嗪治疗,半个月后,患者出现心悸,心电图检查显示为室性期前收缩。

问题与思考:

分析患者出现室性期前收缩的原因? 应该给予什么药物进行治疗?

(三) 低效能利尿药

螺 内 酯

　　螺内酯(spironolactone)又称安体舒通(antisterone),结构与醛固酮相似,作用于远曲小管和集合管,与醛固酮竞争醛固酮受体,阻止醛固酮-受体复合物的形成,从而干扰醛固酮的作用,抑制 Na^+-K^+ 交换,减少 Na^+ 的重吸收和 K^+ 的分泌,发挥排 Na^+ 留 K^+ 的利尿作用。

　　螺内酯的利尿作用弱而缓慢、持久,其利尿作用与体内醛固酮的浓度有关,仅当体内有醛固酮存在时,它才发挥作用。对切除肾上腺的动物则无利尿作用。由于其利尿作用较弱,抑制 Na^+ 重吸收量还不到3%,因此较少单用。本药常与噻嗪类利尿药或高效能利尿药合用治疗伴有醛固酮升高的顽固性水肿,如肝硬化和肾病综合征水肿,还可用于充血性心力衰竭的治疗。

　　本药久用可引起高钾血症,尤当肾功能不全时此症状更明显,故肾功能不全者禁用。还有性激素样副作用,可引起男性乳房女性化和性功能障碍、女性多毛症等。

 知识考点　螺内酯利尿作用的特点及临床应用

 案例 17-3

　　患者,男性,37岁,患肝硬化,腹水严重。医生给予螺内酯和呋塞米联合应用。

问题与思考:

请分析该治疗方案是否合理? 为什么?

氨苯蝶啶及阿米洛利

氨苯蝶啶(triamterene,三氨蝶啶)及阿米洛利(amiloride)虽结构不同,却有相同的药理作用,均可作用于远曲小管及集合管,阻滞钠通道而减少 Na^+ 的重吸收,由于 Na^+ 的重吸收减少,使管腔的负电位减小,管腔内外电位差下降,乃使 K^+ 分泌的驱动力减小, K^+ 的排泄减少,发挥排钠留钾利尿作用。两药作用并非竞争性拮抗醛固酮所致。它们对切除肾上腺的动物仍有留钾利尿作用。在远曲小管阿米洛利还抑制钙的排泄,这一作用也是与抑制 Na^+ 重吸收相偶联的。

临床上常与排钾利尿药合用治疗顽固性水肿。两药长期服用均可引起高钾血症。肾功能不全者、糖尿病者、老人较易发生。其中氨苯蝶啶还抑制二氢叶酸还原酶,引起叶酸代谢障碍,肝硬化患者服用此药可发生巨幼细胞贫血,偶可引起高敏反应及形成肾结石。

 知识考点 氨苯蝶啶和阿米洛利利尿作用的特点及临床应用

乙 酰 唑 胺

乙酰唑胺(acetazolamide)是碳酸酐酶抑制药,通过减少近曲小管 Na^+-H^+ 交换,使 Na^+ 的重吸收减少,但在集合管引起继发性的 Na^+-K^+ 交换增加而发挥排钾利尿作用。由于利尿作用弱,且易致酸中毒,现在很少作利尿药使用。

本药能抑制睫状体上皮碳酸酐酶的活性,从而减少房水生成(50%~60%),使眼压下降。其主要用于多种类型的青光眼。

常见的不良反应有代谢性酸中毒、低钾血症、过敏反应等,长期用药可致肾结石及中枢神经系统毒性。

第 2 节 脱 水 药

脱水药(dehydrant agents)又称渗透性利尿药(osmotic diuretics),是指能迅速提高血浆和肾小管腔液渗透压,使组织水分向血浆转移而使组织脱水并产生渗透性利尿作用的药物。脱水药包括甘露醇、山梨醇、高渗葡萄糖等。共同特点是:①静脉注射后不易从毛细血管进入组织;②易经肾小球滤过;③不易被肾小管重吸收;④在体内不被代谢。

甘 露 醇

甘露醇(mannitol)为己六醇结构,不被肠道吸收,可发挥导泻作用,脱水必须静脉给药,临床用其 20% 高渗溶液。

【药理作用及临床应用】

1. 脱水作用 静脉注射后,该药不易从毛细血管渗入组织,能迅速提高血浆渗透压,使组织间液水分向血浆转移而产生组织脱水作用,降低颅内压、眼压。本药对多种原因引起的脑水肿(如脑瘤、颅脑外伤缺氧等情况时)是首选药。甘露醇也降低青光眼患者的房水量及眼压,短期用于急性青光眼,或术前使用以降低眼压。

2. 利尿作用 静脉注射高渗甘露醇后,血浆渗透压升高,血容量增加,扩张肾血管增加肾小球滤过率和肾血流量;由于不被肾小管重吸收,增加肾小管腔液渗透压,产生渗透性利尿作用。一般在 10 分钟左右起效,能迅速增加尿量及排出 Na^+、K^+。经 2~3 分钟利尿作用达高峰。其用于预防急性肾衰竭。早期应用,甘露醇扩张血管,增加肾血流量改善肾实质的缺血缺氧状态;脱水作用减轻肾实质水肿;渗透性利尿作用,维持足够的尿量,且使肾小管内有害物质稀释,从而保护肾小管,使其免于坏死。

【不良反应】 注射过快时可引起一过性头痛、眩晕、视物模糊、心悸等。禁用于慢性心功能不全者,因可增加循环血量而加重心脏负荷。活动性颅内出血者,一般不用。静脉输入时防止外漏,以免引起局部疼痛、组织坏死。

 知识考点 甘露醇的药理作用及其临床应用

山 梨 醇

山梨醇(sorbitol)是甘露醇的同分异构体药理,作用与临床应用同甘露醇,但其水溶性较高,一般可制成25%高渗液使用,进入体内后可在肝内部分转化为果糖,故作用较弱。

高渗葡萄糖

50%高渗葡萄糖(hypertonic glucose)也有脱水和渗透性利尿作用,因易被代谢,并有部分葡萄糖从血管弥散到组织中,故作用不持久。停药后,可出现颅内压回升而引起反跳,临床上常与甘露醇或山梨醇合用,治疗脑水肿。

案例 17-1 分析

1. 为避免肾衰竭,应静脉滴注呋塞米治疗。

2. 呋塞米强大利尿作用可使阻塞的肾小管得到冲洗,并可扩张肾血管,增加肾血流量,减少肾小管萎缩、坏死。

案例 17-2 分析

1. 出现室性期前收缩的原因为低钾血症诱发的地高辛中毒先兆。患者因长期服用氢氯噻嗪可引起低血钾症,而低钾血症可诱发强心苷中毒。

2. 应立即停药,并给予氯化钾溶液口服,每次1g,间隔4小时1次。

案例 17-3 分析

1. 该治疗方案合理。

2. 呋塞米利尿作用强大,可用于治疗心、肝、肾等病变引起的严重水肿。因过度利尿,又会导致低血容量、低血钾、低血钠、低氯碱血症等不良反应,其中低钾血症最为常见。螺内酯为醛固酮拮抗剂,具有排钠留钾的利尿作用,两药合用,既增强了利尿作用,又避免了低钾血症。

小 结

水肿是心、肝、肾疾病的常见症状,常用的治疗药物有利尿药和脱水药。常用利尿药的作用比较见表17-1。

表 17-1 常用利尿药的作用比较

类别	药物	作用部位	作用机制	用途	主要不良反应
高效能利尿药	呋塞米,布美他尼	髓袢升支粗段皮质和髓质部	抑制 Na^+-K^+-$2Cl^-$ 同向转运体	各种严重水肿,急性肾衰竭	电解质紊乱,耳毒性
中效能利尿药	氢氯噻嗪	髓袢升支粗段皮质部(远曲小管开始部位)	抑制 Na^+-Cl^- 转运体及碳酸酐酶	各类水肿,高血压,尿崩症	电解质紊乱,高血糖,高血脂
低效能利尿药	螺内酯氨苯蝶啶	远曲小管和集合管	对抗醛固酮抑制 Na^+-K^+ 交换	常与排钾利尿药合用治疗水肿	高钾血症

目标检测

一、选择题

【A 型题】

1. 作用于髓袢升支粗段皮质部（远曲小管开始部位）抑制 Na^+、Cl^- 重吸收的是（　　）
   - A. 依他尼酸
   - B. 乙酰唑胺
   - C. 氢氯噻嗪
   - D. 氨苯蝶啶
   - E. 甘露醇

2. 急性肺水肿首选（　　）
   - A. 甘露醇
   - B. 螺内酯
   - C. 氢氯噻嗪
   - D. 呋塞米
   - E. 氯噻酮

3. 促进毒物排泄首选的利尿药是（　　）
   - A. 氢氯噻嗪
   - B. 呋塞米
   - C. 螺内酯
   - D. 氨苯蝶啶
   - E. 甘露醇

4. 拮抗醛固酮而引起利尿作用的药物是（　　）
   - A. 布美他尼
   - B. 氢氯噻嗪
   - C. 螺内酯
   - D. 氨苯蝶啶
   - E. 阿米洛利

5. 可用于治疗尿崩症的利尿药是（　　）
   - A. 布美他尼
   - B. 氢氯噻嗪
   - C. 螺内酯
   - D. 乙酰唑胺
   - E. 呋塞米

6. 易引起听力减退或耳聋的利尿药是（　　）
   - A. 呋塞米
   - B. 氢氯噻嗪
   - C. 氨苯蝶啶
   - D. 螺内酯
   - E. 乙酰唑胺

7. 与呋塞米合用可增强耳毒性的药物是（　　）
   - A. 四环素
   - B. 阿莫西林
   - C. 链霉素
   - D. 青霉素
   - E. 氯霉素

【B 型题】

（第 8～11 题备选答案）
   - A. 呋塞米
   - B. 氢氯噻嗪
   - C. 螺内酯
   - D. 甘露醇
   - E. 乙酰唑胺

8. 属于高效能利尿药的是（　　）

9. 属于中效能利尿药的是（　　）

10. 属于保钾利尿药的是（　　）

11. 属于渗透性利尿药的是（　　）

【X 型题】

12. 可引起血钾降低的药物是（　　）
   - A. 呋塞米
   - B. 氢氯噻嗪
   - C. 螺内酯
   - D. 乙酰唑胺
   - E. 氨苯蝶啶

13. 氢氯噻嗪的临床应用有（　　）
   - A. 轻度、中度高血压
   - B. 各类水肿
   - C. 轻症尿崩症
   - D. 急性肾衰竭
   - E. 高钙血症

14. 螺内酯与氢氯噻嗪合用的目的（　　）
   - A. 增强利尿作用
   - B. 纠正氢氯噻嗪引起的低血钾症
   - C. 克服螺内酯引起的高血钾症
   - D. 延长氢氯噻嗪作用持续时间
   - E. 防止氢氯噻嗪引起血容量改变

15. 呋塞米的不良反应包括（　　）
   - A. 水与电解质紊乱
   - B. 耳毒性
   - C. 高尿酸血症
   - D. 胃肠道反应
   - E. 高钙血症

16. 属于渗透性利尿药的有（　　）
   - A. 呋塞米
   - B. 高渗葡萄糖
   - C. 螺内酯
   - D. 山梨醇
   - E. 甘露醇

二、简答题

1. 简述利尿药的分类、代表药及各类利尿药的作用部位。

2. 简述呋塞米、氢氯噻嗪、甘露醇的临床应用及不良反应。

3. 为何心功能不全患者禁用甘露醇？

（张维霞）

第18章 作用于呼吸系统的药物

学习目标

1. 掌握平喘药分类、代表药及沙丁胺醇的药理作用、临床应用和不良反应。
2. 理解镇咳药分类、代表药及可待因的药理作用、临床应用和不良反应。
3. 了解祛痰药氯化铵和乙酰半胱氨酸的药理作用及临床应用。

咳、痰、喘为呼吸系统疾病的常见症状。镇咳药(antitussives)、祛痰药(expectorants)和平喘药(antiasthmatic drugs)是呼吸系统疾病对症治疗的常用药物。

第1节 平 喘 药

平喘药是一类能缓解或消除哮喘及其他呼吸系统疾病所致喘息症状的药物。喘息是支气管哮喘和喘息性支气管炎的主要症状,主要是由于支气管平滑肌痉挛和支气管黏膜炎症引起的呼吸道分泌物增加和黏膜水肿所致的气道阻塞的结果。

一、肾上腺素受体激动药

根据药物对β受体的选择性不同,可分为非选择性β受体激动药和选择性β_2受体激动药。

(一) 非选择性β受体激动药

非选择性β受体激动药包括肾上腺素、麻黄碱、异丙肾上腺素。肾上腺素、异丙肾上腺素主要用于控制哮喘的急性发作,麻黄碱口服用于预防哮喘的发作及轻症治疗。因本类药物对β_1和β_2受体缺乏选择性,易发生心悸等不良反应,故临床现已少用,主要应用选择性β_2受体激动药。

肾 上 腺 素

肾上腺素对α和β受体都有强大激动作用。它可激动支气管平滑肌β_2受体,使支气管平滑肌松弛,还抑制过敏介质的释放。激动α受体可使支气管黏膜血管收缩,减轻水肿,有利气道畅通。本药仅作皮下注射,以缓解支气管哮喘急性发作。

麻 黄 碱

麻黄碱作用与肾上腺素相似,但其作用缓慢、温和、持久。口服有效。本药用于轻度哮喘治疗和预防哮喘发作。

异丙肾上腺素

异丙肾上腺素作用于β受体,但对β_1和β_2受体无选择性。平喘作用强大,可吸入给药。但心悸、肌震颤等不良反应较多。哮喘患者如有严重缺氧或剂量太大易致心律失常,甚至心室颤动、突然死亡。

(二) 选择性β_2受体激动药

本类药物对β_2受体有较强选择性,对心脏β_1的作用较弱,对α受体无作用。临床常用的

有中效 β_2 受体激动药沙丁胺醇(salbutamol,舒喘灵)、特布他林(terbutaline,间羟舒喘宁)、克伦特罗(clenbuterol,氨哮素);长效 β_2 受体激动药福莫特罗(formoterol)、沙美特罗(salmeterol)、班布特罗(bambuterol,吡舒喘)等。

【药理作用】 选择性激动气道内不同细胞的 β_2 受体,激活腺苷环化酶而增加平滑肌细胞内 cAMP 浓度,通过松弛支气管平滑肌,解除支气管痉挛;抑制组胺、白三烯等炎症介质的释放,以及促进黏液分泌和纤毛的运动,增强气道清除功能等多种药理效应发挥平喘作用。

【临床应用】 本类药物主要用于支气管哮喘和喘息性支气管炎,也可用于肺气肿、慢性阻塞性肺疾病及其他呼吸系统疾病所致的支气管痉挛。气雾吸入或静脉注射给药,适用于哮喘的急性发作和控制哮喘持续状态。多数药物可口服,用于预防哮喘发作或轻症的治疗。长效的 β_2 受体激动药主要用于慢性哮喘或缓解慢性呼吸系统疾病的喘息症状。

【不良反应】 常规剂量口服或吸入给药时很少产生心血管不良反应。但剂量过大,可引起:①心脏反应,表现为心悸,甚至心律失常;②肌肉震颤,与激动骨骼肌慢收缩纤维上 β_2 受体,破坏了快慢收缩纤维之间的融合现象有关,好发于四肢和颈部,随着用药时间的延长可逐渐减轻或消失;③增加糖原分解,促进糖异生,使血糖升高;促进 K^+ 进入细胞内导致低钾血症;④长期或反复应用可产生耐受性或气道的高反应性,使哮喘加重、死亡率增加。

沙 丁 胺 醇

沙丁胺醇(salbutamol)口服 30 分钟起效,作用维持 4~6 小时。气雾吸入 5 分钟起效,作用维持 3~4 小时。临床上有缓释和控释剂型,可使作用时间延长,适用于夜间发作患者。

克 伦 特 罗

克伦特罗(clenbuterol)为强效选择性 β_2 受体激动剂,松弛支气管平滑肌作用为沙丁胺醇的 100 倍。口服后,10~20 分钟起效,持续 4~6 小时。气雾吸入 5~10 分钟起效,持续 2~4 小时。心血管系统不良反应较少。

特 布 他 林

特布他林(terbutaline)作用与沙丁胺醇相似,既可口服,又可注射,是选择作用于 β_2 受体药物中唯一能作皮下注射的。虽肾上腺素也可作皮下注射用,但本品作用持久。皮下注射 5~15 分钟生效,30~60 分钟达高峰,持续 1.5~5 小时。重复用药易致蓄积作用。

 知识考点 异丙肾上腺素、沙丁胺醇和克伦特罗的药理作用和临床应用

> **知识链接** 瘦 肉 精
>
> 瘦肉精主要包括在中国使用的克伦特罗(clenbuterol)和在美国允许微量残留的莱克多巴胺(ractopamine)。克伦特罗最早是作为平喘药使用的,20 世纪 80 年代初,发现将一定量的盐酸克伦特罗添加在饲料中,可促进动物肌肉,特别是骨骼肌蛋白质的合成,抑制脂肪的合成和积累,从而使瘦肉率提高。但瘦肉精易在猪体内蓄积,人食用这种猪肉后就可能中毒。中毒症状有心慌、胸闷、面颈和四肢肌肉颤动、手抖、不能站立、头晕、乏力、心律失常等。如出现中毒,应当进行洗胃、导泻,监测血钾浓度,并少量多次口服 β 受体阻断药以对抗中毒症状。

其他选择性 β_2 受体激动药的作用特点见表 18-1。

表 18-1　其他选择性 β_2 受体激动药的特点

药名	药理作用	临床应用	不良反应
福莫特罗 formoterol	新型长效选择性 β_2 受体激动药，扩张支气管作用较沙丁胺醇强而持久。尚有明显的抗感染作用	用于慢性哮喘与慢性阻塞性肺病的维持治疗与预防发作。吸入后作用可持续 12 小时，特别适用于哮喘夜间发作的患者	偶见心动过速、室性早搏、面部潮红、胸部压迫感、头痛、头晕、发热腹痛和皮疹等
沙美特罗 salmeterol	为新型长效选择性 β_2 受体激动药，是沙丁胺醇的衍生物。尚有强大的抑制肺肥大细胞释放组胺等过敏反应介质的作用	用于哮喘（包括夜间哮喘和运动性哮喘）、喘息性支气管炎和可逆性气道阻塞等。对夜间哮喘发作疗效更好	偶见恶心、呕吐、震颤、心悸、头痛及口咽部刺激症状等
班布特罗 bambuterol	为新型长效选择性 β_2 受体激动药，为特布他林的前体药物。通过扩张支气管、抑制内源性过敏介质释放、减轻肺水肿及腺体分泌的作用而改善肺和支气管通气功能	用于支气管哮喘、慢性喘息性支气管炎、阻塞性肺气肿及其他伴有支气管痉挛的肺部疾病	偶见震颤、头痛、强直性肌肉痉挛及心悸等

二、茶碱类药

茶碱（theophylline）类为甲基黄嘌呤的衍生物，是一类常用的支气管扩张药。茶碱难溶于水，临床上常用其与乙二胺的复盐氨茶碱（aminophylline）。

氨 茶 碱

【药理作用及临床应用】

1. 平喘作用　能松弛支气管平滑肌，对处于痉挛状态的支气管更为突出。作用机制包括：①抑制磷酸二酯酶，使 cAMP 降解减少，支气管扩张；②促进内源性的儿茶酚胺类物质释放，使支气管平滑肌松弛；③阻断腺苷受体，解除腺苷引起的支气管平滑肌痉挛；④干扰气道平滑肌 Ca^{2+} 转运，影响细胞外 Ca^{2+} 的内流和细胞内质网储存 Ca^{2+} 释放，从而产生气道平滑肌松弛作用；⑤对炎细胞的抑制作用和免疫抑制；⑥能增强膈肌收缩力，减轻膈肌疲劳及促进气道纤毛运动。

氨茶碱适用于治疗支气管哮喘、喘息性支气管炎、阻塞性肺气肿等。

2. 强心、利尿作用　增加心肌收缩力，增加心排血量，增加肾血流量和肾小球滤过率，并抑制肾小管对 Na^+、Cl^- 的重吸收。氨茶碱可用于心源性哮喘及心源性水肿的辅助治疗。

【不良反应】

1. 局部刺激　本品碱性较强，口服对胃有刺激性，易致恶心、呕吐、胃痛，饭后服用可减轻。

2. 中枢兴奋作用　治疗量可出现失眠、烦躁不安、头痛、头晕等症状。

3. 急性中毒　剂量过大或静脉注射过快，可致心律失常、血压骤降、谵妄、惊厥、昏迷等急性中毒症状，严重时可致心脏停搏或猝死。

其他茶碱类药物

胆茶碱（choline theophylline）为茶碱与胆盐的复盐，二羟丙茶碱（diprophylline，甘油茶碱）为茶碱与甘油的缩合物，两者对胃的刺激性小，胆茶碱的疗效与氨茶碱相似，二羟丙茶碱疗效不及氨茶碱。

茶碱衍生物多索茶碱(doxofylline,ansimar)及恩丙茶碱(enprofylline)为非腺苷受体阻断剂,其扩张支气管作用比茶碱强数倍,安全性高,较少引起胃肠道、中枢及心血管系统的不良反应。

三、M 胆碱受体阻断药

阿托品、东莨菪碱等为非选择性 M 受体阻断药,对支气管作用弱,不良反应较多,一般不用于治疗哮喘。临床常用阿托品的衍生物。

异丙托溴铵

异丙托溴铵(ipratropium bromide)又称异丙阿托品,为阿托品的季铵盐,常用气雾吸入给药,吸入后 5 分钟左右起效,30～60 分钟作用达峰值,作用维持 4～6 小时。其具有较强的支气管平滑肌松弛作用,吸收少,全身不良反应少,起效快,持续时间较长,对 β_2 受体激动药耐受的患者也有效。本药主要用于缓解慢性阻塞性肺疾病的喘息症状,还可用于 β 受体阻断药引起的支气管痉挛。

氧托溴铵(oxitropium bromide)又称溴乙东莨菪碱,作用与异丙托溴铵相似且稍强,持续时间较其长 1/3。

噻托溴铵(tiotropium bromide)能选择性阻断 M_1、M_3 受体,为新型长效的抗胆碱类平喘药。本品平喘作用强大,疗效好,不良反应少,$t_{1/2}$ 约为 5 天,作用可维持 24 小时,一天用药一次,使用方便。本药适用于慢性阻塞性肺疾病的维持治疗。

四、抗炎平喘药

抗炎平喘药通过抑制气道炎症反应,防止哮喘的发作,已成为平喘药中的一线药物。

(一) 糖皮质激素

糖皮质激素(glucocorticoids,GCs)是目前治疗哮喘最有效的抗炎药物,是哮喘持续状态或危重发作的重要抢救药物,也适于预防和轻度、中度哮喘的治疗。作用机制主要有:抑制炎症细胞的活化和炎症介质的释放,减轻气道肿胀、黏液分泌,降低微血管通透性;增加平滑肌 β_2 受体的反应性,防止向下调节。近年应用吸入治疗法,药物在气道内达到较高浓度,充分发挥了糖皮质激素对气道的抗炎作用,并避免了全身性不良反应。

目前常用的吸入型糖皮质激素类药物有二丙酸倍氯米松(beclomethasone dipropionate)、丙酸氟替卡松(fluticasone propionate)、布地奈德(budesonide,丁地去米松)、曲安奈德(triamcinolone acetonide)、氟尼缩松(flunisolide)等。常见局部不良反应包括声音嘶哑、口咽部白色念珠菌感染等。

(二) 抗白三烯药物

白三烯(leukotrienea,LT)是花生四烯酸经 5-脂氧酶代谢后的产物,是哮喘发病过程中重要的炎症介质,对呼吸道平滑肌有强大的收缩作用,还可引起黏液分泌增加,降低支气管纤毛功能,促进气道微血管通透性增加而导致肺水肿等。拮抗白三烯受体或抑制 5-脂氧酶的活性,均可有效治疗支气管哮喘。

扎鲁司特(zafirlukast)和孟鲁司特(montelukast)为白三烯受体阻断药,临床主要用于预防哮喘发作,尤其对阿司匹林哮喘、冷空气诱发哮喘或运动性哮喘效果较好。

齐留通(zileuton)为可口服的5-脂氧酶抑制药,通过抑制白三烯的生物合成从而发挥抗哮喘的作用,主要用于哮喘的预防和长期治疗。

五、肥大细胞膜稳定药

这类药物可抑制肥大细胞释放过敏介质,起效较慢,不宜用于哮喘的急性发作,临床主要用于预防哮喘的发作。本类药物包括肥大细胞膜稳定剂色甘酸钠、奈多罗米钠及 H_1 受体阻断剂酮替芬。

 案例 18-1

患者,男性,7岁,过敏体质,有哮喘病史。近日住进刚装修的新家中,突发气急、胸闷、呼吸困难等哮喘症状,其母亲立即取出家里的色甘酸钠气雾剂,让他吸入。

问题与思考:

色甘酸钠气雾剂用于哮喘急性发作是否有效,为什么?

分析

色甘酸钠气雾剂用于哮喘急性发作是无效的。因其无松弛支气管平滑肌的作用,也没有对抗组胺、白三烯等过敏介质的作用,它只能抑制肺肥大细胞对各种刺激所产生的脱颗粒作用,从而预防哮喘的发作。

色 甘 酸 钠

色甘酸钠(sodium cromoglicate)又称咽泰(intal)。

【体内过程】 口服吸收很少仅1%,治疗支气管哮喘主要用其微粒粉末(直径约 $6\mu m$)吸入给药。约10%到达肺深部组织并吸收入血,15分钟达血药浓度峰值。血浆蛋白结合率为60%~75%。 $t_{1/2}$ 约为80分钟。其以原形从胆汁和尿排出。

【药理作用】 色甘酸钠无松弛支气管及其他平滑肌的作用,也没有对抗组胺、白三烯等过敏介质的作用。它能抑制肺肥大细胞对各种刺激所产生的脱颗粒作用,抑制组胺、白三烯等过敏介质的释放而发挥作用,但对已经释放的过敏介质无效。因此,在接触抗原前用药,可预防 I 型变态反应所致的哮喘,也能预防运动或其他刺激所致的哮喘。色甘酸钠需提前 7~10 天用药。

【临床应用】 色甘酸钠主要用于支气管哮喘的预防性治疗,能防止变态反应或运动引起的速发性和迟发性哮喘反应。应用 2~3 天,能降低支气管的高反应性。本药也可用于过敏性鼻炎、溃疡性结肠炎及其他胃肠道过敏性疾病。

【不良反应】 毒性很低。少数患者因粉末的刺激可引起呛咳、气急、胸部紧迫感,甚至诱发哮喘,与少量异丙肾上腺素合用可以预防。

奈 多 罗 米 钠

奈多罗米钠(nedocromil sodium)能抑制支气管黏膜炎症细胞释放多种炎症介质,肥大细胞膜稳定作用比色甘酸钠强,并有一定的抗炎作用,但较糖皮质激素弱。吸入给药能降低哮喘患者的气道反应,改善症状和肺功能。本药可防治哮喘、喘息性支气管炎。偶有头痛,儿童、妊娠期妇女慎用。

酮 替 芬

酮替芬(ketotifen)又称噻喘酮,为一新型抗变态反应药物。其特点是兼具有很强的组胺 H_1 受体拮抗作用和抑制过敏介质释放的作用。作用较色甘酸钠强。口服有效,作用持续时间较长,一天仅需给药 2 次。对多种类型的支气管哮喘均有明显疗效,对过敏性哮喘的预防效果优于色甘酸钠。

◆ **知识考点**　氨茶碱、色甘酸钠、二丙酸倍氯米松和二羟丙茶碱的临床应用

第 2 节　镇　咳　药

咳嗽是呼吸系统的一种防御性反射,当炎症、异物或痰液刺激呼吸道机械感受器、化学感受器或牵张感受器时,可通过传入神经传到延髓咳嗽中枢,通过传出神经和效应器引起咳嗽。咳嗽可促进呼吸道内痰液和异物的排出,保持呼吸道的清洁与畅通。但剧烈而频繁的咳嗽会影响患者的生活和休息,还可引起并发症,需用镇咳药。

镇咳药通过抑制咳嗽反射弧中某一个或多个环节产生镇咳作用。根据作用机制分为两类:①中枢性镇咳药,直接抑制延髓咳嗽中枢而发挥镇咳作用;②外周性镇咳药,通过抑制延髓咳嗽反射弧中的感受器、传入神经、传出神经或效应器中的任一环节而发挥镇咳作用。有的药物兼有中枢和外周镇咳作用。

一、中枢性镇咳药

可　待　因

可待因(codeine)又称甲基吗啡,为阿片生物碱。药理作用与吗啡相似但较弱,镇咳剂量不抑制呼吸,依赖性也较吗啡弱。临床主要用于各种原因引起的剧烈干咳,也用于中等强度的疼痛,对胸膜炎干咳伴胸痛患者尤为适用。

反复应用可产生依赖性,应控制使用。偶有恶心、呕吐、便秘等不良反应,大剂量可致中枢兴奋、烦躁不安和呼吸抑制。痰多者禁用。

> ▣ **知识链接**　　　　　**严禁滥用含可待因的口服溶液**
> 含可待因的复方口服溶液均含有磷酸可待因,大部分品种还含有麻黄碱。可待因正常使用是安全有效的,但如果大剂量使用,其中所含的磷酸可待因和麻黄碱两种成分作用叠加,会产生致幻作用和欣快感,长期或超量应用可导致依赖性,因此我国在 1998 年已将所有含可待因的止咳口服溶液列入处方药管理范畴,严禁滥用。

右　美　沙　芬

右美沙芬(dextromethorphan)是吗啡类左啡诺甲基醚的右旋异构体,很多感冒药都含有此成分。1956 年其被 FDA 列为非处方药。1961 年在世界麻醉药品会议上被定性为非麻醉药品,1989 年被 WHO 认定是取代可待因的一种镇咳药。

镇咳强度与可待因相似或略强,起效快。无镇痛作用,治疗量对呼吸中枢无抑制作用,亦无依赖性和耐受性。本药常用于干咳。偶有头晕、嗜睡、口干、恶心、呕吐、便秘等。中毒量有中枢抑制作用。超大剂量滥用可造成严重的不良反应,如脑损伤、癫痫发作、意识丧失、心跳不规则、呼吸抑制等,甚至导致死亡。孕妇、哮喘、肝病及痰多患者、儿童慎用。青光眼、精神病史者禁用。

喷　托　维　林

喷托维林(pentoxyverine)又称咳必清,对咳嗽中枢有直接抑制作用,兼有轻度阿托品样作用

和局部麻醉作用,能松弛支气管平滑肌和抑制呼吸道感受器。其镇咳强度为可待因的 1/3。本药适用于上呼吸道感染引起的干咳、阵咳,对小儿百日咳效果尤好。偶有轻度头痛、头昏、口干、便秘等。本药可有阿托品样作用,青光眼、前列腺肥大及心功能不全患者慎用。

◆ **知识考点** 可待因、右美沙芬和喷托维林的药理作用及其临床应用

二、外周性镇咳药

本类药物通过抑制咳嗽反射弧中的感受器、传入或传出神经的传导而起镇咳作用。

苯 丙 哌 林

苯丙哌林(benproperine)主要阻断肺及胸膜牵张感受器的传入神经冲动,对咳嗽中枢也有一定的抑制作用,且有平滑肌解痉作用。镇咳作用比可待因强 2~4 倍。口服后 15~20 分钟生效,镇咳作用维持 4~7 小时,可用于各种原因引起的刺激性干咳。有轻度口干、头晕、胃部烧灼感和皮疹等不良反应。

苯 佐 那 酯

苯佐那酯(benzonatate)又称退嗽露,为丁卡因的衍生物。本药有较强的局部麻醉作用,抑制肺牵张感受器及感觉神经末梢,减少咳嗽冲动的传导,兼有中枢镇咳作用。用药后 20 分钟左右产生作用,维持 3~4 小时。其对干咳、阵咳效果良好,也可用于支气管镜等检查前预防咳嗽。有轻度嗜睡、头晕、鼻塞等不良反应,偶见过敏性皮炎。服用时勿将药丸咬碎,以免引起口腔麻木。

第 3 节 祛 痰 药

祛痰药是一类能使痰液变稀、黏稠度降低,或能加速呼吸道黏膜纤毛运动,使痰液易于咳出的药物。祛痰药促进呼吸道内积痰排出,减少了痰液对呼吸道黏膜的刺激,有利于缓解镇咳和平喘作用,也有利于控制继发染。

氯 化 铵

氯化铵(ammonium chloride)口服对胃黏膜产生局部刺激作用,反射性地引起呼吸道的分泌,使痰液变稀,易于咳出。本药很少单独应用,常与其他药物配伍制成复方。本药用于急、慢性呼吸道炎症而痰稠不易咳出的患者。

氯化铵口服吸收后可使体液及尿液呈酸性,可用于酸化尿液及某些碱血症。溃疡病与肝、肾功能不全者慎用。

其他药物如口服碘化钾、吐根、酒石酸锑钾、愈创甘油醚、桔梗等,也能刺激胃黏膜,反射性促进痰液分泌增加,以利于咳出。

乙酰半胱氨酸

乙酰半胱氨酸(acetylcysteine)性质不稳定,为一还原剂,吸入后能与黏蛋白的双硫键(—S—S—)结合,使之裂解,变成小分子的肽链,从而降低痰的黏滞性,易于咳出。雾化吸入用于治疗黏稠痰阻塞气道,咳嗽困难者。紧急时可气管内滴入,迅速使痰变稀,便于吸引排痰。

本药有特殊臭味,可引起恶心、呕吐。对呼吸道有刺激性,可致支气管痉挛,加用异丙肾上

腺素可避免。支气管哮喘患者慎用。其滴入气管可产生大量分泌液,故应及时吸引排痰。雾化吸入不宜与铁、铜、橡胶和氧化剂接触,应以玻璃或塑料制品作喷雾器。本药不宜与青霉素、头孢菌素、四环素混合,以免降低抗生素活性。

同类的药物还有羧甲司坦(carbocisteine)、厄多司坦(erdosteine)等。

溴 己 铵

溴己铵(bromhexine)又称溴己新,有较强的黏痰溶解作用,可裂解黏痰中的黏多糖,并抑制其合成,使痰液变稀,还促进呼吸道腺体分泌增加使痰液易于咳出,保持呼吸道畅通。本药适用于慢性支气管炎、哮喘及支气管扩张症痰液黏稠不易咳出患者。少数患者可感胃部不适,偶见转氨酶升高。消化性溃疡、肝功能不全者慎用。

 知识考点 氯化铵、溴己铵的临床应用

小 结

1. 哮喘急性发作常首选择性 β_2 受体激动药气雾吸入给药,也可皮下注射肾上腺素。对重症哮喘或哮喘的持续状态可静脉注射氨茶碱或注射糖皮质激素。哮喘发作的间歇期及慢性哮喘首选糖皮质激素气雾吸入。预防哮喘的发作选用色甘酸钠、酮替芬等,或气雾吸入异丙托溴铵。

2. 中枢镇咳药可待因作用较强,可用于各种原因引起的剧烈干咳,但可产生依赖性。右美沙芬无依赖性,也无呼吸抑制作用,在临床上广泛使用。

3. 痰液稀释药有氯化铵、愈创木酚甘油醚、桔梗等;黏痰溶解药包括乙酰半胱氨酸、羧甲司坦、溴己铵等。对于有痰的咳嗽,应以祛痰为主,辅以镇咳药。

目标检测

一、选择题

【A 型题】

1. 心血管系统不良反应较少的平喘药是( )
   A. 茶碱　　　　　　B. 肾上腺素
   C. 沙丁胺醇　　　　D. 异丙肾上腺素
   E. 麻黄碱

2. 预防支气管哮喘发作的首选药物是( )
   A. 肾上腺素　　　　B. 异丙肾上腺素
   C. 麻黄碱　　　　　D. 异丙基阿托品
   E. 色甘酸钠

3. 用于平喘的 M 胆碱受体阻断药是( )
   A. 哌仑西平　　　　B. 异丙托溴铵
   C. 阿托品　　　　　D. 后马托品
   E. 氨茶碱

4. 明显抑制支气管炎症过程的平喘药是( )
   A. 肾上腺素　　　　B. 倍氯米松
   C. 沙丁胺醇　　　　D. 异丙肾上腺素
   E. 异丙托溴铵

5. 为减少全身性不良反应,用糖皮质激素平喘时适宜的给药方法是( )
   A. 口服　　　　　　B. 静脉滴注

C. 皮下注射　　　　D. 气雾吸入
E. 肌内注射

6. 色甘酸钠对已发作的哮喘无效的主要原因是( )
   A. 不能阻止过敏介质的释放
   B. 不能直接对抗过敏介质的作用
   C. 无肥大细胞膜稳定作用
   D. 无降低支气管高反应性作用
   E. 无抑制肺肥大细胞脱颗粒

7. 乙酰半胱氨酸可用于( )
   A. 剧烈干咳
   B. 痰黏稠不易咳出者
   C. 支气管哮喘咳嗽
   D. 急、慢性咽炎
   E. 以上都不是

【B 型题】

(第 8～12 题备选答案)
   A. 氨茶碱　　　　　B. 沙丁胺醇
   C. 异丙基阿托品　　D. 倍氯米松
   E. 色甘酸钠

8. 选择性激动 β_2 受体的平喘药是( )

9. 可阻断腺苷受体的平喘药是(　　)
10. 阻断 M 胆碱受体的平喘药是(　　)
11. 稳定肥大细胞膜的平喘药是(　　)
12. 具有抗炎、抗过敏作用的平喘药是(　　)

【X 型题】

13. 关于选择性 β₂ 受体激动剂的说法正确的是
(　　)
   A. 心血管系统的不良反应少
   B. 可激动 α 受体
   C. 剂量过大可引起手指震颤
   D. 口服无效
   E. 代表药有麻黄碱

14. 哮喘急性发作可以选用的药物有(　　)
   A. 沙丁胺醇吸入　　B. 肾上腺素皮下注射
   C. 氨茶碱静脉注射 D. 麻黄碱口服
   E. 色甘酸钠吸入

15. 祛痰药包括(　　)
   A. 乙酰半胱氨酸　　B. 氯化铵
   C. 溴己新　　　　　D. 苯佐那酯
   E. 可待因

二、简答题

1. 平喘药可分为哪几类？每类列举一个代表药。
2. 可待因的主要不良反应是什么？用药时应注意什么？

(吴　虹)

第19章　作用于消化系统的药物

学习目标

1. 掌握抗消化性溃疡药的类型、作用环节及代表药;掌握西咪替丁、奥美拉唑、枸橼酸铋钾的药理作用、临床应用和不良反应;理解其他的抗消化性溃疡药。

2. 理解助消化药的作用和临床应用;理解硫酸镁的药理作用和临床应用。

3. 了解常用的止泻药和利胆药的药理作用和临床应用。

消化系统疾病是发生在消化系统的器质性和功能性疾病,是常见病、多发病。作用于消化系统的药物主要包括助消化药、抗消化性溃疡药、止吐药、泻药、止泻药和利胆药等。

第1节　助消化药

助消化药多为消化液中成分或促进消化液分泌的药物。它能促进食物的消化,临床用于消化道分泌功能减弱或消化不良的治疗。有些药物能阻止肠道内容物的过度发酵,也可用于消化不良的治疗。

稀盐酸(dilute hydrochloric acid):为10%盐酸溶液,口服后使胃内酸度增加,胃蛋白酶活性增强,并能促进胰液和胆汁分泌。服后可消除胃部不适、腹胀、嗳气等症状。稀盐酸适用于胃酸缺乏症、发酵性消化不良等。

胃蛋白酶(pepsin):系自牛、猪、羊等胃黏膜提取。其常与稀盐酸同服用于胃蛋白酶缺乏症,不能与碱性药物配伍。

胰酶(pancreatin):系自猪、羊或牛胰腺中提取的多种酶的混合物,主要为胰蛋白酶、胰淀粉酶与胰脂肪酶。其用于胰腺分泌不足引起的消化不良。在酸性溶液中易被破坏,一般制成肠衣片服用。

复方消化酶(compound digestive enzyme):是含有胃蛋白酶、木瓜酶、淀粉酶和纤维素酶等多种消化酶的复方制剂。口服后有助于糖类、脂肪、蛋白质、纤维素的消化,并具有促进肠内气体排出、胆汁分泌的功能。本药主要用于消化不良、食欲缺乏症,包括腹部不适、嗳气、早饱、餐后腹胀、恶心、排气过多、脂肪便等,也可用于胆囊炎、胆结石和胆囊切除患者的消化不良。

乳酶生(lactasin):又称表飞鸣(biofermin),为干燥活乳酸杆菌制剂,能分解糖类产生乳酸,使肠内酸性增高,从而抑制肠内腐败菌的繁殖,减少发酵和产气。本药常用于消化不良、腹胀及小儿消化不良性腹泻。本药不宜与抗菌药或吸附剂同时服用,以免降低疗效。

枯草杆菌二联活菌(combine bacillus subtilis and enterococcus faecium):为复方制剂中含有枯草杆菌和屎球菌。枯草杆菌产生多种酶,分解糖类、脂肪、蛋白质和纤维蛋白、明胶等,促进物质的消化和吸收。屎球菌对致病菌抑制作用强,繁殖迅速。本药主要用于治疗和预防消化不良、食欲缺乏、营养不良、肠道功能紊乱引起的腹泻、便秘、腹胀、肠道内异常发酵、肠炎,以及使用抗生素引起的肠黏膜损伤等。

◆ **知识考点**　胃蛋白酶和乳酶生的临床应用。胰酶应用时的注意事项

第 2 节　抗消化性溃疡药

消化性溃疡(peptic ulcer)主要是指发生在胃和十二指肠的慢性溃疡,分别称为胃溃疡和十二指肠溃疡,发病率为 10% ~ 12% 。消化性溃疡的发生是由"损伤因子"(胃酸、胃蛋白酶和幽门螺杆菌)的作用增强,"保护因子"(黏液/HCO_3^- 屏障、前列腺素和胃黏膜修复)的作用减弱引起的。

根据作用机制的不同,抗消化性溃疡药可分为以下几类。

1. 抗酸药　如三硅酸镁、氢氧化铝等。

2. 抑酸药　包括:①H_2 受体阻断药,如西咪替丁;②M 胆碱受体阻断药,如哌仑西平;③促胃液素受体阻断药,如丙谷胺;④H^+,K^+-ATP 酶抑制药,如奥美拉唑。

3. 黏膜保护药　包括:①前列腺素衍生物,如米索前列醇;②硫糖铝;③铋制剂,如枸橼酸铋钾等。

4. 抗幽门螺杆菌药　如阿莫西林、克拉霉素、甲硝唑等。

知识链接　　　　**幽门螺杆菌**(*Helicobacter pylori*,Hp)

1982 年两位澳大利亚科学家罗宾·沃伦(J. Robin Warren)和巴里·马歇尔(Barry J. Marshall)发现了 Hp,2005 年度诺贝尔生理学或医学奖授予这两位科学家以表彰他们发现了幽门螺杆菌,以及这种细菌在胃炎和胃溃疡等疾病中的作用。经过 30 多年的深入研究,幽门螺杆菌在慢性胃炎、消化性溃疡和胃癌中的重要作用已被充分证明。目前认为 90% 的十二指肠溃疡、80% 的胃溃疡和 80% 的胃癌与幽门螺杆菌感染有关。幽门螺杆菌的根除使消化性溃疡的复发率由每年的 80% 降低到 5% ,使消化性溃疡成为真正可以治愈的疾病。Hp 的发现是 20 世纪医学史上最重大的发现之一。

一、抗 酸 药

抗酸药(antacids)是一类弱碱性物质,口服后可中和胃酸、降低胃内酸度和胃蛋白酶的活性,缓解疼痛,促进溃疡愈合。餐后服药可延长药物作用时间。合理用药应在餐后 1 小时左右及临睡前各服一次。理想的抗酸药应该作用迅速持久、不吸收、不产气、不引起腹泻或便秘,对黏膜及溃疡面有保护收敛作用。因为单一药物很难达到这些要求,所以临床常用复方制剂。

氢氧化镁(magnesium hydroxide):抗酸作用较强、较快。镁离子有导泻作用,少量吸收经肾排出,如肾功能不全可引起血镁过高。

三硅酸镁(magnesium trisilicate):抗酸作用较弱而慢,但持久。在胃内生成的胶状二氧化硅对溃疡面有保护作用。

氢氧化铝(aluminum hydroxide):抗酸作用较强,起效缓慢,作用持久。作用后产生的氧化铝有收敛、止血和致便秘作用,还可影响肠道对磷酸盐、四环素、地高辛、异烟肼、泼尼松等的吸收。

碳酸钙(calcium carbonate):抗酸作用较强,快而持久,可产生 CO_2 气体。本药进入小肠的 Ca^{2+} 可促进促胃液素分泌,引起反跳性胃酸分泌增多。

碳酸氢钠(sodium bicarbonate):又称小苏打。本药作用强、快而短暂,可产生 CO_2 气体,未被中和的碳酸氢钠几乎全部吸收,能引起碱血症。

知识考点　碳酸氢钠的药理作用、临床应用及其不良反应

二、抑酸药

胃酸是由胃黏膜壁细胞分泌的,乙酰胆碱、组胺、促胃液素可分别激动壁细胞上相应的 M_1 受体、H_2 受体及 G 受体,通过不同的信号转导途径,激活壁细胞小管膜上的质子泵(H^+,K^+-ATP 酶),将 H^+ 分泌到小管内,与 Cl^- 结合成胃酸,进入胃腔。因此,能阻断上述受体或抑制质子泵的药物,均可以抑制胃酸的分泌,促进溃疡愈合。抑酸药的作用机制见图 19-1。

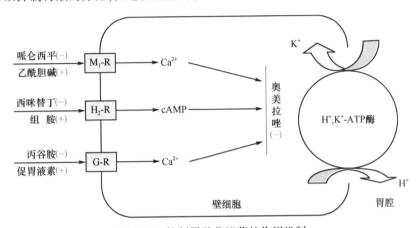

图 19-1　抑制胃酸分泌药的作用机制

M_1-R:M 胆碱受体;H_2-R:组胺受体;G-R:促胃液素受体;(+):激动;(−):抑制

(一) H_2 受体阻断药

常用的药物有第一代的西咪替丁(cimetidine,甲氰咪胍);第二代的雷尼替丁(ranitidine);第三代的法莫替丁(famotidine)、尼扎替丁(nizatidine);第四代的罗沙替丁(roxatidine)等。

西咪替丁

【体内过程】 口服后 60%~70% 由肠道迅速吸收,生物利用度(F)约为 70%,45~90 分钟血药浓度达峰值。吸收后广泛分布于全身组织中,少部分可通过血脑屏障进入脑组织。蛋白结合率为 15%~20%,$t_{1/2}$ 约为 2 小时,但有效血药浓度可维持 5 小时。部分在肝脏内代谢,主要经肾排泄,可经胎盘转运和从乳汁排出。

【药理作用】 通过阻断壁细胞上的 H_2 受体,抑制基础胃酸和夜间胃酸分泌及组胺、ACh、促胃液素、食物等引起的胃酸分泌。作用较抗胆碱药强而持久,溃疡愈合率高。突然停药,会导致胃酸分泌反跳性增加。

【临床应用】

1. 十二指肠溃疡和胃溃疡 一天口服 1g,4~8 周十二指肠溃疡的愈合率为 70%~80%,胃溃疡愈合率为 66%~73%。停药后溃疡复发率约为 24%。

2. 急性胃黏膜出血和应激性溃疡 有效率在 60% 以上。

3. 反流性食管炎及卓-艾(Zollinger-Ellison)综合征 反流性食管炎主要是胃内容物(主要是胃酸和胃蛋白酶)反流入食管,刺激食管黏膜而引起的炎症。

【不良反应】

1. 消化系统 常见有腹泻、腹胀、口苦、口干、血清转氨酶轻度升高,偶见严重肝炎、肝坏死等。

2. 中枢神经系统　常见头晕、头痛、疲乏、嗜睡等。少数患者可出现不安、感觉迟钝、语言不清、幻觉、妄想等症状。老人、幼儿或肝肾功能不全的患者,宜慎用。

3. 造血系统　对骨髓有一定的抑制作用,少数患者可发生白细胞或粒细胞减少等。

4. 内分泌系统　具有抗雄性激素作用,用药剂量较大(每天剂量>1.6g)时可引起男性乳房发育、女性溢乳、性欲减退等。

【药物相互作用】

1. 西咪替丁为肝药酶抑制剂,可抑制华法林、茶碱、苯妥英钠、苯巴比妥、卡马西平、普萘洛尔、地西泮等药物的代谢。

2. 与抗酸剂同时服用,可使血药浓度降低,如需合用,则至少相隔 1 小时。硫糖铝需经胃酸水解后才能发挥作用,本品抑制胃酸分泌,两者合用可能使硫糖铝疗效降低。

> ⊡ 知识链接　　　　　　　　**卓-艾综合征**
>
> 　　卓-艾综合征又称促胃液素瘤,是胰腺非 B 细胞瘤分泌大量促胃液素所致,大量促胃液素刺激壁细胞增生,分泌大量胃酸,使上消化道经常处于多酸环境。其特点是高促胃液素血症伴大量胃酸分泌而引起的上消化道多发性、难治性消化性溃疡。该病由 Zollinger 和 Ellison 于 1955 年首先报道,故命名为 Zollinger-Ellison 综合征。治疗方法有外科切除疾患部位或服用胃酸分泌抑制药。

雷 尼 替 丁

雷尼替丁(ranitidine)为第二代 H_2 受体阻断剂,抑酸作用比西咪替丁强 5 ~ 10 倍,有效血药浓度可维持 8 ~ 12 小时。本药对肝药酶的抑制作用和抗雄激素的作用不明显;对胃溃疡和十二指肠溃疡疗效优于西咪替丁,且复发率低。

法 莫 替 丁

法莫替丁(famotidine)为第三代 H_2 受体阻断剂,抑酸作用为西咪替丁的 40 ~ 50 倍,为雷尼替丁的 7 ~ 10 倍,有效血药浓度可维持 12 小时。本药不抑制肝药酶,无抗雄激素作用。

尼 扎 替 丁

尼扎替丁(nizatidine)也属于第三代的 H_2 受体阻断剂,第四代有罗沙替丁(roxatidine)等。其作用和雷尼替丁相似。

(二) M 胆碱受体阻断药

哌 仑 西 平

哌仑西平(pirenzepine)选择性阻断胃壁细胞的 M_1 受体,抑制胃酸分泌,而对唾液腺、平滑肌、心房的 M 胆碱受体亲和力低。其治疗效果与西咪替丁相似,主要用于胃及十二指肠溃疡的治疗。不良反应轻微,大剂量使用可出现口干、视物模糊、心动过速等。

(三) 促胃液素受体阻断药

丙 谷 胺

丙谷胺(proglumide)由于化学结构与促胃液素相似,可竞争性阻断促胃液素受体,减少胃酸分泌,并对胃黏膜有保护和促进愈合作用。本药可用于胃溃疡、十二指肠溃疡和胃炎,疗效不及 H_2 受体阻断药。停药后不易发生胃酸分泌的反跳现象。本品还具有利胆作用,偶有口干、便秘、瘙痒、失眠、腹胀等不良反应。

（四）H$^+$,K$^+$-ATP 酶抑制药（质子泵抑制药）

奥 美 拉 唑

奥美拉唑(omeprazole)又称洛赛克(losec)，为第一个用于临床的质子泵抑制药。1987 年用于临床治疗消化性溃疡效果明显。

【体内过程】　口服生物利用度为 35%。重复给药，可能因胃内 pH 降低，使生物利用度增为 60%。1～3 小时达血液浓度高峰。$t_{1/2}$ 为 0.5～1 小时，但因抑制 H$^+$ 泵为非可逆性，故作用持久。本药主要在肝代谢，80% 代谢产物由尿排出，其余随粪便排出，仅少数以原形排泄。有肠肝循环，血浆蛋白结合率为 95% 左右。肾衰竭患者对本品的清除无明显变化，肝功能受损者清除半衰期可有延长。

【药理作用与作用机制】

1. 抑制胃酸的分泌　口服后可浓集于壁细胞分泌小管周围，并转变为有活性的次磺酰胺衍生物。它的硫原子与 H$^+$,K$^+$-ATP 酶上的巯基结合，形成酶-抑制剂复合物，抑制 H$^+$,K$^+$-ATP 酶，从而有效地抑制胃酸的分泌。由于 H$^+$,K$^+$-ATP 酶是壁细胞泌酸的最后一个过程，故本品抑酸能力强大，它不仅能抑制促胃液素、组胺、胆碱及食物、刺激迷走神经等引起的胃酸分泌，还抑制基础胃酸分泌。本品对胃蛋白酶分泌也有抑制作用。

2. 促进溃疡愈合　抑制胃酸分泌，使胃内酸度降低，反射性使促胃液素分泌增加，促进贲门、胃体、胃窦处黏膜血流量增加，有利于溃疡的愈合。

3. 抗幽门螺杆菌作用　可干扰幽门螺杆菌的生存环境，对幽门螺杆菌阳性的患者，合用抗菌药物，可使细菌转阴率达 90% 以上，并明显降低复发率。

【临床应用】

1. 胃和十二指肠溃疡　缓解疼痛迅速，服药 1～3 天即见效。经 4～6 周，溃疡愈合率达 97%。其他药物包括 H$_2$ 受体阻断药无效者用药 4 周，愈合率也高达 90% 左右。

2. 其他　应激性溃疡、反流性食管炎、卓-艾综合征、消化性溃疡急性出血。对反流性食管炎，有效率达 75%～85%，优于雷尼替丁。卓-艾综合征给药第一天胃内酸度降低，症状改善。

【不良反应】　不良反应发生率较低，主要有头痛、头昏、口干、恶心、腹胀、失眠及便秘。偶有皮疹、外周神经炎、男性乳房女性化等。长期持续抑制胃酸分泌，可致胃内细菌过度滋长，亚硝酸类物质升高，是否会引起胃嗜铬细胞增生与胃癌形成，尚无定论。长期服用应定期检查胃黏膜有无肿瘤样增生。本品对肝药酶有抑制作用，可延缓经肝代谢药物如地西泮、苯妥英钠、华法林的消除。

兰 索 拉 唑

兰索拉唑(lansoprazole)为第二代质子泵抑制剂，1992 年上市。其作用机制同奥美拉唑，能特异性地抑制胃壁细胞的 H$^+$,K$^+$-ATP 酶系统，阻断胃酸分泌的最后步骤，产生持续性的抑制胃酸分泌作用。兰索拉唑及其活性代谢物具有一定的抗幽门螺杆菌(Hp)的作用。临床主要用于：①胃溃疡、活动性十二指肠溃疡和吻合口溃疡；②胃-食管反流征(GERD)；③卓-艾综合征；④与适当的抗生素合用，可根治幽门螺杆菌(Hp)。

泮托拉唑(pantoprazole)与雷贝拉唑(rabeprazole)为第三代质子泵抑制剂。两药对肝药酶的抑制较奥美拉唑和兰索拉唑弱。

三、黏膜保护药

(一) 前列腺素衍生物

胃黏膜能合成前列腺素 E_2(PGE_2)及前列环素(PGI_2),它们能防止有害因子损伤胃黏膜,预防化学刺激引起的胃黏膜出血、糜烂与坏死,发挥细胞或黏膜保护作用。临床应用性质比较稳定的、作用较强的前列腺素衍生物有米索前列醇和恩前列醇。

米索前列醇(misoprostol)性质稳定,口服吸收良好,口服后促进胃黏膜血液循环,还抑制基础胃酸和组胺、促胃液素、食物刺激所致的胃酸分泌,胃蛋白酶分泌也减少。临床应用于胃、十二指肠溃疡及急性胃炎引起的消化道出血。其主要不良反应为腹痛、腹泻、恶心等。因能引起子宫收缩,孕妇禁用。本品与米非司酮序贯合并使用,可用于终止停经49天内的早期妊娠。

恩前列醇(enprostil)作用类似米索前列醇,而持续时间较长,抗溃疡作用较米索前列醇强。其用途及不良反应同米索前列醇。

(二) 硫糖铝

硫糖铝(sucralfate)是蔗糖硫酸酯的碱式铝盐,在 pH<4 时,可聚合成胶体,牢固地黏附于上皮细胞和溃疡基底,在溃疡面形成保护屏障,抵御胃酸、胃蛋白酶、胆汁酸的侵蚀;还能促进胃黏液和碳酸氢盐分泌,从而发挥细胞保护效应。本药治疗消化性溃疡、慢性胃炎、反流性食管炎有较好疗效。硫糖铝在酸性环境中才发挥作用,所以不能与抗酸药、抑制胃酸分泌药同用。不良反应较轻,较常见的是便秘,个别患者可出现口干、恶心、皮疹、胃痉挛等,发生胃痉挛时可与适当的抗胆碱药物合用。

(三) 枸橼酸铋钾

枸橼酸铋钾(bismuth potassium citrate)又称三钾二枸橼酸铋,溶于水形成胶体溶液。本品不抑制胃酸,在胃液 pH 条件下能形成氧化铋胶体沉着于溃疡表面或基底肉芽组织,形成保护膜而抵御胃酸、胃蛋白酶、酸性食物对溃疡面的刺激;并具有降低胃蛋白酶的活性、促进黏液分泌和一定的抗幽门螺杆菌作用。本药常用于胃十二指肠溃疡、慢性胃炎等。疗效与 H_2 受体阻断药相似,但复发率较低。牛奶、抗酸药可干扰其作用。服药期间可使舌、粪染黑。偶见恶心等消化道症状。肾功能不全者禁用,以免引起血铋过高导致神经毒性。

◎ **知识考点** 西咪替丁、雷尼替丁、法莫替丁、奥美拉唑和米索前列醇的药理作用、临床应用及其不良反应

案例 19-1

患者,男性,36 岁,患有严重的十二指肠溃疡。医生检查诊断后,给予口服奥美拉唑和枸橼酸铋钾进行治疗。

问题与思考:

以上两药联合治疗的方案合理吗,为什么?

分析

不合理。枸橼酸铋钾在强酸的环境中可生成氧化铋胶体,沉着于溃疡表面或基底肉芽组织,形成保护膜而抵御胃酸、胃蛋白酶、酸性食物对溃疡面的刺激。而奥美拉唑通过抑制 H^+,K^+-ATP 酶的功能而抑制胃酸的分泌,提高胃内 pH,使枸橼酸铋钾作用减弱。

四、抗幽门螺杆菌药

幽门螺杆菌寄生于胃和十二指肠的黏液层与黏细胞之间,分泌蛋白分解酶,破坏黏液屏障,对黏膜产生损伤,是引起慢性胃炎和消化性溃疡的重要病因。因此,根治幽门螺杆菌对治疗慢性胃炎和消化性溃疡具有重要意义。

幽门螺杆菌在体外对多种抗菌药非常敏感,但体内单用一种药物,几乎无效。临床常以铋制剂或质子泵抑制剂与抗菌药如甲硝唑、阿莫西林、氨苄西林、羟氨苄西林、克拉霉素等联合应用。

第 3 节　止　吐　药

止吐药(antiemetic)是指作用于不同环节抑制呕吐反应的药物。呕吐是由多种原因引起的胃肠逆蠕动,如药物、胃肠疾病、晕动病、外科手术等。中枢的催吐化学感受区(CTZ)、孤束核参与呕吐中枢的活动。中枢和外周的许多受体与呕吐有关,如多巴胺受体、5-羟色胺受体、组胺受体、M 型胆碱受体,这些受体的阻断剂都可以发挥止吐作用。M 受体阻断药东莨菪碱、H_1 受体阻断药苯海拉明等药物的止吐作用在有关章节介绍过。本节主要介绍多巴胺受体阻断药和 5-羟色胺受体阻断药的止吐作用。

甲氧氯普胺

甲氧氯普胺(metoclopramide)又称胃复安,是第一代胃肠促动药(prokinetics)。本药口服生物利用度为 75% ,易通过血脑屏障和胎盘屏障。$t_{1/2}$ 为 4 ~ 6 小时。本药对多巴胺 D_2 受体有阻断作用,阻断 CTZ 的 D_2 受体,发挥止吐作用。阻断胃肠多巴胺受体,可引起从食管至近段小肠平滑肌运动,加速胃的正向排空(多巴胺使胃体平滑肌松弛,幽门肌收缩)和加速肠内容物从十二指肠向回盲部推进,发挥胃肠促动作用。本药常用于慢性功能性消化不良引起的胃肠运动障碍包括恶心、呕吐及肿瘤化疗、放疗药引起的各种呕吐。常见不良反应为嗜睡、倦怠,长期大量应用,可引起锥体外系反应、男性乳房发育、溢乳等。

多潘立酮

多潘立酮(domperidone)又称吗丁啉(motilium),属第二代胃肠促动药,也是多巴胺受体阻断药。本药不易通过血脑屏障,几乎无锥体外系反应。本药对偏头痛、颅外伤,放射治疗引起恶心、呕吐有效,对胃肠运动障碍性疾病也有效。不良反应较轻,偶有轻度腹部痉挛,注射给药可引起过敏。

昂丹司琼

昂丹司琼(ondansetron)又称奥丹西隆,能选择性阻断中枢及迷走神经传入纤维 $5-HT_3$ 受体,产生强大止吐作用。对化疗药(如顺铂、环磷酰胺、阿霉素)引起呕吐的止吐作用迅速强大。但对晕动病及多巴胺激动剂阿扑吗啡引起呕吐无效。临床用于化疗、放疗引起的恶心、呕吐。不良反应较轻,可有头痛、疲劳或便秘、腹泻。

同类药物还有格雷司琼(granisetron)、托烷司琼(tropisetron)、阿扎司琼(azasetron)等。

西沙必利

西沙必利(cisapride)能选择性促进肠壁肌层神经丛释放乙酰胆碱,引起食管、胃、小肠直至结肠的运动。本药无锥体外系、催乳素释放及胃酸分泌等不良反应。本药用于治疗胃肠运动障碍性疾病,包括胃食管反流、慢性功能性和非溃疡性消化不良,胃轻瘫及便秘等有良好效果。

 知识考点 甲氧氯普胺、西沙必利、多潘立酮和昂丹司琼药理作用、临床应用及其不良反应

第4节 泻 药

泻药(laxatives,cathartics)是能增加肠内水分,促进胃肠蠕动,软化粪便或润滑肠道促进排便的药物。临床主要用于治疗功能性便秘,分为容积性、刺激性和润滑性泻药三类。

一、容积性泻药(渗透性泻药)

硫酸镁及硫酸钠

硫酸镁(magnesium sulfate,泻盐)和硫酸钠(sodium sulfate),在肠道难以吸收,形成高渗透压而阻止肠内水分的吸收,从而扩张肠道,刺激肠壁,促进肠道蠕动。此外镁盐还能引起十二指肠分泌缩胆囊素(cholecystokinin),此激素能刺激肠液分泌和蠕动。一般空腹应用,并大量饮水,1～3 小时即发生泻下作用,排出液体性粪便。导泻作用剧烈,故临床主要用于排除肠内毒物,或某些驱肠虫药服后加速虫体排出。硫酸镁、硫酸钠泻下作用剧烈,可引起反射性盆腔充血和失水。月经期、妊娠期妇女及老人慎用。

口服高浓度硫酸镁或用导管直接注入十二指肠,因反射引起胆总管括约肌松弛,胆囊收缩,发生利胆作用。硫酸镁可用于阻塞性黄疸、慢性胆囊炎。注射硫酸镁,可引起中枢抑制和骨骼肌松弛而产生抗惊厥作用,用于各种原因引起的惊厥,尤其对子痫的惊厥有良好效果。此外,注射给药后 Mg^{2+} 可直接扩张外周血管,降低血压,且降压作用迅速;也可扩张冠状动脉,增加心肌供血、供氧。临床上用于治疗高血压危象和高血压脑病,也可用于急性心肌梗死。

> **案例 19-2**
>
> 患者,女性,25 岁。因工作问题和父母发生分歧,争吵后口服大量地西泮,出现昏迷、血压下降、脉搏细弱、呼吸困难、反射减弱等症状。
>
> **问题与思考:**
> 请问抢救时能否用硫酸镁导泻,为什么?应选择何药进行导泻?
> **分析**
> 不能用硫酸镁导泻。因镁离子吸收进入中枢神经系统后,可产生抑制作用,从而加重地西泮的中毒症状。可选择硫酸钠进行导泻。

膳食纤维素

膳食纤维素包括蔬菜、水果中天然和半合成的多糖及纤维素衍生物(如甲基纤维素、羧甲基纤维素等),不被肠道吸收,增加肠内容积并保持粪便湿软,有良好的通便作用,可防治功能性便秘。

乳 果 糖

乳果糖(lactulose)口服后在小肠内不被吸收,也不被消化,在肠腔内形成高渗压而滞留水分,到结肠后被细菌分解成乳酸及其他有机酸,刺激结肠,使局部渗出增加,肠蠕动加快,产生轻泻作用。本药用于慢性或习惯性便秘,并用于预防和治疗各种肝病引起的高血氨症及高血氨所

致的肝性脑病。对本药过敏、胃肠道梗阻和急腹症者、尿毒症和糖尿病酸中毒者禁用。

二、接触性泻药(刺激性泻药)

酚　酞

酚酞(phenolphthalein)口服后在肠道内与碱性肠液相遇形成可溶性钠盐,能促进结肠蠕动。服药后 6 ~ 8 小时排出软便,作用温和,适用于慢性便秘。口服酚酞约有 15% 被吸收,从尿排出,如尿液为碱性则呈红色。部分由胆汁排泄,并有肝肠循环而延长其作用时间,故一次服药作用可维持 3 ~ 4 天。偶有过敏反应,如肠炎、皮炎及出血倾向等。同类药物比沙可啶(bisacodyl)用于便秘或 X 线、内镜检查或术前排空肠内容物。

蒽　醌　类

大黄、番泻叶和芦荟等植物,含有蒽醌苷类物质,口服后被大肠内细菌分解为蒽醌,刺激结肠推进蠕动。用药后 4 ~ 8 小时排便,常用于急慢性便秘。

三、润滑性泻药

润滑性泻药是通过局部润滑并软化粪便而发挥作用,适用于老人及痔、肛门手术患者。

液　状　石　蜡

液状石蜡(liquid paraffin)为矿物油,不被肠道消化吸收,产生滑润肠壁和软化粪便的作用,使粪便易于排出。

甘　　油

甘油(glycerin)以 50% 浓度的液体注入肛门,由于高渗压刺激肠壁引起排便反应,并有局部润滑作用,数分钟内引起排便。本药适用于儿童及老人。

 知识考点 硫酸镁、乳果糖和酚酞的临床应用

第 5 节　止　泻　药

腹泻是多种疾病的症状,治疗时应采取对因疗法。例如,肠道细菌感染引起的腹泻,应当首先用抗菌药物。但剧烈而持久的腹泻,可引起脱水和电解质紊乱,可在对因治疗的同时,适当给予止泻药。常用的药物如下。

1. 阿片制剂　如阿片酊(opium tincture)多用于较严重的非细菌感染性腹泻。

2. 地芬诺酯(diphenoxylate)　又称苯乙哌啶,为人工合成品的哌替啶衍生物,对肠道运动的影响类似阿片类,可用于急性功能性腹泻。不良反应轻而少见。大剂量长期服用可产生依赖性。

3. 洛哌丁胺(loperamide)　又称苯丁哌胺,结构类似地芬诺酯,但治疗量无中枢作用,除直接抑制肠道蠕动外,还可减少肠壁神经末梢释放乙酰胆碱。其作用强而迅速、持久。本药用于急慢性腹泻,不良反应轻微。

4. 收敛吸附剂　鞣酸蛋白(tannalbin)、碱式碳酸铋(bismuth subcarbonate)、蒙脱石(dioctahedral smectite,十六角蒙脱石)等。

◎ **知识考点** 地芬诺酯的临床应用

第6节 利 胆 药

利胆药为促进胆汁分泌或促进胆囊排空的药物。

去 氢 胆 酸

去氢胆酸(dehydrocholic acid)可增加胆汁的分泌,使胆汁变稀。对脂肪的消化吸收也有促进作用。临床上用于胆囊及胆管功能失调、胆囊切除后综合征、慢性胆囊炎、胆石症及某些肝脏疾病(如慢性肝炎)。本药对胆道完全梗阻及严重肝肾功能减退者禁用。

熊 去 氧 胆 酸

熊去氧胆酸(ursodeoxycholic acid)可减少普通胆酸和胆固醇吸收,抑制胆固醇合成与分泌,从而降低胆汁中胆固醇含量,不仅可阻止胆石形成,长期应用还可促进胆石溶解。本药对胆囊炎、胆管炎也有治疗作用,对胆色素结石、混合性结石无效。

小 结

1. 助消化药多为消化液中成分或促进消化液分泌的药物,如稀盐酸、胃蛋白酶、胰酶等。阻止肠道内容物过度发酵的药物如乳酶生、枯草杆菌二联活菌等也可用于消化不良的治疗。

2. 抗消化性溃疡药包括抗酸药、抑制胃酸分泌药、胃黏膜保护药和抗幽门螺杆菌药。对 Hp 阳性患者,多采用两联或三联疗法。

3. 止吐药通过作用于呕吐反应的不同环节而产生作用。

4. 硫酸镁不同给药途径可产生不同的作用:口服硫酸镁产生导泻作用;注射硫酸镁有抗惊厥和抗高血压作用。

5. 阿片制剂、地芬诺酯、洛哌丁胺等通过抑制肠蠕动而止泻;蒙脱石口服后可将多种病原体吸附于肠腔表面,用于各种腹泻。

6. 去氢胆酸、熊去氧胆酸有利胆作用,用于胆囊炎和胆石症的治疗。

目 标 检 测

一、选择题

【A 型题】

1. 中和胃酸的抗消化性溃疡药是( )
   A. 氢氧化铝　　　　B. 西咪替丁
   C. 哌仑西平　　　　D. 米索前列醇
   E. 硫糖铝

2. 第一代 H_2 受体阻断药药物是( )
   A. 雷尼替丁　　　　B. 西咪替丁
   C. 法莫替丁　　　　D. 尼扎替丁
   E. 奥美拉唑

3. 阻断胃壁细胞质子泵的抗消化性溃疡药是( )
   A. 米索前列醇　　　B. 奥美拉唑
   C. 丙谷胺　　　　　D. 丙胺太林

E. 西咪替丁

4. 米索前列醇抗消化性溃疡的机制是( )
   A. 中和胃酸
   B. 阻断壁细胞促胃液素受体
   C. 阻断壁细胞 H_2 受体
   D. 阻断壁细胞 M_1 受体
   E. 保护细胞或黏膜

5. 甲氧氯普胺的主要止吐机制是( )
   A. 阻断多巴胺 D_2 受体
   B. 激动多巴胺 D_2 受体
   C. 激动 M 受体
   D. 阻断 M 受体
   E. 阻断 H_1 受体

【B 型题】

（第 6～9 题备选答案）

  A. 氢氧化镁   B. 氢氧化铝

  C. 碳酸钙   D. 三硅酸镁

  E. 碳酸氢钠

6. 抗酸作用较强、快而短暂,可产生气体,吸收入血后可引起碱血症(　　)

7. 抗酸作用较强、较快,有致轻泻作用(　　)

8. 抗酸作用较弱而慢,但持久,致轻泻,对溃疡面有保护作用(　　)

9. 抗酸作用较强,有收敛、止血和引起便秘作用(　　)

（第 10～14 题备选答案）

  A. 奥美拉唑   B. 哌仑西平

  C. 雷尼替丁   D. 碳酸氢钠

  E. 枸橼酸铋钾

10. 阻断 H_2 受体(　　)

11. 阻断 M_1 受体(　　)

12. 抑制 H^+,K^+-ATP 酶(　　)

13. 直接中和胃酸(　　)

14. 具有抗 Hp 作用(　　)

【X 型题】

15. 有关雷尼替丁作用下列说法正确的是(　　)

  A. 竞争性拮抗 H_2 受体

  B. 选择性阻断 M_1 受体

  C. 抑制胃壁细胞 H^+,K^+-ATP 酶功能

  D. 抑制胃酸分泌,促进溃疡愈合

  E. 作用较西咪替丁强

16. 抗消化性溃疡的药物有(　　)

  A. 丙谷胺   B. 哌仑西平

  C. 三硅酸镁   D. 奥美拉唑

  E. 西咪替丁

17. 硫酸镁具有下列哪些药理作用(　　)

  A. 抗消化性溃疡 B. 导泻作用

  C. 利胆作用   D. 中枢抑制作用

  E. 抗惊厥作用

二、简答题

1. 简述抗消化性溃疡药的分类、作用机制和各类代表药。

2. 简述硫酸镁不同给药途径的作用与临床应用。

（吴　虹）

第 20 章　作用于血液系统的药物

学习目标

1. 掌握铁剂的药理作用、临床应用及不良反应；叶酸和维生素 B_{12} 的药理作用及临床应用。
2. 理解抗凝血药及促凝血药的药理作用、临床应用及不良反应。
3. 了解纤维蛋白溶解药的临床应用及不良反应；抗血小板药、促白细胞增生药与血容量扩充药的药理作用及临床应用。

第 1 节　抗 贫 血 药

循环血液中红细胞数或血红蛋白含量低于正常值称为贫血。治疗贫血首先是根除病因，根据不同的病因选用不同的抗贫血药（antianemic drugs）。

> **知识链接**　　　　　　　　　几种常见的贫血类型
>
> 贫血的主要类型有：①缺铁性贫血，因慢性失血、铁需要量增加而摄入不足及胃肠道吸收铁不良等引起铁质缺乏，而不能满足机体造血用铁量所致；患者血红蛋白量下降，红细胞呈小细胞低色素性，需用铁制剂治疗。②巨幼细胞贫血，由于叶酸或维生素 B_{12} 缺乏所致，需用叶酸或维生素 B_{12} 治疗。③再生障碍性贫血，由于骨髓造血功能障碍引起红细胞、白细胞和血小板减少所致，目前治疗比较困难，须进行综合治疗。

铁　剂

常用的铁剂有硫酸亚铁（ferrous sulfate）、枸橼酸铁铵（ferric ammonium citrate）和右旋糖酐铁（iron dextran）等。

【体内过程】　口服铁剂或食物中外源性铁都以亚铁形式在十二指肠和空肠上段吸收。胃酸、维生素 C、食物中果糖、半胱氨酸等有助于铁的还原，可促进吸收。胃酸缺乏及食物中高磷、高钙、鞣酸等物质使铁沉淀，妨碍其吸收。四环素、喹诺酮类等与铁络合，也不利于吸收。吸收进入肠黏膜的铁根据机体需要，或直接进入骨髓供造血使用，或与肠黏膜去铁蛋白结合以铁蛋白（ferritin）形式储存其中。食物中肉类的血红素中铁吸收最佳，蔬菜中铁吸收较差，一般食物中铁吸收率为 10% 。铁的排泄主要通过肠黏膜细胞脱落及胆汁、尿液、汗液而排出体外，每天约 1mg。大量出汗可增加铁的排泄，未被吸收的铁全部由粪便排出。成人每天需补充铁 1mg，所以食物中铁为 10～15mg 就能满足需要。

【药理作用及临床应用】　铁是红细胞合成血红蛋白必不可少的物质，体内的一些生化反应也需要铁，如线粒体的电子传递、儿茶酚胺代谢及 DNA 的合成等。多种酶也需要铁作辅基，如细胞色素 C 还原酶、过氧化酶、黄嘌呤氧化酶等。当铁缺乏时，不仅血红蛋白合成减少引起贫血，且影响细胞及组织的氧化还原能力，造成多方面功能紊乱。

临床主要用于治疗失铁过多（月经过多、消化性溃疡、痔出血、子宫肌瘤、钩虫病等急慢性失血）、需铁增加（妊娠、哺乳期及儿童生长期等）、铁吸收障碍（如萎缩性胃炎、胃癌、慢性腹泻等）和红细胞大量破坏（如疟疾、溶血）等情况引起的缺铁性贫血。

硫酸亚铁吸收良好，价格也低，最常用。枸橼酸铁铵为三价铁，吸收差，但可制成糖浆供小儿应用。右旋糖酐铁供注射应用,仅限于少数严重贫血而又不能口服的患者。

【不良反应】　口服铁剂对胃肠道有刺激性,可引起恶心、腹痛、腹泻,饭后服用可以减轻;可引起便秘,因铁与肠腔中硫化氢结合,减少了硫化氢对肠壁的刺激作用。小儿误服 1g 以上铁剂可引起急性中毒,表现为坏死性胃肠炎、呕吐、腹痛、血性腹泻、休克、呼吸困难,甚至死亡。急救措施为以磷酸盐或碳酸盐溶液洗胃,并以特殊解毒剂去铁胺(deferoxamine)注入胃内以结合残存的铁。

叶　　酸

叶酸(folic acid)广泛存在于动物、植物性食品中,现已人工合成。

【体内过程】　正常机体每天最低需要叶酸 50μg,食物中每天有 50~200μg 叶酸在十二指肠和空肠上段吸收,妊娠妇女可增至 300~400μg。食物中叶酸多为聚谷氨酸形式,吸收前必须在肠黏膜经 α-L-谷胺酰转移酶(α-L-glutamyl transferase)水解成单谷氨酸形式,并经还原和移甲基作用形成 5-甲基四氢叶酸($5-CH_3H_4PteGlu$)后才吸收入肝及血液,广泛分布于体内。经尿和胆汁排出。

【药理作用】　食物中的叶酸和叶酸制剂进入体内被还原和甲基化为具有活性的 5-甲基四氢叶酸($5-CH_3H_4PteGlu$)。进入细胞后,5-甲基四氢叶酸($5-CH_3H_4PteGlu$)作为甲基供给体使维生素 B_{12} 转成甲基 B_{12},而自身变为有活性的四氢叶酸($H_4PteGlu$)。后者能与多种一碳单位结合成四氢叶酸类辅酶,传递一碳单位,参与核酸合成和氨基酸代谢,促进红细胞的生长和成熟。当叶酸缺乏时,DNA 和蛋白质合成障碍,红细胞发育和成熟停滞,出现巨幼细胞贫血。消化道上皮增殖受抑制,出现舌炎、腹泻。

【临床应用】　用于各种原因所致的巨幼细胞贫血。对营养不良或婴儿期、妊娠期对叶酸的需要量增加所致的营养性巨幼细胞贫血,治疗以叶酸为主,辅以维生素 B_{12},效果更好。对叶酸拮抗剂甲氨蝶呤、乙胺嘧啶、甲氧苄啶等所致巨幼细胞贫血,由于二氢叶酸还原酶被抑制,应用叶酸无效,需用甲酰四氢叶酸钙(calcium leucovorin)治疗。对维生素 B_{12} 缺乏所致"恶性贫血",大剂量叶酸治疗可纠正血常规,但不能改善神经症状。

 案例 20-1

　　患者,女性,58 岁。乳腺癌患者,手术后服用甲氨蝶呤进行化疗。服用 2 周后,患者出现巨幼细胞贫血。

　　问题与思考:

　　1. 出现巨幼细胞贫血的机制是什么?

　　2. 能否直接应用叶酸治疗? 应选择什么药物进行治疗,为什么?

　　分析

　　1. 甲氨蝶呤为二氢叶酸还原酶的抑制剂,长期服用使体内四氢叶酸减少,从而产生巨幼细胞贫血。

　　2. 不能直接选用叶酸治疗,因体内二氢叶酸还原酶被抑制,使其不能转变为四氢叶酸而产生作用。需直接选用四氢叶酸制剂即甲酰四氢叶酸钙进行治疗。

维生素 B_{12}

维生素 B_{12}(vitamin B_{12})为含钴复合物,动物内脏、牛奶、蛋黄中含量丰富,而植物性食物几乎不含维生素 B_{12}。钴原子带有各种配体如—CN、—OH、—CH_3 和 5′-脱氧腺苷基,因而有氰钴胺、羟钴胺、甲钴胺和 5′-腺苷钴胺等维生素 B_{12} 同类物。药用维生素 B_{12} 为氰钴胺、羟钴胺,性质稳定。体内具有辅酶活性的维生素 B_{12} 为甲钴胺和 5′-腺苷钴胺。

【体内过程】　维生素 B_{12} 必须与胃壁细胞分泌的糖蛋白即"内因子"结合才能免受胃液消

化而进入空肠吸收。胃黏膜萎缩、胃切除等致"内因子"缺乏可影响维生素 B_{12} 吸收,引起"恶性贫血"。恶性贫血者口服维生素 B_{12} 不能吸收,必须注射给药。吸收后有 90% 储存于肝。正常人每天需要维生素 B_{12} 1μg,每天从食物中提供 2~3μg,即可满足需要。由于肝有大量储存,食物中即使无维生素 B_{12},也不易造成缺乏。

【药理作用与临床应用】

1. 促进体内叶酸的循环利用 维生素 B_{12} 使 5-甲基四氢叶酸转变成四氢叶酸,促进 DNA 和蛋白质的合成。维生素 B_{12} 缺乏时,导致 DNA 合成障碍,影响红细胞的成熟,引起与叶酸缺乏相似的巨幼细胞贫血。

2. 促进神经髓鞘脂质的合成 维生素 B_{12} 促进甲基丙二酰辅酶 A 转化为琥珀酰辅酶 A,参与三羧酸循环,此过程关系到神经髓鞘脂质的合成。维生素 B_{12} 缺乏时,合成异常脂肪酸,影响正常神经髓鞘磷脂的合成,神经髓鞘结构缺损而出现神经病变。

本药主要用于恶性贫血和其他巨幼细胞贫血,也可作为神经系统疾病、肝脏疾病、白细胞减少症、再生障碍性贫血等辅助治疗。维生素 B_{12} 本身无毒,但有可能引起过敏反应,包括过敏性休克,故不能滥用。

 案例 20-2

　　患者,男性,60 岁。头晕、乏力 3 个月,双下肢水肿 1 个月,伴口腔溃疡,舌尖部疼痛。10 年前因胃溃疡穿孔,行胃大部分切除术。经实验室检查,诊断为巨幼细胞贫血。

　　问题与思考:

　　1. 出现该病的主要病因是什么?

　　2. 试用你学过的知识阐述该患者的治疗方案。

　　分析

　　1. 该患者因 10 年前行胃大部分切除术,可能导致"内因子"分泌减少,从而使维生素 B_{12} 吸收减少,导致巨幼细胞贫血。

　　2. 可选用维生素 B_{12} 与叶酸配伍使用治疗该患者的巨幼细胞贫血。维生素 B_{12} 必须注射给药。

红细胞生成素

红细胞生成素(erythropoietin,EPO)是由肾皮质近曲小管管壁细胞分泌的糖蛋白,在贫血和低氧血症时,肾合成和分泌 EPO 迅速增加。现临床应用的是用 DNA 重组技术制备的重组人红细胞生成素(recombinant human erythropoietin,rhEPO)。

【药理作用与临床应用】 EPO 能与红系干细胞的 EPO 受体结合,刺激红系干细胞增生和成熟,并促使网织红细胞入血,增加红细胞数和血红蛋白含量。临床对多种原因引起的贫血有效,尤其是慢性肾衰竭所致的贫血,对尿毒症血液透析所致的贫血疗效显著,有效率达 95% 以上。EPO 对骨髓造血功能低下、肿瘤化学治疗及艾滋病药物治疗引起的贫血也有效。

【不良反应】 主要是因红细胞快速增长,血黏度增高而引起的高血压,偶可诱发脑血管意外或癫痫发作等,应用时应经常进行血细胞比容测定。此外,还可引起流感样症状。骨髓肿瘤、白血病者禁用。

知识考点 铁剂、叶酸、维生素 B_{12} 和重组人促红素的临床应用

第 2 节　抗凝血药和促凝血药

血液凝固是由一系列生化过程组成的,此过程需体内多种凝血因子参与,最终使可溶性的

纤维蛋白原变成稳定、难溶的纤维蛋白,而产生血凝块。正常机体中,凝血和抗凝系统维持动态平衡(图 20-1)。促凝血药(coagulants)可通过激活凝血过程的某些凝血因子或增加凝血因子的量而加快血液凝固;抗凝血药(anticoagulants)是一类干扰凝血因子功能,阻止血液凝固的药物,主要用于血栓栓塞性疾病的预防与治疗。

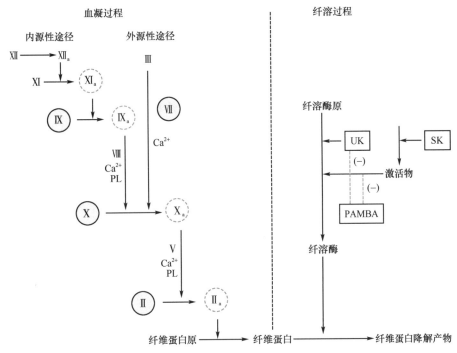

图 20-1　生理血凝过程与纤溶过程示意图

〇内为维生素 K 促进生成的凝血因子; ⭕内为肝素促进灭活的凝血因子

PL:血小板磷脂;UK:尿激酶;SK:链激酶;→:激活或促进;(-):抑制

一、抗　凝　血　药

(一) 体内、体外抗凝血药

肝　素

　　肝素(heparin)是一种硫酸化的酸性糖胺聚糖混合物,结构中含有大量硫酸基(占 40%)和羧基,带大量阴电荷,呈强酸性。药用肝素是从猪小肠和牛肺中提取而得。

　　【体内过程】　肝素分子质量大,不易透过生物膜,口服给药无效。皮下注射血浆浓度低,肌内注射易致局部血肿,故临床多静脉给药。静脉注射后,60% 集中于血管内皮,大部分经网状内皮系统破坏,极少以原形从尿排出。肺栓塞、肝硬化患者 $t_{1/2}$ 延长。一般维持时间在 3 ~ 4 小时。

　　【药理作用】　肝素在体内、体外均有强大抗凝作用。肝素主要通过激活抗凝血酶Ⅲ(antithrombin Ⅲ , AT Ⅲ)来发挥作用。AT Ⅲ与凝血酶及其凝血因子Ⅻ$_a$、Ⅺ$_a$、Ⅸ$_a$、Ⅹ$_a$ 相结合,形成稳定的复合物而使凝血因子灭活,并能抑制血小板的聚集和释放。此外,肝素也有降脂作用,因它能使血管内皮释放脂蛋白脂酶,水解乳糜微粒及 VLDL。但停药后会引起"反跳",使血脂回升。

【临床应用】

1. 血栓栓塞性疾病 防止血栓形成与扩大,如深静脉血栓、肺栓塞、脑栓塞及急性心肌梗死。肝素对已形成的栓塞则无溶解作用。

2. 弥散性血管内凝血(DIC) 应早期应用,防止因纤维蛋白原及其他凝血因子耗竭而发生继发性出血。

3. 体外抗凝 用于心血管手术、心导管、血液透析等,防止血液凝固。

【不良反应】 应用过量易引起自发性出血。一旦发生,停用肝素,注射带有阳电荷的鱼精蛋白(protamine),每1mg鱼精蛋白可中和100U肝素,每次用量不可超过20mg。部分患者应用肝素2~14天期间可出现血小板缺乏,有非免疫型和免疫型两种原因。

连续应用肝素3~6个月,可引起骨质疏松,产生自发性骨折,也可引起皮疹、药热等过敏反应。肝素过敏者、出血倾向者、血友病、严重高血压、肝肾功能不全、溃疡、颅内出血、孕妇、先兆流产及产后、外伤、术后等患者禁用。

 案例 20-3

患者,男性,25岁。患流行性脑脊髓炎,发生弥散性血管内凝血,用肝素抗凝治疗后,出现严重的自发性出血。

问题与思考:

1. 为什么选用肝素治疗会出现自发性出血?

2. 针对此出血,宜使用的抢救药物是什么?

分析

1. 发生弥散性血管内凝血后,需消耗机体大量的凝血因子。此时如再用肝素进行抗凝治疗,则产生凝血功能降低,出现严重的自发性出血。

2. 应用肝素一旦发生自发性出血,应选用鱼精蛋白进行抢救。每1mg鱼精蛋白可中和100U肝素,计算肝素使用量后酌情使用。

低分子质量肝素

低分子质量肝素(low molecular weight heparins,LMWHs)是20世纪70年代发展起来的一种新型抗凝血药物,相对分子质量低于6500,可有普通肝素分离或由普通肝素降解后再分离而得。临床应用的LMWHs制剂有依诺肝素(enoxaparin)、替地肝素(tedelparin)等。

本类药物具有选择性高、抗凝作用强、生物利用度较高、相对比较安全等特点。如引起出血,也可用鱼精蛋白对抗。

知识考点 肝素、低分子质量肝素的药理作用、临床应用及其不良反应

(二) 体内抗凝血药

香 豆 素 类

香豆素类是一类含有4-羟基香豆素基本结构的物质,口服参与体内代谢才能发挥抗凝作用,故称口服抗凝药。临床所用药物有双香豆素(dicoumarol)、华法林(warfarin,苄丙酮香豆素)和醋硝香豆素(acenocoumarol,新抗凝)等,它们的药理作用相同。

【体内过程】 华法林口服吸收完全,2~8小时达血药浓度高峰,血浆蛋白结合率为90%~99%,$t_{1/2}$为10~60小时,主要在肝及肾中代谢。双香豆素吸收不规则,血浆蛋白结合率为90%~99%,$t_{1/2}$为10~30小时。醋硝香豆素 $t_{1/2}$为8小时,还原型代谢产物仍有抗凝作用,$t_{1/2}$为20小时。

【药理作用】　香豆素类的化学结构与维生素 K 相似,在肝中能竞争性抑制维生素 K 的作用,影响含有谷氨酸残基的凝血因子 Ⅱ、Ⅶ、Ⅸ、Ⅹ 的羧化作用,使这些因子停留于无凝血活性的前体阶段,从而影响凝血过程。对已生成的上述因子无抑制作用,因此抗凝作用起效较慢,作用持久。一般需 8~12 小时后才能发挥作用,1~3 天达到高峰,停药后抗凝作用尚可维持数天。

【临床应用】　可防治血栓的形成与发展,可作为心肌梗死的辅助用药。口服有效,作用时间较长,但作用出现缓慢,剂量不易控制。本药对需快速抗凝者则应先用肝素发挥治疗作用后,再用香豆素类药物维持疗效,也用于风湿性心脏病、髋关节固定术、人工置换心脏瓣膜等手术后防止静脉血栓发生。

【不良反应】　剂量应根据凝血酶原时间控制在 25~30 秒(正常值 12 秒)进行调节。过量易发生出血,可用维生素 K 对抗,必要时输新鲜血浆或全血。本药也可引起胃肠反应、过敏等不良反应。禁忌证同肝素。

【药物相互作用】

1. 食物中维生素 K 缺乏,或应用广谱抗生素抑制肠道细菌使体内维生素 K 含量降低,可使本类药物作用加强。

2. 阿司匹林等血小板抑制剂可与本类药物发生协同作用。

3. 水合氯醛、羟基保泰松、甲苯磺丁脲、奎尼丁等可因置换血浆蛋白,水杨酸盐、丙咪嗪、甲硝唑、西咪替丁等因抑制肝药酶均使本类药物作用加强。

4. 巴比妥类、苯妥英钠因诱导肝药酶,口服避孕药因增加凝血作用可使本类药物作用减弱。

◆ 知识考点　华法林的药理作用、临床应用及其不良反应

(三) 体外抗凝血药

枸 橼 酸 钠

枸橼酸钠(sodium citrate)为体外抗凝药,其酸根与血液中的 Ca^{2+} 可形成难解离的可溶性络合物,使血中 Ca^{2+} 浓度降低,从而产生抗凝作用。如果大量枸橼酸钠进入体内,可干扰体内正常的 Ca^{2+} 浓度,故不用于体内抗凝。本药仅适用于体外抗凝,如输血时每 100ml 全血中加入 2.5% 枸橼酸钠 10ml 可保持血液不凝固。

当大量输血(超过 1000ml)或输血速度过快时,机体不能及时氧化枸橼酸钠,可引起血钙下降,导致手足抽搐、心功能不全、血压骤降,新生儿及幼儿因缺少枸橼酸钠氧化酶,更易发生,必要时可静脉注射钙盐解救。

二、促 凝 血 药

(一) 促进凝血因子生成药

维 生 素 K

维生素 K(vitamin K)的基本结构为甲萘醌。存在于植物中的为维生素 K_1,由肠道细菌合成或得自腐败鱼粉者为维生素 K_2,均为脂溶性。人工合成的维生素 K_3 为亚硫酸氢钠甲萘醌(menadione sodium bisulfate),维生素 K_4 为乙酰甲萘醌(menadione diacetate),均为水溶性。

【药理作用】　维生素 K 作为羧化酶的辅酶参与凝血因子 Ⅱ、Ⅶ、Ⅸ、Ⅹ 的合成。维生素 K 缺乏可导致上述凝血因子合成停留于前体状态,凝血酶原时间延长,引起出血。

【临床应用】 用于维生素 K 缺乏引起的出血,如梗阻性黄疸、胆瘘、慢性腹泻所致出血;因肠道胆汁减少,维生素 K 吸收障碍所致的出血;早产儿、新生儿或长期应用广谱抗生素者,因肠道缺乏正常菌群,维生素 K 合成不足所致的出血;长期应用抗凝药香豆素类、水杨酸类或其他原因导致凝血酶原过低所致的出血。

【不良反应】 维生素 K_1 静脉注射太快可产生潮红、呼吸困难、胸痛、虚脱。较大剂量维生素 K_3 对新生儿、早产儿可发生溶血及高铁血红蛋白症。葡萄糖-6-磷酸脱氢酶缺乏患者也可诱发溶血。

◇ **知识考点** 维生素 K 的临床应用

(二) 抗纤维蛋白溶解药

抗纤溶药(antifibrinolysin)是一类竞争性对抗纤溶酶原激活因子,高浓度也抑制纤溶酶活性的物质。临床常用的有氨甲苯酸(P-aminomethylbenzoic acid,PAMBA)、氨甲环酸(tranexamic acid,AMCA)等。用量过大可致血栓形成,诱发心肌梗死。

氨甲苯酸

氨甲苯酸又称止血芳酸、对羧基苄胺、抗血纤溶芳酸、PAMBA。

【药理作用及临床应用】 低剂量竞争性抑制纤溶酶原激活因子,导致纤溶酶原不能转变为纤溶酶,从而抑制纤维蛋白的溶解,产生止血效果。大剂量直接抑制纤溶酶的活性,抑制纤维蛋白原和纤维蛋白的降解而止血。

临床上主要用于治疗纤维蛋白溶解过程亢进所致出血,如肺、肝、胰、前列腺、甲状腺、肾上腺等手术时的异常出血;妇产科和产后出血及肺结核咯血或痰中带血、血尿、前列腺肥大出血、上消化道出血等。对一般慢性渗血效果较显著,但对癌症出血及创伤出血无止血作用。此外,也可用于链激酶或尿激酶过量引起的出血。

【不良反应】 用量过大可促进血栓形成。对有血栓形成倾向或有血栓栓塞病史者禁用。

氨甲环酸

氨甲环酸又称止血环酸、凝血酸、Trans-AMCA、AMCA。

【药理及应用】 作用与止血芳酸相似,但促凝血作用较强,是其 7~10 倍。本药用于各种出血性疾病、手术时异常出血等。不良反应有头痛、头晕、恶心、呕吐、胸闷等。

◇ **知识考点** 抗纤维蛋白溶解药的临床应用

(三) 作用于血管的促凝药

垂体后叶素

垂体后叶素(pituitrin)是脑垂体后叶分泌的含氮激素,包括缩宫素和血管加压素,其中血管加压素可直接作用于血管平滑肌,收缩毛细血管、小动脉和小静脉,对内脏血管特别是肺和肠系膜血管收缩作用强,可降低肺及门静脉的血流量和压力,利于血管破裂处的血栓形成而止血。

本药用于肺咯血、肝硬化食管静脉曲张破裂出血、产后大出血。加压素还可增加肾远曲小管和集合管对水的重吸收,减少尿量,产生抗利尿作用,临床用于治疗尿崩症。

静脉注射过快可引起面色苍白、心悸、腹痛、血压升高、过敏反应等。高血压、冠心病、妊娠高血压、胎位不正、产道异常、剖宫产史者禁用。

酚 磺 乙 胺

酚磺乙胺(etamsylate)又称止血敏,能增加毛细血管的抵抗力,降低其通透性,还能增加血小板的数量并增强血小板聚集和黏附性,促使凝血活性物释放,缩短凝血时间,但止血作用较弱。本药主要用于防止毛细血管脆性增加所致出血,血小板功能不足等原因引起的出血,也用于预防和治疗外科手术出血过多,可与其他类型止血药如维生素 K、氨甲苯酸合用。

(四) 凝血因子制剂

凝血因子制剂是从健康人或动物血液中提取、分离、纯化、冻干而制得的含有各种凝血因子的制剂,主要用于凝血因子缺乏时的替代或补充疗法。

凝血酶原复合物

凝血酶原复合物(prothrombin complex)又称人因子IX复合物,是由健康人静脉血分离和浓缩制得的含有凝血因子 II、VII、IX、X 等凝血因子的混合制剂。临床上主要用于治疗乙型血友病(先天性凝血因子IX缺乏)、严重肝脏疾病、口服香豆素类抗凝剂过量和维生素 K 依赖性凝血因子(凝血因子 II、VII、IX、X)缺乏等引起的出血。

抗血友病球蛋白

抗血友病球蛋白(antihemophilic Globulin),由新鲜冷冻健康人血浆或新鲜血浆制得,主要成分为凝血因子VIII。临床主要用于甲型血友病(先天性凝血因子VIII缺乏)的治疗,也可用于严重肝病、DIC(弥散性血管内凝血)和系统性红斑狼疮等引起的获得性凝血因子VIII缺乏症。

(五) 局部止血药

凝 血 酶

凝血酶(thrombin)是从牛、猪血提取和精制而成的凝血酶无菌制剂,可直接作用于血液中纤维蛋白原,使其转变为纤维蛋白,加速血液凝固而迅速发挥止血作用。此外,还能促进上皮细胞的有丝分裂,加速创伤愈合。局部应用 1～2 分钟即可止血。

本药适用于结扎困难的小血管出血、毛细血管及实质性脏器的出血;也用于外伤、手术、口腔、泌尿道及消化道等部位的出血。因其具有抗原性,可产生过敏反应。严禁注射给药,否则可导致血栓形成,引起局部坏死而危及生命。

第 3 节　纤维蛋白溶解药

纤维蛋白溶解药(fibrinolytic drugs)激活纤溶酶而促进纤溶,也称溶栓药(thrombolytic drugs),用于治疗急性血栓栓塞性疾病,对形成已久并已机化的血栓难以发挥作用。

链 激 酶

链激酶(streptokinase,SK)是 β 溶血性链球菌培养液中提取的一种蛋白质,能与纤溶酶原结合,形成 SK-纤溶酶原复合物后,促使游离的纤溶酶原转变成纤溶酶,迅速水解血栓中纤维蛋白,使血栓溶解。

临床主要用于治疗血栓栓塞性疾病。静脉或冠状动脉内注射可使急性心肌梗死面积缩小,梗死血管重建血流。本药对深静脉血栓、肺栓塞、眼底血管栓塞均有疗效。但须早期用药,血栓形成不超过 6 小时疗效最佳,24 小时后几乎无效。

严重不良反应为出血。SK 有抗原性,可引起过敏反应。活动性出血 3 个月内,有脑出血或近期手术史者禁用。有出血倾向、胃十二指肠溃疡、分娩未满 4 周、严重高血压、癌症患者禁用。

尿 激 酶

尿激酶(urokinase,UK)为健康人新鲜尿液中提取的蛋白质酶,抗原性低,极少发生过敏反应。本药能直接激活纤溶酶原,使纤溶酶原从精氨酸-缬氨酸处断裂成纤溶酶。临床应用同 SK,用于脑栓塞疗效明显。因价格昂贵,仅用于 SK 过敏或耐受者。不良反应为出血及发热,较 SK 少。禁忌证同 SK。

阿 尼 普 酶

阿尼普酶(anistreplase)是将 SK 进行了改良的第二代溶栓药。本药进入体内缓慢去酰基后才发挥作用,故其作用有一段潜伏期。本药用于急性心肌梗死,可改善症状,降低病死率,亦可用于其他血栓性疾病。常见的不良反应为注射部位和胃肠道出血、一过性低血压和过敏反应。

同属第二代溶栓药的还有阿替普酶(alteplase)、西替普酶(silteplase)等。

雷 特 普 酶

雷特普酶(reteplase)是应用基因重组技术改良而成的第三代溶栓药。本药具有溶栓疗效高、见效快、耐受性好、生产成本低、给药方法简便等特点。临床用于急性心肌梗死的患者。常见的不良反应有出血。有出血倾向者慎用。

◆ **知识考点** 链激酶、尿激酶的临床应用

第 4 节 抗血小板药

血小板的黏附、聚集、释放功能在止血、血栓形成、动脉粥样硬化等过程中起着重要作用。药物主要通过抑制花生四烯酸(AA)代谢,增加血小板内 cAMP 浓度等机制而抑制血小板功能,防止血栓形成。

阿 司 匹 林

阿司匹林(aspirin)又称乙酰水杨酸,属解热镇痛抗炎药,通过不可逆抑制环加氧酶,抑制花生四烯酸代谢,减少对血小板有强大促聚集作用的血栓素 A_2(TXA$_2$)的产生,从而抑制血小板聚集。小剂量用于预防脑血栓,也用于心绞痛和心肌梗死的预防和治疗。

双 嘧 达 莫

双嘧达莫(dipyridamole)又称潘生丁(persantin),对血小板有抑制作用。本药能抑制磷酸二酯酶,使 cAMP 增高,也能抑制腺苷摄取,进而激活血小板腺苷环化酶使 cAMP 浓度增高。本药主要用于治疗血栓栓塞性疾病,单独应用作用较弱,与华法林合用防止心脏瓣膜置换术后血栓形成。

依 前 列 醇

依前列醇又称前列环素（prostacyclin，PGI_2），是目前活性最强的内源性血小板聚集抑制剂，具有强大的抗血小板聚集及松弛血管平滑肌作用，是最强的抗凝血药。本药还能阻抑血小板在血管内皮细胞上黏附，对体外旁路循环中形成的血小板聚集体有解聚作用。临床上用于急性心肌梗死、外周闭塞性血管疾病等，还可用于体外循环以防止血小板减少、微血栓形成。

噻 氯 匹 啶

噻氯匹啶（ticlopidine）为一强效血小板抑制剂，能抑制 ADP、AA、胶原、凝血酶和血小板活化因子等所引起的血小板聚集。口服吸收良好，用于预防急性心肌再梗死、一过性脑缺血及脑卒中等，特别适用于不宜用阿司匹林治疗的患者。

◆ **知识考点**　阿司匹林、双嘧达莫和噻氯匹啶的药理作用及其临床应用

第 5 节　促进白细胞增生药

血液中白细胞总数减少或功能异常，可使机体免疫功能下降，引起威胁生命的感染。引致白细胞缺乏的原因很多，如苯中毒、药物、放射线、疾病等。

维生素 B_4、鲨肝醇等作为升白细胞药应用多年，但疗效较差。基因重组及克隆技术则为集落刺激因子的生产和应用创造了条件。

一、基因重组类

粒细胞集落刺激因子

粒细胞集落刺激因子（granulocyte colony-sitimulating factor，G-CSF，非格司亭）是血管内皮细胞、单核细胞和成纤维细胞合成的糖蛋白。它能促进中性粒细胞成熟；刺激成熟的粒细胞从骨髓释出；增强中性粒细胞趋化及吞噬功能。它对巨噬细胞、巨核细胞影响很小。现用的 G-CSF 为基因重组产品。1987 年起本药用于肿瘤化疗、放疗引起的骨髓抑制，也用于自体骨髓移植。本药对再生障碍性贫血、骨髓再生不良和艾滋病也有应用；可升高中性粒细胞，减少感染发生率。患者耐受良好，略有轻度骨骼疼痛，长期静脉滴注可引起静脉炎。应在化疗药物应用前或后 24 小时应用。

粒细胞-巨噬细胞集落刺激因子

粒细胞-巨噬细胞集落刺激因子（granulocyte-macrophage colony-stimulating factor，GM-CSF，沙格司亭）在 T 淋巴细胞、单核细胞、成纤维细胞、血管内皮细胞均有合成。它与白细胞介素-3（interleukin 3）共同作用于多向干细胞和多向祖细胞等细胞分化较原始部位，因此可刺激粒细胞、单核细胞、巨噬细胞和巨核细胞等多种细胞的集落形成和增生。本药对红细胞增生也有间接影响，对成熟中性粒细胞可增加其吞噬功能和细胞毒性作用，但降低其能动性。临床用于骨髓移植、肿瘤化疗、骨髓衰竭及艾滋病有关的中性粒细胞缺乏症，也可用于血小板减少症。不良反应有皮疹、发热、骨及肌肉疼痛、皮下注射部位红斑。首次静脉滴注时可出现潮红、低血压、呼吸急促、呕吐等症状，应以吸氧及输液处理。

◆ **知识考点**　粒细胞集落刺激因子和粒细胞-巨噬细胞集落刺激因子的临床应用

二、其他促白细胞增生药

维生素 B₄

维生素 B_4(vitamin B_4)参与 RNA 和 DNA 的合成,是核酸的前体物质,可促进白细胞的增生。用药后 2~3 周,一般可见白细胞数量明显增加。本药用于各种原因引起的白细胞减少症。

鲨 肝 醇

鲨肝醇(batilol)对抗肿瘤放射治疗、化学治疗引起的骨髓抑制有一定疗效,可用于放射线及其他原因引起的白细胞减少。

利 血 生

利血生(leucogen)可增强造血系统功能。临床用于各种原因所致的白细胞减少、血小板减少和再生障碍性贫血。

肌 苷

肌苷(inosine)又称次黄嘌呤核苷,参与体内核酸代谢、蛋白质合成和能量代谢,提高各种酶的活性,从而使细胞在缺氧状态下进行正常代谢,有助于受损细胞功能的恢复。本药为辅酶类药,具有改善机体代谢作用。临床上用于各种原因所致的白细胞减少和血小板减少、心力衰竭、心绞痛、肝炎等辅助治疗。

第 6 节　血容量扩充药

大量失血或失血浆(如烧伤)可引起血容量降低,导致休克。此时,迅速补足血容量是抗休克的基本疗法。除全血和血浆外,也可应用人工合成的血容量扩充药。目前最常用的是右旋糖酐。

右 旋 糖 酐

右旋糖酐(dextran)是葡萄糖的聚合物,由于聚合的葡萄糖数目不同,可得不同分子质量的产物。临床应用的有右旋糖酐 70(中分子质量)、右旋糖酐 40(低分子质量)和右旋糖酐 10(小分子质量)。分子质量低者改善微循环的效果好。

【药理作用与临床应用】　中分子质量和低分子质量右旋糖酐分子质量较大,不易透过血管,静脉给药后可提高血浆胶体渗透压,从而扩充血容量,维持血压,临床用于防治低血容量性休克。低分子质量和小分子质量右旋糖酐能抑制红细胞和血小板聚集,从而防止血栓形成和改善微循环,还有渗透性利尿作用,常用于抗休克、血栓栓塞性疾病及防治急性肾衰竭。

【不良反应】　少数人出现皮肤过敏反应,极少数人可出现过敏性休克。故首次用药应严密观察,发现症状立即停药,及时抢救。用量过大可出现凝血障碍,禁用于血小板减少症及出血性疾病,心功能不全患者慎用。

小 结

1. 缺铁性贫血选用铁剂、巨幼细胞贫血选用叶酸和维生素 B_{12}、恶性贫血则选用维生素 B_{12}。

2. 肝素在体内、体外均有抗凝作用,香豆素类仅在体内有抗凝作用,枸橼酸钠仅用于体外抗凝。

3. 维生素 K 用于维生素 K 缺乏或凝血酶原过低所致出血;氨甲苯酸、氨甲环酸用于纤溶亢进所致出血;垂体后叶素主要用于肺咯血和门静脉高压所致上消化道出血;凝血因子制剂用于补充体内凝血因子的替代疗法;凝血酶用于局部止血。

4. 纤维蛋白溶解药链激酶、尿激酶、阿尼普酶等用于治疗急性血栓栓塞性疾病。阿司匹林能抑制血小板的聚集,发挥抗血栓作用。

5. 促白细胞增生药可用于治疗各种原因引起的白细胞缺乏症。血容量扩充药主要用于防治低血容量休克、抗血栓、改善微循环和防治急性肾衰竭等。

目标检测

一、选择题

【A 型题】

1. 口服下列哪种物质有利于铁剂的吸收(　　)
   A. 维生素 C　　　　　B. 牛奶
   C. 茶　　　　　　　　D. 咖啡
   E. 氢氧化铝

2. 叶酸用于治疗恶性贫血必须合用哪个药物(　　)
   A. 硫酸亚铁　　　　　B. 维生素 B_{12}
   C. 华法林　　　　　　D. 肝素
   E. 维生素 K

3. 维生素 K 属于下列哪类药物(　　)
   A. 抗凝血药
   B. 促凝血药
   C. 抗高血压药
   D. 纤维蛋白溶解药
   E. 血容量扩充药

4. 可用于治疗香豆素类过量引起的自发性出血的药物是(　　)
   A. 维生素 K　　　　　B. 鱼精蛋白
   C. 氨甲苯酸　　　　　D. 氨甲环酸
   E. 叶酸

5. 关于香豆素类药物的抗凝作用机制的叙述,正确的是(　　)
   A. 妨碍肝对 Ⅱ、Ⅶ、Ⅸ、Ⅹ 凝血因子活化
   B. 激活血浆中的 AT-Ⅲ
   C. 耗竭体内的凝血因子
   D. 激活纤溶酶原
   E. 抑制凝血酶原转变为凝血酶

6. 仅能用于体外抗凝的药物是(　　)
   A. 尿激酶　　　　　　B. 华法林
   C. 肝素　　　　　　　D. 双香豆素
   E. 枸橼酸钠

7. 氨甲环酸的促凝机制是(　　)
   A. 抑制纤溶酶

B. 促进血小板聚集
C. 促进凝血酶原合成
D. 抑制二氢叶酸合成酶
E. 减少血栓素的生成

8. 肝素过量引起的自发性出血可选用(　　)
   A. 右旋糖酐　　　　　B. 阿司匹林
   C. 鱼精蛋白　　　　　D. 垂体后叶素
   E. 维生素 K

【B 型题】

(第 9 ~ 13 题备选答案)
   A. 叶酸　　　　　　　B. 肝素
   C. 硫酸亚铁　　　　　D. 华法林
   E. 维生素 B_{12}

9. 治疗小细胞低色素性贫血的药物是(　　)

10. 治疗恶性贫血的药物是(　　)

11. 治疗巨幼细胞贫血的药物是(　　)

12. 治疗弥散性血管内凝血(DIC)的药物是(　　)

13. 口服预防血栓形成的药物是(　　)

(第 14 ~ 16 题备选答案)
   A. 氨甲苯酸　　　　　B. 维生素 C
   C. 维生素 K　　　　　D. 鱼精蛋白
   E. 垂体后叶素

14. 肝素过量引起的出血可选用(　　)

15. 华法林过量引起的出血可选用(　　)

16. 门静脉高压所致上消化道出血可选用(　　)

【X 型题】

17. 维生素 B_{12} 可用于治疗(　　)
    A. 恶性贫血　　　　　B. 巨幼细胞贫血
    C. 神经炎　　　　　　D. 哮喘
    E. 肝脏疾病

18. 有关对香豆素类的叙述正确的有(　　)
    A. 维生素 B_{12} 的拮抗剂
    B. 口服可吸收
    C. 起效慢
    D. 对已形成的凝血因子无抑制作用

E. 持续时间短

19. 下列关于肝素的叙述正确的有(　　)
    A. 抑制血小板聚集　　B. 体外抗凝
    C. 体内抗凝　　　　　D. 降血脂作用
    E. 带大量负电荷

20. 可促进白细胞生成的药物有(　　)
    A. 利血生
    B. 肌苷

C. 维生素 B_2

D. 粒细胞集落刺激因子

E. 鲨肝醇

二、简答题

1. 简述维生素 K 的作用和用途。

2. 比较肝素与香豆素类在药理作用与临床应用上的区别。

3. 简述影响铁剂吸收的因素。

（方士英）

第21章 子宫平滑肌兴奋药和抑制药

学习目标

1. 掌握缩宫素的药理作用、临床应用、不良反应和禁忌证。
2. 了解麦角新碱、子宫平滑肌松弛药的作用特点和临床应用。

第1节 子宫平滑肌兴奋药

子宫平滑肌兴奋药是一类能选择性兴奋子宫平滑肌,增强子宫收缩力的药物。其作用因子宫生理状态和剂量不同而有差异,小剂量可引起子宫节律性收缩的作用,用于催产和引产;大剂量引起子宫强直性收缩,用于产后止血或产后子宫复原。临床使用必须严格掌握适应证和剂量,做到合理用药。

一、垂体后叶素类

缩 宫 素

缩宫素(oxytocin)又称催产素,是垂体后叶分泌的一种激素。临床应用的多数为人工合成品,效价以单位(U)计算,1U的缩宫素相当于2μg缩宫素。

【体内过程】 口服极易被消化液所破坏,宜注射或鼻黏膜给药。肌内注射在3~5分钟起效,作用持续20~30分钟;静脉滴注立即起效,滴注完毕后20分钟,其效应逐渐减退。鼻黏膜给药吸收较快,作用时效约20分钟。

【药理作用】

1. 兴奋子宫平滑肌 能选择性兴奋子宫平滑肌,增加子宫收缩力和收缩频率。小剂量缩宫素(2~5U)增强子宫体和子宫底节律性收缩,使子宫颈松弛,类似于正常分娩,利于胎儿的娩出。子宫对缩宫素的敏感性与激素水平有关。妊娠早期,孕激素水平高,子宫对缩宫素不敏感,有利于安胎;妊娠后期,雌激素水平逐渐升高,子宫对缩宫素的敏感性增高,临产时最敏感,有利于胎儿娩出。

大剂量缩宫素(5~10U)可使包括子宫颈在内的整个子宫产生持续强直性收缩,易导致胎儿窒息和子宫破裂,对产妇及胎儿造成威胁,但对于产后子宫可产生压迫性止血。

2. 其他作用 能使乳腺腺泡周围的肌上皮细胞收缩,促进排乳。大剂量还能短暂地松弛血管平滑肌,引起血压下降,并有抗利尿作用。

【临床应用】

1. 催产和引产 小剂量缩宫素用于胎位正常、头盆相称、产道无异常、因宫缩乏力的产妇,也可用于各种原因需终止妊娠者的引产。

2. 产后出血 大剂量缩宫素用于产后宫缩乏力或子宫收缩复位不良而引起的子宫出血。

【不良反应】 不良反应较少,偶有恶心、呕吐、血压下降等。大剂量引起子宫持续性强直收缩,可致胎儿窒息或子宫破裂,因此用做催产或引产时,必须注意严格掌握剂量、滴速和禁忌证。

凡产道异常、胎位不正、头盆不称、前置胎盘、胎儿窘迫及有剖宫产史者或三胎以上的经产妇禁用。

案例 21-1

患者,女性,26 岁。初产妇,妊娠 39 周,规律性下腹痛 17 小时。检查:骨盆外测量正常,估计胎儿体重 2800g,宫缩 20~30s/(5~6min),胎心 136 次/分,先露头,"0"位,宫口开大 3cm。临床诊断:协调性宫缩乏力,潜伏期延长。

问题与思考:

1. 可选用什么药物促进分娩?

2. 用药的剂量和速度有何要求?用药的禁忌证有哪些?

分析

1. 根据临床检查和诊断,该患者胎位正常,为协调性宫缩乏力,可选用小剂量缩宫素促进分娩。

2. 小剂量缩宫素(2~5U)缓慢静脉滴注,一般为开始滴速为 8~10 滴/分,以后根据宫缩和胎心情况调整滴数,每隔 15~20 分钟调节 1 次滴速,直到 10 分钟内有 3 次宫缩,每次宫缩持续 40 秒左右,一般 ≤40 滴/分。

凡产道异常、胎位不正、头盆不称、前置胎盘、胎儿窘迫及有剖宫产史或三胎以上的经产妇禁用。

二、前列腺素类

前列腺素(prostaglandins)是一类广泛存在于人体组织的不饱和脂肪酸,对机体具有广泛的生理作用,现已能够人工合成。作为子宫兴奋药应用的有地诺前列酮(dinoprostone,PGE_2,前列腺素 E_2)、地诺前列素(dinoprost,$PGF_{2\alpha}$,前列腺素 $F_{2\alpha}$)、硫前列酮(sulprostone)和卡前列素(carboprost,15-Me $PGF_{2\alpha}$,15-甲基前列腺素 $F_{2\alpha}$)等,其中以地诺前列酮(PGE_2)和地诺前列素($PGF_{2\alpha}$)活性最强。

前列腺素类对妊娠各期子宫都有兴奋作用,尤其分娩前的子宫更为敏感。与缩宫素相比,前列腺素类对妊娠初期和中期的作用更强。引起子宫收缩的特性类似于生理性的阵痛,能促进子宫颈成熟化,使子宫颈变软、松弛,利于胎儿娩出。临床可用于人工流产、中期或足月引产、28 周前的宫腔内死胎及良性葡萄胎排除宫腔内异物、避孕等。

不良反应主要为恶心、呕吐、腹痛等。支气管哮喘和青光眼患者不宜使用。引产时的禁忌证和注意事项与缩宫素相同。

三、麦角生物碱类

麦角(ergot)是寄生在黑麦等植物上的一种麦角菌的干燥菌核,含有多种生物碱。按化学结构分为两类:①胺类生物碱类,麦角新碱(ergometrine)为代表;②肽类生物碱,麦角胺(ergotamine)和麦角毒(ergotoxine)为代表。

【药理作用和临床应用】

1. 兴奋子宫平滑肌 作用迅速,强而持久,对临产前与新产后的子宫最为敏感。剂量稍大即引起子宫平滑肌强直性收缩,对子宫体和子宫颈的兴奋性无明显区别,因此不用于催产和引产。临床用于预防和治疗产后子宫出血、子宫复原不全等。

2. 收缩血管 麦角胺能直接作用于动脉和静脉血管,使其收缩,减轻脑动脉搏动,可用于偏头痛的治疗。

【不良反应】 注射麦角新碱可引起恶心、呕吐及血压升高等。偶见过敏反应,严重者出现呼吸困难、血压下降。大剂量应用麦角胺和麦角毒可损害血管内皮细胞,长期服用可导致肢端干性坏疽。

知识考点 缩宫素的临床应用及不良反应;麦角生物碱的药理作用、临床应用及不良反应

第 2 节　子宫抑制药

子宫抑制药(inhibitors of uterus),又称抗分娩药,能抑制子宫平滑肌收缩,减弱子宫收缩力和频率,主要用于防治早产和痛经。临床应用的药物有 β_2 受体激动药、钙通道阻滞药和硫酸镁等。

子宫平滑肌上有 β_2 受体,利托君(ritodrine)、沙丁胺醇(salbutamol)等 β_2 受体激动药都具有松弛子宫平滑肌作用,其中利托君作用最强。利托君的化学结构与异丙肾上腺素相似,对妊娠子宫和非妊娠子宫都有抑制作用,用于预防早产。

钙通道阻滞药硝苯地平(nifedipine)等能抑制子宫平滑肌细胞膜上的钙通道,使细胞内 Ca^{2+} 减少,使其收缩力减弱,明显拮抗缩宫素所致的子宫平滑肌兴奋作用,用于预防早产。

硫酸镁(magnesium sulfate)可降低子宫对缩宫素的敏感性,明显抑制子宫平滑肌收缩,可用于防治妊娠早产、妊娠高血压综合征和子痫发作。

小　结

1. 子宫兴奋药是一类选择性兴奋子宫平滑肌,增强子宫收缩力的药物,主要用于催产、引产、产后止血和子宫复原。常用药物有缩宫素、麦角生物碱、前列腺素类等。

2. 子宫抑制药是指能抑制子宫平滑肌收缩,减弱子宫收缩力和频率的药物。其中,β_2 受体激动药、钙通道阻滞药主要用于痛经和防止早产。硫酸镁可用于防治妊娠早产、妊娠高血压综合征和子痫发作。

目标检测

一、选择题

【A 型题】

1. 关于缩宫素的作用叙述错误的是(　　)

　　A. 能增加子宫平滑肌的收缩力

　　B. 能增加子宫平滑肌的收缩频率

　　C. 小剂量增强子宫体和子宫底节律性收缩

　　D. 孕激素水平升高时,子宫对缩宫素敏感增强

　　E. 大剂量可使整个子宫产生持续强直性收缩

2. 关于麦角生物碱叙述错误的是(　　)

　　A. 兴奋子宫平滑肌作用迅速,强而持久

　　B. 剂量稍大即引起整个子宫平滑肌强直性收缩

　　C. 临产前与新产后的子宫对其最为敏感

　　D. 只能用于催产和引产

　　E. 麦角胺可用于偏头痛的治疗

【B 型题】

(第 3~7 题备选答案)

　　A. 缩宫素　　　　B. 麦角胺

　　C. 利托君　　　　D. 硫酸镁

　　E. 前列腺素

3. 可用于治疗偏头痛的是(　　)

4. 可用于预防早产的是(　　)

5. 可用于防治妊娠高血压综合征的是(　　)

6. 小剂量用于催产,大剂量用于产后止血的是(　　)

7. 剂量稍大即引起整个子宫平滑肌强直性收缩的是(　　)

【X 型题】

8. 缩宫素的临床应用包括(　　)

　　A. 催产　　　　　B. 引产

　　C. 产后出血　　　D. 子宫收缩复位不良

　　E. 防治妊娠早产

9. 应用缩宫素的禁忌证包括(　　)

　　A. 产道异常　　　B. 胎位不正

　　C. 头盆不称　　　D. 前置胎盘、胎儿窘迫

　　E. 剖宫产史者或三胎以上的经产妇禁用

二、简答题

1. 比较缩宫素和麦角生物碱对子宫平滑肌的作用有何异同?

2. 简述缩宫素应用的注意事项。

(方士英)

第 22 章　组胺受体阻断药

学习目标

1. 掌握 H_1 受体阻断药和 H_2 受体阻断药的药理作用及临床应用。
2. 理解组胺受体的类型、分布及其效应。
3. 了解组胺与变态反应的关系。

组胺(histamine)是广泛存在于人体组织的自身活性物质(autacoids)。组胺主要以无活性形式(结合型)存在于肥大细胞及嗜碱性粒细胞中,物理或化学等(如组织损伤、炎症、药物或抗原抗体反应等)刺激能使肥大细胞脱颗粒,导致组胺以活性形式(游离型)释放进入血液循环。组胺与靶细胞上特异性受体结合,产生多种生理及病理效应。目前发现的组胺受体有 H_1、H_2 和 H_3 三种亚型,各亚型受体功能见表 22-1。

表 22-1　组胺受体分布及效应表

受体类型	效应器官	效应	阻断药
H_1	支气管、胃肠、子宫等平滑肌	收缩	苯海拉明
	皮肤血管	扩张	异丙嗪
	毛细血管	通透性增加	氯苯那敏等
	心房,房室结	收缩增强,传导减慢	
H_2	胃壁细胞	胃酸分泌增多	西咪替丁
	血管	扩张	雷尼替丁
	心室、窦房结	收缩加强,心率加快	法莫替丁
H_3	中枢与外周神经末梢	负反馈性调节组胺合成与释放	硫丙咪胺

组胺的临床应用已逐渐减少,但其受体阻断药在临床上却有重大价值。

组胺受体阻断药又称抗组胺药。根据药物对组胺受体的选择性不同,可将抗组胺药分为 H_1 受体阻断药、H_2 受体阻断药和 H_3 受体阻断药三类。其中,前两类已广泛应用于临床。

第 1 节　H_1 受体阻断药

常用的第一代 H_1 受体阻断药有苯海拉明(diphenhydramine)、异丙嗪(promethazine,非那根)、氯苯那敏(chlorphenamine,扑尔敏)、赛庚啶(cyproheptadine)、布克利嗪(buclizine,安其敏)等,第二代 H_1 受体阻断药有阿司咪唑(astemizole,息斯敏)、特非那定(terfenadine,迪敏)、西替利嗪(cetirizine)、氯雷他定(loratadine)等。他们的药理作用和临床应用基本相似,但各药对中枢的作用有所差异(表 22-2)。

表 22-2　常用 H_1 受体阻断药作用特点比较

药物	镇静催眠	防晕止吐	抗胆碱作用	作用时间(小时)
苯海拉明	+++	++	+++	4~6

药物	镇静催眠	防晕止吐	抗胆碱作用	作用时间(小时)
异丙嗪	+ + +	+ +	+ + +	4~6
氯苯那敏	+	-	+ +	4~6
布克利嗪	+	+ + +		16~18
赛庚啶	+ +	+	+	4~6
美克洛嗪	+	+ + +	+	12~24
阿司咪唑	-	-	-	10(天)
特非那定	-	-	-	12~24
氯雷他定	-	-	-	24~28

注:+ + +作用强;+ +作用中等;+作用弱;-无作用。

【体内过程】 多数 H_1 受体阻断药口服吸收良好,2~3小时达血药浓度高峰,作用持续4~6小时。药物在肝内代谢后,经尿排出。肝病可使药物作用时间延长。特非那定口服后1~2小时达血药浓度高峰,$t_{1/2}$ 为4~5小时,然而作用持续12~24小时以上,因其代谢产物尚有活性。阿司咪唑口服后2~4小时达血药浓度高峰,$t_{1/2}$ 约20小时。在肝脏代谢成去甲基阿司咪唑,仍具活性,$t_{1/2}$ 为10天,数星期后才达稳态血药浓度。

【药理作用】

1. 抗外周 H_1 受体效应 H_1 受体阻断药通过竞争性结合受体可拮抗组胺引起的血管扩张、毛细血管通透性增加、血压下降,以及胃肠、支气管平滑肌收缩作用。

2. 中枢作用 治疗量 H_1 受体阻断药有镇静与催眠作用。作用强度因个体敏感性和药物品种而异,以苯海拉明、异丙嗪作用最强;阿司咪唑、特非那定因不易通过血脑屏障,几无中枢抑制作用。中枢抑制可能与阻断中枢 H_1 受体有关。个别患者也出现烦躁、失眠。它们还有抗晕、镇吐作用,可能与其中枢抗胆碱作用有关。

3. 其他作用 多数 H_1 受体阻断药有抗胆碱作用、局麻作用和奎尼丁样作用。

【临床应用】

1. 变态反应性疾病 本类药物对由组胺释放所引起的荨麻疹、枯草热和过敏性鼻炎等皮肤黏膜变态反应效果良好;对昆虫咬伤引起的皮肤瘙痒和水肿也有良效;对药疹和接触性皮炎有止痒效果;对慢性过敏性荨麻疹与 H_2 受体阻断药合用效果比单用好。本类药物能对抗豚鼠由组胺引起的支气管痉挛,但对支气管哮喘患者几乎无效。因引起人类哮喘的活性物质复杂,药物不能对抗其他活性物质的作用,对过敏性休克也无效。

2. 晕动病 苯海拉明、异丙嗪、布克利嗪、美克洛嗪对晕动病、妊娠呕吐及放射病呕吐有镇吐作用。防晕动病应在乘车、船前15~30分钟服用。

3. 其他 对中枢有明显抑制作用的异丙嗪、苯海拉明可用于失眠,对变态反应引起的失眠尤为适用。本药也可作为复方抗感冒药、复方镇咳祛痰药的成分。

【不良反应】常见镇静、嗜睡、乏力等,故服药期间应避免驾驶车、船和高空作业。少数患者则有烦躁、失眠。此外尚有消化道反应及头痛、口干等。美克洛嗪可致动物畸胎,妊娠早期禁用。局部外敷可致皮肤过敏。氯雷他定对心脏无毒性,阿司咪唑及特非那定过量可致晕厥、心跳停止。青光眼患者禁用。

【药物相互作用】

1. 苯海拉明可增强中枢抑制药的作用,可干扰口服抗凝血药(如华法林)的活性,降低其疗效。

2. 氯苯那敏可抑制苯妥英钠的代谢,使其血药浓度升高,甚至出现毒性反应,故应避免合用。

3. 氯苯那敏可增强金刚烷胺、抗胆碱药、氟哌啶醇、吩噻嗪类及拟交感神经药等的作用。与中枢抑制药同服,可使本品药效增强。

4. 特非那定不宜与大环内酯类抗生素、氟康唑、酮康唑、伊曲康唑及咪康唑同时服用,否则会导致严重的心律失常。

 知识考点 第一代和第二代 H_1 受体阻断药的主要作用特点和代表药

案例 22-1

患者,男性,35 岁,长途汽车司机。因局部皮肤出现片状红色突起,瘙痒难忍,诊断为荨麻疹。

问题与思考:

1. 可选用哪些药治疗? 其药理基础是什么?

2. 如选用 H_1 受体阻断药进行治疗,应选用哪种? 为什么?

第 2 节 H_2 受体阻断药

以含有甲硫乙脒的侧链代替 H_1 受体阻断药的乙基胺链,获得有选择作用的 H_2 受体阻断药,它拮抗组胺引起的胃酸分泌,主要用于治疗治疗消化性溃疡,常用药有西咪替丁、雷尼替丁、法莫替丁等(见抗消化性溃疡药)。

案例 22-1 分析

1. 可选用 H_1 受体阻断药、组胺阻释药、糖皮质激素、钙剂等药物进行治疗。这些药物都具有抗过敏作用。

2. 选用第二代 H_1 受体阻断药,该类药物几无中枢抑制作用,适用于汽车司机。

小 结

1. H_1 受体阻断药具有抗组胺作用和防晕止吐作用,临床上主要用于治疗皮肤黏膜变态反应性疾病及晕动病和呕吐。常见的不良反应为嗜睡、头晕、乏力等。青光眼患者忌用。

2. H_2 受体阻断药能抑制胃酸分泌,临床上常用于治疗十二指肠溃疡、胃溃疡、卓-艾综合征等。

目标检测

一、选择题

【A 型题】

1. 法莫替丁治疗消化性溃疡的机制是( )

　A. 阻断 M_1 受体　　　　B. 阻断 H_1 受体

　C. 阻断 H_2 受体　　　　D. 促进 PGE_2 合成

　E. 干扰胃壁细胞质子泵的功能

2. H_1 受体阻断药最常见的不良反应是( )

　A. 烦躁、失眠　　　　　B. 镇静、嗜睡

　C. 消化道反应　　　　　D. 致畸

　E. 荨麻疹

3. 下列药物中,肝药酶抑制作用最强的是( )

　A. 法莫替丁　　　　　　B. 西咪替丁

　C. 雷尼替丁　　　　　　D. 尼扎替丁

　E. 罗沙替丁

4. H_1 受体阻断药对下列何症无效( )

　A. 过敏性鼻炎　　　　　B. 过敏性休克

　C. 接触性皮炎　　　　　D. 枯草热(花粉病症)

　E. 荨麻疹

【B 型题】

(第 5～8 题备选答案)

　A. 西咪替丁　　　　　　B. 异丙嗪

　C. 苯海拉明　　　　　　D. 阿司咪唑

　E. 法莫替丁

5. 冬眠合剂的组成成分之一是( )

6. 可抑制苯妥英钠代谢的 H_2 受体阻断药是

　　　　　　　　　　　　　　( )

7. 作用时间最长的 H_1 受体阻断药是(　　)

8. 防治晕动病选用(　　)

【X 型题】

9. 雷尼替丁可治疗(　　)

   A. 胃溃疡　　　　　　　B. 反流性食管炎

   C. 十二指肠溃疡　　　　D. 卓-艾综合征

   E. 应激性溃疡

10. 异丙嗪可治疗(　　)

   A. 过敏性鼻炎　　　　　B. 药疹

   C. 支气管哮喘　　　　　D. 荨麻疹

   E. 晕动病

二、简答题

1. H_1 受体阻断药有哪些常用药物？试述这类药物的药理作用及临床应用。

2. 简述雷尼替丁的药理作用及临床应用。

（张维霞）

第六篇　作用于内分泌系统药物

第23章　甲状腺激素及抗甲状腺药

学习目标

1. 掌握硫脲类抗甲状腺药物的药理作用、作用机制、临床应用及不良反应。
2. 理解甲状腺激素的药理作用、临床应用和不良反应。
3. 理解不同剂量碘剂的药理作用和临床应用。
4. 了解放射性碘、β受体阻断药的药理作用和临床应用。

第1节　甲状腺激素

> **知识链接**　　　　　　　　　　**碘 捕 捉 器**
>
> 甲状腺的作用好像是"碘捕捉器",甲状腺腺泡细胞的碘泵能主动从血液中摄取碘,其碘化物的浓度在正常时为血浆中浓度的25倍,甲状腺功能亢进时可达250倍。也正是利用甲状腺能浓集碘的原理,我们将放射性碘用于治疗甲状腺功能亢进症。

甲状腺是人体内最大的内分泌器官,合成和分泌甲状腺激素。甲状腺激素为碘化酪氨酸的衍生物,主要有两种,分别是甲状腺素(thyroxin,T_4,四碘甲状腺原氨酸)和三碘甲状腺原氨酸(triiodothyronine,T_3)。

【甲状腺激素的合成、储存、分泌与调节】　T_3、T_4在体内的合成与储存是在甲状腺球蛋白上(TG)进行的,过程如下。

1. 血液循环中的碘化物被甲状腺细胞通过碘泵主动摄取。

2. 碘化物在过氧化物酶的作用下被氧化成活性碘(I^0)或氧化碘中间产物(I^+)。活性碘与TG上的酪氨酸残基结合,生成单碘酪氨酸(monoiodotyrosine,MIT)和双碘酪氨酸(diiodotyrosine,DIT);在过氧化物酶催化下,一分子MIT和一分子DIT缩合生成T_3,两分子DIT缩合生成T_4。

3. 合成的T_3、T_4储存于滤泡腔内的胶质中。

4. 在蛋白水解酶作用下,TG分解并释放出T_3、T_4进入血液。

5. 甲状腺激素的分泌受下丘脑-腺垂体调节。下丘脑分泌促甲状腺激素释放激素(TRH),促进垂体前叶分泌促甲状腺素(TSH),TSH可促进甲状腺细胞增生及T_3、T_4的合成。当血中游离的T_3、T_4浓度过高时,又对下丘脑和腺垂体起负反馈调节作用。

【体内过程】　T_3、T_4口服易吸收,两者与血浆蛋白的结合率均高达99%,T_3的生理活性是T_4的3~4倍,甲状腺激素的生理作用主要来自T_3,每天产生的T_4有1/4~1/2在外周组织脱碘酶作用下,转化为T_3才能发挥生物效应。

【药理作用】

1. 维持生长发育　甲状腺激素为人体正常生长发育所必需,其分泌不足或过量都可引起疾病。儿童甲状腺功能不足时,躯体与智力发育均受影响,可致呆小病(克汀病),表现为智力低下、身材矮小;成人甲状腺功能不全时,则可引起黏液性水肿,表现为神情淡漠、记忆力减退等。

2. 促进代谢　甲状腺激素能促进物质氧化,增加氧耗,提高基础代谢率,使机体产热增多。甲状腺功能亢进时有怕热、多汗、易饥饿等症状。成人甲状腺功能减退时有畏寒、其他代谢活动降低等现象。

3. 神经系统及心血管效应　呆小病患者的中枢神经系统发育障碍。甲状腺功能亢进时交感神经敏感性增加,出现神经过敏、急躁、震颤、心率加快、心排血量增加、血压增高等现象。

【临床应用】　甲状腺激素主要用于甲状腺功能减退的替代疗法。

1. 呆小病　甲状腺功能减退始于胎儿或新生儿,确诊后应尽早治疗,则发育仍可正常。若治疗过晚,则智力持续低下。

2. 黏液性水肿　一般服用甲状腺片,从小剂量开始,逐渐增大至足量,2~3 周后如基础代谢率恢复正常,可逐渐减为维持量。黏液性水肿昏迷者必须立即静脉注射大剂量 T_3,直至清醒后改为口服,同时给予足量氢化可的松治疗。

3. 单纯性甲状腺肿　其治疗措施取决于病因。由于缺碘所致者应补碘,原因不明者可给予适量甲状腺激素,既能补充内源性激素的不足,又可抑制 TSH 过多分泌,而导致的甲状腺组织代偿性增生肥大。

【不良反应】　过量可引起甲状腺功能亢进的临床表现,如多汗、心悸、消瘦、兴奋、失眠等,在老人和心脏病患者中,可发生心绞痛和心肌梗死,宜用 β 受体阻断药对抗,并应停用甲状腺激素。

 知识考点　甲状腺激素的药理作用、临床应用和不良反应

第 2 节　抗甲状腺药

> **案例 23-1**
>
> 　　患者,女性,40 岁,因燥热、多汗、心悸、易激怒等就诊。实验室检查:心率 102 次/分,血清 T_3、T_4 明显增高。需行甲状腺次全切除术。
>
> 　　**问题与思考:**
>
> 　　患者术前应做何准备?
>
> 　　**分析**
>
> 　　为减少甲状腺次全切除手术患者在麻醉和手术后的并发症,防止术后发生甲状腺危象。在手术前应先服用硫脲类药物,使甲状腺功能恢复或接近正常。并在术前 2 周加服大剂量碘剂,使腺体变韧,充血减少,以利于手术进行及减少出血。

可用于治疗甲状腺功能亢进(甲亢)的药物有硫脲类、碘化物、放射性碘及 β 受体阻断药。

一、硫　脲　类

硫脲类可分为两类:①硫氧嘧啶类,包括甲硫氧嘧啶(methylthiouracil)和丙硫氧嘧啶(propylthiouracil);②咪唑类,包括甲巯咪唑(thiamazole,他巴唑)和卡比马唑(carbimazole,甲亢平)。

【药理作用及作用机制】

1. 抑制甲状腺激素的合成　硫脲类通过抑制甲状腺过氧化物酶的活性,使进入甲状腺内的碘离子不能氧化,进而阻止酪氨酸的碘化及 MIT、DIT 的偶联,而抑制甲状腺激素的生物合成。

硫脲类药物不影响碘的摄取,对已合成的甲状腺激素无效。一般用药 2~3 周甲亢症状开始减轻,1~3 个月基础代谢率才恢复正常。本类药物长期应用后,可使血清甲状腺激素水平显著下降,反馈性增加 TSH 分泌而引起腺体代偿性增生,腺体增大、充血,重者可产生压迫症状。

2. 抑制外周组织 T_4 转化为 T_3 丙硫氧嘧啶能抑制外周组织 T_4 转化为 T_3,迅速控制血清中生物活性较强的 T_3 水平,故为重症甲亢、甲亢危象时硫脲类中的首选药。

3. 抑制免疫作用 硫脲类能轻度抑制免疫球蛋白的生成,使血中甲状腺刺激性免疫球蛋白(thyroid stimulating immunoglobulin, TSI)含量减少,故对甲亢患者除能控制高代谢症状外,亦能起到一定的病因治疗作用。

【临床应用】

1. 甲亢内科治疗 适用于轻症和不宜手术或 ^{131}I 治疗者,如儿童、青少年及术后复发而不适于 ^{131}I 治疗者可用。开始治疗给大剂量以对甲状腺激素合成产生最大抑制作用。经 1~3 个月后症状明显减轻,当基础代谢率接近正常时,药量即可递减,直至维持量,疗程 1~2 年。

2. 甲亢的手术前准备 为减少甲状腺次全切除手术患者在麻醉和手术后的并发症,防止术后发生甲状腺危象。在手术前应先服用硫脲类药物,使甲状腺功能恢复或接近正常。但用硫脲类后 TSH 分泌增加,甲状腺增生充血,不利于手术,故应在术前 2 周加服大剂量碘剂,使腺体变韧,充血减少,以利手术进行及减少出血。

3. 甲状腺危象的治疗 感染、手术、外伤等应激诱因可使大量甲状腺激素突然释放入血,导致甲状腺危象,患者可因高热、虚脱、心力衰竭、肺水肿、电解质紊乱而死亡。此时除主要应用大剂量碘剂和采取其他综合措施外,大剂量硫脲类(常选用丙硫氧嘧啶)可作为辅助治疗,以阻断甲状腺激素的合成。

【不良反应】 常见的不良反应有瘙痒、药疹等过敏反应,多数情况下不需停药也可消失。严重不良反应有粒细胞缺乏症,一般发生在治疗后的 2~3 个月内,故应定期检查血常规,若用药后出现咽痛或发热,立即停药则可恢复。特别要注意与甲亢本身所引起的白细胞总数偏低相区别。

◈ **知识考点** 甲巯咪唑和丙硫氧嘧啶的药理作用、临床应用及其不良反应

二、碘及碘化物

【药理作用】 碘(iodine)和碘化物(iodide)是治疗甲状腺病最古老的药物,不同剂量的碘化物对甲状腺功能可产生不同的作用。

1. 小剂量碘参与甲状腺激素的合成 小剂量碘作为原料参与甲状腺激素的合成。

2. 大剂量碘则产生抗甲状腺作用 主要是通过抑制蛋白水解酶减少甲状腺素的释放,使 T_3、T_4 不能从甲状腺球蛋白解离;其次大剂量碘还可抑制过氧化物酶从而减少甲状腺激素的合成;此外,还有拮抗 TSH 的作用。

大剂量碘的抗甲状腺作用快而强。用药 1~2 天起效,10~15 天达最大效应,但作用消失快,若长期用药,碘的摄取受到抑制,胞内碘离子浓度下降,因此失去抑制激素合成的效应,甲亢的症状又可复发。这也是碘化物不能单独用于甲亢内科治疗的原因。

【临床应用】

1. 防治单纯性甲状腺肿 补充小剂量碘可获得满意的疗效,我国在食用碘盐后有效地防止了该病的发生。

2. 甲亢术前准备 用硫脲类控制病情后,术前 2 周加用大剂量复方碘溶液使甲状腺腺体缩小变韧、充血减少,利于手术进行及减少出血。

3. 甲状腺危象 可将碘化物加到 10% 葡萄糖溶液中静脉滴注,也可服用复方碘溶液,并在

2 周内逐渐停服,需同时配合服用硫脲类药物。

【不良反应】　少数患者对碘过敏,主要表现为血管神经性水肿、上呼吸道水肿及严重喉头水肿。长期服用碘化物可诱发甲亢和慢性毒性,后者表现为口腔及咽喉烧灼感、唾液分泌增多、眼刺激症状等。碘还可进入乳汁并通过胎盘引起新生儿甲状腺肿,故孕妇及乳母应慎用。

三、放 射 性 碘

临床应用的放射性碘是^{131}I,其 $t_{1/2}$ 为 8 天。利用甲状腺高度摄碘能力,^{131}I 可被甲状腺摄取,并可释放 β 射线(占 99%),β 射线在组织内的射程约为 2mm,因此其辐射作用只限于甲状腺内,破坏甲状腺实质,而很少波及周围组织。故^{131}I 可用于甲亢的治疗,适用于不宜手术或手术后复发及硫脲类无效或过敏者。^{131}I 还释放 γ 射线(占 1%),可在体外测得,故可用作甲状腺摄碘功能的测定。

本品易致甲状腺功能减退,故应严格掌握剂量和密切观察有无不良反应,一旦发生甲状腺功能减退可补充甲状腺激素对抗之。

 知识考点　碘、碘化物和放射性碘的临床应用

四、β 受体阻断药

普萘洛尔等也是甲亢及甲状腺危象时有价值的辅助治疗药,用于不宜使用抗甲状腺药、不宜手术及^{131}I 治疗的甲亢患者。β 受体阻断药主要通过其阻断 β 受体的作用而改善甲亢患者的交感神经兴奋症状,又可适当减少甲状腺激素的分泌。此外,还能抑制外周 T_4 脱碘成为 T_3,因 T_3 是主要的外周激素,故这一作用有助于控制甲亢。

知识考点　普萘洛尔治疗甲亢的临床应用

小　结

1. 甲状腺激素具有维持生长发育和促进代谢等作用,临床上用于呆小病、黏液性水肿及单纯性甲状腺肿的治疗。

2. 抗甲状腺药有硫脲类、碘及碘化物等,硫脲类通过抑制甲状腺过氧化物酶的活性而抑制甲状腺激素的合成,适用于甲亢的内科治疗、甲亢术前准备及甲状腺危象的治疗。大剂量的碘和碘化物通过抑制蛋白水解酶的活性,减少甲状腺激素的释放而发挥抗甲状腺激素作用,临床上用于甲亢手术前准备和甲状腺危象的治疗。

目 标 检 测

一、选择题

【A 型题】

1. 甲状腺激素不具有下列哪项药理作用(　　)
   A. 维持生长发育
   B. 增强心脏对儿茶酚胺的敏感性
   C. 维持血液系统功能正常
   D. 维持神经系统功能发育
   E. 促进代谢

2. 硫脲类药物治疗甲亢的机制与下列哪项无关(　　)
   A. 抑制蛋白水解酶的活性,减少 T_3、T_4 的释放

B. 抑制 MIT 和 DIT 偶联成 T_3 和 T_4
   C. 抑制甲状腺激素的生物合成
   D. 抑制甲状腺内的过氧化酶
   E. 抑制碘化物被氧化成 I^+

3. 幼儿甲状腺激素分泌不足易患(　　)
   A. 侏儒症　　　　　B. 呆小症
   C. 黏液性水肿　　　D. 单纯性甲状腺肿
   E. 肢端肥大症

4. 硫脲类抗甲状腺药最严重的不良反应是(　　)
   A. 出血　　　　　　B. 溶血性贫血
   C. 粒细胞缺乏症　　D. 过敏

E. 再生障碍性贫血

5. 关于碘,不正确的是( )

　　A. 小剂量碘参与甲状腺激素合成

　　B. 大剂量抑制甲状腺激素释放

　　C. 长期大剂量应用可诱发甲亢

　　D. 大剂量碘可治疗单纯性甲状腺肿

　　E. 大剂量碘抗甲状腺作用快而强

【B 型题】

(第6~7题备选答案)

　　A. 大剂量碘　　　　　B. 小剂量碘

　　C. 甲巯咪唑　　　　　D. 甲状腺激素

　　E. 放射性碘

6. 呆小症患者应及早使用的药为( )

7. 甲亢的内科治疗一般用( )

【X 型题】

8. 甲状腺激素的临床应用为( )

　　A. 黏液性水肿　　　　B. 呆小症

　　C. 肢端肥大症　　　　D. 单纯性甲状腺肿

　　E. 侏儒症

9. 大剂量碘适应证是( )

　　A. 甲亢术前准备

　　B. 黏液性水肿

　　C. 甲状腺危象的治疗

　　D. 甲状腺功能检查

　　E. 甲亢

10. 甲状腺术前可选用( )

　　A. 丙硫氧嘧啶　　　　B. 甲状腺激素

　　C. 小剂量碘　　　　　D. 大剂量碘

　　E. 普萘洛尔

二、简答题

1. 不同剂量碘和碘化物的作用和用途有何区别?

2. 硫脲类抗甲状腺作用机制是什么?

(阮　耀)

第 24 章　胰岛素和口服降血糖药

学习目标

1. 掌握胰岛素的药理作用、临床应用及不良反应。
2. 熟悉甲苯磺丁脲和二甲双胍的药理作用、临床应用及不良反应。
3. 了解其他口服降血糖药的药理作用和临床应用。

糖尿病是一种病因十分复杂的以慢性高血糖为特征的代谢紊乱综合征。它是由于体内胰岛素绝对或相对不足所造成的。随着物质文明的发达和人口老龄化的加剧,糖尿病发病率有迅速增长的趋势。

目前国际上通用 WHO 糖尿病专家委员会提出的病因学分型标准(1999)如下。

1. 1 型糖尿病(T_1DM)　是由于胰岛 β 细胞严重或完全破坏,常导致胰岛素绝对缺乏。本型糖尿病包括自身免疫性 1 型糖尿病和特发性 1 型糖尿病。

2. 2 型糖尿病(T_2DM)　是由于胰岛素分泌不足和(或)机体对胰岛素敏感性下降即胰岛素抵抗引起的。90% 以上糖尿病患者属于 2 型糖尿病。

3. 特殊类型糖尿病　是指目前病因已明确的继发性糖尿病,包括胰岛 β 细胞功能的基因缺陷、胰岛作用的基因缺陷、胰腺外分泌疾病、内分泌病、药物或化学品所致糖尿病、感染、非常见型免疫介导糖尿病等。

4. 妊娠糖尿病(GDM)　是指在妊娠过程中初次发现的任何程度的糖耐量异常。不论其是否需要用胰岛素或单用饮食治疗,也不论分娩后这一情况是否持续,均可认为是妊娠期糖尿病。

糖尿病如得不到满意治疗,极易引起各种并发症,如心血管疾病、脑血管疾病、肾病、视网膜病变等,这些并发症严重威胁糖尿病患者的生命。目前,治疗糖尿病的药物主要有胰岛素和口服降血糖药物。

📖 知识链接　　　　　　　　　　**1 型糖尿病的病因**

　　自身免疫系统缺陷:在 1 型糖尿病患者的血液中可查出多种自身免疫抗体,如谷氨酸脱羧酶抗体(GAD 抗体)、胰岛细胞抗体(ICA 抗体)等。这些异常的自身抗体可以损伤人体胰岛分泌胰岛素的 B 细胞,使之不能正常分泌胰岛素。

　　遗传因素:目前研究提示遗传缺陷是 1 型糖尿病的发病基础,这种遗传缺陷表现在人第 6 对染色体的 HLA 抗原异常上。

　　许多科学家怀疑病毒也能引起 1 型糖尿病。其他因素如牛奶、氧自由基等,是否可以引起糖尿病,正在研究之中。

第 1 节　胰　岛　素

胰岛素(insulin)是由胰岛 β 细胞分泌的相对分子质量为 56 000D 的酸性蛋白质,含 51 个氨基酸,由两条多肽链(A、B 链)通过双硫键连接而成。药用胰岛素一般多由猪、牛胰腺提得。目前可通过重组 DNA 技术利用大肠埃希菌合成胰岛素,还可将猪胰岛素 B 链第 30 位的丙氨酸用苏氨酸代替而获得人胰岛素。

 知识链接　　　　　　　**胰岛素的分泌**

胰岛素的分泌受胰岛 β 细胞细胞膜上 ATP 依赖性钾通道介导。当细胞内 ATP/ADP 增加时,钾通道关闭,造成 K^+ 外流减少,使胰岛 B 细胞去极化,从而使电压依赖性钙通道开放,Ca^{2+} 内流增加,诱发胰岛素分泌。

案例 24-1

患者,男性,15 岁,因腹痛前来就诊。自述近来口渴多饮,饭量增加但体重减轻明显。经检查,血压正常,但是心动过速,黏膜干燥,全腹压痛,无反跳痛和肌紧张。浸渍检查法显示有尿酮体及尿糖阳性,手指采血测定血糖为 30.56mmol/L。医生立即将患者以 1 型糖尿病伴酮症酸中毒收治入院,静脉滴注常规胰岛素进行治疗。

问题与思考:

1. 简述典型的 1 型糖尿病的临床特征。

2. 简述胰岛素的药理作用、常见的不良反应及防治。

【体内过程】　胰岛素口服无效,因易被消化酶破坏,因此目前胰岛素制剂都必须注射给药。皮下注射吸收快但作用时间短。胰岛素主要在肝、肾灭活,经谷胱甘肽转氨酶还原二硫键,再由蛋白水解酶水解成短肽或氨基酸,也可被肾胰岛素酶直接水解。严重肝肾功能不全者能影响其灭活。为延长胰岛素的作用时间,可制成中效及长效制剂。用碱性蛋白质与之结合,使等电点提高到 7.3,接近体液 pH,再加入微量锌使之稳定,这类制剂经皮下及肌内注射后,在注射部位发生沉淀,再缓慢释放、吸收。所有中效、长效制剂均为混悬剂,不可静脉滴注。常用胰岛素制剂的特性见表 24-1。

表 24-1　常用胰岛素制剂的特性

分类	药物	注射途径	作用时间(小时)			给药时间
			开始	高峰	维持	
速效	胰岛素	静脉注射	立即	0.5	2	用于急救
		皮下注射	0.5~1	2~4	6~8	饭前半小时,剂量视病情而定
中效	低精蛋白锌胰岛素	皮下注射	3~4	8~12	18~24	早餐前半小时注射 1 次,必要时晚餐
	珠蛋白锌胰岛素	皮下注射	2~4	6~10	12~18	前加 1 次。剂量视病情而定
长效	精蛋白锌胰岛素	皮下注射	3~6	16~18	24~36	早餐或晚餐前 1 小时,每天 1 次

【药理作用】

1. 糖代谢　胰岛素可增加葡萄糖的转运,加速葡萄糖的氧化和酵解,促进糖原的合成和储存,抑制糖原分解和异生,从而降低血糖。

2. 脂肪代谢　胰岛素能增加脂肪酸的转运,促进脂肪合成并抑制其分解,减少游离脂肪酸和酮体的生成。

3. 蛋白质代谢　胰岛素可增加氨基酸的转运和蛋白质的合成(包括 mRNA 的转录及翻译),同时又抑制蛋白质的分解。

4. 促进 K^+ 转运　促进 K^+ 进入细胞内,增加细胞内 K^+ 浓度。

【作用机制】　现认为胰岛素是通过胰岛素受体而发挥作用的。胰岛素受体是存在于细胞膜上的一种糖蛋白,其胞内部分含酪氨酸蛋白激酶,胰岛素与受体结合后,通过多种途径产生一系列的生物效应,从而降低血糖。

【临床应用】

1. 糖尿病　胰岛素制剂主要用于下列情况：①1 型糖尿病；②2 型糖尿病经饮食控制或用口服降血糖药未能控制者；③糖尿病发生各种急性或严重并发症者，如酮症酸中毒及糖尿病性昏迷；④合并重度感染、消耗性疾病、高热、妊娠、创伤及手术的各型糖尿病。

2. 纠正细胞内缺钾　胰岛素可促进 K^+ 进入细胞内，与氯化钾、葡萄糖组成极化液，可用于防治心肌梗死或其他心脏病变时的心律失常。

【不良反应】

1. 过敏反应　多数为使用牛胰岛素所致，它作为异体蛋白进入人体后可产生相应抗体并引起过敏反应。一般反应轻微而短暂，偶可引起过敏休克。可用猪胰岛素代替，因其与人胰岛素较为接近。

2. 低血糖症　为胰岛素过量所致，胰岛素能迅速降低血糖，出现饥饿感、出汗、心跳加快、焦虑、震颤等症状，严重者引起昏迷、惊厥及休克，甚至脑损伤及死亡。长效胰岛素降血糖作用较慢，不出现上述症状，而以头痛和精神情绪、运动障碍为主要表现。为防止低血糖症的严重后果，应教会患者熟知低血糖反应，以便及早发现和进食，或饮用糖水等，严重者应立即静脉注射 50% 葡萄糖。必须在糖尿病患者中鉴别低血糖昏迷和酮症酸中毒性昏迷及非酮症性糖尿病昏迷。

3. 胰岛素抵抗（insulin resistance，IR）　指胰岛素作用的靶器官如肝脏、肌肉等对胰岛素的敏感性下降，即正常剂量的胰岛素产生低于正常效应的一种状态。目前认为，IR 不仅是 2 型糖尿病的发病基础，更是多种代谢相关疾病的共同病理生理基础。急性抵抗常由于并发感染、创伤、手术、情绪激动等应激状态所致，此时血中抗胰岛素物质增多，或因酮症酸中毒时，血中大量游离脂肪酸和酮体的存在妨碍了葡萄糖的摄取和利用。慢性抵抗的原因较为复杂，可能是体内产生了胰岛素抗体，也可能是胰岛素受体数量的变化，还可能是靶细胞膜上葡萄糖转运系统失常。此时换用其他动物胰岛素或改用高纯度胰岛素，并适当调整剂量常可有效。

4. 皮下注射局部可出现红肿、硬结和皮下脂肪萎缩。

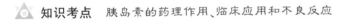 **知识考点**　胰岛素的药理作用、临床应用和不良反应

知识链接　　　　　　　　　　　**胰岛素的发现**

1921 年加拿大医生 Banting 和生理学家 Best 在多伦多大学著名生理学教授 J. J. R. Mcleod 的实验室从胰岛中提取分离得到了胰岛素，并确定它有降血糖的作用。由于这个贡献，Banting 和 J. J. R. Mcleod 获得了 1923 年诺贝尔生理学或医学奖。胰岛素的发现挽救了无数的糖尿病患者的生命。世界卫生组织和国际糖尿病联合会确定每年 11 月 14 日为"世界糖尿病日"，旨在纪念胰岛素发明人 Banting。

第 2 节　口服降血糖药

常用的口服降血糖药包括磺酰脲类、双胍类、α-葡萄糖苷酶抑制剂、胰岛素增敏剂和餐时血糖调节剂等。

案例 24-2

患者，女性，50 岁，肥胖多年，近来易口渴，乏力嗜睡，有糖尿病家族史，其姐姐、姑母、祖母患糖尿病，且均肥胖。经检查尿糖(+)，空腹血糖 7.9mmol/L，饭后 2 小时血糖 12.1mmol/L，诊断为 2 型糖尿病。医生建议控制饮食后仍不能控制血糖，改用二甲双胍治疗，症状缓解。

问题与思考：

1. 简述二甲双胍的药理作用、常见的不良反应。

2. 2 型糖尿病患者除了药物治疗外，日常生活起居还应该注意什么？

一、磺 酰 脲 类

本类药物具有磺酰脲结构，目前已发展到第三代。第一代以甲苯磺丁脲(tolbutamide，D860，甲糖宁)、氯磺丙脲(chlorpropamide)为代表，因不良反应大，现已少用。第二代磺酰脲类有格列本脲(glyburide，glibenclamide，优降糖)、格列吡嗪(glipizide，吡磺环己脲)、格列齐特(gliclazide，达美康)、格列喹酮(gliquidone，糖适平)等，作用明显增强，且不良反应较少发生。第三代以格列美脲(glimepiride)为代表，该药口服吸收迅速，维持时间长，对老年和伴肾功能不全患者无特殊危害，不受食物影响，低血糖发生率低。

【体内过程】 磺酰脲类药物在胃肠道吸收迅速而完全，与血浆蛋白结合率很高。其中多数药物在肝内氧化成羟基化合物，并迅速从尿中排出见表 24-2。

表 24-2　磺酰脲类药物作用比较

药物	降糖作用	血药达峰时间(小时)	作用持续时间(小时)	$t_{1/2}$(小时)	消除方式
甲苯磺丁脲	+	4~6	6~12	4~6	肝内代谢后由肾排出
氯磺丙脲	+++	10	40~72	25~40	原形由肾排出
格列本脲	++++	1.5	16~24	10~16	肝代谢，由肾及胆汁排出
格列齐特	++++	2~6	20~24	10~12	肝内代谢

【药理作用及作用机制】 磺酰脲类药物对正常人和胰岛功能尚未完全丧失的糖尿病患者均有降血糖作用，作用机制主要是通过阻断胰岛 β 细胞上 ATP 敏感性钾通道(K_{ATP})，抑制 K^+ 外流，导致细胞膜去极化，从而开放电压依赖性钙通道，使细胞外 Ca^{2+} 内流，促进胰岛素分泌而起作用。长期应用还可抑制胰高血糖素的分泌及提高靶细胞对胰岛素的敏感性。

【临床应用】

1. 糖尿病 主要用于胰岛 β 功能至少保留 30% 的轻、中型糖尿病患者，对 1 型或严重糖尿病患者及切除胰腺者无作用。

2. 尿崩症 格列本脲、氯磺丙脲还有抗利尿作用，可用于尿崩症。

【不良反应】 常见不良反应为胃肠不适、恶心、腹痛、腹泻。大剂量氯磺丙脲还可引起中枢神经系统症状，如精神错乱、嗜睡、眩晕、共济失调。少数人也可引起粒细胞减少和胆汁淤积性黄疸及肝损害。较严重的不良反应为持久性的低血糖症，常因药物过量所致，尤以氯磺丙脲为甚，老人及肝肾功能不全者较易发生，故老年糖尿病患者不宜用氯磺丙脲。新型磺酰脲类较少引起低血糖。

【药物相互作用】 由于磺酰脲类有较高的血浆蛋白结合率，因此在蛋白结合上能与其他药物(如保泰松、水杨酸钠、吲哚美辛、青霉素、双香豆素等)发生竞争，使游离药物浓度上升而引起低血糖反应。此外，氯丙嗪、糖皮质激素、噻嗪类利尿药、口服避孕药均可降低磺酰脲类药物的降血糖作用。

◆ **知识考点** 磺酰脲类的药理作用、临床应用及不良反应

二、双　胍　类

国内应用的有二甲双胍(metformin,甲福明)、苯乙双胍(phenformin,苯乙福明,降糖灵)等,后者易致乳酸血症,现已不用或少用。

【药理作用】　双胍类对正常人血糖无影响,可明显降低糖尿病患者血糖,降血糖作用与胰岛功能无关,对胰岛功能完全丧失的糖尿病患者仍有降血糖作用。

【作用机制】　其降糖作用机制可能是:促进组织摄取利用葡萄糖,促进肌肉组织内糖的无氧酵解,抑制肠道对葡萄糖的吸收,抑制糖原异生,抑制胰高血糖素的释放,增强外周组织对胰岛素的敏感性等使血糖降低。

【临床应用】　主要用于 2 型轻症糖尿病患者,尤适用于肥胖、超重及单用饮食控制无效者。

【不良反应】　有胃肠道反应,多见于服药初期,表现为食欲下降、口苦、口内金属味、恶心、腹部不适、腹泻等,长期使用易致乳酸血症,尤以苯乙双胍的发生率高。与苯乙双胍相比,二甲双胍一般不引起乳酸血症,应用较广。

◈ **知识考点**　二甲双胍药理作用特点及其临床应用

三、α-葡萄糖苷酶抑制药

α-葡萄糖苷酶抑制剂通过在小肠竞争性抑制水解糖类的 α-葡萄糖苷酶,从而减慢糖类水解及产生葡萄糖的速度并延缓葡萄糖的吸收,可降低餐后血糖水平。目前在临床应用的有阿卡波糖(acarbose)、伏格列波糖(voglibose)和米格列醇等。本药适用于饮食和运动治疗疗效不佳的轻度、中度 2 型糖尿病。该类药物一般不引起低血糖、高胰岛素血症或体重增加,主要不良反应为腹胀、腹泻等胃肠道反应。服药期间应增加糖类的比例,并限制单糖的摄入量,以提高药物的疗效。其与双胍类药物联合使用能明显降低餐后血糖浓度。

◈ **知识考点**　阿卡波糖的临床应用及其主要不良反应

四、胰岛素增敏剂——噻唑烷二酮类

噻唑烷二酮类化合物(thiazolidinediones,TDZs)又称格列酮类,是 20 世纪 80 年代初研制的一类具有 2,4-二酮噻唑烷结构的化合物,临床应用的有罗格列酮(rosiglitazone)、吡格列酮(pioglitazone)、环格列酮(ciglitazone)、恩格列酮(englitazone)等。该类药物对改善糖尿病患者的胰岛素抵抗具有重要意义。本药能显著改善胰岛素抵抗及相关代谢紊乱,同时对心血管疾病的各种危险因子均有一定的改善作用,降低血压、增强心肌功能、改善血管内皮细胞功能、增强纤溶活性、抑制血管平滑肌细胞增殖等;对 2 型糖尿病及其心血管并发症均有明显疗效。临床主要用于治疗其他降糖药疗效不佳的 2 型糖尿病,尤其是有胰岛素抵抗的糖尿病患者。

该类药物具有良好的安全性和耐受性,低血糖发生率低,主要有嗜睡、水肿、体重增加、肌肉和骨骼痛、头痛、消化道症状等不良反应。

▣ **知识链接**　　　　噻唑烷二酮类药物的作用机制

该类药物作用于肌肉、脂肪组织的核受体-过氧化物酶体增殖物激活受体 γ(PPARγ)后,增加众多影响糖代谢的相关基因的转录和蛋白质的合成,最终增加胰岛素的作用。

◈ **知识考点**　罗格列酮和吡格列酮的药理作用特点

五、餐时血糖调节剂——格列奈类

格列奈类为一种新型促胰岛素分泌的药物,现用于临床的有瑞格列奈(repaglinide)、那格列奈(nateglinide)、米格列奈(mitiglinide)等。本类药物为苯甲酸的衍生物,其化学结构完全不同于已知的各类降血糖药,但作用与磺酰脲类相似,主要通过促进胰岛素分泌而起作用。该类药物起效快,作用时间短(2~4 小时),因而磺脲类一天只要服一次,而这类药物需要在每餐前服用,一天要用 3次。临床用于 2 型糖尿病患者,尤适合餐后高血糖,并能预防糖尿病的心血管并发症。

该类药物不蓄积,其安全性良好,可在 2 型糖尿病患者中模拟生理性胰岛素分泌,较磺酰脲类能更好地控制餐时血糖的增高,降低餐后血糖高峰,与双胍类药物合用发挥协同作用。本药对血脂代谢无不良影响;仅少数患者有轻度的副作用,头昏、头痛、上呼吸道感染、乏力、震颤、食欲增加、低血糖;可增加体重;低血糖发生率较磺酰脲类低,且多在白天发生,而磺酰脲类则趋于晚上发生。

◆ **知识考点** 瑞格列奈的临床应用

案例 24-1 分析

1. 本病例具有典型的 1 型糖尿病特征,发病早(15 岁),表现为"三多一少"即多尿、多饮、多食、消瘦。除上述临床表现外,伴有急腹症(表现为全腹压痛,无反跳痛和肌紧张),血糖≥16.7mmol/L(患儿血糖为30.56mmol/L),同时尿酮体及尿糖阳性,诊断为 1 型糖尿病伴酮症酸中毒。

2. 胰岛素的药理作用:①糖代谢,胰岛素可增加葡萄糖的转运,加速葡萄糖的氧化和酵解,促进糖原的合成和储存,抑制糖原分解和异生而降低血糖;②脂肪代谢,胰岛素能增加脂肪酸的转运,促进脂肪合成并抑制其分解,减少游离脂肪酸和酮体的生成;③蛋白质代谢,胰岛素可增加氨基酸的转运和蛋白质的合成,抑制蛋白质的分解。

胰岛素的常见不良反应及防治:低血糖症是胰岛素应用时最常见的不良反应,多发生于胰岛素剂量过大、未按时进餐、肝功能不全、升血糖反应有缺陷者。当血糖降至一定程度时,患者可出现饥饿感、心跳加速、出汗、焦虑、震颤等症状。严重者可出现昏迷、惊厥及低血糖休克,甚至脑损伤及死亡。为防止低血糖症的严重后果,应告知患者反应症状,以便于早发现和进餐。发生低血糖后,轻者可口服糖水,严重者应立即静脉注射 50% 葡萄糖。

案例 24-2 分析

1. 伴有超重或肥胖的 2 型糖尿病患者通常可给予二甲双胍治疗。二甲双胍的特点是不引起低血糖或体重增加。需一天多次给药,常见的不良反应是消化道反应,需缓慢加量给药以减轻此不良反应。使用过程中可能引起乳酸中毒,应监测肝功能、全血细胞计数等指标。

2. 进行健康教育,注重合理膳食,多吃粗粮,控制体重。鼓励体育锻炼,适当的体育运动有利于减轻体重,提高胰岛素敏感性。定期检测血糖,每年至少一次全面复查。

小 结

1. 胰岛素具有四大作用:降低血糖;促进蛋白质的合成;促进脂肪的合成;促进 K^+ 进入细胞内。三大用途:1 型糖尿病及糖尿病患者的酮症酸血症;2 型糖尿病经饮食控制或用口服降血糖药未能控制者;纠正细胞内缺钾。三大不良反应:低血糖、过敏、耐受性。

2. 磺酰脲类主要通过促进胰岛 B 细胞合成和释放胰岛素而发挥降血糖作用。对正常人和胰岛功能尚未完全丧失的轻中型糖尿病患者有效,氯磺丙脲还有抗利尿作用,可用于尿崩症治疗。

3. 双胍类主要通过促进组织细胞对葡萄糖的摄取和利用,增强葡萄糖的无氧酵解,抑制葡萄糖的吸收和异生而发挥降血糖作用。对正常人无降血糖作用,对胰岛功能完全丧失者仍有效,尤其适用于成年肥胖的轻中型糖尿病患者。

4. α-葡萄糖苷酶抑制剂通过在小肠竞争性抑制 α-葡萄糖苷酶,减慢糖类水解及产生葡萄糖的速度并延缓葡萄糖的吸收,可降低餐后血糖水平。格列酮类药物通过增强胰岛素的敏感性而发挥降糖作用,尤其适用于胰岛素抵抗明显者。格列奈类与磺酰脲类相似通过促进胰岛素分泌而起作用,尤适合餐后高血糖。

目标检测

一、选择题

【A 型题】

1. 抢救因酮症酸中毒而昏迷的糖尿病患者宜选用
( )
   A. 胰岛素　　　　　　B. 珠蛋白锌胰岛素
   C. 低精蛋白锌胰岛素　D. 精蛋白锌胰岛素
   E. 二甲双胍

2. 甲苯磺丁脲降血糖作用的主要机制是( )
   A. 增强胰岛素作用
   B. 提高靶细胞的敏感性
   C. 使细胞 cAMP 减少
   D. 刺激胰岛 B 细胞释放胰岛素
   E. 抑制胰高血糖素的作用

3. 患者因出现多饮、多尿等症状就诊,查空腹血糖和餐后血糖均高于正常,诊断为轻型 2 型糖尿病,体型肥胖,宜选用( )
   A. 格列本脲　　　　　B. 二甲双胍
   C. 罗格列酮　　　　　D. 甲苯磺丁脲
   E. 胰岛素

4. 老年糖尿病患者不宜用( )
   A. 格列齐特　　　　　B. 氯磺丙脲
   C. 甲苯磺丁脲　　　　D. 二甲双胍
   E. 苯乙双胍

5. 使用胰岛素过程中出现饥饿感、出汗、心悸等症,应立即给予( )
   A. 格列苯脲　　　　　B. 格列奇特
   C. 葡萄糖　　　　　　D. 肾上腺素
   E. 胰岛素

【B 型题】

(第 6 ~ 10 题备选答案)
   A. 二甲双胍　　　　　B. 氯磺丙脲
   C. 胰岛素　　　　　　D. 罗格列酮
   E. 阿卡波糖

6. 尿崩症患者宜选用( )

7. 轻症伴有肥胖的糖尿病患者宜选用( )

8. 合并严重感染的中度糖尿病患者宜选用( )

9. 尤其适用于胰岛素抵抗的 2 型糖尿病患者的是
( )

10. 对餐后血糖显著升高的 2 型糖尿病患者可选用
( )

【X 型题】

11. 胰岛素的不良反应有( )
   A. 皮下脂肪萎缩　　　B. 过敏反应
   C. 反应性高血压　　　D. 血糖过低
   E. 胰岛素耐受性

12. 需要用胰岛素治疗的是( )
   A. 1 型糖尿病
   B. 初发的 2 型糖尿病
   C. 糖尿病合并妊娠及分娩
   D. 糖尿病合并重度感染或消耗性疾病
   E. 糖尿病酮症及糖尿病昏迷

13. 竞争与血浆蛋白结合,可使磺酰脲类游离药物浓度升高的药物是( )
   A. 氯丙嗪　　　　　　B. 水杨酸钠
   C. 青霉素　　　　　　D. 糖皮质激素
   E. 噻嗪类利尿药

14. 磺酰脲类的适应证有( )
   A. 经饮食控制无效的糖尿病
   B. 胰腺功能完全丧失的糖尿病
   C. 胰腺功能尚存的糖尿病
   D. 成年后发病的轻型、中型糖尿病
   E. 糖尿病酮症酸中毒

15. 双胍类药物的降糖作用机制是( )
   A. 促进胰腺分泌胰岛素
   B. 抑制糖原异生
   C. 补充胰岛素
   D. 促进组织摄取葡萄糖
   E. 抑制肠道对糖的吸收

二、简答题

1. 胰岛素治疗糖尿病的主要适应证包括哪些?

2. 比较磺酰脲类和双胍类口服降血糖药在作用机制、作用特点和临床应用上有何不同。

(樊一桥)

第25章　肾上腺皮质激素类药物

学习目标

1. 掌握糖皮质激素的药理作用、作用机制、临床应用和不良反应。
2. 了解盐皮质激素的药理作用。
3. 了解 ACTH 和皮质激素抑制剂的药理作用及临床应用。

肾上腺皮质激素（adrenocortical hormones）是肾上腺皮质所分泌的激素的总称，属甾体类化合物。肾上腺皮质由内向外分为网状带、束状带和球状带，分别合成性激素、糖皮质激素和盐皮质激素。通常所指肾上腺皮质激素，不包括性激素，临床常用的皮质激素是指糖皮质激素。

糖皮质激素的分泌受下丘脑和腺垂体调控，下丘脑分泌促肾上腺皮质激素释放激素（CRH），促进腺垂体分泌促肾上腺皮质激素（ACTH），ACTH 促进肾上腺分泌糖皮质激素；同时，ACTH 的分泌又受血中糖皮质激素的负反馈调节，当血中糖皮质激素浓度升高时，可反馈性抑制下丘脑和腺垂体分泌 CRH 和 ACTH；ACTH 还有控制本身释放的短负反馈调节，从而维持糖皮质激素的动态平衡。

> **知识链接**　　　　　　　　　　**肾上腺皮质激素**
>
> 　　第二次世界大战期间传说德国人在阿根廷的屠宰场大量收买肾上腺以制造肾上腺皮质激素，用来提高他们飞行员在高空飞行的效能，其实没有这回事。但这一谣言却促使美国政府竭力发展皮质激素的合成。默克药厂的 L. H. Sarrett 用 37 步反应合成了著名的可的松。P. H. Hench 在 1949 年将可的松用于治疗类风湿关节炎取得成功。可的松后来又证明对艾迪生病有效。鉴于 Hench 在皮质激素方面的成绩，1950 年获得了诺贝尔生理学或医学奖。

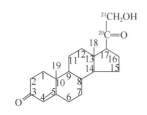

图 25-1　肾上腺皮质激素的
基本结构

【化学结构及构效关系】　肾上腺皮质激素的基本结构为甾核（图 25-1），构效关系：C_3 的酮基、C_{20} 的羰基及 C_{4-5} 的双键，是保持生理功能所必需的；糖皮质激素的 C_{17} 上有—OH；C_{11} 上有═O 或—OH；盐皮质激素的 C_{17} 上无—OH；C_{11} 上无 O 或有 O 与 C_{18} 相连；C_{1-2} 为双键及 C_6 引入—CH_3 则抗炎作用增强、水盐代谢作用减弱；C_9 引入—F，C_{16} 引入—CH_3 或—OH 则抗炎作用更强、水盐代谢作用更弱。

为了提高皮质激素的临床疗效，曾对它们的结构进行改造并获得多种新型药物。

第 1 节　糖皮质激素

 案例 25-1

　　患者，女性，27 岁，因双下肢及眼睑水肿、乏力而入院。尿常规：蛋白（+++）、潜血（++），确诊为肾病综合征，给予泼尼松 60mg/d 顿服治疗。2 个月后患者症状改善，但体重增加、脸发胖变形，颜面及体表出现痤疮、多毛等现象。

糖皮质激素作用广泛而复杂，且随剂量不同而异。生理情况下分泌的糖皮质激素主要影响正常的物质代谢，缺乏时，可引起代谢失调甚至死亡；应激反应时机体分泌大量糖皮质激素以适应内外环境变化所致的强烈刺激；超生理剂量的糖皮质激素除影响物质代谢外，还具有抗炎、抗免疫、抗毒、抗休克等药理作用。临床常用的糖皮质激素类药物见表25-1。

表 25-1　常用糖皮质激素类药物分类及作用比较

类别	药物	水盐代谢（比值）	糖代谢（比值）	抗炎作用（比值）	等效剂量（mg）	持续时间（小时）	$t_{1/2}$（小时）
短效	氢化可的松	1.0	1.0	1.0	20	8～12	1.5
	可的松	0.8	0.8	0.8	25	8～12	1.5
中效	泼尼松	0.6	3.5	3.5	5	12～36	>3.3
	泼尼松龙	0.6	4.0	4.0	5	12～36	>3.3
	甲泼尼龙	0.5	5.0	5.0	4	12～36	>3.3
	曲安西龙	0	5.0	5.0	4	12～36	>3.3
长效	地塞米松	0	30	30	0.75	36～54	>5.0
	倍他米松	0	30～35	25～35	0.60	36～54	>5.0
外用	氟氢可的松	125		12			
	氟轻松			40			

【体内过程】　糖皮质激素类药物口服、注射均可吸收。口服可的松或氢化可的松后1～2小时血药浓度可达高峰。一次给药作用持续8～12小时。

氢化可的松在血浆中约有90%以上与血浆蛋白结合，肝病、肾病时可使游离型增多。吸收后，在肝分布较多。本药主要在肝中代谢，与葡萄糖醛酸或硫酸结合，与未结合部分一起由尿排出。可的松和泼尼松在肝内分别转化为氢化可的松和泼尼松龙而生效，故严重肝功能不全的患者只宜应用氢化可的松或泼尼松龙。与肝微粒体酶诱导剂如苯巴比妥、苯妥英钠等合用时需加大皮质激素的用量。

【药理作用】

1. 抗炎作用　糖皮质激素有强大的抗炎作用，能对抗各种原因如物理、化学、生物、免疫等所引起的炎症。在炎症早期可减轻渗出、水肿、毛细血管扩张、白细胞浸润及吞噬反应，从而改善红、肿、热、痛等症状；在后期可抑制毛细血管和成纤维细胞的增生，延缓肉芽组织生成，防止粘连及瘢痕形成，减轻后遗症。但必须注意，炎症反应是机体的一种防御功能，炎症后期的反应更是组织修复的重要过程。因此，糖皮质激素在抑制炎症、减轻症状的同时，也降低机体的防御功能，可致感染扩散、阻碍创口愈合。

知识链接　　　*糖皮质激素抗炎作用机制*
1. 抑制有关细胞因子的转录与释放。
2. 抑制炎症介质的合成。

3. 诱导血管紧张素转化酶(ACE)而降解缓激肽(可引起血管舒张和致痛),产生抗炎作用。

4. 抑制巨噬细胞中一氧化氮合酶(NO synthase,NOS)而发挥"抗炎"作用。

5. 稳定肥大细胞膜,使肥大细胞脱颗粒反应降低,进而减少组胺的释放,减轻组胺引起的血管通透性增加。

6. 稳定溶酶体膜,减少溶酶体内致炎物质的释放,从而减轻炎症过程。

2. 抗免疫作用 对免疫过程的许多环节均有抑制作用:①抑制巨噬细胞对抗原的吞噬和处理;②干扰淋巴细胞的识别及阻断免疫母细胞的增殖;③促进致敏淋巴细胞解体;④小剂量抑制细胞免疫;大剂量则能抑制由 B 细胞转化成浆细胞的过程,使抗体生成减少,干扰体液免疫;⑤消除免疫反应导致的炎症反应等。

3. 抗毒作用 提高机体对细菌内毒素的耐受力,但不能中和毒素,也不能保护机体免受细菌内毒素的损害,对细菌外毒素无效。对感染性毒血症所致的高热有退热作用,帮助机体渡过严重感染的危险期。

4. 抗休克 超大剂量的皮质激素类药物已广泛用于各种严重休克,特别是中毒性休克的治疗,一般认为其作用与下列因素有关:①扩张痉挛收缩的血管和加强心肌收缩;②降低血管对某些缩血管活性物质的敏感性,使微循环血流动力学恢复正常,改善休克状态;③稳定溶酶体膜,减少心肌抑制因子(myocardio-depressant factor,MDF)的形成;④提高机体对细菌内毒素的耐受力。

5. 其他作用

(1)血液与造血系统:皮质激素能刺激骨髓造血功能,使红细胞和血红蛋白含量增加,大剂量可使血小板增多并提高纤维蛋白原浓度,缩短凝血时间;促使中性粒细胞数增多,但却降低其游走、吞噬、消化及糖酵解等功能,因而减弱对炎症区的浸润与吞噬活动,使血液中淋巴细胞、嗜酸粒细胞数和嗜碱粒细胞量减少。

(2)中枢神经系统:能提高中枢神经系统的兴奋性,出现欣快、激动、失眠等,偶可诱发精神失常。大剂量对儿童能致惊厥。

(3)消化系统:糖皮质激素能使胃酸和胃蛋白酶分泌增多,提高食欲,促进消化,但大剂量应用可诱发或加重溃疡。

(4)心血管系统:糖皮质激素增强血管对其他物质的反应性,增加血管壁肾上腺素受体的表达,长期使用糖皮质激素者可出现高血压。

【临床应用】

1. 替代疗法 用于急慢性肾上腺皮质功能减退症(包括肾上腺危象)、脑垂体前叶功能减退及肾上腺次全切除术后作替代疗法。通常用氢化可的松。

2. 严重感染或炎症

(1)严重急性感染:如中毒性菌痢、爆发型流行性脑膜炎、中毒性肺炎、重症伤寒、急性粟粒性肺结核及败血症等。糖皮质激素可通过其"抗炎"、抗毒、抗休克等作用,迅速缓解症状,保护心、脑等重要器官,帮助患者度过危险期,为病因治疗争取时间。但糖皮质激素无抗菌和抗病毒作用,并且降低机体防御功能,因此在治疗感染时,必须合用足量有效的抗菌药物,以免感染扩散。停药时应先停糖皮质激素,后停抗菌药。病毒性感染一般不用激素,但严重病毒感染(如严重病毒性肝炎、麻疹、乙型脑炎等)所致病变已对机体构成严重威胁时需使用糖皮质激素迅速控制症状,防止或减轻并发症和后遗症。

(2)防止某些炎症后遗症:如结核性脑膜炎、脑炎、心包炎、风湿性心瓣膜炎、损伤性关节炎、睾丸炎及烧伤后瘢痕等,早期应用糖皮质激素可防止后遗症发生。对虹膜炎、角膜炎、视网膜炎和视神经炎等非特异性眼炎,应用后也可迅速消炎止痛,防止角膜混浊和瘢痕粘连的发生。

3. 自身免疫性疾病及过敏性疾病

(1) 自身免疫性疾病:如风湿热、风湿性心肌炎、风湿性及类风湿关节炎、全身性红斑狼疮、结节性动脉周围炎、皮肌炎、自身免疫性贫血和肾病综合征等应用糖皮质激素后可缓解症状。一般采用综合疗法,不宜单用,以免引起不良反应,也可防止异体器官移植手术后所产生的排异反应,与环孢素等免疫抑制剂合用疗效更好。

(2) 过敏性疾病:如荨麻疹、花粉症、血清病、血管神经性水肿、过敏性鼻炎、支气管哮喘和过敏性休克等,应以肾上腺素能受体激动药和抗组胺药治疗,病情严重或无效时,也可应用糖皮质激素辅助治疗。

4. 抗休克　适用于各种休克。对感染中毒性休克效果最好,在应用足量有效抗菌药物的同时,可及早、短时间突击使用大剂量皮质激素,见效后即停药;对过敏性休克,皮质激素为次选药,可与首选药肾上腺素合用;对心源性休克,须结合病因治疗;对低血容量性休克,在补液补电解质或输血后效果不佳者,可合用超大剂量的皮质激素。

5. 血液病　可用于急性淋巴细胞性白血病、再生障碍性贫血、粒细胞减少症、血小板减少症和过敏性紫癜等的治疗,但停药后易复发。

6. 局部应用　皮肤局部用药可治疗接触性皮炎、湿疹、肛门瘙痒、牛皮癣等;对天疱疮及剥脱性皮炎等严重患者仍需全身用药。氢化可的松或波尼松加入 1% 普鲁卡因注射液注入劳损的肌肉、关节或韧带可起到局部消炎止痛的效果。

【不良反应】

1. 长期大剂量应用引起的不良反应

(1) 类肾上腺皮质功能亢进综合征:由物质代谢和水盐代谢紊乱所致,如满月脸、水牛背、向心性肥胖、皮肤变薄、痤疮、多毛、水肿、低血钾、高血压、糖尿等。停药后可自行消退。用药期间可采取低盐、低糖、高蛋白饮食,多摄入富含钾的食物。定期测量血压、血糖和体重,必要时用降压药、降血糖药等对症治疗。

(2) 诱发或加重感染:因糖皮质激素抑制机体防御功能所致。长期应用常可诱发感染或使体内潜在病灶扩散,特别是在原有疾病已使抵抗力降低如肾病综合征者更易产生,还可使原来静止的结核病灶扩散、恶化。故结核病患者必要时应并用抗结核药。

(3) 诱发或加重溃疡:糖皮质激素刺激胃酸、胃蛋白酶分泌增加,抑制胃黏液分泌,降低胃肠黏膜的抵抗力,故可诱发或加剧胃、十二指肠溃疡,甚至造成消化道出血或穿孔。对少数患者可诱发胰腺炎或脂肪肝。

(4) 诱发高血压:长期应用后水钠潴留、血脂升高可引起高血压和动脉粥样硬化。

(5) 诱发糖尿病:长期使用超生理剂量糖皮质激素,引发糖代谢紊乱,约半数患者可出现糖耐量受损或类固醇性糖尿病。

(6) 诱发精神失常:与其中枢作用有关,有精神病或癫痫病史者禁用或慎用。

(7) 其他:引起骨质疏松、肌肉萎缩、伤口愈合迟缓等,与激素促进蛋白质分解、抑制其合成及增加钙、磷排泄有关。骨质疏松多见于儿童、老人和绝经妇女,严重者可有自发性骨折。因抑制生长素分泌和造成负氮平衡,还可影响生长发育。对孕妇偶可引起畸胎。

2. 停药反应

(1) 医源性肾上腺皮质功能不全:长期应用尤其是连日给药的患者,减量过快或突然停药时,由于皮质激素的反馈性抑制脑垂体前叶对 ACTH 的分泌,可引起肾上腺皮质萎缩和功能不全。应逐渐减量、停药,或停药前应用 ACTH 7 天左右以促进肾上腺皮质功能的恢复;停药后 1 年内遇应激情况时,应及时给予足量的糖皮质激素。

（2）反跳现象:长期大剂量使用激素患者,若突然停药或减量太快,导致原有疾病复发或恶化,称为反跳现象。这可能与患者对激素产生了依赖性或病情未完全控制有关,此时需加大剂量再行治疗,待症状缓解后再逐渐减量至停药。

【禁忌证】 曾患或现患严重精神病和癫痫、活动性消化性溃疡、新近胃肠吻合术、骨折、创伤修复期、角膜溃疡、肾上腺皮质功能亢进症、严重高血压、糖尿病、孕妇,以及抗菌药不能控制的感染如水痘、真菌感染等。

【用法及疗程】 宜根据患者、病情、药物的作用和不良反应特点确定制剂、剂量、用药方法及疗程。

1. 大剂量突击疗法 用于严重中毒性感染及各种休克。一般选用氢化可的松,在治疗目的达到后可以立即撤药。

2. 一般剂量长期疗法 用于结缔组织病、肾病综合征、顽固性支气管哮喘、中心性视网膜炎、各种恶性淋巴瘤、淋巴细胞性白血病等慢性疾病。目的在于控制症状,防止疾病急性发作或加重。疗程为半年至1年。常选用中效类制剂,如泼尼松和泼尼松龙。

3. 小剂量替代疗法 用于腺垂体功能减退、肾上腺皮质功能不全(阿狄森病)及肾上腺皮质次全切除术后。一般选择可的松和氢化可的松。

4. 隔日疗法 皮质激素的分泌具有昼夜节律性,每天上午8~10时为分泌高峰,随后逐渐下降,午夜0时为低谷,这是由ACTH昼夜节律所引起。临床用药可随这种节律进行,即长期疗法中对某些慢性病采用隔日一次给药法,将两天的总药量在隔日早晨7~8时一次给予,此时正值激素正常分泌高峰,对肾上腺皮质功能的抑制较小,可避免医源性肾上腺皮质功能减退症。常用中效制剂,如泼尼松和泼尼松龙。

◆ **知识考点** 糖皮质激素的药理作用、临床应用和不良反应

第2节 促皮质素及皮质激素抑制药

一、促 皮 质 素

促皮质素(corticotrophin,adreno-cortico-tropic-hormone,ACTH)是维持肾上腺正常形态和功能的重要激素。它的合成和分泌是垂体前叶在下丘脑促皮质激素释放激素(CRH)的作用下,在腺垂体嗜碱细胞内进行的。ACTH缺乏将引起肾上腺皮质萎缩、分泌功能减退。

ACTH口服后在胃内被胃蛋白酶破坏而失效,只能注射应用。其主要作用是促进糖皮质激素分泌,但只有在皮质功能完好时方能发挥治疗作用。一般在给药后2小时,皮质才开始分泌氢化可的松。临床用于诊断脑垂体前叶-肾上腺皮质功能水平及长期使用皮质激素的停药前后,以防止发生皮质功能不全。

二、皮质激素抑制药

皮质激素抑制剂可代替外科的肾上腺皮质切除术,临床常用的有米托坦和美替拉酮。

1. 米托坦(mitotane,双氯苯二氯乙烷) 为杀虫剂滴滴涕(DDT)一类化合物。它能选择性地使肾上腺皮质束状带及网状带细胞萎缩、坏死,但不影响球状带,故醛固酮分泌不受影响。用药后血、尿中氢化可的松及其代谢物迅速减少。本药主要用于不可切除的皮质癌、切除后复发癌及皮质癌术后辅助治疗。可有厌食、恶心、腹泻、皮疹、嗜睡、头痛、眩晕、乏力、中枢抑制及运动失调等不良反应。

2. 美替拉酮（metyrapone，甲吡酮）　能抑制 11β-羟化反应，干扰 11-去氧皮质酮转化为皮质酮及 11-去氧氢化可的松转化为氢化可的松。临床用于治疗肾上腺皮质肿瘤和产生 ACTH 的肿瘤所引起的氢化可的松过多症和皮质癌，还可用于垂体释放 ACTH 功能试验。不良反应较少，可有眩晕、消化道反应等。

案例 25-1 分析

1. 肾病综合征属于一种自身免疫性疾病，其主要的治疗方法是抑制免疫和炎症反应。糖皮质激素具有抗免疫、抗炎作用，能有效缓解肾病综合征的症状，泼尼松为其常用的药物。

2. 该患者出现的是类肾上腺皮质功能亢进综合征。由于糖皮质激素引起食欲增强，过多摄入热量使体重增加，且有脂肪重新分布的作用，引起面、腹、肩、背部脂肪增加，还可出现多毛、痤疮、肌无力、低钾血症、水肿等。

3. 糖皮质激素不良反应较多，长期使用除出现类肾上腺皮质功能亢进综合征外，还会诱发或加重多种疾病，如感染、溃疡、糖尿病、高血压、骨质疏松、精神异常等。用时应采取低盐、低糖、高蛋白饮食，定期测量血压、血糖和体重，观察有无精神异常、恶心、呕吐、腹痛等症状，注意预防感冒，减少各种感染机会等，如出现严重不良反应，需调整剂量并进行对症处理。

小　结

1. 糖皮质激素药理作用主要有抗炎、抗毒、抗免疫及抗休克，还可影响血液、消化、心血管、神经系统等作用。

2. 糖皮质激素用途广泛，但多是对症治疗。临床上用于严重感染性疾病、自身免疫性疾病、血液系统疾病、抗休克及替代疗法等。

3. 糖皮质激素不良反应较多，在大剂量和长期使用时易发生，主要有两种，一种是长期用药后引起的不良反应，另一种是停药反应。表现有一进、一退、一反和五诱发，即类肾上腺皮质功能亢进症、医源性肾上腺皮质功能减退、反跳现象、诱发或加重溃疡、感染、糖尿病、精神病、高血压等。

目标检测

一、选择题

【A 型题】

1. 糖皮质激素用于严重感染是因为（　　　）

   A. 增强抗菌作用

   B. 维持血糖水平

   C. 抗炎、抗毒

   D. 增强中性白细胞数量

   E. 促进蛋白质合成

2. 中毒性菌痢合用糖皮质激素的目的是（　　　）

   A. 减轻腹泻

   B. 减轻腹痛

   C. 提高机体对内毒素的耐受力

   D. 中和内毒素

   E. 提高抗生素的抗菌作用

3. 糖皮质激素诱发和加重感染的主要原因是（　　　）

   A. 选择激素不当

   B. 用量不足

   C. 疗程短

   D. 激素抑制免疫功能降低机体抵抗力

   E. 降低抗菌药物活性

4. 严重肝功能不全的患者不宜用（　　　）

   A. 氢化可的松　　　　　B. 甲泼尼龙

   C. 泼尼松龙　　　　　　D. 泼尼松

   E. 地塞米松

5. 长期应用糖皮质激素治疗的患者饮食宜（　　　）

   A. 低盐、高糖、高蛋白饮食

   B. 低盐、低糖、高蛋白饮食

   C. 高盐、高糖、高蛋白饮食

   D. 低盐、低糖、低蛋白饮食

   E. 高盐、低糖、低蛋白饮食

6. 患者，40 岁，患有结核性脑膜炎，伴有高热不退、呕吐、意识模糊，使用糖皮质激素治疗，哪项不是其目的（　　　）

   A. 抑制结核杆菌生长

   B. 减轻炎症渗出

   C. 退热

   D. 防止脑膜粘连和瘢痕形成

E. 减轻中毒症状

【B 型题】

（第 7～11 题备选答案）

  A. 水、钠潴留　　　　　B. 促进胃酸分泌

  C. 抑制免疫功能　　　　D. 抑制蛋白质合成

  E. 兴奋中枢神经系统

7. 糖皮质激素禁用于精神病是因为（　　　）

8. 糖皮质激素禁用于胃溃疡是因为（　　　）

9. 糖皮质激素禁用于高血压是因为（　　　）

10. 糖皮质激素禁用于创伤修复期是因为（　　　）

11. 糖皮质激素治疗暴发性流脑必须合用足量有效的抗生素是因为（　　　）

【X 型题】

12. 长效糖皮质激素包括（　　　）

  A. 地塞米松　　　　　　B. 氢化可的松

  C. 泼尼松　　　　　　　D. 倍他米松

  E. 可的松

13. 糖皮质激素的临床应用为（　　　）

  A. 严重感染　　　　　　B. 替代疗法

  C. 血液病　　　　　　　D. 自身免疫疾病

  E. 感冒

14. 长期应用糖皮质激素，停药反应为（　　　）

  A. 皮质功能亢进症

  B. 反跳现象

  C. 消化系统并发症

  D. 药源性皮质功能不全

  E. 骨质疏松

15. 糖皮质激素的不良反应包括（　　　）

  A. 向心性肥胖

  B. 诱发或加重感染

  C. 骨髓抑制

  D. 诱发或加重溃疡

  E. 伤口愈合迟缓

二、简答题

1. 试述糖皮质激素的主要药理作用与临床应用。

2. 糖皮质激素类药物长期用药为何不能突然停药？应如何停药？

（张卫芳）

第26章　性激素类药及避孕药

学习目标

1. 理解口服避孕药的药理作用、临床应用、主要不良反应及注意事项。
2. 了解雌激素类药物、抗雌激素类药物、雄激素类药物、同化激素类药物和孕激素类药物的药理作用特点。

性激素（sex hormones）为性腺分泌的激素，包括雌激素、孕激素和雄激素，均属甾体（steroids）激素，其基本结构是甾核。目前临床应用的是人工合成品及其衍生物。常用的避孕药（contraceptives）大多属于性激素制剂。

【性激素分泌的调节】　雌激素和孕激素的分泌受下丘脑-垂体前叶的调节。下丘脑分泌促性腺激素释放激素（gonadotropin-releasing hormone，GnRH），它促进垂体前叶分泌促卵泡素（follicle stimulating hormone，FSH）和黄体生成素（luteinizing hormone，LH）。FSH 促进卵巢的卵泡生长发育，而在 FSH 和 LH 共同作用下，使成熟的卵泡分泌雌激素和孕激素。

性激素对垂体前叶的分泌功能具有正反馈和负反馈两方面的调节作用，这取决于药物剂量和机体性周期。例如，在排卵前，雌激素水平较高可直接或通过下丘脑促进垂体分泌 LH，导致排卵（正反馈）。在月经周期的黄体期，由于血中雌激素、孕激素都高，从而减少 GnRH 的分泌，抑制排卵（负反馈）。常用的甾体避孕药就是根据这一负反馈而设计的。以上的反馈途径称"长反馈"。垂体促性腺激素的水平也能影响下丘脑 GnRH 的释放，这种反馈途径称"短反馈"。

第1节　雌激素类药及抗雌激素类药

一、雌激素类药

卵巢分泌的雌激素（estrogens）有雌二醇（estradiol）。雌酮（estrone）和雌三醇（estriol）等为雌二醇的代谢产物。人工合成品有炔雌醇（ethinyl estradiol）、炔雌醚（quinestrol）、己烯雌酚（diethylstilbestrol；乙蓰酚，stilbestrol）等。

【体内过程】　天然雌激素如雌二醇可经消化道吸收，但易在肝破坏，故口服效果远较注射为差。在血液中大部分与性激素结合球蛋白结合，也可与白蛋白非特异性地结合。部分以葡萄糖醛酸及硫酸结合的形式从肾脏排出，也有部分从胆管排泄并形成肝肠循环。人工合成的炔雌醇、炔雌醚或己烯雌酚等在肝内破坏较慢，口服效果好，作用较持久。油溶液制剂或经酯化后肌内注射吸收缓慢，可延长其作用时间。炔雌醚在体内可储存于脂肪组织中，口服一剂作用可维持 7～10 天。

【药理作用】

1. 促使女性第二性征和性器官发育成熟　如子宫发育、乳腺腺管增生及脂肪分布变化等。

2. 参与形成月经周期　它使子宫内膜增殖变厚（增殖期变化），并在黄体酮的协同作用下，使子宫内膜进而转变为分泌期状态，提高子宫平滑肌对缩宫素的敏感性。同时使阴道上皮增生，浅表层细胞发生角化。

3. 抗排卵作用　较大剂量时，可作用于下丘脑-垂体系统，抑制 GnRH 的分泌，发挥抗排卵作用，并能抑制乳汁分泌，是在乳腺水平干扰催乳素的作用所致。此外还有对抗雄激素的作用。

4. 其他 在代谢方面,有轻度水、钠潴留作用。能增加骨骼钙盐沉积,加速骨骺闭合。大剂量可使三酰甘油和磷脂升高而胆固醇降低,也使糖耐量降低。尚有促进凝血作用。

【临床应用】

1. 绝经期综合征 是更年期妇女因雌激素分泌减少,而垂体促性腺激素分泌增多,造成内分泌平衡失调的现象。雌激素可抑制垂体促性腺激素的分泌从而减轻各种症状。绝经期和老年性骨质疏松症可用雌激素与雄激素合并治疗。

除绝经期综合征外,老年性阴道炎及女阴干枯症等,局部用药也能奏效。

2. 卵巢功能不全和闭经 原发性或继发性卵巢功能减退患者以雌激素替代治疗,可促进外生殖器、子宫及第二性征的发育。雌激素与孕激素类合用,可产生人工月经周期。

3. 功能性子宫出血 可用雌激素促进子宫内膜增生,修复出血创面,也可适当配伍孕激素,以调整月经周期。

4. 乳房胀痛 部分妇女停止哺乳后可发生乳房胀痛,可用大剂量雌激素制剂抑制乳汁分泌,克服胀痛,俗称回奶。由于此时垂体分泌的催乳素并不减少,故认为大剂量雌激素类抑制泌乳主要是在乳腺水平干扰催乳素的作用。

5. 晚期乳腺癌 绝经 5 年以上的乳腺癌可用雌激素制剂治疗,缓解率可达 40% 左右。但绝经期以前的患者禁用,因这时反可能促进肿瘤的生长。

6. 前列腺癌 大剂量雌激素类可使症状改善,肿瘤病灶退化。这是其抑制垂体促性腺激素分泌,使睾丸萎缩而抑制雄激素的产生所致,也有抗雄激素的作用参与。

7. 痤疮 青春期痤疮是由于雄激素分泌过多所致,故可用雌激素类治疗。

8. 避孕 与孕激素合用于避孕。

【不良反应】 常见恶心、食欲不振,早晨较多见。长期大量应用可引起子宫内膜过度增生及子宫出血,故有子宫出血倾向者及子宫内膜炎患者慎用。此外,还可因水钠潴留而发生水肿。本药在肝灭活,并可能引起胆汁淤积性黄疸,故肝功能不全者慎用。

 案例 26-1

患者,女性,56 岁,已绝经,长期补充雌激素预防骨质疏松,近日出现子宫出血。医师为其用了炔雌醇,每次口服 6mg,每 12 小时一次,连续 5 天后改为每天一次,用 20 天。

问题与思考:

1. 请分析出血原因。

2. 请分析使用炔雌醇的目的和机制。

二、抗雌激素类药

本类药物常用的有氯米芬、他莫昔芬、雷洛昔芬等。他们可以竞争性拮抗雌激素受体,抑制或减弱雌激素的作用。临床用于功能性不孕症、功能性子宫出血、月经不调、晚期乳腺癌及长期应用避孕药后发生的闭经等。

氯 米 芬

氯米芬(clomiphene)又称氯酞酚胺、克罗米酚,为三苯乙烯衍生物,化学结构与己烯雌酚相似。

本品有较弱的雌激素活性,能与雌激素受体结合,发挥竞争性拮抗雌激素的作用。它能促进人的垂体前叶分泌促性腺激素,从而诱使排卵,用于不孕症和闭经、乳房纤维囊性疾病和晚期乳腺癌等。连续服用大剂量可引起卵巢肥大,故卵巢囊肿患者禁用。

第 2 节　孕激素类药

孕激素(progestogens)主要由卵巢黄体分泌,妊娠 3 ~ 4 个月后,黄体逐渐萎缩而由胎盘分泌代之,直至分娩。天然孕激素为黄体酮(孕酮,progesterone)。临床应用的是人工合成品及其衍生物。

【分类】　孕激素类按化学结构可分为两大类。

1. 17α-羟孕酮类　从黄体酮衍生而得,如醋酸甲羟孕酮(醋酸甲孕酮,安宫黄体酮,medroxyprogesterone acetate)、甲地孕酮(megestrol)、氯地孕酮(chlormadinone)和羟孕酮己酸酯(17α-hydroxyprogesterone caproate)。

2. 19-去甲睾丸酮类　从妊娠素衍生而得,如炔诺酮(norethisterone,norethindrone,norlutin)、双醋炔诺醇(etynodiol diacetate)、炔诺孕酮(18 甲基炔诺酮,甲基炔诺酮,norgestrel)等。

【体内过程】　黄体酮口服后在胃肠及肝迅速破坏,效果差,故采用注射给药。人工合成的炔诺酮、甲地孕酮等在肝破坏较慢,作用较强,可以口服,是避孕药的主要成分。油溶液肌内注射可发挥长效作用。

【药理作用】

1. 生殖系统

(1) 月经后期,在雌激素作用的基础上,孕激素使子宫内膜继续增厚、充血、腺体增生并分泌,由增殖期转为分泌期,有利于孕卵的着床和胚胎发育。

(2) 抑制子宫的收缩,并降低子宫对缩宫素的敏感性。

(3) 一定剂量可抑制垂体前叶 LH 的分泌,从而抑制卵巢的排卵过程。

(4) 可促使乳腺腺泡发育,为哺乳做准备。

2. 代谢　竞争性地对抗醛固酮,从而促进 Na^+ 和 Cl^- 的排泄并利尿。

3. 升温作用　有轻度升高体温作用,使月经周期的黄体相基础体温较高。

【临床应用】

1. 功能性子宫出血　黄体功能不足时,可致子宫内膜不规则的成熟与脱落而引起子宫出血,应用孕激素类可使子宫内膜协调一致地转为分泌期,故可维持正常的月经。

2. 痛经和子宫内膜异位症　可抑制排卵并减轻子宫痉挛性收缩从而止痛,也可使异位的子宫内膜退化。本药与雌激素制剂合用,疗效更好。

3. 先兆流产与习惯性流产　用于黄体功能不足所致的先兆流产与习惯性流产。黄体酮有时也可能引起生殖性畸形,需注意。

4. 子宫内膜腺癌、前列腺肥大或癌症,与雌激素合用于避孕。

【不良反应】　不良反应较少,偶见头晕、恶心及乳房胀痛等。长期应用可引起子宫内膜萎缩,月经量减少。妊娠期妇女可引起女性胎儿男性化及胎儿生殖器畸形。

第 3 节　雄激素类药和同化激素类药

一、雄激素类药

天然雄激素(androgens)主要是睾丸间质细胞分泌的睾酮(testosterone,睾丸素)。一些新衍生物,临床常用的为甲睾酮(android;甲基睾丸素,methyltestosterone)、丙酸睾酮(andronate;丙酸睾丸素,testosterone propionate)和苯乙酸睾酮(testosterone phenylacetate,苯乙酸睾丸素)。

【体内过程】　睾酮口服易吸收,但在肝被迅速破坏,因此口服无效。大部分与蛋白结合,代谢物与葡萄糖醛酸或硫酸结合失去活性,经尿排泄;也可做成片剂植于皮下,吸收缓慢,作用可长达6周。睾酮的酯类化合物极性较低,溶于油液中肌内注射后,吸收缓慢,持续时间也较长。

【药理作用】

1. 生殖系统 促进男性性征和生殖器官发育,睾酮还可抑制垂体前叶分泌促性腺激素(负反馈),对女性可减少雌激素分泌,尚有抗雌激素作用。

2. 同化作用 雄激素能明显地促进蛋白质合成(同化作用),减少氨基酸分解(异化作用),使肌肉增长,体重增加,降低氮质血症,同时出现水、钠、钙、磷潴留现象。

3. 骨髓造血功能 在骨髓功能低下时,大剂量雄激素可促进肾分泌红细胞生成素(EPO),也可以直接刺激骨髓造血功能,使红细胞和血红蛋白增加。

【临床应用】

1. 睾丸功能不全 无睾症或类无睾症(睾丸功能不全)时,做替代疗法。

2. 功能性子宫出血 利用其抗雌激素作用使子宫平滑肌及其血管收缩,内膜萎缩而止血。

3. 晚期乳腺癌 对晚期乳腺癌或乳腺癌转移者,采用雄激素治疗可使部分病例的病情得到缓解。这可能与其抗雌激素作用有关,也可能通过抑制垂体促性腺激素的分泌,减少卵巢分泌雌激素。

4. 再生障碍性贫血及其他贫血 用丙酸睾酮或甲睾酮可使骨髓功能改善。

【不良反应】 女性患者如长期应用可能引起痤疮、多毛、声音变粗、闭经、乳腺退化、性欲改变等男性化现象。多数雄激素均能干扰肝内毛细胆管的排泄功能,引起胆汁淤积性黄疸。应用时若发现黄疸或肝功能障碍时,则应停药。

【禁忌证及应用注意】 对孕妇及前列腺癌患者禁用。因本药有水、钠潴留作用,对肾炎、肾病综合征、肝功能不全、高血压及心力衰竭患者也应慎用。

二、同化激素类药

临床应用雄性激素虽有较强的同化作用,但用于女性或非性腺功能不全的男性,常可出现雄激素作用,从而限制了它的临床应用;因此,合成了同化作用较好,而雄激素样作用较弱的睾酮的衍生物,即同化激素(anabolic steroids),如苯丙酸诺龙(nandrolone phenylpropionate,南诺龙)、司坦唑(stanozolol,康力龙)及美雄酮(methandienone,去氢甲基睾丸素)等。

本类药物主要用于蛋白质同化或吸收不足,以及蛋白质分解亢进或损失过多等情况,如严重烧伤、手术后慢性消耗性疾病、老年骨质疏松和肿瘤恶病质等患者。服用时应同时增加食物中的蛋白质成分。本类药物是体育竞赛的一类违禁药。

长期应用可引起水钠潴留及女性轻微男性化现象。有时引起肝内毛细胆管胆汁淤积而发生黄疸。肾炎、心力衰竭和肝功能不全者慎用,孕妇及前列腺癌患者禁用。

第4节 避 孕 药

避孕药是一类能阻碍受孕和终止妊娠的药物,生殖过程是一个复杂的生理过程,包括精子和卵子的形成与成熟、排卵、受精、着床及胚胎发育等多个环节,阻断其中任何一个环节都可以达到避孕和终止妊娠的目的。这些环节多发生在女性体内,这使女性避孕药较男性避孕药发展为快。

一、主要抑制排卵的避孕药

【药理作用】 现应用的女性避孕药以此类为主。它们由不同类型的雌激素和孕激素类组成,主要避孕作用是抑制排卵。一般认为雌激素通过负反馈机制抑制下丘脑 GnRH 的释放,从而减少 FSH 分泌,使卵泡的生长成熟过程受到抑制,同时孕激素又抑制 LH 释放,两者协同作用而抑制排卵。停药后,垂体前叶产生和释放 FSH 和 LH 及卵巢排卵功能都可以很快恢复。

除以上作用外,此类药物还可干扰生殖过程的其他环节,如可能使子宫内膜的正常增殖受到抑制,腺体少而内膜萎缩,因此不适宜受精卵的着床;还可能影响子宫和输卵管平滑肌的正常活动,改变受精卵在输卵管的运行速度,以致受精卵不能适时地到达子宫。此外,宫颈黏液变得更黏稠,使精子不易进入子宫腔等。

【分类及用途】

1. 短效口服避孕药　如复方炔诺酮片、复方甲地孕酮片及复方炔诺孕酮片等。从月经周期第 5 天开始,每晚服药 1 片,连服 22 天,不能间断。一般于停药后 2～4 天就可以发生撤退性出血,形成人工月经周期。下次服药仍从月经来潮第 5 天开始。如停药 7 天仍未来月经,则应立即开始服下一周期的药物。偶尔漏服时,应于 24 小时内补服一片。

2. 长效口服避孕药　是以长效雌激素类药物炔雌醚与不同孕激素类如炔诺孕酮或氯地孕酮等配伍而成的复方片剂。每月服一次,成功率为 98.3%。服法是从月经来潮当天算起,第 5 天服一片,最初两次间隔 20 天,以后每月服一次,每次一片。

3. 长效注射避孕药　如复方己酸孕酮注射液(即避孕针 1 号),第一次于月经周期的第 5 天深部肌内注射 2 支,以后每隔 28 天或于每次月经周期的第 11～12 天注射一次,每次 1 支。注射后一般于 14 天左右月经来潮。如发生闭经,仍应按期给药,不能间断。

4. 埋植剂　以己内酮小管(约 φ2mm×30mm)装入炔诺孕酮 70mg,形成棒状物,植入臂内侧或左肩胛部皮下。

5. 多相片剂　为了使服用者的激素水平近似月经周期水平并减少月经期间出血的发生率,可将避孕药制成多相片剂,如炔诺酮双相片、三相片和炔诺孕酮三相片。双相片是开始 10 天每天服一片含炔诺酮 0.5mg 和炔雌醇 0.035mg 的片剂,后 11 天内每天服一片含炔诺酮 1mg 和炔雌醇 0.035mg 的片剂,这种服用法,很少发生突破性出血,是其优点。三相片则分为开始 7 天,每天服一片含炔诺酮 0.5mg 和炔雌醇 0.035mg 的片剂;中期 7 天,每天服用一片含炔诺酮 0.75mg 和炔雌醇 0.035mg 的片剂;最后 7 天,每天服用一片含炔诺酮 1mg 和炔雌醇 0.035mg 的片剂,其效果较双相片更佳。炔诺孕酮三相片则为开始 6 天,每天服用一片含炔诺孕酮 0.05mg 和炔雌醇 0.03mg 的片剂;中期 5 天,每天服用一片含炔诺孕酮 0.075mg 和炔雌醇 0.04mg 的片剂;后 10 天,每天服用一片含炔诺孕酮 0.125mg 和炔雌醇 0.03mg 的片剂,这种服法更符合人体内源性激素的变化规律,临床效果更好。

【不良反应】

1. 类早孕反应　少数妇女在用药初期可出现轻微的类早孕反应,如恶心、呕吐及择食等。一般坚持用药 2～3 个月后可减轻或消失。

2. 子宫不规则出血　较常见于用药后最初几个周期中,如出现不规则出血,可加服炔雌醇。

3. 闭经　有 1%～2% 服药妇女发生闭经,有不正常月经史者较易发生。如连续 2 个月闭经,应予停药。

4. 乳汁减少　少数哺乳妇女乳汁减少。长效口服避孕药可通过乳汁影响乳儿,使其乳房肿大。

5. 凝血功能亢进　国外报道本类药物可诱发血栓性静脉炎、肺栓塞或脑血管栓塞等。国内虽尚未见报道,但仍应注意。

6. 其他　可能出现痤疮、皮肤色素沉着,个别人可能血压升高。

二、抗着床避孕药

此类药物也称探亲避孕药,主要使子宫内膜发生各种功能和形态变化,使之不利于孕卵着床。我国多用大剂量炔诺酮(5mg/次)或甲地孕酮(2mg/片);此外,还研制成一种新型抗着床药双炔失碳酯(anorethidrane dipropionate,53抗孕片)。本类药物主要优点是应用不受月经周期的限制,无论在排卵前、排卵期或排卵后服用,都可影响孕卵着床。

三、外用避孕药

本类药物多是具有较强杀精作用的药物,常用的有孟苯醇醚(menfegol)、烷苯醇醚(alfenxynol)等。该药由阴道给药,可快速溶解发挥杀精作用而避孕,还可形成黏液阻止精子运动。本类药应用方便,但失败率高于其他屏障避孕法。

四、男性避孕药

棉酚(gossypol)是棉花根、茎和种子中所含的一种黄色酚类物质。其作用部位在睾丸细精管的生精上皮,可使精子数量减少,直至无精子。停药后可逐渐恢复。经健康男子试用,每天20mg,连服2个月即可达节育标准,有效率达90%以上。

不良反应有乏力、食欲减退、恶心、呕吐、心悸及肝功能改变等。服药者如发生低血钾肌无力症状,应加处理。

◈ **知识考点** 性激素的药理作用、临床应用和不良反应

案例 26-1 分析
1. 长期大量应用雌激素可引起子宫内膜过度增生及子宫出血。
2. 使用炔雌醇的目的和机制是促进子宫内膜增生,修复子宫内膜创面减少出血。

小 结

1. 性激素是由性腺分泌,包括雌激素、孕激素和雄激素,是维持人体正常生理所必需的激素。雌激素促进女性生殖器官生长发育,提高子宫平滑肌敏感性,主要用于卵巢功能不全、闭经、绝经期综合征、功能性子宫出血、前列腺癌、痤疮等;孕激素主要用于功能性子宫出血、先兆流产、痛经、子宫内膜异位症等;雄激素可促进男性生殖器官生长发育,还有对抗雌激素、同化作用、刺激骨髓造血等作用,主要用于睾丸功能不全、再生障碍性贫血、功能性子宫出血等。

2. 避孕药依据其作用原理不同分为抑制排卵的避孕药、抗着床避孕药、外用杀精避孕药、男性避孕药。常用的是前两类,多为孕激素和雌激素组成的复方制剂。

目标检测

一、选择题

【A 型题】

1. 天然的雌激素是( )
   A. 雌二醇　　　　B. 雌三醇
   C. 戊酸雌二醇　　D. 炔雌醚
   E. 己烯雌酚

2. 雌激素的临床应用有( )
   A. 痛经　　　　　B. 先兆性流产
   C. 子宫内膜异位症　D. 功能性子宫出血
   E. 消耗性疾病

3. 下列对孕激素作用错误的是( )
   A. 抑制子宫平滑肌的收缩

B. 促使女性性器官的发育成熟
C. 抑制排卵
D. 促使乳腺腺泡发育
E. 促使子宫内膜由增殖期转为分泌期

4. 关于雄激素的作用不正确的是( )
   A. 抗雌激素作用
   B. 促进男性性征和生殖器的发育
   C. 抑制蛋白质的合成
   D. 抑制垂体前叶分泌促性腺激素
   E. 大剂量时促进骨髓造血功能

5. 常用避孕药的药理作用不含( )
   A. 改变子宫内膜

B. 抑制排卵

C. 升高血中雌激素、孕激素浓度

D. 降低血中雌激素、孕激素浓度

E. 改变输卵管功能

【B 型题】

（第 6～10 题备选答案）

A. 探亲避孕药　　　B. 绝经期综合征

C. 再生障碍性贫血　D. 老年性骨质疏松

E. 先兆流产

6. 甲睾酮可用于(　　)

7. 黄体酮可用于(　　)

8. 己烯雌酚可用于(　　)

9. 苯丙酸诺龙可用于(　　)

10. 甲地孕酮可用于(　　)

【X 型题】

11. 雌激素的作用有(　　)

A. 参与月经周期形成

B. 维持女性性征

C. 水钠潴留

D. 抑制乳汁分泌

E. 抑制子宫收缩

12. 功能性子宫出血可应用(　　)

A. 己烯雌酚　　　　B. 炔诺酮

C. 前列腺素　　　　D. 丙酸睾酮

E. 甲羟孕酮

13. 主要抑制排卵避孕药的不良反应是(　　)

A. 闭经　　　　　　B. 凝血功能亢进

C. 乳汁减少　　　　D. 乳汁增多

E. 功能性子宫出血

14. 对性激素类药物描述正确的是(　　)

A. 均具有甾体化学结构

B. 性激素受体均为膜受体

C. 包括雌激素、孕激素和雄激素

D. 均为性腺分泌的激素

E. 常用避孕药大多数属于性激素类药物制剂

15. 目前临床应用的避孕药分类为(　　)

A. 口服避孕药

B. 抑制排卵的药物

C. 抑制孕卵着床的药物

D. 男性避孕药

E. 外用避孕药

（张卫芳）

第七篇　化学治疗药物

第 27 章　抗菌药物概论

学习目标

1. 掌握抗菌谱、抗菌活性、化疗指数和耐药性的概念。
2. 理解化学治疗、抗菌药、抗生素、抑菌药和杀菌药和抗菌后效应的概念。
3. 理解抗菌药物的作用机制和抗菌药物的合理用药原则。
4. 了解细菌耐药性产生的机制。

对病原微生物(细菌、真菌、病毒等)、寄生虫所致感染性疾病及恶性肿瘤的药物治疗统称为化学治疗(chemotherapy),简称化疗。用于治疗上述疾病的药物称化学治疗药物(chemotherapeutic drugs),简称化疗药,包括抗菌药、抗真菌药、抗病毒药、抗寄生虫药和抗恶性肿瘤药。

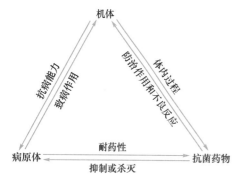

图 27-1　机体、抗菌药物与病原体三者之间的相互关系

抗菌药(antibacterial drugs)是指对细菌具有抑制或杀灭作用的药物,包括抗生素和人工合成抗菌药。在应用抗菌药物治疗感染性疾病过程中,应注意机体、病原体与抗菌药物三者的相互关系(图 27-1)。

病原体在疾病的发生上起着重要作用,但病原体不能决定疾病的全过程,机体的反应性、免疫状态和防御功能对疾病的发生、发展与转归也有重要作用。因此,重视三者间的辩证关系,一方面合理应用药物,充分发挥其抗病原体作用,同时调动机体防御功能以战胜病原体;另一方面应避免和减少药物对机体产生的不良反应或病原体对药物产生的耐药性。

理想的抗菌药应对致病菌有高度选择性,对人体无毒或低毒,并能增强机体的防御功能;有较好的药代动力学特点;细菌对其不易产生耐药性;使用方便;价格低廉。

第 1 节　常 用 术 语

1. 抗生素(antibiotics)　是某些微生物(包括细菌、真菌和放线菌等)产生的具有抑制或杀灭病原体作用的物质。

2. 抗菌谱(antibacterial spectrum)　是指抗菌药物的抗菌范围。某些药物抗菌范围小属窄谱抗菌药,如异烟肼只对结核杆菌有效。另一些药物抗菌范围广泛,称之为广谱抗菌药,如四环素和氯霉素,它们不仅对革兰阳性细菌和革兰阴性细菌有作用,对衣原体、支原体、立克次体及某些原虫等也有抑制作用。抗菌谱是临床选用抗菌药的基础。

3. 抗菌活性(antibacterial activity)　是指药物抑制或杀灭细菌的能力。临床上常用最低抑菌浓度和最低杀菌浓度评价抗菌药物的抗菌活性。

（1）最低抑菌浓度（minimal inhibitory concentration，MIC）：是指在体外培养 18 ~ 24 小时后能抑制细菌生长的最低药物浓度。

（2）最低杀菌浓度（minimal bactericidal concentration，MBC）：是指能够杀灭培养基内细菌或者把细菌减少 99.9% 的最低药物浓度。

MIC 或 MBC 值越小，药物抗菌能力越强。

4. 抑菌药（bacteriostatic drugs） 是指仅能抑制微生物细菌生长繁殖而无杀灭作用的药物，如四环素等。

5. 杀菌药（bactericidal drugs） 这类药不仅能抑制细菌生长繁殖，而且能杀灭之，如青霉素类、氨基糖苷类等。

6. 化疗指数（chemotherapeutic index，CI） 常以动物实验的 LD_{50}/ED_{50} 或 LD_5/ED_{95} 的比值来表示。化疗指数越大，表明药物的毒性越小，疗效越大，临床应用的价值也可能越高。但化疗指数高者并不是绝对安全，如毒性很低的青霉素化疗指数很大，但仍有引起过敏休克的可能。

7. 抗菌后效应（postantibiotic effect，PAE） 指抗菌药物与细菌接触一短暂时间后，或抗菌药在撤药后其浓度低于 MIC 时，仍然对细菌的生长繁殖有抑制作用，此现象称为抗菌后效应。抗菌后效应延长了抗菌药体内作用时间，一定程度上增强了其抗菌作用。

▲ **知识考点** 抗菌谱、抗菌活性、化疗指数和抗菌后效应的概念

第 2 节 抗菌药物的作用机制

抗菌药物主要是通过干扰细菌的生化代谢过程，影响其结构和功能，使其失去正常生长繁殖能力，而产生抑制或杀灭细菌的作用。现将几种主要作用机制（图 27-2）简介如下。

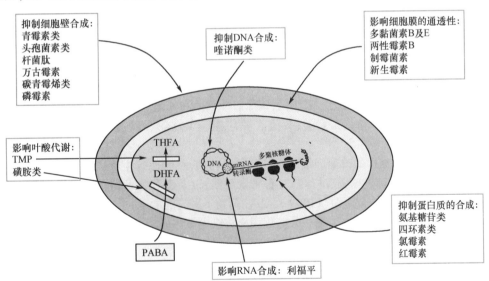

图 27-2 抗菌药物作用机制示意图

1. 抑制细菌细胞壁合成 细菌细胞膜外是一层坚韧的细胞壁，能抗御菌体内强大的渗透压，具有保护和维持细菌正常形态的功能。细菌细胞壁主要结构成分是细胞壁黏肽，细胞壁黏肽是由 N-乙酰葡萄糖胺与十肽相连的 N-乙酰胞壁酸重复交叉连接而成。青霉素等 β-内酰胺类抗生素的作用靶位是胞质膜上的青霉素结合蛋白（PBPs），表现为抑制转肽酶的转肽作用，从而阻碍了交叉连接，导致细菌细胞壁缺损。由于菌体内的高渗透压，在等渗环境中水分不断渗入。

致使细菌膨胀、变形,在细菌自溶酶影响下,细菌破裂溶解而死亡。

2. 影响细菌细胞膜的通透性 细菌细胞膜主要是由类脂质和蛋白质分子构成的一种半透膜,具有渗透屏障和运输物质的功能。多黏菌素类抗生素具有表面活性物质,能选择性地与细菌细胞膜中的磷酯结合;制霉菌素和两性霉素等多烯类抗生素则能与真菌细胞膜中固醇类物质结合。它们均能使细胞膜通透性增加,导致菌体内的蛋白质、核苷酸、氨基酸、糖和盐类等外漏,从而使细菌死亡。

3. 抑制蛋白质合成 核糖体是蛋白质合成的主要场所,细菌的核糖体为70S,由30S和50S亚基组成,哺乳动物是真核细胞,其核糖体为80S,由40S与60S亚基构成,因而它们的生理、生化功能不同。抗菌药物对细菌的核糖体有高度的选择性毒性,而不影响哺乳动物的核糖体和蛋白质合成。氨基糖苷类、四环素类、氯霉素、红霉素等多种抗生素,通过选择性影响细菌的两种亚基,抑制细菌蛋白质的合成,从而发挥抑菌或杀菌作用。

4. 抑制核酸代谢 喹诺酮类药物通过抑制DNA回旋酶抑制DNA的合成,产生杀菌作用。利福平能抑制以DNA为模板的RNA多聚酶,阻碍mRNA的合成而产生杀菌作用。

5. 影响叶酸代谢 磺胺类与甲氧苄啶(TMP)可分别抑制二氢叶酸合成酶与二氢叶酸还原酶,妨碍叶酸代谢,最终影响核酸合成,从而抑制细菌的生长繁殖。

◈ **知识考点** 抗菌药物的作用机制

第3节 细菌的耐药性

细菌的耐药性(resistance)又称抗药性,一般是指细菌与药物多次接触后,对药物的敏感性下降甚至消失,致使药物对耐药菌的疗效降低或无效。

耐药性产生的机制主要有以下几个方面。

1. 产生灭活酶 灭活酶有两种,一是水解酶,如β-内酰胺酶可水解青霉素或头孢菌素。二是钝化酶又称合成酶,可催化某些基团结合到抗生素的—OH或—NH₂上,使抗生素失活,如氯霉素乙酰转移酶,能使氯霉素转化为无抗菌活性的代谢物。

2. 降低细菌细胞膜通透性 细菌可通过各种途径使抗菌药物不易进入菌体,如革兰阴性杆菌的细胞外膜对青霉素等有天然屏障作用;铜绿假单胞菌和其他革兰阴性杆菌外膜孔道蛋白构型改变或缺失引起一些广谱青霉素类、头孢菌素类,甚至某些第三代头孢菌素不易渗透至菌体内,导致耐药。

3. 细菌体内靶位结构的改变 细菌通过靶位结构的改变,使抗生素失去作用点,从而不易发挥作用。例如,某些肺炎球菌、淋球菌对青霉素耐药,以及金黄色葡萄球菌对甲氧西林耐药,乃因经突变引起青霉素结合蛋白(PBPs)改变,使药物不易与之结合。

4. 药物主动外排系统活性增强 某些细菌能将进入菌体的药物排出体外,称为主动外排系统。由于该系统的作用,使菌体内抗菌药物浓度降低而产生耐药性。通常受主动外排系统影响的药物有β-内酰胺类、喹诺酮类和大环内酯类等。

5. 改变代谢途径 细菌通过增加代谢拮抗物而使抗菌药物失效。例如,对磺胺耐药的细菌可通过产生较多的对氨基苯甲酸(PABA)导致其失效。

◈ **知识考点** 细菌耐药性产生的机制

第4节 抗菌药物的合理应用原则

随着抗菌药物的广泛使用,抗菌药滥用或不合理应用现象日益严重,给治疗带来许多严重问题,如产生严重不良反应和细菌耐药性等。因此,合理应用抗菌药物日益受到重视。

1. 明确病原学诊断,针对性用药　有针对性选用抗菌药是合理用药的首要原则,而正确的临床诊断和细菌学诊断是选用药物的基础。首先应尽早明确病原菌,根据病原菌种类及细菌药敏试验结果选药。在病原菌及敏感情况不明时,如果患者感染症状很重,可先根据临床诊断判断可能的病原菌,并凭经验选用适当抗菌药进行治疗,药敏试验有结果后,再根据药敏试验选用抗菌药。

2. 按照抗菌药物的适应证选药　每种抗菌药有着各自不同的抗菌谱和抗菌活性,以及各自的体内过程特点,因此具有各自不同的临床适应证。只有充分了解各种抗菌药物的药效学和药动学特点,才能有针对性选择最有效的药物,以取得满意的疗效。同时,还应注意药物的不良反应及防治措施。

3. 根据患者生理病理情况合理用药　应根据患者的年龄、性别、生理和病理状态、肝肾功能、免疫功能及经济承受能力等不同情况制订给药方案。

(1) 肾功能减退:应避免使用主要经肾排泄而且对肾有毒性的药物,如两性霉素 B、万古霉素、氨基糖苷类、多黏菌素类和磺胺类等。必须使用时,应根据肾功能减退的程度,适当减少用量或延长给药间隔时间。

(2) 肝功能减退:应避免使用或慎用主要在肝内代谢及对肝有损害的药物,如红霉素酯化物、四环素类、氯霉素、磺胺类、利福平、异烟肼、两性霉素 B、酮康唑和咪康唑等。

(3) 特殊患者的用药:新生儿禁用氯霉素、呋喃类和磺胺类药物,以免引起灰婴综合征、溶血和核黄疸;儿童应避免使用对生长发育有影响的药物,如四环素、氟喹诺酮类;孕妇及哺乳期妇女应避免使用可能致畸的药物或影响婴儿健康的药物,孕妇应禁用如四环素类、氯霉素、依托红霉素、氨基糖苷类、氟喹诺酮类和磺胺类等。

4. 防止抗菌药的不合理应用　①抗菌药对病毒感染无效,单纯性病毒感染,一般不使用抗菌药;②发热原因不明,除病情严重或高度怀疑为细菌感染者外,不宜使用抗菌药,以免掩盖典型的临床症状或难于检出病原体而延误诊断和治疗;③局部应用抗菌药易诱发过敏反应和细菌耐药,故除少数局部应用的抗菌药如磺胺米隆、磺胺嘧啶银外,应尽量避免皮肤黏膜局部用药;④应用适宜的剂量、给药途径和疗程,以求提高疗效、降低不良反应及减少或延缓细菌耐药性的发生。

5. 严格控制抗菌药的预防应用　不适当的预防用药可引起病原菌高度耐药,发生继发感染而难以控制。因此,预防用药应具有明确的指征,仅限于少数经临床证明确实有效的情况,如预防结肠或直肠手术后的多种需氧和厌氧菌感染;防止闭塞性脉管炎患者因截肢或外伤导致的气性坏疽;预防流行性脑脊髓膜炎、结核病、疟疾或破伤风;预防风湿热复发或风湿病等。

6. 防止抗菌药不合理的联合应用　联合用药的目的在于提高疗效、减少不良反应、延缓或减少细菌耐药性的发生。对混合感染或未做细菌学诊断的患者,可扩大抗菌范围,但不合理的联合用药不仅不能增加疗效,反而可降低疗效,甚至增加不良反应或增加耐药菌株产生,并可能延误正确的诊断和治疗,因此联合用药必须把握明确指征,权衡利弊。

(1) 联合用药的指征:以下 5 种情况可作为联合应用抗菌药的参考指征,①单一抗菌药不能控制的严重感染或混合感染,如肠穿孔后腹膜炎、感染性心内膜炎或败血症等;②病因未明的严重感染,为扩大抗菌范围可选择联合用药,待细菌诊断明确后即调整用药;③抗菌药不易渗入部位的感染,如结核性脑膜炎;④长期用药易产生耐药者,如结核病、慢性骨髓炎等;⑤对毒性较强的药物,可联合用药,以减少用量而使毒性减轻。

(2) 联合用药的效果:抗菌药按其作用性质可分为四大类。

Ⅰ类为繁殖期杀菌剂,如 β-内酰胺类、万古霉素类。

Ⅱ类为静止期杀菌剂,如氨基糖苷类、喹诺酮类、多黏菌素类。

Ⅲ类为快效抑菌剂,如四环素类、氯霉素类、大环内酯类。

Ⅳ类为慢效抑菌剂,如磺胺类。

联合应用上述抗菌药物时,可获得协同(Ⅰ类+Ⅱ类)、拮抗(Ⅰ类+Ⅲ类)、相加(Ⅲ类+Ⅳ类)、无关或相加(Ⅰ类+Ⅳ类)四种效果。例如,青霉素与链霉素或庆大霉素合用,可产生协同抗菌作用。但是,青霉素类与氯霉素或四环素类合用时,由于快效抑菌剂使细菌迅速处于静止状态,青霉素类药物难以充分发挥其繁殖期杀菌作用而降低其疗效。还应注意,作用机制相同的同一类药物合用时,疗效不增强,反而有可能增加毒性,如氨基糖苷类药物彼此间不能合用。大环内酯类、林可霉素、氯霉素类药物,因其作用机制相似,合用时药物相互竞争相近的靶位,也会出现拮抗作用。不同种类抗菌药物联用也可致某些毒性增加,如氨基糖苷类与头孢菌素联用可致肾毒性增强,不宜联用。

(3)药物配伍注意事项:临床用药时,除考虑到联合用药的协同和累加作用外,还应注意药物的配伍禁忌。①青霉素与庆大霉素联用时,如在体外混合,青霉素的β-内酰胺环可使庆大霉素部分失活而降低疗效。临床上氨基糖苷类与β-内酰胺类联用时,应分别溶解,分瓶输注。②头孢菌素类和青霉素类相同,在溶液中稳定性较低且易受pH的影响,其在酸性或碱性溶液中会加速分解,应严禁与酸性药物(如维生素C、氨基酸等)或碱性药物(如氨茶碱、碳酸氢钠等)配伍。③青霉素类与头孢菌素类最好采用注射用水或等渗氯化钠注射液作溶媒,若溶在葡萄糖液中,往往使主药分解增快而导致疗效降低;另外红霉素、卡那霉素也不宜加在葡萄糖液中,两性霉素B不能溶在生理盐水中。

 知识考点 抗菌药物的合理应用原则

 知识链接 **滥用抗菌药物的危害**

滥用抗菌药物的现象十分严重,已成为影响人类健康的重大问题。其危害表现为:①加快了细菌耐药性的产生;②毒性反应日渐增多;③大大增加了过敏反应;④导致体内菌群失调,引起二重感染,尤其是长期大剂量使用更易产生;⑤形成巨大的资源浪费。

小 结

1. 抗菌药是指对细菌具有抑制或杀灭作用的药物。抗菌谱是指抗菌药的抗菌范围,是抗菌药临床选药的基础;抗菌活性反映药物的抗菌能力,用MIC、MBC表示。化疗指数(LD_{50}/ED_{50})是评价化疗药安全性的指标,化疗指数越大,药物安全性越大。

2. 抗菌药物的作用机制主要包括:抑制细菌细胞壁的合成、影响细菌细胞膜通透性、抑制菌体蛋白质合成、影响核酸代谢和抗叶酸代谢。

3. 细菌可通过产生灭活酶、改变细胞膜通透性、改变作用的靶位蛋白、影响主动流出系统或细菌改变自身代谢途径而对抗菌药物产生耐药性。

4. 抗菌药合理应用的基本原则为:明确病原菌,针对性用药;按照适应证选药;根据患者情况合理用药;防止抗菌药的不合理应用;严格控制预防应用;防止不合理的联合应用。

目标检测

一、选择题

【A型题】

1. 抗菌谱是( )
   A. 抗菌药的治疗指数　B. 抗菌药的抗菌范围
   C. 抗菌药的抗菌能力　D. 抗菌药的治疗效果
   E. 抗菌药的适应证

2. 关于细菌耐药性产生的机制叙述错误的是( )
   A. 产生灭活酶
   B. 改变靶位结构

C. 降低细菌细胞膜的通透性

D. 增加细菌细胞膜的通透性

E. 改变代谢途径

3. 化疗指数是指(　　)

  A. ED_{95}/LD_5 B. LD_{95}/ED_5

  C. LD_{50}/ED_{50} D. $LD_{50}=ED_{50}$

  E. $ED_5=LD_{95}$

4. 与 β-内酰胺类联合发挥协同作用的药物为(　　)

  A. 大环内酯类   B. 氨基糖苷类

  C. 多黏菌素类   D. 四环素类

  E. 氯霉素

5. 抗菌活性是指(　　)

  A. 抗菌药物的抗菌范围

  B. 抗菌药物抑制或杀灭病原微生物的能力

  C. 抑制细菌生长繁殖的药物

  D. 杀灭细菌作用的药物

  E. 以上都是错误的

6. 阻碍细菌细胞壁合成的药物有(　　)

  A. 大环内酯类   B. 氨基糖苷类

  C. 青霉素类   D. 四环素类

  E. 林可霉素类

7. 有关化疗指数(CI)的描述中错误的是(　　)

  A. CI 反映药物的安全性

  B. CI 常用 LD_{50}/ED_{50} 来表示

  C. CI 小说明药物临床应用更安全

  D. CI 是衡量药物安全性的有效指标

  E. CI 也可用 LD_5/ED_{95} 表示

8. 繁殖期杀菌药与静止期杀菌药合用的效果是(　　)

  A. 无关   B. 相加

  C. 相减   D. 增强

  E. 拮抗

【B 型题】

(第 9 ~ 13 题备选答案)

  A. 抑制细菌细胞壁的合成

  B. 抑制菌体蛋白质的合成

  C. 影响细菌胞质膜通透性

  D. 干扰细菌 DNA 合成

  E. 影响叶酸代谢

9. 庆大霉素的抗菌机制是(　　)

10. 磺胺类药物的抗菌机制是(　　)

11. 青霉素的抗菌机制是(　　)

12. 红霉素的抗菌机制是(　　)

13. 喹诺酮类药物的抗菌机制是(　　)

【X 型题】

14. 属于抑菌药的药物为(　　)

  A. 青霉素类   B. 头孢菌素类

  C. 大环内酯类   D. 氨基糖苷类

  E. 四环素类

15. 关于抗菌药使用叙述错误的是(　　)

  A. 病毒感染   B. 感冒发热

  C. 扁桃体炎   D. 脑膜炎

  E. 烧伤

16. 下列抗菌药物属于杀菌药的是(　　)

  A. 青霉素类、氨基糖苷类

  B. 氯霉素、多黏菌素类

  C. 头孢菌素类、氨基糖苷类

  D. 氨基糖苷类、多黏菌素类

  E. 红霉素、氯霉素

二、简答题

1. 抗菌药物的作用机制有哪几个方面？举例说明。

2. 抗菌药联合应用的目的是什么？

3. 为什么Ⅰ类和Ⅲ类抗菌药物联合应用会出现拮抗作用？

(陈俊荣)

第28章 抗 生 素

第1节 β-内酰胺类抗生素

学习目标

1. 掌握青霉素与头孢菌素类的抗菌谱、抗菌机制、临床应用、主要不良反应及防治措施。
2. 理解半合成青霉素的种类及特点。
3. 了解其他 β-内酰胺类、β-内酰胺酶抑制剂的药理作用及临床应用。

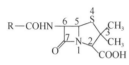

图 28-1 青霉素类药物的基本结构

β-内酰胺类抗生素（β-lactams antibiotics）是指化学结构中具有 β-内酰胺环的一大类抗生素（图 28-1），包括青霉素类、头孢菌素类和其他 β-内酰胺类抗生素。此类抗生素具有杀菌活性强、毒性低、适应证广及临床疗效好的优点。β-内酰胺类抗生素的作用机制均相似，都能作用于青霉素结合蛋白（penicillin binding proteins，PBPs），抑制转肽酶的活性，从而阻碍细菌细胞壁黏肽合成，使细菌细胞壁缺损，在细胞壁自溶酶的参与下，菌体膨胀裂解，引起细菌死亡。哺乳动物无细胞壁，不受 β-内酰胺类药物的影响，因而本类药对细菌有选择性杀菌作用，对宿主毒性小。

> **知识链接** ***青霉素结合蛋白***
>
> 青霉素结合蛋白（PBPs）为广泛存在于细菌表面的一种膜蛋白，是 β-内酰胺类抗生素的主要作用靶位。每一菌种都有一套特异的 PBPs，称 PBPs 谱。不同菌属其 PBPs 含量、种类不同，不同抗生素通过与不同的 PBPs 相结合而产生不同的抗菌活性。同样，PBPs 结构与数量的改变也是细菌产生耐药性的一个重要机制。

一、青霉素类

青霉素类抗生素的基本结构由6-氨基青霉烷酸（6-APA）和侧链（R-CO）组成（图 28-1），包括天然青霉素和人工半合成青霉素（表 28-1）。

表 28-1 常用青霉素类药物及其特点

抗菌作用类别	药物	耐酸	耐酶	广谱	铜绿假单胞菌	作用特点
天然类	青霉素 G	－	－	－	－	对 G⁺菌和螺旋体高效
半合成类						
耐酸类	青霉素 V、非奈西林、丙匹西林	＋	－	－	－	抗菌谱同青霉素，活性较低，可口服
耐酶类	苯唑西林、氯唑西林、双氯西林、氟氯西林	＋	＋	－	－	主要用于产酶金黄色葡萄球菌感染
广谱类	氨苄西林、阿莫西林、匹氨西林、酞氨西林、美坦西林	＋	－	＋	－	对 G⁺和 G⁻菌均有效
抗铜绿假单胞菌类	羧苄西林、磺苄西林、替卡西林、呋卡西林、哌拉西林、美洛西林、阿洛西林	－	－	＋	＋	对铜绿假单胞菌和变形杆菌作用强
抗 G⁻杆菌类	美西林、匹美西林、替莫西林	－	＋	－	－	对 G⁻杆菌作用强，对 G⁺菌作用弱

（一）天然青霉素

案例 28-1

患者,女性,30岁。5天前淋雨后发冷、高热、咳嗽、咳少量黏液痰,时有铁锈色痰,经诊断为肺炎球菌肺炎。

问题与思考:

1. 该患者应首选哪种抗生素进行治疗?

2. 如何防治青霉素引起的过敏反应?

青霉素 G(penicillin G) 又称苄青霉素(benzyl penicillin),侧链为苄基,是青霉菌培养液中提取精制获得的。青霉素是最早应用于临床的抗生素,由于它具有杀菌力强、毒性低、价格低廉、使用方便等优点,迄今仍是治疗敏感菌所致各种感染的首选药物。常用其钠盐或钾盐。

【体内过程】 其晶粉在室温中稳定,易溶于水,水溶液在室温中不稳定,易被酸、碱、醇、氧化剂、金属离子分解破坏,且不耐热,20℃放置24小时抗菌活性迅速下降,且可生成有抗原性的降解产物青霉烯酸和青霉噻唑,易引起过敏反应,故青霉素应在临用前配成水溶液。其对酸不稳定,口服易被胃酸及消化酶破坏。肌内注射吸收快且完全,迅速分布于各组织中,肝、肾、肠、肺、横纹肌、中耳液等组织中浓度高。青霉素的脂溶性低,进入细胞量少;房水与脑脊液中含量也较低,但炎症时青霉素进入脑脊液和眼的量可略提高,能达有效浓度。青霉素几乎全部以原形迅速经尿排泄,90% 经肾小管分泌。丙磺舒可与青霉素竞争肾小管分泌,两药合用时能提高青霉素血药浓度,延长其半衰期。

为了延长青霉素的作用时间,还可采用难溶性制剂普鲁卡因青霉素(procaine penicillin) 和苄星青霉素(benzathine penicillin;长效西林,bicillin),它们的水悬剂或油制剂肌内注射后,在注射部位缓慢溶解吸收。

【抗菌作用】 青霉素为繁殖期杀菌剂,抗菌谱较窄。其主要抗菌作用有以下几种。

1. 革兰阳性球菌 如溶血性链球菌、草绿色链球菌、肺炎球菌和厌氧的阳性球菌、不产青霉素酶的金黄色葡萄球菌及多数表皮葡萄球菌对青霉素敏感,但产生青霉素酶的金黄色葡萄球菌对之高度耐药。

2. 革兰阴性球菌 如脑膜炎奈瑟菌对青霉素高度敏感,耐药者罕见。对青霉素敏感的淋球菌日益少见。

3. 革兰阳性杆菌 如白喉棒状杆菌、炭疽杆菌及革兰阳性厌氧杆菌如产气荚膜梭菌、破伤风杆菌、难辨梭状杆菌、短棒菌苗、乳酸杆菌等皆对青霉素敏感。

4. 致病螺旋体、放线菌 如梅毒螺旋体、钩端螺旋体、回归热螺旋体对之高度敏感。

【临床应用】

1. 用作敏感的革兰阳性球菌、革兰阴性球菌感染的首选药,如溶血性链球菌感染引起的咽炎、扁桃体炎、中耳炎、猩红热、化脓性关节炎等;肺炎球菌引起的大叶性肺炎、急慢性支气管炎、脓胸等;草绿色链球菌引起的心内膜炎;脑膜炎奈瑟菌引起的流行性脑脊髓膜炎(流脑) 等。

2. 革兰阳性杆菌引起的破伤风、白喉、气性坏疽等,因青霉素对革兰阳性杆菌产生的外毒素无效,故应与抗毒素合用。

3. 螺旋体感染如钩端螺旋体病、梅毒、回归热等可作为首选药物。

4. 放线菌引起的放线菌病,需大剂量、长疗程用药。

【不良反应】 青霉素的毒性很低,主要不良反应有以下几种。

1. 过敏反应 包括药疹、血清病型反应、溶血性贫血及粒细胞减少等,最严重的是过敏性休克。主要防治措施:①用药前应详细询问药物过敏史,有青霉素过敏史者禁用,有其他药物过敏史者慎用;②初次使用,用药间隔24小时以上或换批号者,使用前必须做皮肤过敏试验,反应阳性者禁用,皮试阴性者注射青霉素后仍有可能发生过敏性休克,故注射后应观察30分钟方可离去;③注射液须临用前新鲜配制;④用青霉素及皮试时应做好急救准备,如肾上腺素、氢化可的松等急救药物和和抢救设备,以便一旦发生过敏休克,能及时治疗;⑤避免在饥饿时注射青霉素,避免滥用和局部用药;⑥一旦发生过敏性休克,应立即皮下或肌内注射0.1%肾上腺素0.5~1.0ml,严重者可稀释后缓慢静脉注射或静脉滴注,必要时加用糖皮质激素和抗组胺药,同时采取吸氧、人工呼吸、气管切开等其他急救措施。

2. 神经毒性 大剂量注射青霉素可引起反射性肌肉痉挛、抽搐、昏迷等神经系统症状,也称青霉素脑病。

3. 局部刺激 肌内注射时可出现局部红肿、疼痛、硬结,甚至引起周围神经炎,钾盐尤甚。

4. 赫氏反应 应用青霉素治疗梅毒、钩端螺旋体感染时,可有症状加剧现象。表现为全身不适、寒战、发热、咽痛、肌痛、心跳加快等症状,此反应可能是大量螺旋体被杀死后释放的代谢产物所引起,一般开始治疗后6~8小时出现,于12~24小时消失。

✦ **知识考点** 青霉素的体内过程、抗菌作用、临床应用、不良反应及其防治

(二)半合成青霉素

青霉素虽有高效、低毒等优点,但有不耐酸、不耐酶、抗菌谱窄和容易引起过敏反应等缺点,临床应用受到一定限制。1959年以来人们利用青霉素的母核6-APA,进行化学改造,接上不同侧链,合成了几百种半合成青霉素,有许多已用于临床。其抗菌机制及不良反应与青霉素相同,与青霉素有交叉过敏反应。常用的有:

1. 耐酸青霉素 包括青霉素V(penicillin V,苯氧甲青霉素)和非奈西林(phenethicillin,苯氧乙青霉素)等。抗菌谱与青霉素相同,抗菌活性不及青霉素,耐酸、口服吸收好,但不耐酶,不宜用于严重感染。

2. 耐酶青霉素 化学结构特点是通过酰基侧链的空间位障作用保护β-内酰胺环,使其不易被酶水解,主要用于耐青霉素的金黄色葡萄球菌感染,如异噁唑类青霉素,侧链为苯基异噁唑,耐酸、耐酶、可口服。常用的有:苯唑西林(oxacillin,新青霉素Ⅱ)、氯唑西林(cloxacillin)、双氯西林(dicloxacillin)与氟氯西林(flucloxacillin)。

3. 广谱青霉素 对革兰阳性及阴性菌都有杀菌作用,耐酸可口服,但不耐酶,有氨苄西林、阿莫西林、匹氨西林等。

(1)氨苄西林(ampicillin):对青霉素敏感的金黄色葡萄球菌等的效力不及青霉素,但对肠球菌作用优于青霉素。对革兰阴性菌有较强的作用,与氯霉素、四环素等相似或略强,但不如庆大霉素与多黏菌素,对铜绿假单胞菌无效。本药主要用于伤寒、副伤寒、革兰阴性杆菌败血症、肺部、尿路及胆管感染等,严重者应与氨基糖苷类抗生素合用。

(2)阿莫西林(amoxycillin):为对位羟基氨苄西林,抗菌谱与抗菌活性与氨苄西林相似,但对肺炎双球菌与变形杆菌的杀菌作用比氨苄西林强。经胃肠道吸收良好,血中浓度约为口服同量氨苄西林的2.5倍。阿莫西林用于治疗下呼吸道感染(尤其是肺炎球菌所致)效果超过氨苄西林。

(3)匹氨西林(pivampicillin):为氨苄西林的双酯,口服吸收比氨苄西林好,能迅速水解为氨苄西林而发挥抗菌作用。正常人口服250mg,其血、尿浓度较相同剂量的氨苄西林分别高3倍与2倍。

4. 抗铜绿假单胞菌广谱青霉素 如羧苄西林、磺苄西林、替卡西林、哌拉西林、阿洛西林等。本类药物不耐酸,不耐酶,对耐药金黄色葡萄球菌无效。

(1)羧苄西林(carbenicillin):其抗菌谱与氨苄西林相似。特点是对铜绿假单胞菌及变形杆

菌作用较强。本药口服吸收差,需注射给药,肾功能损害时作用延长,主要用于铜绿假单胞菌及大肠埃希菌所引起的各种感染。单用时细菌易产生耐药性,常与庆大霉素合用,但不能混合静脉注射。毒性低,偶也引起粒细胞缺乏及出血。

（2）磺苄西林(sulbenicillin):抗菌谱和羧苄西林相似,抗菌活性较强。本药口服无效,胆汁中药物浓度为血药浓度的 3 倍,尿中浓度尤高,主要用于治疗泌尿生殖道及呼吸道感染。其副作用为胃肠道反应,偶有皮疹、发热等。

（3）替卡西林(ticarcillin):抗菌谱与羧苄西林相似,抗铜绿假单胞菌活性较其强 2~4 倍。本药对革兰阳性球菌活性不及青霉素,口服不吸收,肌内注射后 0.5~1 小时达血药浓度峰值。分布广泛,胆汁中药物浓度高,大部分经肾排泄,主要用于铜绿假单胞菌所致各种感染。

（4）哌拉西林(piperacillin):抗菌谱与羧苄西林相似,而抗菌作用较强,对各种厌氧菌均有一定作用。本药与氨基糖苷类合用对铜绿假单胞菌和某些脆弱拟杆菌及肠杆菌科细菌有协同作用。除产青霉素酶的金黄色葡萄球菌外,对其他革兰阴性球菌和炭疽杆菌等均很敏感。不良反应较少,可供肌注及静脉给药。目前在临床已广泛应用。

（5）阿洛西林(azlocillin):抗菌谱和羧苄西林相似,抗菌活性与哌拉西林相近,强于羧苄西林。对多数肠杆菌科细菌和肠球菌及铜绿假单胞菌均有较强作用。其对耐羧苄西林和庆大霉素的铜绿假单胞菌也有较好作用。本药主要用于治疗铜绿假单胞菌、大肠埃希菌及其他肠杆菌科细菌所致的感染。

✦ **知识考点**　青霉素 V、双氯西林、氨苄西林、阿莫西林、替卡西林、哌拉西林、阿洛西林等的抗菌作用特点及其临床应用

二、头孢菌素类

头孢菌素类抗生素是从头孢菌素的母核 7-氨基头孢烷酸(7-ACA)接上不同侧链而制成的半合成抗生素。因与青霉素一样有着 β-内酰胺环,故头孢菌素与青霉素有着相似的理化性质、作用机制和临床应用,本类抗生素具有抗菌谱广、杀菌力强、耐酸、耐酶、过敏反应少(与青霉素仅有部分交叉过敏现象)等优点。根据其抗菌作用特点及临床应用不同,可分为四代头孢菌素(表 28-2)。

表 28-2　头孢菌素类作用特点及临床应用比较表

分类	名称	特点及用途
第一代 注射用	头孢噻吩(先锋霉素Ⅰ)、头孢噻啶(先锋霉素Ⅱ)、头孢唑啉(先锋霉素Ⅳ)、头孢乙腈、头孢匹林、头孢替唑	①对革兰阳性菌(包括耐青霉素的金黄色葡萄球菌)作用强,对革兰阴性菌多不敏感;②除金黄色葡萄球菌外,对多数细菌释放的 β-内酰胺酶不稳定;③肾毒性较第二、三代大;④主要用于耐青霉素的金黄色葡萄球菌感染及敏感菌引起的呼吸道及泌尿道感染、败血症等
口服用	头孢氨苄(先锋霉素Ⅲ)、头孢拉定(先锋霉素Ⅴ)、头孢羟氨苄(先锋霉素Ⅵ)、头孢沙定、头孢丙烯	
第二代 注射用	头孢孟多(头孢羟唑)、头孢替安、头孢呋辛(西力欣、头孢呋肟)、头孢尼西	①对革兰阳性菌较第一代略差,对革兰阴性菌作用明显增强,对部分厌氧菌有高效;②对多数 β-内酰胺酶比第一代稳定,但不如第三代;③对肾基本无毒性;④主要用于革兰阴性菌所致的呼吸道、胆管、皮肤软组织感染、败血症、腹膜炎、泌尿道及盆腔感染等
口服用	头孢克洛(头孢氯苄)、头孢替安酯、头孢呋辛乙酰氧基甲酯	

分类	名称	特点及用途
第三代 注射用	头孢噻肟、头孢曲松(菌必治)、头孢他啶(复达欣)、头孢哌酮(先锋必)、头孢替坦、头孢拉宗、头孢唑肟	①对厌氧菌及革兰阴性菌作用较强(包括铜绿假单胞菌),对革兰阳性菌作用不如第一、二代;②对β-内酰胺酶高度稳定;③对肾基本无毒性;④主要用于敏感菌引起的尿路感染及危及生命的败血症、脑膜炎、肺炎等严重感染
口服用	头孢克肟、头孢狄尼、头孢布烯	
第四代 注射用	头孢匹罗、头孢吡肟、头孢利啶	①广谱、高效,对革兰阴性和革兰阳性菌均有强大的抗菌作用;②对β-内酰胺酶稳定性最高;③对肾无毒性;④主要用于难治性感染

【体内过程】 多需注射给药。但头孢氨苄、头孢羟氨苄和头孢克洛能耐酸,胃肠吸收好,可口服。头孢菌素吸收后,分布良好,能透入各种组织中,且易透过胎盘。头孢呋辛和第三代头孢菌素多能分布于前列腺。第三代头孢菌素还可透入眼部房水。胆汁中浓度也较高。其中以头孢哌酮为最高,其次为头孢曲松。头孢呋辛、头孢曲松、头孢噻肟、头孢他啶、头孢哌酮等可透过血脑屏障,并在脑脊液中达到有效浓度。多数头孢菌素的血浆 $t_{1/2}$ 均较短(0.5～2 小时),但头孢曲松的 $t_{1/2}$ 最长,可达 8 小时。

【药理作用及临床应用】 头孢菌素类为杀菌药,抗菌作用机制与青霉素类相似,也能与细胞壁上的不同的青霉素结合蛋白(PBPs)结合,抑制细菌细胞壁的合成。细菌对头孢菌素类与青霉素类之间有部分交叉耐药现象。本类药与青霉素类、氨基糖苷类抗生素之间有协同抗菌作用。常见药物的作用特点和临床应用见表28-2。

⬙ **知识考点** 头孢菌素类的分代及其各代抗菌作用特点及临床应用

【不良反应】 头孢菌素类毒性低,不良反应较少。

1. 过敏反应 为常见不良反应,多为皮疹和药热,偶见过敏性休克,对青霉素过敏者,5%～10% 对头孢菌素类有交叉过敏反应。

2. 肾毒性 第一代头孢菌素有肾毒性,第二代肾毒性较轻,第三、四代对肾基本无毒性。

3. 双硫仑反应 头孢孟多、头孢哌酮等服药期间饮酒可出现此反应,表现为面部潮红、发热、恶心、呕吐、口中有大蒜样气味等,甚至休克,严重者可致呼吸抑制、心肌梗死、急性心力衰竭、惊厥及死亡,一般在用药与饮酒后15～30分钟发生。故本类药物在治疗期间或停药一天内,均应避免饮酒或进食含乙醇制品。

4. 其他 口服给药可发生胃肠反应;第三、四代头孢菌素久用偶见二重感染;头孢孟多、头孢哌酮高剂量可引起低凝血酶原血症或血小板减少而导致严重出血。

▢ **知识链接** **双硫仑样反应与抗菌药**

双硫仑为一种戒酒药,服用该药的人即使喝少量的酒,也会出现严重不适,使嗜酒者对酒产生厌恶而达到戒酒目的。其作用机制是抑制肝中的乙醛脱氢酶,导致乙醇中间代谢产物乙醛代谢受阻,乙醛在体内蓄积引起一系列中毒反应。应用某些抗菌药物后若饮酒,会导致类似双硫仑样反应。这些药物包括:①头孢菌素类,头孢哌酮、头孢美唑、头孢孟多、头孢曲松、头孢氨苄、头孢唑啉、头孢拉定、头孢克洛等,其中头孢哌酮致双硫仑样反应最多、最敏感,如有患者用该药后吃酒心巧克力、服用藿香正气水,甚至仅用乙醇皮肤消毒也会发生;②其他抗菌药,甲硝唑、替硝唑、奥硝唑、呋喃唑酮、氯霉素等;③抗真菌药,酮康唑、灰黄霉素等。

三、其他 β-内酰胺类抗生素

(一) 碳青霉烯类

本类药物已上市的有亚胺培南(imipenem,亚胺硫霉素)、美罗培南(meropenem)、帕尼培南(panipenem)等。

亚胺培南具有高效、抗菌谱广、耐酶等特点,因在体内易被脱氢肽酶水解失活,稳定性差。临床所用者为本品与脱氢肽酶抑制剂西司他丁(cilastatin)按 1∶1 配制的合剂,称为泰能(tienam),稳定性好,供静脉滴注。

◇ **知识考点** 亚胺培南的抗菌谱及临床应用;复方制剂泰能的组成、抗菌作用特点及其临床应用

(二) 头霉素类

头霉素(cephamycin)为自链霉菌获得的 β-内酰胺抗生素,有 A、B、C 三型,C 型抗菌作用最强。临床常用其衍生物。本药抗菌谱广,对革兰阴性菌作用较强,对多种 β-内酰胺酶稳定。目前广泛应用者为头孢西丁(cefoxitin),抗菌谱与抗菌活性与第二代头孢菌素相同,对厌氧菌包括脆弱拟杆菌有良好作用,适用于盆腔感染、妇科感染及腹腔等需氧与厌氧菌混合感染。同类药物还有头孢美唑(cefmetazole)、头孢米诺(cefminox)等。

(三) 氧头孢烯类

此类代表药为拉氧头孢(latamoxef)、氟氧头孢(flomoxef),与第三代头孢菌素相似,抗菌谱广,抗菌作用强,对 β-内酰胺酶极稳定。脑脊液中含量高,血药浓度维持较久。临床主要用于治疗尿路、呼吸道、妇科、胆管感染及脑膜炎、败血症。不良反应以皮疹最为多见,偶见凝血酶原减少或血小板功能障碍而致出血。

(四) 单环 β-内酰胺类抗生素

氨曲南(aztreonam)是第一个成功用于临床的单环 β-内酰胺类抗生素,对需氧革兰阴性菌具有强大杀菌作用,并具有耐酶、低毒、与青霉素无交叉过敏等优点,可用于青霉素过敏患者,并常作为氨基糖苷类的替代品使用。

◇ **知识考点** 氨曲南的抗菌谱及临床应用

(五) β-内酰胺酶抑制药及其复方制剂

1. 克拉维酸(clavulanic acid,棒酸) 为氧青霉烷类广谱 β-内酰胺酶抑制剂,抗菌谱广,但抗菌活性低。本药与多种 β-内酰胺类抗生素合用时,抗菌作用明显增强。临床使用的奥格门汀(augmentin,氨菌灵)与泰门汀(timentin),为克拉维酸分别和阿莫西林与替卡西林配伍的制剂。

2. 舒巴坦(sulbactam,青霉烷砜) 为半合成 β-内酰胺酶抑制剂,对金黄色葡萄球菌与革兰阴性杆菌产生的 β-内酰胺酶有很强且不可逆的抑制作用,抗菌作用略强于克拉维酸,但需要与其他 β-内酰胺类抗生素合用,有明显抗菌协同作用。舒他西林(unasyn)为舒巴坦和氨苄西林(1∶2)的混合物,可供肌内注射或静脉注射。舒巴哌酮(sulperazone)为舒巴坦和头孢哌酮(1∶1)混合物,可供静脉滴注。

◇ **知识考点** β-内酰胺酶抑制药复方制剂奥格门汀的抗菌作用特点及其临床应用

案例 28-1 分析

1. 该患者可首选青霉素 G 进行治疗。患者经诊断为肺炎球菌肺炎。肺炎球菌肺炎是肺炎链球菌引起的肺部感染性疾病。典型患者有寒战、高热、胸痛、咳嗽和血痰(铁锈色痰)等症状。肺炎链球菌为革兰阳性球菌,对青霉素 G 高度敏感,它引起的感染,青霉素 G 可作为首选治疗药物。青霉素 G 为最早应用于临床的抗生素,对多数革兰阳性菌、革兰阴性球菌、螺旋体和放线菌均有强大抗菌作用,因具有高效、低毒、价廉等优点,仍为治疗敏感菌所致感染的首选药。

2. 青霉素的过敏反应的主要防治措施:①详细询问药物过敏史,有青霉素过敏史者禁用;②初次使用,用药间隔 24 小时以上或换批号者,使用前必须做皮肤过敏试验,反应阳性者禁用,皮试阴性者注射青霉素后仍有可能发生过敏性休克,故注射后应观察 30 分钟方可离去;③注射液须临用前新鲜配制;④用青霉素及皮试时应做好急救准备;⑤避免在饥饿时注射青霉素,避免滥用和局部用药;⑥一旦发生过敏性休克,应立即皮下或肌内注射肾上腺素,必要时加用糖皮质激素和抗组胺药,同时采取吸氧、人工呼吸、气管切开等其他急救措施。

小 结

1. β-内酰胺类抗生素包括青霉素类、头孢菌素类和其他 β-内酰胺类。该类抗生素通过抑制细菌细胞壁合成而起杀菌作用。

2. 青霉素 G 对大多数革兰阳性球菌和杆菌、革兰阴性球菌、螺旋体、放线菌有强大杀灭作用,因具有高效、低毒、价廉等优点,迄今仍是治疗敏感菌所致各种感染的首选药物。其主要不良反应为过敏反应,严重时可发生过敏性休克,故应高度重视其防治。

3. 半合成青霉素克服了天然青霉素的某些缺点,分别具有耐酸(可口服)、耐酶(对耐药金葡菌有效)、广谱(对革兰阳性及阴性菌都有杀菌作用)、抗铜绿假单胞菌、抗革兰阴性杆菌等特点。半合成青霉素与青霉素之间有交叉过敏反应。

4. 头孢菌素类根据抗菌特点等可分为四代。从第一代到第四代头孢菌素,抗菌谱越来越广,抗菌活性越来越强,对 β-内酰胺酶的稳定性逐渐增强,肾毒性越来越低,第三代和第四代对肾脏基本无毒。

第 2 节 大环内酯类、林可霉素类及万古霉素类抗生素

学习目标

1. 掌握大环内酯类抗生素的抗菌作用、临床应用及不良反应。
2. 理解林可霉素类、万古霉素类的作用特点及临床应用。

一、大环内酯类抗生素

 案例 28-2

患者,男性,26 岁。患心内膜炎,病情尚不严重,因有青霉素过敏史,医生开处方如下:

红霉素片,0.1g×36,用法:0.2g/次,4 次/天;林可霉素注射液,0.6g×6,用法:0.6g/次,2 次/天,肌内注射。

问题与思考:

1. 该处方是否合理,为什么?
2. 红霉素的主要不良反应有哪些?

大环内酯类抗生素是一类具有大环内酯环结构的抗生素。红霉素为第一代大环内酯类抗生素,曾广泛用于呼吸道、皮肤及软组织等感染,后因抗菌谱相对较窄、不良反应多和耐药

性日益严重等问题,限制了在临床上的应用。较早应用的麦迪霉素、麦白霉素、乙酰螺旋霉素、交沙霉素及吉他霉素等,抗菌作用和适应证均与红霉素相似,抗菌活性多数比红霉素弱,但不良反应较轻。近年来开发的第二代半合成大环内酯类抗生素如罗红霉素、克拉霉素、阿奇霉素等,具有口服吸收率高、血药浓度高、$t_{1/2}$延长及不良反应少等特点,受到临床的好评。然而由于细菌对大环内酯类耐药性日益严重,促使人们开发第三代大环内酯类,代表药有泰利霉素和喹红霉素。

【抗菌机制】 通过与细菌核糖体的50S亚基结合,抑制信使核糖核酸(mRNA)移位和肽链延长,从而抑制细菌蛋白质的合成,属快效抑菌剂。新合成的大环内酯类抗生素对某些细菌有杀菌作用。细菌对红霉素易产生耐药性,但不持久,停药数月后可恢复敏感性,本类抗生素之间有部分交叉耐药性。

红 霉 素

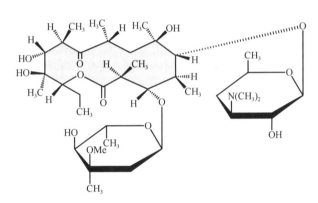

红霉素(erythromycin)是从链霉菌培养液中提取制得的一种天然抗生素。常用红霉素制剂有红霉素肠溶片、依托红霉素(无味红霉素)、硬脂酸红霉素、琥乙红霉素和可供静脉滴注的乳糖酸红霉素。此外,还有红霉素眼膏制剂和外用制剂。

【体内过程】 红霉素不耐酸,在碱性环境中抗菌活性较强。口服易被胃酸破坏,吸收较少,但可经肠道吸收,故临床上一般采用肠溶片或酯化物。无味红霉素是其丙酸酯的十二烷酸盐,能耐酸、无味,适于儿童患者服用。琥乙红霉素为酯化红霉素在体内释出红霉素发挥作用。红霉素口服吸收快,2小时血药浓度达到高峰,可维持6~12小时。吸收后可广泛分布到各种组织和体液中,在扁桃体、中耳、胸腹水、前列腺中均可达到有效浓度,但不易透过血-脑脊液屏障。大部分在肝内代谢灭活,主要经胆汁排泄,故胆汁中浓度高,仅少量药物(12%)由尿排泄,肾功能不全时仍可使用。

【抗菌作用】 抗菌谱与青霉素相似而稍广。

1. 对青霉素敏感的革兰阳性菌及革兰阴性球菌有良好的抗菌作用,疗效不如青霉素,但对耐药的金黄色葡萄球菌有效。

2. 对某些革兰阴性杆菌如流感杆菌、百日咳杆菌、布氏杆菌、军团菌、空肠弯曲菌等有较强抗菌作用,对多数厌氧菌有效。

3. 对某些螺旋体、肺炎支原体、立克次体、衣原体及幽门螺杆菌也有抑制作用。

【临床应用】

1. 主要用于治疗耐青霉素的金黄色葡萄球菌感染和对青霉素过敏者。

2. 军团菌病、支原体肺炎、空肠弯曲菌肠炎、白喉带菌者、沙眼衣原体所致婴儿肺炎及结肠炎可作为首选药物。

【不良反应】

1. 胃肠反应 可出现恶心、呕吐、腹泻、腹痛等胃肠反应。

2. 肝损害 依托红霉素(无味红霉素)或琥乙红霉素可引起肝损害,如转氨酶升高、肝大及胆汁淤积性黄疸等,一般于停药后数日可恢复。

3. 血栓性静脉炎 静脉滴注其乳糖酸盐可引起血栓性静脉炎。

4. 过敏反应 个别患者可出现药疹、药热等过敏反应,偶有耳鸣、暂时性耳聋等。

【药物相互作用】

1. 红霉素与林可霉素能互相竞争结合部位,而呈拮抗作用,故不宜合用。

2. 红霉素与青霉素、氨苄西林、头孢噻吩、四环素、细胞色素 C、氨茶碱等混合易产生沉淀或降低疗效,故红霉素不宜与上述药物在注射器内混合使用。

◎ **知识考点** 大环内酯类的抗菌作用机制;红霉素的抗菌作用特点、临床应用及其不良反应

罗红霉素

罗红霉素(roxithromycin),抗菌谱与红霉素相似,抗菌活性较红霉素强 1～4 倍。本药不易被胃酸破坏,口服吸收好,血药浓度高,组织渗透性好,$t_{1/2}$ 长(12～14 小时)。本药用于敏感菌引起的呼吸道、泌尿道、耳鼻喉、皮肤和软组织感染。其胃肠反应比红霉素少。

克拉霉素

克拉霉素(clarithromycin)抗菌活性强于红霉素,对革兰阳性菌、流感杆菌、军团菌和肺炎支原体作用强。本药对胃酸极稳定,口服吸收迅速完全,不受食物影响;首关消除明显,生物利用度仅有 55%;在体内分布广泛,细胞内浓度高,在扁桃体、肺、前列腺及泌尿生殖系统组织中的浓度明显高于血中浓度;克拉霉素及其代谢产物经肾排泄,肾功能不全患者应适当调整剂量,$t_{1/2}$ 为 3～7 小时。本药主要用于呼吸道、泌尿生殖系统、皮肤软组织感染及消化道幽门螺杆菌感染。其不良反应发生率较红霉素低。

阿奇霉素

阿奇霉素(azithromycin)抗菌谱较红霉素广,抗菌活性与其相当,对革兰阴性菌的抗菌作用明显强于红霉素,对某些细菌表现为快速杀菌作用。口服吸收快、组织分布广,细胞内浓度较血药浓度高 10～100 倍,如扁桃体、肺、前列腺及泌尿生殖系统。大部分以原形由粪便排出,少部分经尿排泄。$t_{1/2}$ 长达 35～48 小时,且有明显抗菌后效应,为大环内酯类药物中半衰期和抗菌后效应最长者,每天仅给药一次。本药可用于治疗各种敏感菌所致的呼吸道、泌尿生殖系统和皮肤软组织感染。其不良反应轻,表现为轻度、中度的胃肠反应,绝大多数患者均能耐受;偶见肝肾功能异常与轻度中性粒细胞减少症。食物影响其吸收,口服应空腹给药。

◎ **知识考点** 罗红霉素、克拉霉素、阿奇霉素的抗菌作用特点、临床应用及其不良反应

二、林可霉素类抗生素

林可霉素、克林霉素

林可霉素(lincomycin)由链霉菌产生,克林霉素(clindamycin)是林可霉素 7 位 OH 为 Cl 取代而成。两者具有相同的抗菌谱。由于克林霉素抗菌作用更强、口服吸收好且毒性较小,故临床

较为常用。

【体内过程】　克林霉素较林可霉素的口服吸收为好,且不受食物影响。两药都能渗入骨及其他组织,前者的血药浓度约为后者的 2 倍,但不透过血脑屏障,其 $t_{1/2}$ 为 2～2.5 小时,药物主要在肝代谢灭活,约 90% 经尿排出。

【抗菌作用】　两药对金黄色葡萄球菌(包括耐青霉素者)、溶血性链球菌、草绿色链球菌、肺炎球菌及大多数厌氧菌都有良好抗菌作用。对革兰阴性菌大都无效。两药的抗菌机制相同,能与核糖体 50S 亚基结合,抑制肽酰基转移酶,使蛋白质肽链的延伸受阻。

【临床应用】　本药主要用于急慢性敏感菌引起的骨及关节感染,用于治疗厌氧菌也有较好疗效。两药中克林霉素尤为常用。

【不良反应】　两药口服或注射均可引起胃肠道反应,一般反应轻微,表现为食欲缺乏、恶心、呕吐、胃部不适和腹泻,但也有出现严重的假膜性肠炎者,多见于林可霉素。

◇ 知识考点　克林霉素的抗菌作用及机制、临床应用及不良反应

三、万古霉素类抗生素

万古霉素类包括万古霉素(vancomycin)、去甲万古霉素(norvancomycin)和替考拉宁(teicoplanin)。去甲万古霉素抗菌作用略强于万古霉素,替考拉宁脂溶性较万古霉素高。

【体内过程】　本类药物口服不吸收,肌内注射可引起剧烈疼痛及组织坏死,故宜静脉给药。在体内分布广泛,但不易通过血-脑脊液屏障,90% 以上经肾排泄。万古霉素和去甲万古霉素 $t_{1/2}$ 为 6 小时,替考拉宁长达 47～100 小时。

【抗菌作用】　抗菌谱窄,主要对革兰阳性菌产生强大杀菌作用,尤其对耐青霉素的金黄色葡萄球菌作用显著,对厌氧菌也有较好抗菌作用。抗菌机制为阻碍细菌细胞壁合成,属繁殖期杀菌药。细菌对本品一般不易产生耐药性,且与其他抗生素无交叉耐药性。

【临床应用】　因毒性大,临床仅用于治疗耐青霉素的金黄色葡萄球菌或对 β-内酰胺类抗生素过敏的革兰阳性菌严重感染。口服给药可用于治疗假膜性肠炎等消化道感染。

【不良反应】　万古霉素和去甲万古霉素毒性较大,替考拉宁较小。

1. 耳毒性　可引起耳鸣、听力减退,甚至耳聋,应适当调整用药剂量,避免与有耳毒性的药物合用。

2. 肾脏毒性　甚至肾衰竭,应避免与有肾毒性的药物合用。

3. 过敏反应　偶可引过敏反应。

4. 红人综合征　静脉滴注速度不宜过快,过快可引起极度皮肤潮红、红斑、荨麻疹、心动过速和低血压等特征性症状,称为"红人综合征",去甲万古霉素和替考拉宁很少引起。

◇ 知识考点　万古霉素、替考拉宁的抗菌作用及其不良反应

案例 28-2 分析

1. 该处方不合理。原因:红霉素为大环内酯类抗生素,其抗菌机制为与敏感菌核糖体 50S 亚基结合,抑制信使核糖核酸(mRNA)移位和肽链延长,从而抑制细菌蛋白质合成而呈现抑菌作用;林可霉素的抗菌机制与红霉素相同或相近,两者合用能互相竞争结合部位,而呈拮抗作用,也易使细菌产生耐药,故不宜合用。

2. 红霉素的主要不良反应:①胃肠反应,局部刺激性强,口服可出现恶心、呕吐、腹泻、腹痛等胃肠反应;②肝损害,依托红霉素(无味红霉素)、琥乙红霉素可引起肝损害,表现为转氨酶升高、肝大及胆汁淤积性黄疸等,一般于停药后数日可恢复;③血栓性静脉炎,乳糖酸红霉素静脉滴注可引起,宜缓慢滴注,局部可热敷;④个别患者可出现药疹、药热等过敏反应,偶有耳鸣、暂时性耳聋等。

小　结

1. 大环内酯类抗生素以红霉素为代表,通过抑制细菌蛋白质的合成而发挥抗菌作用,属于快效抑菌剂。本类药物主要用于耐药金黄色葡萄球菌感染和对青霉素过敏者;可作为军团菌病、支原体肺炎、空肠弯曲菌肠炎、白喉带菌者、沙眼衣原体所致婴儿肺炎及结肠炎的首选药,主要不良反应为胃肠反应、肝损害等。

2. 林可霉素类特点是骨组织药物浓度高,抗厌氧菌、革兰阳性菌作用强,对金黄色葡萄球菌引起的急慢性骨髓炎及关节感染是首选药。常见胃肠反应,长期用药可引起假膜性肠炎。

3. 万古霉素类对革兰阳性菌有强大杀菌作用。特点是细菌对本品一般不易产生耐药性,且与其他抗生素无交叉耐药性;临床用于对青霉素耐药或过敏的革兰阳性菌严重感染。本药有耳毒性和肾脏毒性。

第3节　氨基糖苷类及多黏菌素类抗生素

学习目标

1. 掌握氨基糖苷类抗生素的共性。
2. 理解常用氨基糖苷类抗生素的作用特点、临床应用及不良反应。
3. 了解多黏菌素的作用特点及临床应用。

一、氨基糖苷类抗生素

 案例28-3

患者,男性,49岁,患呼吸道感染较严重,药敏试验对青霉素与庆大霉素敏感。医生开处方如下:

Rp:青霉素钠注射液320万U

硫酸庆大霉素注射液24万U ×3

10%葡萄糖注射液1000ml

用法:1次/天,静脉滴注

问题与思考:

1. 分析该处方是否合理,为什么?
2. 氨基糖苷类抗生素的作用机制是什么? 主要不良反应有哪些?

氨基糖苷类(aminoglycosides)抗生素都由氨基糖分子和非糖部分的苷元结合而成,主要包括来自链霉菌的链霉素、卡那霉素、妥布霉素、大观霉素、新霉素等,来自小单孢菌的庆大霉素、西索米星、小诺米星、阿司米星等,以及人工半合成的阿米卡星、奈替米星、依替米星和异帕米星等。新霉素因毒性大,现已禁止全身应用,卡那霉素和链霉素对一般细菌感染也已少用。

(一) 氨基糖苷类抗生素的共性

氨基糖苷类抗生素的化学结构基本相似,因此具有以下共同特点。

1. 体内过程　由于结构中多个氨基的存在,极性大,水溶性好,性质稳定。口服难吸收,仅用于肠道感染,治疗全身感染时必须注射给药。本类药物主要分布在细胞外液,在肾皮质和内耳外淋巴液中浓度高,因而易引起肾毒性和耳毒性。本药不能通过血脑屏障,但可通过胎盘屏障。大部分以原形从肾排泄,故可用于治疗泌尿道感染,碱化尿液可提高其抗菌活性。

2. 抗菌谱　氨基糖苷类对各种需氧革兰阴性菌如大肠埃希菌、克雷伯菌属、肠杆菌属、变形杆菌属、志贺菌属、枸橼酸杆菌属等具高度抗菌活性。

3. 抗菌机制　多环节抑制细菌蛋白质合成并提高细菌胞浆膜通透性而产生杀菌作用,属静止期杀菌剂。

4. 耐药性　本类抗生素可产生不同程度的耐药性,本类药物之间存在部分或完全交叉耐药性。

5. 不良反应　①耳毒性:包括前庭功能损害和耳蜗听神经损害。前庭功能损害表现为眩晕、恶心、呕吐、眼球震颤和平衡失调,其发生率依次为:卡那霉素>链霉素>西索米星>庆大霉素>妥布霉素>奈替米星。听神经损害表现为耳鸣、听力减退或耳聋,因药物消除慢,可发生于停药后数周,其发生率依次为:卡那霉素>阿米卡星>西索米星>庆大霉素>妥布霉素>链霉素。②肾毒性:表现为蛋白尿、管型尿、血尿等,严重时可出现氮质血症、无尿症。其发生率依次为:卡那霉素>庆大霉素>妥布霉素>阿米卡星>奈替米星>链霉素。肾功能减退可使氨基糖苷类血药浓度升高,这又进一步加重肾功能损伤和耳毒性。③神经肌肉接头的阻滞作用:阻滞神经肌肉的传导,可产生肌肉麻痹作用。大剂量腹膜腔给药或静脉注射引起心肌抑制、血压下降、肢体瘫痪和呼吸衰竭。其原因可能是药物与 Ca^{2+} 络合,使体液内 Ca^{2+} 水平降低,或由于药物与 Ca^{2+} 竞争,抑制节前神经末梢释放乙酰胆碱并降低突触后膜对乙酰胆碱的敏感性,造成神经肌肉接头处传递阻断,引起神经肌肉麻痹。一旦发生,可用葡萄糖酸钙或新斯的明抢救。其发生率依次为:链霉素>卡那霉素>奈替米星>阿米卡星>庆大霉素>妥布霉素。④过敏反应:有时可致过敏反应,如各种皮疹、发热等过敏症状,也可引起严重过敏休克,尤其是链霉素引起的过敏休克发生率仅次于青霉素,应引起警惕。⑤其他:偶见血清转氨酶升高、周围神经炎、血小板减少、中性粒细胞下降及贫血等。

6. 药物相互作用　氨基糖苷类与两性霉素、杆菌肽、头孢噻吩、多黏菌素或万古霉素合用能增加肾毒性。呋塞米(速尿)、依他尼酸及甘露醇等能增加氨基糖苷类的耳毒性。苯海拉明、美克洛嗪、布克利嗪等抗组胺药可掩盖氨基糖苷类的耳毒性。氨基糖苷类能增强骨骼肌松弛药及全身麻醉药引起的肌肉松弛作用,可导致呼吸抑制。

✦ **知识考点**　氨基糖苷类抗菌作用机制、抗菌谱、临床应用和不良反应

(二) 常用氨基糖苷类抗生素的特点及应用

链　霉　素

链霉素(streptomycin)是由链霉菌培养液提取而得,常用其硫酸盐,性质稳定,水溶液在室温可保持 1 周。

【**体内过程**】　口服不吸收,肌内注射吸收快,主要分布于细胞外液,大部分经肾排泄,肾功能不全时,排泄减慢。

【**抗菌作用及临床应用**】　链霉素对多数革兰阴性菌有强大的抗菌作用,但因毒性与耐药性问题,限制了它的临床应用。目前临床主要用于:①鼠疫与兔热病,对此链霉素是首选药;②布氏杆菌病,链霉素与四环素合用也有满意的效果;③感染性心内膜炎,对草绿色链球菌引起者,以青霉素合并链霉素为首选;④对肠球菌引起者,也需青霉素与链霉素合用治疗,但部分菌株对链霉素耐药,可改用庆大霉素或妥布霉素等;⑤结核病,链霉素为最早的抗结核药,但必须与其他抗结核药联合应用,以延缓耐药性的发生;⑥链霉素与青霉素或氨苄西林合用,可用于预防常发的细菌性心内膜炎,以及呼吸、胃肠道和泌尿系统手术后感染。

【**不良反应**】　链霉素治疗时常可出现头痛、头晕、呕吐、耳鸣、平衡失调和眼球震颤,多是可逆的,可用钙剂对抗,严重者可致永久性耳聋。本药对肾的毒性为氨基糖苷类中最轻者,但肾功

能不全者仍应慎用。皮疹、发热、血管性水肿等过敏反应亦较多见。过敏性休克发生率较青霉素低,但病死率较高。

◆ **知识考点** 链霉素的抗菌作用及其临床应用

庆 大 霉 素

庆大霉素(gentamicin)水溶液稳定。水针剂常作肌内注射或静脉滴注给药。

【体内过程】药物主要经肾排泄,部分经胆汁入肠,胆汁药物浓度可达血药浓度的60%～80%,$t_{1/2}$约3小时。

【抗菌作用及临床应用】 庆大霉素广泛用于治疗敏感菌的感染:①严重革兰阴性杆菌的感染,如败血症、骨髓炎、肺炎、腹膜感染、脑膜炎等,庆大霉素是首选药;②铜绿假单胞菌感染,庆大霉素常与羧苄西林合用可获协同作用,但两药不可同时混合滴注,因后者可使本药的活力降低;③病因未明的革兰阴性杆菌混合感染,庆大霉素与广谱半合成青霉素类(羧苄西林或哌拉西林等)或头孢菌素联合应用可以提高疗效;④与青霉素联合治疗肠球菌心内膜炎;⑤与羧苄西林、氯霉素联合治疗革兰阴性杆菌心内膜炎;⑥庆大霉素口服可用于肠道感染或肠道术前准备;⑦局部用于皮肤、黏膜表面感染、眼、耳、鼻部感染,但因可致光敏感反应,大面积应用易致吸收毒性,故少作局部应用。

【不良反应】 有前庭神经功能损害,但较链霉素少见,对肾毒性则较多见。

◆ **知识考点** 庆大霉素的抗菌作用及其临床应用

卡 那 霉 素

卡那霉素(kanamycin)由链霉菌培养液获得。卡那霉素体内过程与链霉素、庆大霉素基本相同。其抗菌谱与链霉素相似,但稍强,对多数常见的革兰阴性菌及结核菌有效,但对铜绿假单胞菌无效。卡那霉素由于毒性及耐药菌较多见,其在临床应用已为庆大霉素等其他氨基糖苷类药所取代。

妥 布 霉 素

妥布霉素(tobramycin)由链霉菌培养液中提得,也可由卡那霉素 B 脱氧而成,其水溶液非常稳定。妥布霉素与庆大霉素相同,主要用于各种严重的革兰阴性杆菌感染,但一般不作为首选药。对铜绿假单胞菌感染或需较长时间用药者,如感染性心内膜炎,以选用妥布霉素为宜。妥布霉素的耳毒性较庆大霉素略低,但仍应警惕。

阿 米 卡 星

阿米卡星(amikacin)又称丁胺卡那霉素,是卡那霉素的半合成衍生物,其抗菌谱为本类药物中最广的。其突出优点是对许多肠道革兰阴性菌和铜绿假单胞菌所产生的钝化酶稳定,因而主要用于治疗对其他氨基糖苷类耐药菌株(包括铜绿假单胞菌)所致的感染,如庆大霉素与卡那霉素耐药菌株引起的尿路、肺部感染,以及铜绿假单胞菌、变形杆菌所致的败血症。本药与羧苄西林或头孢噻吩合用,连续静脉滴注治疗中性粒细胞减少或其他免疫缺陷者的感染,可获得满意效果。

◆ **知识考点** 阿米卡星的抗菌作用及其临床应用

西索米星

西索米星(sisomicin)由小单孢菌发酵液中获得,药用其硫酸盐,易溶于水。抗菌谱及体内过程与庆大霉素很相似,抗铜绿假单胞菌作用比庆大霉素强 2 倍。本药对金黄色葡萄球菌、克雷伯菌属、肠球菌属、大肠埃希菌、变形杆菌和化脓性链球菌也有良效。临床上用于上述细菌引起的感染。其毒性约比庆大霉素大 2 倍。

奈替米星

奈替米星(netilmicin)为新型氨基糖苷类抗生素。其药动学特性与庆大霉素、妥布霉素相似,它也像阿米卡星一样不被大多数钝化酶灭活。本药对一些革兰阴性杆菌,如大肠埃希菌、克雷白杆菌、沙雷杆菌、各型变形杆菌和铜绿假单胞菌都具有较强抗菌活性;对流感嗜血杆菌、沙门菌、志贺菌和奈瑟菌也有效;对某些耐其他氨基糖苷类的革兰阴性杆菌及耐青霉素类的金黄色葡萄球菌也有效。本药适用于尿路、肠道、呼吸道、皮肤软组织、骨和关节、腹腔及创口部分的感染。奈替米星的耳、肾毒性是氨基糖苷类抗生素中最低者,但仍需注意。

◈ **知识考点** 奈替米星的抗菌作用及其临床应用

大 观 霉 素

大观霉素(spectinomycin)又称淋必治,由链霉菌所产生的一种氨基环醇类抗生素,主要对淋病奈瑟菌有高度抗菌活性。$t_{1/2}$ 约 2.5 小时。药物主要经尿排泄。临床的唯一适应证是无并发症的淋病,限于对青霉素、四环素等耐药的淋病或对青霉素过敏者。

二、多黏菌素类

多黏菌素包括多黏菌素 B(polymyxin B)及多黏菌素 E(polymyxin E;黏菌素,colistin),两者具有相似的药理作用。本药是多肽类抗生素,由于静脉给药可致严重肾毒性,现已少用。

【体内过程】 多黏菌素口服不易吸收。$t_{1/2}$ 约 6 小时。肾功能不全者清除慢,$t_{1/2}$ 可达 2 ~ 3 天。其分布于全身组织,以肝、肾为最高,并保持较长时间。多黏菌素不易弥散进入胸腔、腹腔、关节腔,即使在脑膜炎症时也不易透入脑脊液中,胆汁中浓度也较低。药物经肾缓慢排泄。

【抗菌作用及临床应用】 对多数革兰阴性杆菌有杀灭作用,尤其是铜绿假单胞菌有强大的抗菌作用。此类抗生素具有表面活性,含有带阳电荷的游离氨基,能与革兰阴性菌细胞膜的磷脂中带阴电荷的磷酸根结合,使细菌细胞膜孔隙扩大,通透性增加,细胞内的磷酸盐、核苷酸等成分外漏,导致细菌死亡。现主要局部用于敏感菌的眼、耳、皮肤、黏膜感染及烧伤铜绿假单胞菌感染。

【不良反应】 毒性较大,主要表现在肾脏及神经系统两方面,其中多黏菌素 B 较 E 尤为多见,症状为蛋白尿、血尿等。大剂量、快速静脉滴注时,由于神经肌肉的阻滞可导致呼吸抑制。

案例 28-3 分析

1. 该处方不合理。原因:①青霉素与庆大霉素联用时,如在体外混合,青霉素的 β-内酰胺环可使庆大霉素部分失活,从而使疗效显著降低。因此凡是氨基糖苷类与 β-内酰胺类联用时,都应分别溶解,分瓶输注。②青霉素钠在溶液中稳定性较低且易受 pH 的影响,在近中性(pH:6 ~ 7)水溶液中较稳定,若 pH<5 或 pH>8 极易分解而失去活性。10% 葡萄糖注射液的 pH 为 3.2 ~ 5.5,且葡萄糖是一种具有还原性的糖,能使 β-内酰胺类(青霉素钠)分解致疗效降低。因此不宜用葡萄糖,而应采用注射用水或等渗氯化钠注射液作溶媒。

2. 氨基糖苷类抗生素的抗菌机制是:①影响蛋白质合成的起始、延伸和终止阶段,多环节抑制细菌蛋白质合成,造成细菌胞质膜缺损,而呈现快速杀菌作用;②增加细菌胞质膜通透性,使细菌细胞内重要物质外漏,从而导致细菌死亡。其属静止期杀菌剂。

氨基糖苷类抗生素的主要不良反应:①耳毒性;②肾毒性;③神经肌肉麻痹;④过敏反应。

小   结

1. 氨基糖苷类抗生素通过多环节抑制细菌蛋白质合成并提高细菌胞质膜通透性而产生杀菌作用,属静止期杀菌剂。大多以原形经肾脏排泄,碱化尿液可提高抗菌活性。它主要用于革兰阴性菌引起的感染,其中链霉素对结核杆菌和鼠疫杆菌具有较强的抗菌活性,可作为结核病和鼠疫的首选药;庆大霉素、妥布霉素、阿米卡星、奈替米星对铜绿假单胞菌敏感。其主要不良反应为耳毒性、肾毒性、神经肌肉麻痹、过敏反应等。

2. 多黏菌素类对肾及神经系统毒性较大,现已很少全身用药,注射给药仅用于对其他抗生素耐药而难以控制的铜绿假单胞菌感染。

第 4 节　四环素类及氯霉素类抗生素

学习目标

1. 理解四环素类的抗菌谱、抗菌机制、临床应用和不良反应。
2. 理解氯霉素的抗菌谱、抗菌机制、临床应用和不良反应。

四环素类和氯霉素类抗生素抗菌谱极广,包括革兰阳性和阴性菌、立克次体、衣原体、支原体和螺旋体等,故常称为广谱抗生素。

一、四 环 素 类

案例 28-4

患者,男性,30岁。4天前突发高热达39℃,结膜充血,皮肤散在充血性斑丘疹,变形杆菌OX19凝集试验阳性,初步诊断为地方性斑疹伤寒。

问题与思考:
1. 斑疹伤寒的病原体和主要临床表现是什么?
2. 该患者可首选哪类药物进行治疗?

四环素类可分为天然品与半合成品两类。本类药物具有共同的基本母核(氢化骈四苯),仅取代基有所不同。本类药物为酸、碱两性物质,可与碱或酸结合成盐,在碱性水溶液中易降解,在酸性水溶液中则较稳定,故临床一般用其盐酸盐。

四环素的结构式

(一)天然四环素

天然品主要有四环素和土霉素。

天然四环素由于抗菌谱广,口服有效,应用方便,故曾长期广泛用于临床。近年来由于耐药菌株日益增多,疗效不够理想,且副作用较多,其临床应用已明显减少。

【体内过程】 口服易吸收,但不完全且有一定限度。本药与食物同服可减少药物的吸收,可与多价阳离子 Mg^{2+}、Ca^{2+}、Al^{3+}、Fe^{2+} 形成络合物而妨碍吸收。血浆蛋白结合率低,可广泛分布于体内各组织,易沉积于骨和牙组织内。但不易透过血脑屏障,主要以原形经肾排泄,可用于治疗泌尿道感染。部分也可经肝脏代谢,以原形及其代谢产物随胆汁排泄,可形成肝肠循环,有利于胆管感染的治疗。

【抗菌作用】 对革兰阳性的肺炎球菌、溶血性链球菌、草绿色链球菌,以及部分葡萄球菌、破伤风杆菌和炭疽杆菌等;对革兰阴性细菌中的脑膜炎奈瑟菌、痢疾杆菌、大肠埃希菌、流感杆菌、巴氏杆菌属、布氏杆菌等及某些厌氧菌(如拟杆菌、梭形杆菌、放线菌)都有效。此外,对肺炎支原体、立克次体、螺旋体、放线菌也有抑制作用,还能间接抑制阿米巴原虫。

四环素类属快效抑菌剂,在高浓度时也有杀菌作用。其抗菌机制主要为与细菌核糖体 30S 亚单位结合,阻止肽链延伸,从而抑制细菌蛋白质合成。

细菌对四环素类的耐药性严重,且本类药物之间存在交叉耐药性。

【临床应用】 四环素类可用于治疗多种感染性疾病,尤其适用于立克次体、支原体和衣原体感染性疾病。

1. 对立克次体感染如斑疹伤寒、恙虫病、衣原体感染,以及支原体肺炎等有明显疗效,为首选药。

2. 作为敏感细菌性感染的次选药。

3. 也可用于青霉素适应证过敏的患者。

【不良反应】

1. 胃肠道反应 口服后可引起恶心、呕吐、上腹不适、腹胀、腹泻等症状,尤以土霉素多见,与食物同服可以减轻。

2. 二重感染 广谱抗生素长期应用,使敏感菌受到抑制,而不敏感菌乘机在体内繁殖生长,造成二重感染。常见的二重感染有:真菌病,致病菌以白色念珠菌最多见,表现为口腔鹅口疮、肠炎,可用抗真菌药治疗。葡萄球菌引起的假膜性肠炎,此时葡萄球菌产生强烈的外毒素,引起肠壁坏死,体液渗出、剧烈腹泻,导致失水或休克等症状,有死亡的危险。此种情况必须停药并口服万古霉素。

3. 影响骨、牙的生长 主要是对胎儿和婴幼儿的影响。四环素类能与新形成的骨、牙中所沉积的 Ca^{2+} 相结合。妊娠 5 个月以上的妇女服用这类抗生素,可使出生的幼儿乳牙釉质发育不全并出现黄色沉积,引起畸形或生长抑制。

4. 其他 长期大量口服或静脉给予(每天 1～2g 及以上)可造成严重肝损害,也能加剧原有的肾功能不全,影响氨基酸代谢而增加氮质血症。此外,四环素类抗生素还可引起药热和皮疹等过敏反应。

◇ **知识考点** 四环素类抗菌作用与机制、临床应用及其不良反应;四环素的抗菌作用特点及其临床应用

(二) 半合成四环素

多 西 环 素

多西环素(doxycycline,强力霉素)是土霉素的脱氧物。易溶,遇光不稳定。

【体内过程】 脂溶性较大,口服吸收快而完全且不受食物影响,吸收率达90%。分布广泛,

脑脊液中浓度也较高。药物大部经胆汁排入肠道又可再吸收,经肾小管时也可再吸收,因此 $t_{1/2}$ 长达 20 小时,药物小部分从肾排泄。大部分以结合或络合的无活性代谢产物由粪便排泄,故对肠道菌群无影响,肾功能不全时仍可使用。

【抗菌作用】 抗菌谱与四环素相似。但抗菌作用强 2～10 倍,且对土霉素、四环素耐药的金黄色葡萄球菌有效。

【临床应用】 多西环素用于呼吸道感染如老年慢性气管炎、肺炎、麻疹肺炎,也用于泌尿道感染及胆道感染等。对肾功能不全患者的肾外感染也可使用。对产肠毒素大肠埃希菌所致的腹泻也有效,但宜慎用。

【不良反应】 常见胃肠道刺激性反应,如恶心、呕吐、腹泻、舌炎、口腔炎及肛门炎等,宜饭后服药。皮疹及二重感染少见。在静脉注射过程中可出现舌头麻木及口内特殊气味,个别可有呕吐。

【药物相互作用】 多西环素与肝药酶诱导剂苯巴比妥、苯妥英钠等同服,可使其 $t_{1/2}$ 缩短为 7 小时左右,并使血药浓度降低而影响疗效。

◈ **知识考点** 多西环素的抗菌作用特点及其临床应用

米诺环素

米诺环素(minocycline,二甲胺四环素)是长效高效的半合成四环素,其抗菌谱和四环素相近,抗菌作用为四环素类中最强,对四环素耐药的金黄色葡萄球菌、链球菌和大肠埃希菌对本品仍敏感。

口服吸收迅速,2～3 小时后血药浓度可达高峰,主要经肾排除,经粪排泄量为本类药中最低者,$t_{1/2}$ 为 13(10～20)小时。药物在体内长时间存留于脂肪组织,给药后 10 天尿中仍可测出。

临床用于尿路、胃肠道、呼吸道感染、脓皮病、骨髓炎,以及眼、耳、鼻、喉部感染等。此外对疟疾也有一定效果。

不良反应与其他四环素类基本相同,但能引起可逆性前庭反应,包括恶心、呕吐、头昏、眼花及运动失调等,常在开始服药时出现,停药后 24～48 小时可消失。

◈ **知识考点** 米诺环素的抗菌作用特点及其临床应用

二、氯 霉 素 类

氯 霉 素

氯霉素(chloramphenicol,chloromycetin)是由委内瑞拉链丝菌产生的抗生素。在酸性溶液中较稳定,碱性溶液中易被破坏。

【体内过程】 口服吸收快而完全,2～3 小时达血药峰浓度。吸收后可广泛分布于各组织和体液中,脑脊液中的浓度较其他抗生素为高。肌内注射吸收较慢,血浓度较低,仅为口服同剂量的 50%～70%,但维持时间较长。本药主要在肝代谢,在体内代谢大部分是与葡萄糖醛酸相结合,其原形药及代谢物迅速经尿排出,并能达到有效抗菌浓度,可用于治疗泌尿系统感染。肾功能不全者使用时应减量。

【抗菌作用】　本药属广谱抗生素,为快效抑菌药,高浓度可杀菌。本药对革兰阳性、阴性细菌均有抑制作用,且对后者的作用较强。其中对伤寒杆菌、流感杆菌、副流感杆菌和百日咳杆菌的作用比其他抗生素强,对立克次体感染如斑疹伤寒也有效,但对革兰阳性球菌的作用不如青霉素和四环素。

抗菌作用机制是与核糖体 50S 亚基结合,抑制肽酰基转移酶,抑制肽链延长,使蛋白质合成受阻。

【临床应用】　本药曾广泛用于治疗各种敏感菌感染,后因对造血系统有严重不良反应,故对其临床应用现已做出严格控制。目前主要用于伤寒、副伤寒和立克次体病等及敏感菌所致的严重感染。氯霉素在脑脊液中浓度较高,也常用于治疗其他药物疗效较差的脑膜炎患者。必要时可用静脉滴注给药。

【不良反应】

1. 抑制骨髓造血功能　有两种表现形式:其一为可逆的各类血细胞减少,其中粒细胞首先下降,与剂量和疗程有关,一旦发现应及时停药;其二是不可逆的再生障碍性贫血,一般较少见,但死亡率高。故应避免滥用,应用时勤查血常规。

◻ **知识链接**　　　　　**氯霉素为何会使血细胞减少**

氯霉素对骨髓系统作用的主要环节是抑制骨髓造血细胞线粒体内的蛋白合成。血细胞的核糖体与细菌体内的核糖体具有相似结构,因此对治疗剂量的氯霉素很敏感。氯霉素能降低线粒体内膜上的铁螯合酶的活性,使血红蛋白、白细胞、血小板合成受阻。故临床早期可见红细胞成熟停滞和出现空泡,网织红细胞、白细胞(特别是粒细胞)、血小板减少。此期及时停药,造血功能可及时恢复。

---

2. 灰婴综合征　新生儿与早产儿应用大剂量氯霉素,因肝发育不全,排泄能力差,导致药物在体内蓄积中毒。表现为腹胀、吐奶、呼吸不规则、面色灰紫、循环衰竭等。

3. 其他作用　氯霉素也可产生胃肠道反应和二重感染。此外,少数患者可出现皮疹及血管神经性水肿等过敏反应,但都比较轻微。

【药物相互作用】

1. 氯霉素可抑制肝微粒酶,使氯磺丙脲、双香豆素、苯妥英钠等药物代谢速度减慢,血药浓度增高而出现毒性反应。

2. 苯妥英钠、苯巴比妥、利福平等的酶促作用可使氯霉素的代谢增快,血药浓度下降、疗效降低。

3. 与红霉素合用,可使氯霉素作用降低,不宜合用。

◈ **知识考点**　氯霉素体内过程特点、抗菌作用及机制、临床应用和不良反应

案例28-4分析

1. 斑疹伤寒是由立克次体引起,通过鼠、蚤或虱传播的急性传染病。其分为流行性斑疹伤寒和地方性斑疹伤寒。流行性斑疹伤寒,又称虱传斑疹伤寒或典型斑疹伤寒,由普氏立克次体通过体虱传播引起。其临床特点为持续高热、头痛、淤点样皮疹(或斑丘疹)和中枢神经系统症状。病程约为病程2～3周。地方性斑疹伤寒又称蚤传或鼠型斑疹伤寒,是由莫氏立克次体引起,通过鼠蚤传播。临床表现与流行性斑疹伤寒相似,但症状轻,病程短,预后好,病死率低。

2. 该患者可首选四环素类药物进行治疗。可选择四环素、多西环素或米诺环素其中一种药物。四环素类为广谱抗生素,由于耐药性和副作用问题,一般细菌感染临床已经少用,但对立克次体感染有特效,可列为首选药物。

小　结

1. 四环素类和氯霉素类属广谱抗生素,抗菌谱广,对革兰阳性菌和阴性菌、立克次体、支原体、衣原体、某些螺旋体和原虫都有抑制作用。抗菌作用机制都是通过抑制细菌蛋白质的合成而发挥作用,属于快效抑菌剂。

2. 四环素类因耐药菌株多见,且副作用较多,其临床应用受限。立克次体感染(如斑疹伤寒、恙虫病等)和支原体肺炎可作为首选。不良反应包括胃肠道反应、二重感染、影响骨和牙齿的生长,长期使用尚可引起肝肾功能不全。

3. 氯霉素类临床用于治疗不宜用青霉素类药物的脑膜炎、耐药的流感嗜血杆菌所致脑膜炎、伤寒和副伤寒患者。不良反应有抑制骨髓造血、灰婴综合征、胃肠道反应、过敏反应、神经系统反应和二重感染等。

目标检测

一、选择题

【A 型题】

1. 青霉素的抗菌作用机制是(　　)
   A. 与细菌胞质膜结合,破坏胞质膜结构
   B. 破坏细胞壁使水分内渗
   C. 抑制 DNA 多聚酶,影响 DNA 的合成
   D. 与转肽酶结合,阻止细胞壁黏肽合成
   E. 抑制菌体蛋白的合成

2. 青霉素最常见和最应警惕的不良反应是(　　)
   A. 过敏反应　　　　B. 恶心、呕吐
   C. 听力减退　　　　D. 二重感染
   E. 肝肾损害

3. 具有一定肾毒性的 β-内酰胺类抗生素是(　　)
   A. 青霉素
   B. 耐酶青霉素类
   C. 半合成广谱青霉素类
   D. 第一代头孢菌素类
   E. 第四代头孢菌素类

4. 革兰阳性菌感染且对青霉素过敏者可选用(　　)
   A. 苯唑西林　　　　B. 红霉素
   C. 氨苄西林　　　　D. 羧苄西林
   E. 以上都可用

5. 青霉素对下列哪种病原体无效(　　)
   A. 脑膜炎奈瑟菌　　B. 螺旋体
   C. 流感嗜血杆菌　　D. 放线菌
   E. 白喉棒状杆菌

6. 具有耳毒性的抗生素是(　　)
   A. 青霉素　　　　　B. 红霉素
   C. 链霉素　　　　　C. 林可霉素
   E. 头孢氨苄

7. 与氨基糖苷类抗生素合用能增加肾脏损害的药物是(　　)

A. 羧苄西林　　　　B. 氯霉素
C. 麦迪霉素　　　　D. 林可霉素
E. 头孢噻吩

8. 肺炎链球菌感染的首选药是(　　)
   A. 青霉素　　　　　B. 阿奇霉素
   C. 多西环素　　　　D. 氨苄西林
   E. 氨曲南

9. 易渗入骨组织中治疗骨髓炎有效药物是(　　)
   A. 红霉素　　　　　B. 吉他霉素
   C. 克林霉素　　　　D. 阿奇霉素
   E. 罗红霉素

10. 四环素类的不良反应中不包括(　　)
    A. 二重感染　　　　B. 胃肠道反应
    C. 肝肾毒性　　　　D. 内分泌紊乱
    E. 过敏反应

11. 应用氯霉素时要注意定期检查(　　)
    A. 血常规　　　　　B. 肾功能
    C. 肝功能　　　　　D. 尿常规
    E. 是否出现肝脾大

12. 早产儿、新生儿应避免使用(　　)
    A. 氯霉素　　　　　B. 红霉素
    C. 链霉素　　　　　D. 青霉素
    E. 环丙沙星

13. 喹诺酮类药物抗菌机制是(　　)
    A. 抑制细菌细胞壁的合成
    B. 抗叶酸代谢
    C. 影响胞质膜通透性
    D. 抑制 DNA 回旋酶,阻止 DNA 合成
    E. 抑制蛋白质合成

14. 阿米卡星的突出优点是(　　)
    A. 对结核分枝杆菌有作用
    B. 抗菌谱为氨基苷类抗生素中最广者
    C. 不易被乙酰转移酶所破坏

D. 对免疫缺陷患者的感染也有效

E. 对铜绿假单胞菌产生的钝化酶稳定

15. 治疗耐青霉素金黄色葡萄球菌引起的严重感染的药物是（　　）

    A. 林可霉素　　　　　B. 万古霉素

    C. 克林霉素　　　　　D. 氨苄西林

    E. 羧苄西林

【B 型题】

（第 16～17 题备选答案）

    A. 氯霉素　　　　　　B. 甲氧苄啶

    C. 磺胺药　　　　　　D. 红霉素

    E. 四环素

16. 可以引起骨髓抑制的抗菌药是（　　）

17. 影响骨骼和牙齿生长的抗菌药是（　　）

（第 18～21 题备选答案）

    A. 伤寒、副伤寒　　　B. 斑疹伤寒

    C. 鼠疫、兔热病　　　D. 军团菌病

    E. 钩端螺旋体病

18. 链霉素用于（　　）

19. 青霉素用于（　　）

20. 红霉素用于（　　）

21. 四环素用于（　　）

【X 型题】

22. 青霉素可用于治疗（　　）

    A. 咽炎

    B. 大肠埃希菌所致尿路感染

    C. 白喉

    D. 流行性脑脊髓膜炎

    E. 溶血性链球菌感染

23. 抗铜绿假单胞菌的青霉素类药物包括（　　）

    A. 阿莫西林　　　　　B. 苯唑西林

    C. 羧苄西林　　　　　D. 替卡西林

    E. 呋布西林

24. 下列关于大环内酯类抗生素的叙述错误的是（　　）

    A. 杀菌剂

    B. 抑菌剂

    C. 抑制菌体蛋白质的合成

D. 广谱抗生素

E. 对支原体有效

25. 在防治青霉素过敏性休克的措施中错误的是（　　）

    A. 应尽量避免局部应用

    B. 抢救时首选地塞米松

    C. 皮试阴性一定不会出现过敏反应

    D. 用药前询问用药过敏史

    E. 青霉素应现配现用

26. 破伤风患者应首选哪些药物（　　）

    A. 青霉素　　　　　　B. 红霉素

    C. 四环素　　　　　　D. 破伤风抗毒素

    E. 头孢呋辛

27. 防治青霉素过敏反应的措施是（　　）

    A. 询问过敏史

    B. 做皮肤过敏测试

    C. 先用肾上腺素预防

    D. 出现过敏性休克首选肾上腺素

    E. 换用半合成青霉素

28. 具有耳毒性的抗生素有（　　）

    A. 青霉素　　　　　　B. 阿米卡星

    C. 链霉素　　　　　　D. 米诺环素

    E. 克林霉素

29. 氯霉素的不良反应有（　　）

    A. 抑制骨髓造血功能

    B. 过敏反应

    C. 灰婴综合征

    D. 胃肠道反应

    E. 以上都不是

二、简答题

1. β-内酰胺类主要包括哪两类药物？简述其作用机制。

2. 简述青霉素的主要不良反应，怎样防治？

3. 半合成青霉素与天然青霉素相比有何优点？分别举例说明。

4. 简述第三代头孢菌素的抗菌作用特点和临床应用。

5. 试述氨基糖苷类抗生素的共同特点。

（陈俊荣）

第 29 章　人工合成抗菌药

学习目标

1. 掌握喹诺酮类药物的药理作用、作用机制、临床应用和不良反应。
2. 理解磺胺类药物的药理作用、作用机制、临床应用、不良反应及不良反应的防治。
3. 了解喹诺酮类药物的发展史和药动学特点。
4. 了解其他人工合成抗菌药。

第 1 节　喹诺酮类药物

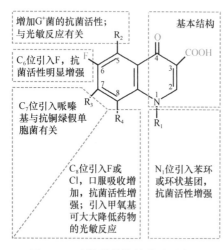

增加G⁺菌的抗菌活性；
与光敏反应有关

C₆位引入F，抗
菌活性明显增强

C₇位引入哌嗪
基与抗铜绿假单
胞菌有关

C₈位引入F或
Cl，口服吸收增
加，抗菌活性增
强；引入甲氧基
可大大降低药物
的光敏反应

基本结构

N₁位引入苯环
或环状基团，
抗菌活性增强

图 29-1　喹诺酮类构效关系示意图

喹诺酮类(quinolones)是人工合成的含有 4-喹诺酮基本结构，对细菌 DNA 回旋酶(DNA gyrase)具有选择性抑制作用的抗菌药物。其抗菌谱广、抗菌力强。该类药物的构效关系见图 29-1。

一、概　　述

萘啶酸(nalidixic acid)是 1962 年用于临床的第一代喹诺酮类药，因其抗菌谱窄，口服吸收差，副作用多，现已不用。第二代为 1973 年研制的吡哌酸(pipemidic acid)，其抗菌活性强于萘啶酸，口服少量吸收，不良反应较萘啶酸少，可用于敏感菌引起的尿路感染与肠道感染。第三代为 20 世纪 80 年代研制的诺氟沙星(norfloxacin)等一系列药物，抗菌谱进一步扩大，第三代喹诺酮类的化学结构与第一、第二代的主要区别是在主环 6 位引入氟原子，故亦称为氟喹诺酮类(fluoroquinolone)，包括诺氟沙星、氧氟沙星、左氧氟沙星、环丙沙星等。第四代为 20 世纪 90 年代以后研制的新氟喹诺酮类药物，有莫西沙星、司帕沙星、加替沙星等。

二、抗菌作用机制

喹诺酮类通过抑制 DNA 回旋酶，阻碍 DNA 合成而导致细菌死亡。细菌 DNA 回旋酶是由 2 个 α 亚单位和 2 个 β 亚单位组成的四聚体。氟喹诺酮类药是 α 亚单位抑制剂，根据实验研究，氟喹诺酮类药并不是直接与 DNA 回旋酶结合，而是与 DNA 双链中非配对碱基结合，抑制 DNA 回旋酶的 α 亚单位，使细菌 DNA 无法保持正常形态和功能，抑制 DNA 的转录和翻译，导致细菌死亡。

三、氟喹诺酮类共同特性

本类药物抗菌谱广，尤其对革兰阴性杆菌包括铜绿假单胞菌在内的细菌有强大的杀菌作用，对革兰阳性菌如金黄色葡萄球菌及产酶金黄色葡萄球菌也有良好的抗菌作用；某些品种对结核杆菌、支原体、衣原体及厌氧菌也有作用;细菌对本类药与其他抗菌药无交叉耐药性;口服易吸收,食物不影响药物的吸收,但与含有 Fe^{2+}、Ca^{2+}、Mg^{2+} 的食物同服可降低其生物利用度,体内分布广,组织和体液中浓度高;血浆半衰期相对较长,大多为 3~7 小时及以上。多数随尿排泄,尿中浓度高;本类药适用于敏感病原菌所致的呼吸道感染、尿路感染、前列腺炎、淋病,以及革兰阴性杆菌所致各种感染,骨、关节、皮肤软组织感染;不良反应相对较少,大多轻微,常见的有恶心、呕吐、食欲减退、皮疹、头痛、眩晕。其具有光毒性,偶有抽搐精神症状,停药可消退。在幼年实验动物中发现有关节软骨病变,故本类药物不宜用于儿童及孕妇。

◈ **知识考点** 喹诺酮类的药动学特点、抗菌作用及机制、临床应用和不良反应

四、常 用 药 物

诺 氟 沙 星

诺氟沙星(norfloxacin)又称氟哌酸,是第一个氟喹诺酮类药,抗菌谱广,抗菌作用强,对革兰阳性和阴性菌包括铜绿假单胞菌均有良好抗菌活性。口服吸收 35%~45%,易受食物影响,空腹时的血药浓度比饭后服药高 2~3 倍,主要用于尿路及肠道感染。

氧氟沙星和左氧氟沙星

氧氟沙星(ofloxacin)又称氟嗪酸,抗菌活性强,为高效广谱抗菌药,对革兰阳性菌(包括耐甲氧西林金葡菌,MRSA)、革兰阴性菌(包括铜绿假单胞菌)均有较强作用;对肺炎支原体、奈瑟菌病、厌氧菌及结核杆菌也有一定活性。口服吸收快而完全,血药浓度高而持久;药物体内分布广,尤以痰中浓度较高;70%~90% 药物经肾排泄,48 小时尿中药物浓度仍可对敏感菌达到杀菌水平,胆汁中药物浓度约为血药浓度的 7 倍。

左氧氟沙星(levofloxacin)是氧氟沙星的左旋光学异构体,口服生物利用度接近 100%,抗菌活性是氧氟沙星的 2 倍。左氧氟沙星主要适用于敏感菌引起的泌尿生殖系统感染、呼吸道感染、胃肠道感染,亦可治疗伤寒、骨和关节感染、皮肤软组织感染和败血症等。其不良反应发生率低,主要为胃肠道反应。

依 诺 沙 星

依诺沙星(enoxacin)又称氟啶酸,其抗菌谱和抗菌活性和诺氟沙星相似,对厌氧菌作用较差。口服吸收好,不受食物影响,血药浓度介于诺氟沙星与氧氟沙星之间,口服后 50%~65% 经肾排泄,消除半衰期为 3.3~5.8 小时。其副作用以消化道反应为主,偶有中枢神经系统毒性反应。

培 氟 沙 星

培氟沙星(pefloxacin)又称甲氟哌酸,抗菌谱广,抗菌活性略逊于诺氟沙星,对军团菌及 MRSA 有效,对铜绿假单胞菌的作用不及环丙沙星。本药口服吸收好,生物利用度为 90%~100%。血药浓度高而持久,半衰期可达 10 小时以上,体内分布广泛,可通过炎症脑膜进入脑脊液。

环 丙 沙 星

环丙沙星(ciprofloxacin)又称环丙氟哌酸,抗菌谱广,体外抗菌活性为目前在临床应用喹诺酮类中最强,对耐药铜绿假单胞菌、MRSA、产青霉素酶淋球菌、产酶流感杆菌等均有良效,对肺炎军团菌及弯曲菌亦有效。一些对氨基糖苷类、第三代头孢菌素等耐药的革兰阴性和阳性菌对

本品仍然敏感。口服后本品生物利用度为38%~60%,血药浓度较低,静脉滴注可弥补此缺点。

洛美沙星

洛美沙星(lomefloxacin)抗菌谱广,体外抗菌作用与诺氟沙星、氧氟沙星、氟罗沙星相似,但比环丙沙星弱;体内抗菌活性比诺氟沙星与氧氟沙星强,但不及氟罗沙星。本品口服吸收好,生物利用度为85%,血药浓度高而持久,半衰期约为7小时,体内分布广,药物经肾排泄。

 案例 29-1

患者,女性,45岁。咳嗽、低热,诊断为上呼吸系统感染,给予口服盐酸洛美沙星片0.3g,2次/天。服药第5天后,患者在室外活动时,颈部及四肢皮肤暴露处出现绿豆、蚕豆大小的红斑疹,伴瘙痒及烧灼感,于当天自行停药。随后半个月内,每在室外活动时,暴露处皮肤仍会出现红斑疹伴瘙痒及烧灼感,阴天亦然,在室内瘙痒感减轻。患者否认进食或接触含光感物质的动物及植物类食物,也未用其他药物。既往体健,有磺胺类药物过敏史。

问题与思考:

1. 根据上述案例,分析患者服用洛美沙星后发生了什么不良反应?

2. 患者出现上述不良反应后,应如何处理?

氟罗沙星

氟罗沙星(fleroxacin)又称多氟沙星,具有抗菌谱广、抗菌活性强、生物利用度高、组织穿透力强、消除半衰期长(10~20小时)等特点。它主要用于敏感菌及衣原体引起的呼吸道、泌尿道、胆管等感染,如淋球菌尿道炎、细菌性肠炎等。其副作用较轻,一般为胃肠道反应,如恶心、腹泻及食欲减退;少数有失眠、皮疹、瘙痒等。

莫 西 沙 星

莫西沙星(moxifloxacin)具有抗菌性强、抗菌谱广、不易产生耐药并对常见耐药菌有效、半衰期长、不良反应少等优点。本药对革兰阴性菌、革兰阳性菌、支原体、衣原体及脊髓炎病毒等均具有良好的抗菌活性,临床上用于治疗呼吸系统感染、生殖系统感染、皮肤软组织感染等。其不良反应少,主要为恶心、腹泻、眩晕、头痛、腹痛、呕吐;肝酶升高等;其光敏性皮炎发生率低于左氧氟沙星。

司 帕 沙 星

司帕沙星(sparfloxacin)又称司氟沙星,口服吸收良好,有肝肠循环,对革兰阳性菌、厌氧菌、结核杆菌、衣原体和支原体的抗菌活性显著强于环丙沙星,对军团菌和革兰阴性菌的抗菌活性与环丙沙星相同。临床用于敏感细菌所致的呼吸道、泌尿生殖道、皮肤软组织感染及骨髓炎和关节炎等。

加 替 沙 星

加替沙星(gatifloxacin)抗菌谱广,尤其对革兰阳性菌有较强的抗菌活性。口服吸收良好,且不受饮食因素影响,其绝对生物利用度为96%。它主要用于治疗呼吸系统、泌尿系统感染及由淋球菌引起的性传播疾病。其主要不良反应是导致糖代谢异常,包括高血糖、低血糖、糖尿病、糖耐量异常、高血糖昏迷、低血糖昏迷等。故应加强监护,必要时监测血糖。

知识考点 诺氟沙星、环丙沙星、左氧氟沙星、司帕沙星和加替沙星等的抗菌作用特点及其临床应用

> **知识链接**　　　　　　　　**喹诺酮类药物与跟腱损伤**
>
> 　　氟喹诺酮类药物具有不良反应少、抗菌谱广、抗菌效果好、价格低廉等优点,所以目前广泛应用于临床,尤其是基层医疗机构。近年国内外研究发现,该类药物可引起跟腱损伤,应引起人们的高度重视。可引起跟腱损伤的常见药物有环丙沙星、诺氟沙星、加替沙星、依诺沙星、莫西沙星及左氧氟沙星等。其机制可能与该类药物引起肌腱的胶原组织缺乏和缺血性坏死有关。跟腱损伤的主要表现为单侧或双侧跟腱疼痛和炎症性水肿,严重者可出现跟腱断裂。合用糖皮质激素和高龄等是该类药物引起跟腱损伤的常见危险因素。患者应该警觉跟腱或腓肠肌疼痛,如有不适,要及时通知医师,采取停药和其他治疗措施。

五、药物相互作用及用药注意事项

　　本类药物可引起中枢神经系统不良反应,不宜用于有中枢神经系统病史者,尤其是有癫痫病史的患者。其与非甾体抗炎药合用,可增加中枢的毒性反应。本类药物可抑制茶碱类、咖啡因和口服抗凝血药在肝中代谢,使上述药物浓度升高引起不良反应。因此应避免与有相互作用的药物合用,如有指征需合用时,应对有关药物进行必要的监测。本类药物与制酸药同时应用,可形成络合物而减少其自肠道吸收,宜避免合用。肾功能减退者应用主要经肾排泄的药物如氧氟沙星和依诺沙星时应减量。本类药物用药期间应避免暴露在日光或人工紫外光下,以免引发皮肤光过敏反应。

案例 29-1 分析

　　依据患者的用药史,以及本例已排除动物及植物性日光性皮炎及其他药物致敏因素,故可确诊为盐酸洛美沙星所致的光敏性药疹。洛美沙星系氟喹诺酮类抗菌药,光毒性为其主要的不良反应之一。从化学结构分析,主要由其母核的 8 位 F 原子取代引起。因此,使用洛美沙星等易出现光敏反应的药物时,应嘱患者室外活动注意避光,一旦发生严重的光敏反应,应立即停药就诊,进行适当的抗过敏治疗,以减轻瘙痒等症状。

第 2 节　磺胺类药物

　　磺胺类药物是最早用于治疗全身性感染的人工合成抗菌药,现已大部分被抗生素及喹诺酮类药取代,但由于磺胺类药物对某些感染性疾病(如流行性脑脊髓膜炎、鼠疫)具有良好疗效,特别是与磺胺增效剂甲氧苄啶合用,疗效明显增强,抗菌范围也增大,且有使用方便、性质稳定、价格低廉等优点,故在抗感染的药物中仍占有一定地位。

　　【构效关系】　磺胺类药物是对氨基苯磺酰胺(简称氨苯磺胺)的衍生物。氨苯磺胺分子中含有磺酰胺基(N_1)和氨基(N_4)。氨基是抗菌活性必需基团,如将氨基上一个氢原子被其他基团(R_2)取代,则抗菌活性消失,口服难吸收,必须水解使氨基游离才能恢复其抗菌活性,如用于肠道感染的柳氮磺吡啶等。磺酰胺基上一个氢原子(R_1)被杂环取代可得到口服易吸收的、用于全身性感染的磺胺药,如磺胺嘧啶、磺胺异噁唑、磺胺甲噁唑等。

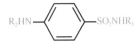

磺胺类药物结构通式

　　【体内过程】　该类药物可分布于全身组织及体液,易透过胎盘屏障进入胎儿体内。某些药物如磺胺嘧啶较易通过血-脑脊液屏障,脑脊液中浓度达血药浓度的 70% 左右,可作为治疗流行性脑脊髓膜炎的首选药。药物原形及其乙酰化代谢产物经肾排出,尿药浓度高,有利于治疗尿路感染。磺胺类药物及其乙酰化物在碱性尿液中溶解度高,在酸性尿液中易析出结晶。

　　【抗菌作用】磺胺类药物抗菌谱广,对金黄色葡萄球菌、溶血性链球菌、脑膜炎球菌、志贺菌属、大肠埃希菌、伤寒杆菌,产气杆菌及变形杆菌等有良好的抗菌活性,此外对少数真菌、衣原体、原虫(疟原虫和弓形虫)也有效。细菌对磺胺类药物极易产生耐药性,细菌对各种磺胺类药物间有交叉耐药性,但磺胺类药物与其他抗菌药物之间没有交叉耐药性,与甲氧苄啶合用可减少、延缓耐药性的产生。

【作用机制】 对磺胺类药物敏感的细菌,在生长过程中不能利用周围环境中的叶酸,只能利用对氨基苯甲酸(PABA)和二氢蝶啶,在细菌体内二氢叶酸合成酶的作用下合成二氢叶酸,再经二氢叶酸还原酶的作用形成四氢叶酸。四氢叶酸活化后,可作为一碳单位的转运体,在嘌呤和嘧啶核苷酸形成过程中起着重要的传递作用。磺胺药的结构和 PABA 相似,因而可与 PABA 竞争二氢叶酸合成酶,阻碍二氢叶酸的合成,从而影响核酸的生成,抑制细菌生长繁殖(图 29-2)。

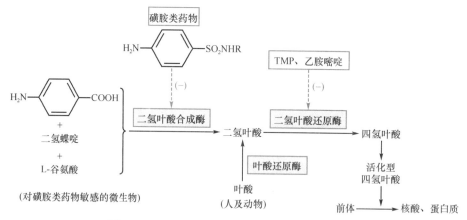

图 29-2 磺胺类药物和 TMP 抗菌作用机制示意图

【不良反应及其防治】

1. 肾损害 磺胺类药物主要在肝内乙酰化失活,乙酰化磺胺在酸性尿中溶解度低,易析出结晶而损伤肾,可产生结晶尿、血尿、尿痛、尿路阻塞和尿闭等症状。可采取以下措施防治:①同服等量碳酸氢钠,碱化尿液,增加磺胺类药物及乙酰化物的溶解度;②多喝水,降低药物浓度,加速排泄;③定期检查尿液,发现结晶尿应及时停药。

2. 抑制骨髓 可引起白细胞减少、再生障碍性贫血及血小板减少症。

3. 过敏反应 较多见,有皮疹、药热等,严重者可出现剥脱性皮炎、多形性红斑。

4. 肝损害 出现黄疸等,甚至引起急性重型肝炎。

5. 其他 恶心、呕吐、眩晕、头痛、精神不振、全身乏力等。

◬ **知识考点** 磺胺类的抗菌作用及机制、临床应用和不良反应

知识链接 **警惕磺胺类药物过敏反应**

磺胺类药物副作用较多,其中以过敏反应最常见。其主要表现为孤立性皮疹,亦可能发生罕见但严重的不良反应,即迟发性过敏反应。迟发性过敏反应通常出现在患者应用磺胺类药物的疗程晚期,其特征为发热、皮疹或紫癜,部分患者可表现有淋巴结肿大、肝炎、肾炎、心肌炎、嗜酸细胞增多症、异形淋巴细胞增多等,可累及多个器官或系统,病死率达 10%。由于磺酰脲类降糖药、丙磺舒、利尿剂(如呋塞米、氢氯噻嗪、吲达帕胺等)和 COX-2 抑制剂(如塞来昔布)等药物的化学结构与磺胺相似,故上述药物可能与磺胺类药物存在交叉过敏反应。因此,对磺胺过敏者应禁用上述药物。

【药物分类】 磺胺药根据其肠道吸收和临床应用情况可分为三大类。

1. 全身感染用药 口服易吸收,分为:①短效类,如磺胺异噁唑(sulfafurazole,sulfisoxazole,SIZ);②中效类,如磺胺嘧啶(sulfadiazine,SD)、磺胺甲噁唑(sulfamethoxazole,sinomin,SMZ);③长效类,如磺胺多辛(sulfadoxine,SDM)、磺胺甲氧嘧啶(sulfamethoxydiazine,SMD)。

2. 肠道感染用药 口服吸收少,如柳氮磺吡啶(sulfasalazine,SASP)。

3. 局部外用药　如磺胺米隆(sulfamylon,SML)、磺胺嘧啶银(sulfadiazine silver)。

【常用药物】

1. 磺胺异噁唑　又称菌得清,是短效磺胺类药物,血浆 $t_{1/2}$ 为 5~7 小时,乙酰化率较低。尿中浓度最高,适用于治疗尿路感染。

2. 磺胺嘧啶　中效磺胺类药物,口服易吸收,血浆 $t_{1/2}$ 为 10~13 小时。抗菌力强,易透过血脑屏障,是治疗流行性脑脊髓膜炎的首选药物,也适用于治疗尿路感染。但在尿中易析出结晶,需注意对肾的损害。

3. 磺胺甲噁唑　又称新诺明,是中效磺胺类药物,血浆 $t_{1/2}$ 为 10~12 小时。抗菌作用与 SIZ 相似。尿中浓度虽低于 SIZ 但与 SD 接近,故也适用于治疗尿路感染。在酸性尿液中可析出结晶而损害肾,需注意碱化尿液。

4. 磺胺甲氧嘧啶　是长效磺胺类药物,血浆 $t_{1/2}$ 为 30~40 小时。抗菌力较弱。乙酰化率低,尿中溶解度高,不易析出结晶。

5. 磺胺多辛　又称周效磺胺,是长效磺胺类药物,血浆 $t_{1/2}$ 为 150~200 小时。在体内维持时间最长,每 3~7 天可服药一次。抗菌力较弱,适用于轻症感染及预防链球菌感染,对疟疾等也有效。

6. 柳氮磺吡啶　口服吸收较少,对结缔组织有特殊的亲和力,并从肠壁结缔组织中释放出磺胺吡啶而起抗菌、抗炎和免疫抑制作用。本药适用于治疗非特异性结肠炎,长期服用可防止其发作。由于疗程长,易发生恶心、呕吐、皮疹及药热等反应。

7. 磺胺嘧啶银　能发挥 SD 及硝酸银两者的抗菌作用,抗菌谱广,对铜绿假单胞菌抑制作用强大,尚有收敛作用,能促进创面的愈合,适用于二度或三度烧伤。

8. 磺胺米隆　又称甲磺灭脓,是对位氨甲基磺胺药物,因此其抗菌作用不受脓液和坏死组织的影响。本药对铜绿假单胞菌、金黄色葡萄球菌及破伤风杆菌有效,能迅速渗入创面及焦痂中,并能促进创面上皮生长愈合及提高植皮成活率。本药适用于烧伤和大面积创伤后感染。

【药物相互作用】

1. 与普鲁卡因、普鲁卡因胺、丁卡因等合用可使疗效减弱,甚至失效。

2. 与苯胺类解热镇痛药合用,可导致变性血红蛋白血症。

3. 与抗酸药同服,可使磺胺药胃肠道吸收减少。

◈ **知识考点**　磺胺嘧啶、磺胺甲噁唑的抗菌作用特点及其临床应用

第 3 节　其他人工合成抗菌药

一、甲 氧 苄 啶

甲氧苄啶(trimethoprim,TMP)又称磺胺增效剂,其抗菌谱和磺胺类药物相似,对多种革兰阳性和阴性菌有效,但单用易引起细菌耐药性。TMP 的抗菌机制是抑制细菌二氢叶酸还原酶,阻止细菌核酸的合成,因此它与磺胺药合用,可使细菌的叶酸代谢遭到双重阻断,增强磺胺药的抗菌作用达数倍至数十倍,甚至出现杀菌作用,而且可减少耐药菌株的产生。TMP 常与 SMZ 或 SD 合用,治疗呼吸道感染、尿路感染、肠道感染和脑膜炎、败血症等。其对伤寒、副伤寒疗效不低于氨苄西林,也可与长效磺胺类药物合用于防治耐药恶性疟。

TMP 毒性较小,但大剂量长期应用可引起叶酸缺乏,导致白细胞减少、巨幼红细胞贫血等。

◈ **知识考点**　甲氧苄啶的抗菌作用机制及其特点

二、硝基呋喃类抗菌药

硝基呋喃类(nitrofurans)抗菌药是一类干扰微生物糖代谢的抑菌药物,抗菌谱广,且不易产

生耐药性,对多种细菌的抑菌浓度为 5 ~ 10mg/L,主要用于治疗尿路感染。

1. 呋喃妥因(nitrofurantoin) 又称呋喃坦啶(furadantin),口服吸收迅速而完全;在体内约 50% 很快被组织破坏,其余以原形迅速自肾排出,尿中浓度高。其对大多数革兰阳性菌及阴性菌均有抗菌作用。尤其在酸性尿中抗菌活性增强,临床上用于敏感菌所致的泌尿系统感染,如肾盂肾炎、尿路感染、膀胱炎及前列腺炎等。消化道反应较常见。剂量过大或肾功能不全者可引起严重的周围神经炎。偶见过敏反应。

2. 呋喃唑酮(furazolidone) 又称痢特灵,体外对沙门菌属、志贺菌属、大肠埃希菌、肠杆菌属、幽门螺杆菌、金黄色葡萄球菌、粪肠球菌、霍乱弧菌和弯曲菌属均有抗菌作用。口服吸收少(5%),肠内浓度高,主要用于肠炎和菌痢,也可用于尿路感染、伤寒、副伤寒和霍乱。不良反应同呋喃妥因。

小 结

1. 喹诺酮类药物通过抑制 DNA 回旋酶,阻碍 DNA 合成而导致细菌死亡。其中氟喹诺酮类具有抗菌谱广、抗菌活性高、不良反应少、口服吸收好、耐药性发生率低等优点,为目前应用较多的一类抗菌药。

2. 磺胺类药物和甲氧苄啶分别抑制二氢叶酸合成酶和二氢叶酸还原酶,故两药合用对敏感菌叶酸代谢产生双重阻断作用。磺胺类药物不良反应较多,主要表现为肾损害、过敏反应和骨髓抑制等。

目标检测

一、选择题

【A 型题】

1. 氟喹诺酮类抗菌作用机制是( )
   A. 抑制细菌细胞壁的合成
   B. 抗叶酸代谢
   C. 影响胞质膜通透性
   D. 抑制 DNA 回旋酶,阻止 DNA 合成
   E. 抑制蛋白质合成

2. 治疗流行性脑脊髓膜炎首选( )
   A. 磺胺甲噁唑 B. 磺胺嘧啶
   C. 磺胺异噁唑 D. 甲氧苄啶
   E. 以上都不是

3. 服用磺胺类药物时,同服碳酸氢钠的目的是( )
   A. 增强磺胺类药物的作用
   B. 促进磺胺类药物的吸收
   C. 增加磺胺类药物在尿中的溶解度
   D. 延缓磺胺类药物的肾排泄
   E. 以上都不是

4. 呋喃妥因的不良反应是( )
   A. 软骨损害 B. 叶酸缺乏症
   C. 溶血性贫血 D. 周围神经炎
   E. 尿路感染

【B 型题】

(第 5 ~ 6 题备选答案)
   A. 氯霉素 B. 甲氧苄啶
   C. 磺胺药 D. 红霉素
   E. 四环素

5. 能增强其他抗菌药抗菌活性的是( )

6. 在酸性尿中溶解度低,易析出结晶损害肾的是( )

【X 型题】

7. 氟喹诺酮类药物的特点包括( )
   A. 口服受多价金属离子影响
   B. 与其他类抗菌药无交叉耐药性
   C. 抗菌谱广
   D. 可能损害软骨组织
   E. 抑制 DNA 回旋酶

8. TMP 与 SMZ 合用的结果是( )
   A. 作用时间延长 B. 用药次数减少
   C. 抗菌谱扩大 D. 抗菌活性增强
   E. 耐药菌株减少

二、简答题

1. 氟喹诺酮类药物的作用机制是什么?
2. 磺胺类药物为何会造成肾损害?如何防治?

(王桂平)

第30章 抗真菌药及抗病毒药

学习目标

1. 理解抗真菌药的分类。
2. 理解常用抗真菌药和抗病毒药的作用特点。
3. 了解常用抗真菌药和抗病毒药的不良反应。

第1节 抗真菌药

 案例30-1

患者,42岁,7年前进行肾移植手术,一直在吃抗排异反应药物。半个月前,患者突然出现发热、痰中带血、肺部感染等症状,经过治疗非但没有减轻,反而迅速加重。医师立即为患者拍了胸片检查,发现X线根本无法穿透,片子上白乎乎一片,整个肺部像蒙了一层雾。医师把患者的痰液取出送到中国医学科学院皮肤病研究所培养,发现是一种非常罕见的青霉菌感染。

问题与思考:

1. 青霉菌为何种病原微生物?
2. 应如何治疗?

真菌感染可分为浅部和深部感染两类。浅部真菌感染较常见,常由各种皮肤或毛发癣菌引起,主要侵犯皮肤、毛发、指(趾)甲等,发病率高,危险性小,治疗药物有灰黄霉素、制霉菌素或局部应用的咪康唑和克霉唑等。深部感染常由白色念珠菌和新型隐球菌等引起,主要侵犯内脏器官和深部组织,发病率低,但危害性大,常危及生命,治疗药物有两性霉素B及咪唑类抗真菌药等。

一、抗浅部真菌药

灰 黄 霉 素

【体内过程】 灰黄霉素(griseofulvin)口服易吸收,吸收量与颗粒大小有关,吸收后,体内分布广泛,以脂肪、皮肤、毛发等组织含量较高,掺入并储存在皮肤角质层和新生的毛发、指(趾)甲角质部分。

【药理作用】 对表皮癣菌属、小孢子菌属、毛癣菌属等具有较强的抑制作用,对细菌及深部真菌无效。其化学结构类似鸟嘌呤,故能竞争性抑制鸟嘌呤进入真菌DNA分子中,从而干扰核酸合成,抑制其生长。

【临床应用】 主要用于治疗由小孢子菌属、皮癣菌属和毛癣菌属等引起的头癣、体癣、股癣、甲癣等。本药不易透过表皮角质层,故外用无效。

【不良反应】 常见头痛、恶心、呕吐、腹泻、嗜睡、乏力、眩晕、共济失调。偶见白细胞减少症、中性粒细胞减少症等。动物实验证明本药有致畸作用。

【药物相互作用】

1. 可诱导肝药酶活性,增加其他药物代谢速度。

2. 可抑制双香豆素类药物的抗凝作用。

3. 巴比妥类药物可降低灰黄霉素的疗效。

特 比 萘 芬

特比萘芬(terbinafine)脂溶性高,口服易吸收,主要分布于脂肪、皮肤、毛发、汗腺等部位。其对浅部真菌有强效杀菌作用,对念珠菌仅有抑制作用。本药主要用于治疗皮肤癣菌引起的体癣、股癣、手癣、足癣等,具有起效快、疗效高、复发率低、毒性小等优点。其不良反应少而轻,常见胃肠道反应及过敏反应。

◆ **知识考点**　特比萘芬的抗菌作用及其临床应用

二、抗深部真菌感染药

两性霉素 B

两性霉素 B(amphotericin B)属多烯类抗深部真菌药,因具有嗜脂性和嗜水性两种特性而得名。

【体内过程】　口服、肌内注射均难吸收,且刺激性大,一般采用缓慢静脉滴注。一次静脉滴注,有效浓度可维持 24 小时以上。本药不易透过血脑屏障,体内消除缓慢,停药 2 周后仍可从尿中检出。

【药理作用及临床应用】　对多种深部真菌如新型隐球菌、白色念珠菌、皮炎芽生菌及组织胞浆菌等,有强大抑制作用,高浓度有杀菌作用,可选择性与真菌细胞膜中的麦角固醇结合,从而增加膜的通透性,导致菌体内重要物质外漏而引起真菌死亡,也能结合哺乳动物细胞膜中的固醇(主要为胆固醇),这可能是其对动物和人类有毒性的原因。本药主要用于治疗全身性深部真菌感染。

【不良反应】　本品毒性较大。静脉滴注不良反应较多,滴注开始或滴注后数小时可出现寒战、高热、头痛、恶心和呕吐,可导致低钾血症、溶血和肾损害,其肾毒性呈剂量依赖性,与氨基苷类、环孢素合用肾毒性增加。使用两性霉素脂质体或胶样分散可降低毒性,提高疗效。用药期间应定期做血钾、血尿常规、肝肾功能和心电图检查,且不宜用生理盐水稀释(因可产生沉淀)。

◆ **知识考点**　两性霉素 B 的抗菌作用及其临床应用

制 霉 菌 素

制霉菌素(nystatin)也属多烯抗真菌药,其体内过程和抗菌作用与两性霉素 B 基本相同,但毒性更大,不作注射用。口服不吸收,用于防治消化道念珠菌病,局部用药对口腔、皮肤、阴道念珠菌病有效。较大剂量口服可致恶心、呕吐、腹泻。局部用药刺激性小,个别患者阴道用药可见白带增多。

三、广谱抗真菌药

唑类抗真菌药包括咪唑类和三唑类,均为广谱抗真菌药。其对浅部和深部真菌感染都有效。本类药物在肝脏代谢,主要经胆汁排出。其主要毒性为贫血、胃肠道反应、皮疹等。咪唑类有克霉唑(clotrimazole)、咪康唑(miconazole)和酮康唑(ketoconazole)等,主要为局部用药;三唑类有氟康唑(fluconazole)和伊曲康唑(itraconazole),广谱、高效、低毒。

1. 克霉唑　对大多数真菌具有抗菌作用,对深部真菌作用不及两性霉素 B。口服吸收差,口含片用于治疗鹅口疮。不良反应多见,目前仅局部用于治疗浅部真菌病或皮肤黏膜的念珠菌感染。

2. 咪康唑　抗菌谱和抗菌力与克霉唑基本相同。口服吸收差,且不易透过血脑屏障。静脉给药用于治疗多种深部真菌病。局部用药治疗皮肤黏膜真菌感染。静脉给药可致血栓静脉炎,此外,还有恶心、呕吐、过敏反应等。

3. 酮康唑　对深部和浅部真菌均有强大抗菌力。口服易吸收,血浆蛋白结合率达 80% 以上,不易透过血脑屏障。不良反应有胃肠道反应,血清转氨酶升高,偶有严重肝毒性及过敏反应,不宜与抗酸药同时服用。

> **知识链接**　　　　　**FDA 对酮康唑口服药物的使用进行严格限制**
>
> 美国食品药品管理局(FDA)于 2013 年 7 月表示,酮康唑口服药物存在较强的肝毒性风险,且容易与其他药物存在相互作用(因酮康唑口服药物是 CYP3A4 酶最有效的抑制剂之一),因此该药物不应该用于一线治疗任何形式的真菌感染。FDA 对酮康唑口服药物进行了一系列标签变更,制定了新的患者用药指南,以此来强调这种药物的风险,此外其风险也包括肾上腺功能不全。FDA 指出这些限制措施只适用于酮康唑口服药物,不涉及其局部用药剂型。而欧盟人用医药产品委员会(CHMP)建议成员将酮康唑口服药物从市场全面撤市。

知识考点　克霉唑、咪康唑、酮康唑的抗菌作用及其临床应用

4. 氟康唑　抗菌谱与酮康唑相似,体外抗真菌作用不及酮康唑,但其体内作用比酮康唑强10～20 倍。口服和静脉给药均有效,作用强,毒性小。它主要用于念珠菌病与隐球菌病,是治疗艾滋病患者隐球菌性脑膜炎的首选药。毒性较低,可出现轻度消化系统反应、过敏反应、头痛、头晕、失眠。

5. 伊曲康唑　为三唑类衍生物。抗真菌谱广,对深部真菌及多种皮肤真菌有强的抑制活性。它主要用于治疗隐球菌病、全身性念珠菌病、急性或复发性阴道念珠菌病,以及免疫功能低下者预防真菌感染,是治疗罕见真菌如组织胞浆菌感染和芽生菌感染的首选药物。不良反应较轻,主要为胃肠道反应,偶见头痛、头晕、红斑、瘙痒、血管神经性水肿、一过性转氨酶升高。肝炎患者、心肾功能不全者及孕妇禁用。

6. 氟胞嘧啶　能进入真菌体内,转换为氟尿嘧啶,替代尿嘧啶进入真菌的 DNA 中,从而阻断核酸合成,对隐球菌、念珠菌和拟酵母菌等具有较高的抗菌活性,对着色真菌、少数曲菌有一定抗菌活性,对其他真菌和细菌作用均差。本品为抑菌剂,高浓度时具有杀菌作用。临床上用于念珠菌和隐球菌感染,单用效果不如两性霉素 B,且易产生耐药性。本药与两性霉素 B 合用,可使本品进入真菌细胞增多发挥协同作用。其不良反应有胃肠道反应,一过性转氨酶升高,白细胞、血小板减少。

知识考点　氟康唑、伊曲康唑、氟胞嘧啶的抗菌作用及其临床应用

第 2 节　抗 病 毒 药

病毒是一类个体微小,结构简单,只含单一核酸(DNA/RNA),必须在活细胞内寄生并以复制方式增殖的非细胞型微生物。病毒吸附并穿入至细胞内后脱壳,利用宿主细胞代谢系统进行增殖复制。增殖过程可分为吸附、穿入与脱壳、生物合成、组装成熟与释放四个阶段。在病毒基因提供的遗传信息调控下合成病毒核酸和蛋白质,然后在胞质内装配为成熟的感染性病毒体,以各种方式自细胞释出而感染其他细胞。凡能阻止病毒增殖过程中任一环节的药物,均可防治病毒性疾病。

一、抗流感病毒药

　　流行性感冒病毒,简称流感病毒,包括人流感病毒和动物流感病毒,人流感病毒分为甲(A)、乙(B)、丙(C)三型,其中甲型流感病毒抗原性易发生变异,它会造成急性上呼吸道感染,并借由空气迅速地传播,多次引起世界性大流行。此病毒最早是在 1933 年由英国人威尔逊·史密斯(Wilson Smith)发现,他称其为 H1N1。H 代表血凝素;N 代表神经氨酸酶;数字代表不同类型。

　　禽流感病毒,属于甲型流感病毒。它一般感染禽类,当病毒在复制过程中发生基因重配,致使结构发生改变,获得感染人的能力,才可能造成人感染禽流感疾病的发生。至今发现能直接感染人的禽流感病毒亚型有:H5N1、H7N1、H7N2、H7N3、H7N7、H9N2 和 H7N9 亚型。其中,高致病性 H5N1 亚型和 2013 年 3 月在人体上首次发现的新禽流感 H7N9 亚型尤为引人关注。

金 刚 烷 胺

　　金刚烷胺(amantadine)为对称的三环癸烷,金刚乙胺(rimantadine)是金刚烷胺的 α-甲基衍生物,具有相似药效但副作用小。它能特异性地抑制甲型流感病毒,干扰 RNA 病毒穿入宿主细胞,亦可抑制病毒脱壳及核酸的释放,可用于甲型流感(包括敏感的 H5N1 或 H1N1)的防治,但对乙型流感病毒、麻疹病毒、腮腺炎病毒和单纯疱疹病毒(HSV)无效。其口服易吸收,不良反应有厌食、恶心、头痛、眩晕、失眠、共济失调等。

奥 司 他 韦

　　奥司他韦(oseltamivir)又称达菲(tamiflu),是一前体药物,其活性代谢产物是强效的选择性的甲型和乙型流感病毒神经氨酸酶抑制剂,阻止新形成的病毒颗粒从被感染细胞中向外释放,对阻止病毒在宿主细胞之间感染的扩散和人群中传播起关键作用。口服给药后,奥司他韦很容易被胃肠道吸收,75% 的前体药物被肝、肠酯酶转化为活性代谢产物进入体循环。大部分经肾排泄,$t_{1/2}$ 为 6~10 小时,对肾衰竭患者剂量要调整。

　　奥司他韦用于治疗甲型或乙型流感病毒引起的流行感冒,适用于甲型 H1N1 型和 H5N1 型高危人群的预防和治疗。成人口服奥司他韦 75mg/d,连续 10 天可预防流感;口服奥司他韦 75mg,每天 2 次,连续 5 天可使症状减轻,病程缩短,在发病 48 小时内服用效果较好。

　　奥司他韦最常见不良反应为恶心、呕吐,其次为失眠、头痛和腹泻,常发生于初次用药,症状为一过性,过敏者禁用。

　　扎那米韦(zanamivir)作用与奥司他韦相似。临床一般采用鼻内给药或干粉吸入给药,几乎不在体内代谢,肝肾毒性小。临床常用于出现流感症状 48 小时内的患者。由于为吸入剂,易引起喘鸣、支气管痉挛等反应,哮喘或慢性阻塞性肺疾病患者可能出现肺功能恶化。

 知识考点　金刚乙胺、奥司他韦、扎那米韦的药理作用、临床应用和不良反应

 案例 30-2

　　患者,男性,80 岁,近几天一侧头面部起水疱伴有眼部疼痛、头痛和全身不适,来医院就诊。皮肤检查显示,前额和眼睑的皮肤表面出现成簇状,大小不等的水疱,面积不大。医师诊断为"眼部带状疱疹"。

问题与思考：
1. 该患者可以用哪些药物治疗？
2. 还应注意什么问题？

二、抗疱疹病毒药

阿 昔 洛 韦

阿昔洛韦（acyclovir）为核苷类化合物，又称无环鸟苷，可特异性抑制疱疹病毒。本药对单纯疱疹病毒、水痘-带状疱疹病毒和 EB 病毒（Epstein-Barr virus，EBV）等均有效，对乙型肝炎病毒也有抑制作用，首选用于带状疱疹和单纯疱疹性脑炎。

阿昔洛韦口服吸收差，血浆蛋白结合率很低，易透过生物膜，60%～90% 由肾排泄。局部滴眼治疗单纯疱疹性角膜炎或用霜剂治疗带状疱疹等疗效均佳，不良反应较少。口服后有恶心、呕吐、腹泻，偶见发热、头痛、低血压和皮疹等。

更 昔 洛 韦

更昔洛韦（ganciclovir）作用机制与阿昔洛韦相似，均在细胞内被病毒激酶磷酸化，从而抑制病毒 DNA 合成。本药是治疗巨细胞病毒（cytomegalovirus，CMV）感染的首选药物。毒性大，可抑制骨髓并有潜在的致癌作用，故仅用于危及生命或视觉的严重巨细胞病毒感染。

阿 糖 腺 苷

阿糖腺苷（adenine arabinoside，Ara-A）为嘌呤类衍生物。本药能抑制 DNA 复制，对疱疹病毒与水痘病毒均有作用。静脉滴注 $t_{1/2}$ 为 3～4 小时，脑脊液中药物浓度约为血药浓度的 35%，主要经肾排出。3% 阿糖腺苷眼膏局部用药可治疗单纯疱疹性角膜炎。全身给药可用于单纯疱疹病毒脑炎、角膜炎、新生儿单纯疱疹、艾滋病患者合并带状疱疹等。静脉滴注可出现消化道反应及血栓静脉炎。偶见血清转氨酶升高。

★ **知识考点**　阿昔洛韦、阿糖腺苷的药理作用及临床应用

三、抗人类免疫缺陷病毒及肝炎病毒药物

齐 多 夫 定

齐多夫定（zidovudine）为脱氧胸苷衍生物，是 1987 年上市的第一个用于治疗人类免疫缺陷病毒（HIV）感染的药物。作用机制是竞争性抑制 HIV-1 反转录酶，阻碍前病毒 DNA 合成，并掺入到正在合成的 DNA 中，终止病毒 DNA 链的延长，抑制 HIV 复制。当时是治疗 AIDS 的首选药，现与其他抗 HIV 药物联合应用，可降低 HIV 感染者的发病率，显著减少 HIV 从感染孕妇到胎儿的子宫转移发生率。最常见的不良反应为骨髓抑制，也可引起胃肠道反应、头痛、焦虑、精神错乱、震颤等中枢症状及过敏反应。

拉 米 夫 定

拉米夫定（lamivudine）为胞嘧啶衍生物，其抗病毒作用及机制与齐多夫定相似，通常与齐多夫定合用治疗 HIV 感染，也能抑制乙型肝炎病毒（HBV）的复制，是目前治疗慢性肝炎最常用的

药物。其不良反应主要有头痛、失眠、疲劳和胃肠不适、过敏反应及停药后肝炎复发,肝功能正常乙型肝炎病毒携带者,用药后骤停,反而诱发肝功能衰竭。该药主要以原形从肾排泄,故肾功能不全者应减量。

◈ **知识考点** 齐多夫定、拉米夫定的药理作用、临床应用和不良反应

去 羟 肌 苷

去羟肌苷(didanosine)为脱氧腺苷衍生物,是1991年上市的第二个用于治疗HIV感染的药物,常与其他药物合用治疗对齐多夫定耐药或严重的晚期HIV感染者。其不良反应主要有外周神经炎、胰腺炎、肝炎、腹泻、皮疹、头痛、恶心等。

扎 西 他 滨

扎西他宾(zalcitabine)为脱氧胞苷衍生物,1992年上市,是第三个用于治疗HIV感染的药物,单用疗效不及齐多夫定,但对齐多夫定耐药的病毒仍然有效,与其他抗HIV感染的药物合用有协同作用,可用于治疗AIDS和AIDS相关综合征。其主要不良反应是剂量依赖性外周神经炎,发生率为10%~20%,但停药后能逐渐恢复。应避免与其他能引起神经炎的药物同服,如司坦夫定、去羟肌苷、氨基糖苷类和异烟肼。本药也可引起胰腺炎,但发生率低于去羟肌苷。

◈ **知识考点** 扎西他滨、去羟肌苷的作用特点

干 扰 素

干扰素(interferon,IFN)是机体细胞在病毒感染或其他诱导剂刺激下产生的一类具有生物活性的糖蛋白,为广谱抗病毒药。本药具有抗病毒、调节免疫、抗增生和抗恶性肿瘤的作用。本药口服无效,可皮下、肌内或静脉注射。临床主要用于防治慢性肝炎(乙型、丙型、丁型),也可用于呼吸道病毒感染、疱疹性角膜炎、带状疱疹、单纯疱疹、巨细胞病毒感染、恶性肿瘤等。其不良反应少,常见倦怠、头痛、肌痛、全身不适,偶见可逆性骨髓抑制、肝功能障碍,停药后可恢复。

阿 德 福 韦 酯

阿德福韦酯(adefovir dipivoxil)是5′-单磷酸脱氧阿糖腺苷的无环类似物,是阿德福韦的前体药物,在体内水解为阿德福韦发挥抗病毒作用。通过抑制反转录酶阻断病毒的复制,还可以诱导内生α-干扰素,增强自然杀伤细胞的活性和刺激机体的免疫反应。本药有较强的抗HIV、HBV及疱疹病毒的作用,对HBV比HIV更敏感。

本药适用于治疗乙型肝炎病毒活动复制和血清氨基酸转移酶持续升高的肝功能代偿的成年慢性乙型肝炎患者,尤其适合于需长期用药或已发生拉米夫定耐药者。其常见不良反应为虚弱、头痛、腹痛、恶心、胃肠胀气、腹泻和消化不良,亦可出现白细胞减少、脱发。

利 巴 韦 林

利巴韦林(ribavirin)又称病毒唑(virazole),为核苷、次黄嘌呤核苷类似物,能抑制病毒核酸的合成,为广谱抗病毒药物,对RNA和DNA病毒均有抑制作用。本药对甲型、乙型流感病毒、腺病毒肺炎、甲型肝炎、疱疹、麻疹等均有防治作用。

◈ **知识考点** 干扰素和阿德福韦酯的药理作用、临床应用及其不良反应

案例 30-1 分析

1. 青霉菌是一种真菌,是食用菌栽培过程中常见污染性杂菌,常引起蘑菇、平菇、凤尾菇、草菇和金针菇等食用菌实体致病,皮革、蔬菜、水果上也有,但感染到人体则非常的罕见,主要感染免疫力低下人群。首次症状以肺部感染或淋巴病变为主,感染可为局限性或全身播散,可累及肠道、软组织、骨、肝、脾及骨髓等。

2. 需要用抗真菌药物治疗。

案例 30-2 分析

1. 主要应用抗病毒治疗。口服高效抗病毒药,如阿昔洛韦、更昔洛韦、伐昔洛韦等药物治疗,外用阿昔洛韦眼药水涂患处。

2. 还应注意多休息,给以易消化的饮食和充足的水分。预防继发细菌感染,不要摩擦患处,避免水疱破裂。老年患者,尤其发生在头面部的带状疱疹,最好住院治疗,以防并发症的发生。若在皮损完全消失后,仍遗留有神经痛,这时可采取针灸、理疗等缓解疼痛。

小　结

1. 抗真菌药物分为抗浅部真菌感染药、抗深部真菌感染药和广谱抗真菌药,灰黄霉素、克霉唑、制霉菌素等对浅部真菌感染有效;而两性霉素 B 主要用于治疗深部真菌感染;另外广谱抗真菌药包括酮康唑、氟康唑、咪康唑等,具有作用强、毒性较小、耐药性产生慢等特点。

2. 抗病毒药常用药物包括抗流感病毒药金刚乙胺、扎那米韦、奥司他韦;抗疱疹病毒药阿昔洛韦、阿糖腺苷;主要抗 HIV 或 HBV 的齐多夫定、扎西他滨、司坦夫定、拉米夫定、去羟肌苷、阿德福韦酯和干扰素等。

目标检测

一、选择题

【A 型题】

1. 静脉滴注两性霉素 B 最常见的不良反应是(　　)
　 A. 寒战、高热　　　 B. 过敏反应
　 C. 胃肠道反应　　　 D. 心脏毒性
　 E. 以上都不是

2. 以下可以抗浅部真菌感染的药物是(　　)
　 A. 灰黄霉素　　　 B. 两性霉素 B
　 C. 青霉素　　　　 D. 环丙沙星
　 E. 以上都不是

3. 下列药物中哪项为抗深部真菌的首选药(　　)
　 A. 灰黄霉素　　　 B. 两性霉素 B
　 C. 制霉菌素　　　 D. 克霉唑
　 E. 甲硝唑

4. 患者,男性,30 岁,双脚趾间瘙痒,经常起水疱、脱皮多年,细菌学检查有癣菌,该患者不宜应用(　　)
　 A. 酮康唑　　 B. 咪康唑　　 C. 两性霉素 B
　 D. 氟康唑　　 E. 伊曲康唑

【B 型题】

(第 5～6 题备选答案)
　 A. 阿昔洛韦　　 B. 酮康唑　　 C. 诺氟沙星
　 D. 青霉素　　　 E. 环丙沙星

5. 具有抗病毒作用的药物是(　　)

6. 广谱抗真菌药物是(　　)

【X 型题】

7. 主要用于抗浅部或局部真菌感染药物的是(　　)
　 A. 灰黄霉素　 B. 氟康唑　 C. 两性霉素 B
　 D. 制霉菌素　 E. 酮康唑

8. 具有抗 HIV 病毒的药物有(　　)
　 A. 齐多夫定　　　　 B. 拉米夫定
　 C. 扎西他滨　　　　 D. 阿德福韦酯
　 E. 金刚烷胺

9. 可用于治疗流感病毒的药物有(　　)
　 A. 利巴韦林　 B. 奥司他韦　 C. 特比萘芬
　 D. 扎那米韦　 E. 金刚烷胺

10. 干扰素的作用有(　　)
　 A. 广谱抗病毒作用　 B. 免疫抑制作用
　 C. 免疫增强作用　　 D. 直接杀灭病毒作用
　 E. 抗肿瘤细胞增殖作用

二、简答题

1. 常用的抗真菌药可分为哪几类?说出各类的代表药物。

2. 抗病毒药分哪几类?各有哪些药物?

(邓庆华)

第31章 抗结核病药及抗麻风病药

第1节 抗结核病药

案例 31-1

患者,男性,32岁。因低热、咳嗽3周入院,诊断为肺结核。治疗方案:前2个月用异烟肼、利福平、吡嗪酰胺、链霉素,后4个月用异烟肼、利福平。治疗首日服用异烟肼、利福平约15分钟后,出现全身皮肤瘙痒,喉部轻微疼痛、发痒,并很快出现烦躁、气急、声嘶,严重时声哑。血压97.5/52.5mmHg,双肺可闻及哮鸣音,心率100次/分,律齐。立即给予皮下注射肾上腺素0.5mg,静脉注射地塞米松10mg,口服马来酸氯苯那敏治疗,0.5小时后症状缓解消失。考虑为药物过敏所致急性喉水肿,即停服异烟肼、利福平,继用其他抗结核药物,3天无类似发作。次日在严密观察下让患者试服利福平0.15mg,服后14分钟又出现类似症状,经积极处理后症状缓解。由此证实急性喉水肿由利福平所致,之后停用该药,继用其他抗结核药物治疗至痊愈。

问题与思考:
1. 如何处理利福平致急性喉水肿?
2. 抗结核病药的应用原则是什么?

结核病是由结核分枝杆菌感染引起的一种慢性传染病,可累及全身各个组织和器官,以肺结核最常见,其次是肺外结核如肾结核、骨结核、淋巴结结核、肠结核、结核性胸膜炎和结核性脑膜炎等。抗结核病药(antituberculous drugs)种类较多,其作用、临床应用及不良反应均不同,抗结核病药中疗效高、不良反应少、患者较易接受的药物,如异烟肼、利福平、乙胺丁醇、吡嗪酰胺、链霉素等,列为"一线药";其余为"二线药",如对氨基水杨酸、丙硫异烟胺、卡那霉素等,抗菌作用弱,毒性较大,仅用于细菌对"一线药"耐药时。

一、一线抗结核病药

异 烟 肼

异烟肼(isoniazid,INH)又称雷米封(rimifon),具有疗效高、毒性小、服用方便、价廉等优点,是目前治疗结核病最常用的药物之一。

【体内过程】 口服吸收快而完全,1~2小时血药浓度达高峰,可广泛分布于全身体液和组织中,当脑膜发炎时,脑脊液中的浓度可与血浆浓度相近,可渗入关节腔,胸腔积液、腹水及纤维化或干酪化的结核病灶中,也易透入细胞内,作用于已被吞噬的结核分枝杆菌。大部分在肝中被代谢为乙酰异烟肼、异烟酸等,代谢产物及少量原形药物由肾排出。

【药理作用】　异烟肼对结核分枝杆菌有高度选择性,抗菌力强,较高浓度对繁殖期细菌有杀菌作用。单用时结核分枝杆菌易产生耐药性,与其他抗结核药无交叉耐药性。本药与其他抗结核药联用,能延缓耐药性的发生并增强疗效。抗菌机制可能是抑制结核分枝杆菌细胞壁特有成分分枝菌酸(mycolic acid)的合成,使细菌丧失耐酸性、疏水性和增殖力而死亡。

【临床应用】　异烟肼是目前治疗各种类型结核病的首选药,除早期轻症肺结核或预防应用外,均宜与其他第一线药联合应用。本药对急性粟粒性结核和结核性脑膜炎应增大剂量,必要时采用静脉滴注。

【不良反应】　发生率与剂量有关,治疗剂量时不良反应少而轻。

1. 神经系统毒性　多见于用药剂量大或时间长,可出现:①周围神经炎,继发于维生素 B_6 缺乏,多见于营养不良及慢乙酰化型患者,表现为手足震颤、麻木,同服维生素 B_6 可治疗及预防此反应;②中枢神经系统症状,常因用药过量所致,出现昏迷、惊厥、神经错乱;③其他,偶见有中毒性脑病或中毒性精神病。因而有癫痫、嗜酒、精神病史者慎用。

2. 肝毒性　可有暂时性转氨酶值升高。用药时应定期检查肝功能,肝病患者慎用。

3. 过敏反应　可出现发热、皮疹、狼疮样综合征等。

🔲 **知识链接**　　　　　　　　**异烟肼与维生素 B_6 缺乏**

维生素 B_6 在体内参与氨基酸代谢,是氨基酸代谢中氨基移换酶的辅酶。另外,它还是某些氨基酸脱羧作用和脱硫作用的辅酶。由于异烟肼和维生素 B_6 在化学结构上相似,当大剂量服用异烟肼时,异烟肼与维生素 B_6 竞争酶,形成一种"假"的辅酶,干扰维生素 B_6 发挥正常的生理作用,使氨基酸代谢发生障碍。同时,服用异烟肼的患者,每天从尿中排出维生素 B_6 的量也增多,因而造成机体维生素 B_6 的缺乏,引发多发性神经炎和中枢神经系统中毒症状。所以,对长期或大剂量服用异烟肼的患者,可同时服用维生素 B_6,预防或减轻异烟肼的副作用,但目前不主张对服用一般剂量的患者亦常规给予维生素 B_6,以免影响异烟肼的疗效。

【药物相互作用】

1. 异烟肼具有肝药酶抑制作用,可抑制苯妥英钠、双香豆素类抗凝血药的代谢,导致这些药物作用增强。

2. 与糖皮质激素合用,因后者具有肝药酶诱导作用,可降低异烟肼药效。

3. 饮酒可增加异烟肼的肝损伤。与利福平合用也可增加肝毒性。

✡ **知识考点**　异烟肼的药理作用、临床应用及不良反应

利 福 平

利福平(rifampicin)又称甲哌利福霉素(rifampin),简称 RFP,具有高效、低毒、口服方便等优点。

【体内过程】口服吸收迅速而完全,生物利用度90% ,1~2 小时血药浓度达峰值,但个体差异很大。食物及对氨基水杨酸可减少吸收,故应空腹服药。$t_{1/2}$ 约为4 小时。吸收后分布于全身各组织,穿透力强,能进入细胞、结核空洞、痰液及胎儿体内。脑膜炎时,脑脊液中浓度可达血浓度的20% 。本药主要在肝内代谢为去乙酰基利福平,代谢产物也有一定的抑菌作用。利福平可诱导肝药酶,加快自身及其他药物的代谢。药物可经胆汁排泄,形成肝肠循环,延长抗菌作用时间,约60% 经粪与尿排泄,因利福平及其代谢物为橘红色,患者的尿液、粪、泪液、痰等均可染成橘红色。

【药理作用】 利福平有广谱抗菌作用,对结核分枝杆菌、麻风分枝杆菌和革兰阳性球菌,特别是耐药性金黄色葡萄球菌都有很强的抗菌作用,对革兰阴性菌、某些病毒和沙眼衣原体也有抑制作用。抗结核作用与异烟肼相似。单用易产生耐药性,与异烟肼、乙胺丁醇合用有协同作用,并能延缓耐药性的产生。

【作用机制】 特异性抑制细菌依赖于 DNA 的 RNA 多聚酶,阻碍 mRNA 合成,从而产生抗菌作用,对动物细胞的 RNA 多聚酶则无影响。

【临床应用】 与其他抗结核病药合用,治疗各种结核病及重症患者。对耐药性金黄色葡萄球菌及其他细菌所致的感染也有效,也可用于治疗麻风病、沙眼及敏感菌所致的眼部感染。

【不良反应】 胃肠道反应较常见;少数患者可见肝损害而出现黄疸,有肝病或与异烟肼合用时较易发生。过敏反应如皮疹、药热、血小板和白细胞减少等多见于间歇疗法,出现过敏反应时应停药。

【药物相互作用】

1. 利福平可诱导肝药酶,能使许多药物,如口服降血糖药、口服抗凝血药、巴比妥类药物等代谢速度增快,药效降低。

2. 与具有肝损伤的药物(如异烟肼)合用可增加肝毒性。

3. 对氨基水杨酸可延缓利福平的吸收。

◈ **知识考点** 利福平的药理作用、临床应用及不良反应

利福喷汀与利福定

利福喷汀(rifapentine)和利福定(rifandine)均为利福霉素衍生物。它们的抗菌谱和利福平相同,抗菌效力分别比利福平强 8 倍与 3 倍以上,与其他抗结核药,如异烟肼、乙胺丁醇等有协同抗菌作用。此外,它们对革兰阳性与阴性菌也有强大的抗菌活性。临床主要用于结核病、麻风病的治疗。其不良反应同利福平。

乙 胺 丁 醇

乙胺丁醇(ethambutol)为人工合成的乙二胺衍生物。口服吸收良好,迅速分布于组织与体液,2 小时血药浓度达峰值,排泄缓慢,肾功能不全时可引起蓄积中毒,应禁用。

【药理作用和临床应用】 对繁殖期结核分枝杆菌有较强的作用,对细胞内、外结核杆菌均有较强杀菌作用,对其他细菌无效。抗菌机制可能是与二价金属离子如 Mg^{2+} 结合,干扰菌体RNA 的合成有关。单用可产生耐药性,但较缓慢,与其他抗结核药无交叉耐药性,对链霉素或异烟肼等有耐药性的结核分枝杆菌,本药仍有效。本药主要与其他抗结核病药物合用,治疗各种类型的结核病。

【不良反应】 治疗剂量较安全。球后视神经炎是最严重的毒性反应,表现为视力下降、视野缩小,出现中央及周围盲点等,发生率与剂量、疗程有关,早日发现及时停药,数周至数月可自行消失。此外有胃肠道不适,恶心、呕吐及肝功能损害等。

◈ **知识考点** 乙胺丁醇的临床应用及不良反应

吡 嗪 酰 胺

吡嗪酰胺口服吸收迅速,广泛分布于全身各组织与体液,经肝代谢,经肾排出,在酸性环境中抗菌作用增强,故对细胞内生长缓慢的结核分枝杆菌有作用。其作用较异烟肼、利福平、链霉

素弱,单用易产生耐药性,与其他抗结核病药之间无交叉耐药性。本药常与其他抗结核病药联合应用,以缩短疗程。应用时可见氨基转移酶升高、黄疸等,用药期间应定期检查肝功能。肝功能不全者慎用,孕妇禁用。

◎ **知识考点**　吡嗪酰胺的作用特点

链　霉　素

链霉素(streptomycin,SM)是第一个应用于临床的抗结核病药。抗结核作用仅次于异烟肼和利福平。穿透力差,不易渗入细胞、纤维化、干酪化及厚壁空洞病灶。本药易产生耐药性,且长期应用耳毒性发生率高。临床仅与其他抗结核病药联合应用治疗浸润性肺结核、粟粒性肺结核。儿童禁用。

二、二线抗结核病药

对氨基水杨酸

对氨基水杨酸(para-aminosalicylic acid,PAS)钠盐和钙盐口服吸收快而完全,广泛分布于全身组织、体液及干酪样病灶中,但不易透入脑脊液及细胞内。本药对结核分枝杆菌只具有抑菌作用,可产生耐药性但出现缓慢。最常见的不良反应为恶心、呕吐、厌食、腹痛及腹泻。饭后服药或加服抗酸药可以减轻反应。

◎ **知识考点**　对氨基水杨酸的作用特点

丙硫异烟胺

丙硫异烟胺仅对结核分枝杆菌有抗菌作用,穿透力强,可透入全身各组织和体液中,呈杀菌作用,对其他抗结核病药产生耐药的菌株仍有效。本药常与其他抗结核病药合用于复治患者。常见胃肠道反应,偶致周围神经炎及肝损害。

三、抗结核病药的应用原则

(一) 早期用药
早期病灶内结核分枝杆菌生长旺盛,对药物敏感,同时病灶部位血液供应丰富,药物易于渗入病灶内,达到高浓度,且患者在早期抵抗力较强,可获良好疗效。

(二) 联合用药
联合用药可提高疗效、降低毒性、延缓耐药性的产生。联合用药二联、三联或四联则取决于疾病的严重程度和抗结核病药的作用特点、以往用药情况及结核杆菌对药物的敏感性。

(三) 足量、规律用药
为充分发挥药物作用,避免复发,应坚持全程规律用药,以保证疗效。不规则用药或不坚持全程用药,常是结核病治疗失败的重要原因。目前已广泛采用的是短期疗法。短期疗法(6~9个月)是一种强化疗法,大多用于单纯性结核的初治,疗效好。目前常用的有:强化期2个月,每天给予异烟肼、利福平与吡嗪酰胺;继续期4个月,每天给予异烟肼和利福平(即2HRZ/4HR方案)。异烟肼耐药地区在上述三联与二联的基础上分别增加链霉素与乙胺丁醇(即2SHRZ/4HRe方案)。

（四）全程督导

患者的病情、用药、复查等都应在医务人员的监督指导下,这是当今控制结核病的首要策略。

◇ **知识考点** 抗结核病药的应用原则

第 2 节　抗麻风病药

麻风病是由麻风分枝杆菌感染的慢性传染病,防治麻风病的药物主要为氨苯砜、利福平和氯法齐明等。目前多采用联合疗法。

氨　苯　砜

氨苯砜(dapsone,DDS)是目前治疗麻风病的主要药物之一,此外,还有苯丙砜(phenprofen)、醋氨苯砜(acedapsone),它们需在体内转化为氨苯砜或酰氨苯砜而显效。

【体内过程】　氨苯砜口服吸收完全,分布于全身组织和体液,以肝、肾浓度最高。经肝乙酰化,并有肝肠循环,消除缓慢,易蓄积,宜周期性地短暂停药。

【临床应用】　砜类的抗菌机制和磺胺类抗菌药相似,但对革兰阳性菌和阴性菌无抗菌活性,对麻风杆菌有较强的直接抑制作用,仅作为治疗麻风病的首选药。麻风分枝杆菌对砜类可产生耐药性,因而须采用联合疗法以减少或延缓耐药性的发生。

【不良反应】　较常见的为溶血性贫血和高铁血红蛋白血症,有时出现胃肠刺激症状、头痛、失眠、中毒性精神病及过敏反应。剂量过大可引致肝损害及剥脱性皮炎。

利　福　平

利福平对麻风分枝杆菌包括对氨苯砜耐药菌株均有快速杀菌作用,单独使用易致耐药性。利福平是治疗麻风联合疗法中的必要组成药。

氯　法　齐　明

氯法齐明(clofazimine)又称氯苯吩嗪,对麻风分枝杆菌有抑制作用,其作用机制为干扰核酸代谢,抑制菌体蛋白质合成。本品还能抑制麻风结节红斑反应。

◇ **知识考点** 抗麻风病药的作用特点

案例31-1分析

1. 该结核病患者在应用利福平治疗时,出现过敏反应,致急性喉水肿,应立即停用利福平,进行抗过敏治疗。立即给予皮下注射肾上腺素,静脉注射糖皮质激素,口服 H_1 受体阻断药治疗,还可以根据患者情况采取给氧等对症治疗措施。

2. 使用抗结核病药应遵循早期用药、联合用药、规律用药和全程督导的原则。

小　结

1. 一线抗结核病药有异烟肼、利福平、链霉素、乙胺丁醇等,作用强,毒性小,临床常用;二线抗结核病药有对氨基水杨酸、丙硫异烟胺等,作用弱,毒性大,主要用于对一线抗结核病药物产生耐药性时的替换治疗。

2. 抗结核病药的应用原则包括早期用药、联合用药、规律用药和全程督导。

3. 抗麻风病的药物主要有氨苯砜、利福平和氯法齐明等。

目 标 检 测

一、选择题

【A 型题】

1. 异烟肼的作用机制是( )
   A. 抑制核酸合成
   B. 抑制蛋白质合成
   C. 抑制细菌细胞膜的完整性
   D. 抑制细胞壁分枝菌酸的合成
   E. 以上都不是

2. 利福平的作用机制是( )
   A. 抑制核酸合成
   B. 抑制蛋白质合成
   C. 抑制细菌细胞膜的完整性
   D. 抑制细胞壁分枝菌酸的合成
   E. 以上都不是

3. 为减少异烟肼的神经毒性,可以加服( )
   A. 维生素 C　　　　B. 维生素 A
   C. 维生素 B_6　　　D. 维生素 E
   E. 以上都不是

4. 利福平除了可以治疗结核病外,还可以用于
   ( )
   A. 高血压　　　　　B. 麻风病
   C. 慢性心功能不全　D. 心律失常
   E. 以上都不是

【B 型题】

(第 5~8 题备选答案)
   A. 异烟肼　　　　　B. 利福平
   C. 链霉素　　　　　D. 对氨基水杨酸钠
   E. 利舍平

5. 哪类用药期间不宜饮酒,因可增加肝损伤( )

6. 仅对结核分枝杆菌有作用的是( )

7. 长期应用极易产生耐药性并可导致严重的耳毒性的是( )

8. 用药期间患者的汗液、唾液呈橘黄色的是( )

【X 型题】

9. 抗结核病药的应用原则是( )
   A. 早期用药　　　　B. 联合用药
   C. 足量用药　　　　D. 规律用药
   E. 全程督导

10. 常用的抗结核病药包括( )
    A. 异烟肼　　　　　B. 利福平
    C. 吡嗪酰胺　　　　D. 强心苷
    E. 利多卡因

二、简答题

1. 简述异烟肼和利福平的抗菌作用特点。

2. 异烟肼和利福平各有哪些不良反应?

(杨立娟)

第 32 章　抗寄生虫病药

学习目标

1. 掌握氯喹、青蒿素、伯氨喹、乙胺嘧啶的药理作用、临床应用和不良反应。
2. 掌握甲硝唑的药理作用、临床应用和不良反应。
3. 掌握吡喹酮、阿苯达唑、左旋咪唑的药理作用和临床应用。
4. 理解其他控制疟疾症状药、抗肠内与肠外阿米巴病药、抗肠道寄生虫药的作用特点。
5. 了解疟原虫、阿米巴原虫、血吸虫的生活史和致病特点。

寄生虫病包括原虫病和蠕虫病,在我国流行的原虫病常见的有疟疾、阿米巴病、滴虫病、贾第虫病等。蠕虫病又包括吸虫病、绦虫病、线虫病等。线虫病又可分为肠道线虫病和组织线虫病。抗寄生虫病药据此可分为抗原虫药和抗蠕虫药。

第 1 节　抗肠蠕虫药

抗肠蠕虫药是一类驱除肠道寄生虫的药物,主要有哌嗪类、咪唑类、嘧啶类及酚类等。哌嗪类应用历史最长,但仅对蛔虫、蛲虫有效;而咪唑类由于具有广谱、低毒、高效等优点,是当前抗肠蠕虫药的主流药物。

阿 苯 达 唑

【体内过程】　阿苯达唑(albendazole)又称肠虫清,口服吸收少而慢,主要在肝、肾、肌肉组织中浓度高。在肝转化为其活性形式阿苯达唑亚砜,主要由肾排泄,部分随粪便排出。$t_{1/2}$ 约8.5 小时。

【药理作用】　该药为广谱高效驱虫药,对多种肠道和组织线虫、部分绦虫和吸虫有杀灭作用。作用机制为:①抑制虫体延胡索酸还原酶,干扰葡萄糖转运,减少 ATP 生成,使虫体麻痹易于被排出体外;②与虫体内微管蛋白结合,阻止微管形成,使虫体失去运动能力而死亡。

【临床应用】　用于各种肠道寄生虫病。对猪囊尾蚴病(囊虫病)、钩虫病、蛲虫病、绦虫病和粪类圆线虫病疗效优于甲苯达唑,对姜片虫和卫氏并殖吸虫病(肺吸虫病)也有较好疗效。

【不良反应】　治疗量下很少引起全身性反应,少数可见轻度恶心、呕吐、腹痛、腹泻、头痛、头晕、口干、乏力等。治疗囊虫病时部分患者可出现发热、荨麻疹、精神障碍、惊厥等反应,与囊虫数量、寄生部位及机体反应性有关。孕妇及哺乳期妇女、癫痫患者禁用;严重心、肝、肾功能障碍、消化性溃疡患者慎用。

其他常用抗肠蠕虫药见表32-1。

表 32-1　其他常用抗肠蠕虫药

药名	作用	用途与不良反应
甲苯达唑(mebendazole)	同阿苯达唑	同阿苯达唑,肠道寄生虫混合感染可作为首选
左旋咪唑(levamisole)	抑制虫体琥珀酸脱氢酶,使虫体麻痹	广谱抗肠虫,但对蛔虫作用较弱。大剂量可致粒细胞减少

药名	作用	用途与不良反应
哌嗪（piperazine）	导致虫体肌细胞膜超极化，阻断神经-肌接头，使虫体麻痹	主要用于蛔虫病，常见消化道反应，严重者可致眼球震颤、共济失调
噻嘧啶（pyrantel）	抑制虫体胆碱酯酶，使虫体痉挛性麻痹	广谱抗肠虫药，不良反应轻
氯硝柳胺（miclosamide）	抑制虫体细胞内线粒体氧化磷酸化，使能量生成减少，妨碍虫体发育	主要用于各种绦虫感染，对钉螺和血吸虫尾蚴有杀灭作用，可用于防止血吸虫传播，不良反应少见

 知识考点　阿苯哒唑的药理作用、临床应用及不良反应，常用驱肠虫药的作用特点

第 2 节　抗　疟　药

案例 32-1

患者，男性，27 岁。约 10 天前感到四肢无力、肌肉酸痛、厌食，伴轻度腹泻。3 天后开始隔天一次间歇性寒战、高热，一般于上午 10 时左右开始至下午 5 时左右停止。发作时初觉肢端发凉，继之背部、全身，进而全身发抖、牙齿打战，约 30 分钟后体温迅速上升，伴皮肤灼热、口渴。约 3 小时后开始全身大汗，湿透衣衫，持续 2~3 小时体温恢复正常。热退后十分疲倦、安然入睡，醒后轻松正常。1 个月前曾到海南山区旅游。

体查：疲倦貌，T 37.5℃，肝肋下 1cm，脾肋下 2cm，腹软，心肺无异常。

实验室检查：血常规 RBC $3.9×10^{12}$/L，Hb 11.5g/L，WBC $9.6×10^9$/L，N 0.70，M 0.15，血涂片单核细胞中见色素颗粒。

问题与思考：

1. 根据临床表现该患者可初步作何诊断？
2. 应采取哪些病因治疗措施？

疟疾是人感染疟原虫后引起的一系列临床综合征，以反复发作的周期性寒战、高热为主要特征，伴有明显的肝脾肿大。对人类致病的疟原虫有四种，分别是间日疟、蛋形疟、三日疟和恶性疟，在我国流行的主要为间日疟和恶性疟。

一、疟原虫的生活史和抗疟药的作用环节

疟原虫的生活史可分为在雌性按蚊体内的有性生殖和人体内的无性生殖两个阶段（图 32-1）。抗疟药通过影响疟原虫生活史的不同阶段而发挥抗疟作用。

（一）人体内无性生殖阶段

1. 原发性红细胞外期　受感染的按蚊刺吸人血时，将唾液中的子孢子注入人的末梢血管，经 30~40 分钟子孢子抵达肝并开始繁殖。子孢子首先在肝细胞内转变为滋养体，后者通过裂体增殖繁殖出大量裂殖体。裂殖体在肝细胞内继续长大，并反复进行核分裂，形成许多裂殖子，直至使肝细胞破裂，大量裂殖子被释放入血并开始在红细胞内寄生繁殖。此期无症状，是疟疾的潜伏期。乙胺嘧啶可杀灭处于这一繁殖阶段的疟原虫，因而有病因性预防作用。

2. 继发性红细胞外期　部分子孢子侵入肝细胞后即进入休眠状态，暂不发育，称迟发型子孢子或休眠子。经过数月乃至更长时间的潜伏才进行裂体增殖，大多数抗疟药对这类疟原虫不敏感，因而成为疟疾复发的根源。伯氨喹可杀灭这些疟原虫，并具有防止复发的作用。

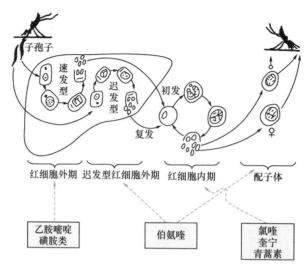

图 32-1　疟原虫的生活史及抗疟药的作用环节

3. 红细胞内期　入侵红细胞的裂殖子首先发育成滋养体,后者以核分裂的方式又可增殖出大量裂殖子。如此循环增殖,最终大量裂殖子使红细胞破裂,其中红细胞破裂释放的蛋白碎块及疟原虫代谢产物引起症状发作,同时释放出来的裂殖子又侵入红细胞开始下一次增殖周期。间日疟和恶性疟裂殖子在红细胞内完成增殖周期约需 48 小时,三日疟约需 72 小时。氯喹、青蒿素等药物可杀灭红细胞内的裂殖子,因而能控制疟疾发作症状。

(二) 按蚊体内有性生殖阶段

疟原虫在红细胞内经过数代增殖后,一部分裂殖子不再进行裂体增殖而是发育成雌、雄配子体,随蚊虫吸血进入按蚊体内,在胃腔内雌、雄配子体形成雌雄配子而受精,接着发育成合子、动合子,后者继续在胃壁发育成子孢子。子孢子移行至唾液腺,随按蚊刺吸人血而使人感染疟原虫。因而按蚊是疟疾的传播媒介。伯氨喹能杀灭红细胞内的配子体,乙胺嘧啶在人体内虽无杀灭配子体作用,但随血液进入蚊体后,可干扰配子体在按蚊体内的发育,发挥控制疟疾传播和流行的作用。

二、常用抗疟药

(一) 主要用于控制症状的药物

氯　　喹

$$NH—CH—CH_2—CH_2—CH_2—N(C_2H_5)_2$$

氯喹(chloroquine)又称氯化喹啉(chlorochin),是人工合成的 4-氨基喹啉衍生物。

【体内过程】　口服吸收快而完全,$t_{1/2}$ 约为 5 天。体内分布广,可透过血脑屏障和胎盘,肝、脾、肾、肺的药物浓度可达血浆浓度的 200～700 倍;红细胞内浓度是血浆的 10～20 倍,感染疟原虫的红细胞可达 25 倍;脑组织浓度也可达血浆的 10～30 倍。本类药物主要在肝脱乙基代谢,其中脱二乙基产物仍有抗疟活性。原形及代谢产物主要由肾排泄,酸化尿液可以促进排泄。

【药理作用及临床应用】

1. 抗疟作用 本药对寄生在红细胞内的疟原虫裂殖子有高效的杀灭作用,对间日疟、三日疟和蛋形疟的配子体也有杀灭作用,是控制疟疾症状的首选药。本药对恶性疟配子体无效,对寄生在肝的疟原虫无作用,因而只能控制症状,不能防止复发。用于抗疟治疗时本药须与伯氨喹合用才能达到根治的效果。疟原虫对本药易形成耐药性,机制可能与虫体加速药物的外排有关。

2. 抗阿米巴作用 氯喹对阿米巴痢疾无效。但由于它在肝组织内分布的浓度比血药浓度高数百倍,对阿米巴肝脓肿有效。

3. 免疫抑制作用 大剂量时有免疫抑制作用,偶用于类风湿、系统性红斑狼疮等自身免疫性疾病。

知识链接 **氯喹的抗疟作用机制**

氯喹的作用机制尚未完全清楚,可能与以下因素有关:①插入疟原虫 DNA 的双螺旋结构,形成稳固的氯喹-DNA 复合物,干扰疟原虫 DNA 复制和 RNA 转录,从而抑制其分裂、增殖;②抑制疟原虫血红素聚合酶活性,干扰血红素往疟色素的转化,使血红素在疟原虫胞内堆积,溶解疟原虫细胞膜,细胞破裂、死亡;③进入疟原虫体内,升高疟原虫食泡内 pH,降低其分解利用血红蛋白能力。

【不良反应】 治疗量时不良反应少见,可见头痛、头晕、耳鸣、烦躁、恶心、呕吐、皮肤瘙痒等。大剂量时可损伤视网膜和角膜引起视物模糊,还可导致肝、肾损伤。静脉注射过快还可产生心脏毒性,引起心律失常、心力衰竭等。G-6-PD 缺乏者可引起溶血。

奎 宁

奎宁(quinine)又称金鸡纳霜(chinine),是从金鸡纳树皮中提取获得的生物碱,为奎尼丁的左旋体,是最早应用的抗疟药。

【药理作用及临床应用】 本药对红内期的裂殖子有杀灭作用,对间日疟、三日疟的配子体也有作用,对恶性疟配子体、肝脏内疟原虫则无作用。作用机制类似于氯喹,但因毒性作用大,仅用于耐氯喹的恶性疟,特别是脑型疟的治疗。

【不良反应】

1. 金鸡纳反应 治疗剂量时即出现恶心、呕吐、腹痛、腹泻、头痛、眩晕、耳鸣、视物模糊、听力下降等反应。停药后可消失。

2. 心血管反应 用药过量或静脉滴注过快时可对心血管系统产生抑制作用,引起血压下降,心率减慢,严重者导致致死性心律失常。

3. 其他 可刺激胰岛 B 细胞释放胰岛素,可能引起低血糖;G-6-PD 患者易引起溶血;对妊娠子宫有兴奋作用,孕妇禁用。偶见皮疹、瘙痒、哮喘等过敏反应。

青 蒿 素

青蒿素(artemisinin)又称黄花蒿素(arteanniun),是我国于1971年从黄花蒿中提取的一种新型抗疟药,基本结构为带过氧化基团的倍半萜内酯。

【体内过程】 口服吸收迅速,t_{max}为0.5~1小时,组织分布以肠、肝、肾较高,易通过血脑屏障,红细胞内药物浓度低于血浆浓度。本药主要在肝代谢,由肾和肠道排泄,$t_{1/2}$约为4小时。

【药理作用及临床应用】 对各型疟原虫红细胞内期有快速、高效的杀灭作用,作用强于氯喹和奎宁,对红细胞外的疟原虫无作用。其作用机制尚未明确,可能与破坏疟原虫膜结构、干扰线粒体功能有关。本药用于间日疟和恶性疟治疗,与氯喹无交叉耐药性,对脑型疟有良好的抢救效果。因体内作用时间短,单独使用复发率高于氯喹。

【不良反应】 治疗量不良反应少见,少数患者出现轻度恶心、呕吐、腹泻等。本药可能存在胚胎毒性,孕妇禁用。

◇ **知识考点** 氯喹、青蒿素和奎宁的作用、临床应用及不良反应

蒿 甲 醚

蒿甲醚(artemteher)为青蒿素的脂溶性衍生物,抗疟作用同青蒿素,但活性可能是青蒿素的10~20倍,临床主要用于恶性疟的抢救。

咯 萘 啶

咯萘啶(pyronaridine)又称疟乃停(mararidine),为我国创制的抗疟药,主要杀灭红细胞内期疟原虫,机制与破坏疟原虫膜结构和食泡结构有关。临床用于各型疟疾的治疗。口服后少数患者可有腹部不适或轻度腹泻,肌内注射可有头晕,肝、肾功能不全者慎用。

(二) 主要用于控制复发和传播的药物

伯 氨 喹

伯氨喹(primaquine)又称伯喹,是人工合成的8-氨基喹啉类衍生物。

【体内过程】 口服吸收快,t_{max}约1小时,生物利用度可达96%,肝分布最多,其次为肺、脑、心脏。它主要在肝代谢,代谢产物仍有活性,$t_{1/2}$为3~6小时。

【药理作用及临床应用】

1. 控制疟疾复发 本药对肝寄生的疟原虫休眠子有杀灭作用,与控制症状药物合用可达到根治疟疾的目的。虽对部分原发性红细胞外期疟原虫也有作用,但用量已接近极量,故不用于病因预防。

2. 控制疟疾传播 本药对寄生在红细胞内的疟原虫配子体有选择性杀灭作用,清除患者血液中的配子体而切断疟疾的传染源,起到控制传播的作用。

【不良反应】 毒性较其他抗疟药大,治疗量可见头晕、恶心、呕吐、腹痛等,少数出现轻度贫血、发绀、白细胞增多。日剂量超过60mg时上述症状加重,同时可产生高铁血红蛋白血症。G-6-PD缺乏者易发生溶血。孕妇禁用,肝、肾功能障碍、糖尿病、血液系统疾病者慎用。

（三）主要用于病因预防的药物

乙胺嘧啶

乙胺嘧啶（pyrimethamine）是目前用于病因性预防的首选药。

【体内过程】　口服吸收缓慢且完全，t_{max} 约为 4 小时，主要分布在肺、肝、肾、脾等组织，经肝代谢后由肾排泄，$t_{1/2}$ 约为 90 小时。

【药理作用及临床应用】　本药选择性作用于原发性红细胞外期疟原虫，抑制疟原虫二氢叶酸还原酶活性，干扰其核酸合成而阻止疟原虫核分裂，从而抑制原发性红细胞外期疟原虫增殖，每周口服一次 25mg 即可实现对疟疾的病因预防，与周效磺胺或 TMP 合用可提高疗效，并延缓耐药性形成。该药对红细胞内配子体无作用，但在按蚊体内可干扰配子体发育，与伯氨喹合用对控制疟疾传播有协同作用。

【不良反应】　治疗量偶见皮疹，大剂量长期使用可引起巨幼细胞贫血和白细胞减少，停药后可恢复，使用甲酰四氢叶酸可纠正。成人一次口服 150mg、儿童 50mg 以上可引起中毒，出现头痛、头晕、恶心、呕吐，严重者产生抽搐、昏迷，甚至死亡。此时应及时催吐、洗胃，大量饮用 10% 葡萄糖液或萝卜汁，并给予输液及利尿，有抽搐、惊厥者可静脉注射硫喷妥钠。

> **知识链接**　　　　　　　**疟疾的预防**
>
> 疟疾流行于北纬 60° 至南纬 30°、海拔 369 ~ 2771m 地区，我国除青藏高原外均有分布，其中北纬 25° 以南为高疟区，特别是温湿丛林地带。乙胺嘧啶是病因预防的首选药。一般针对进入疫区的外来人员，可于进入疫区前 2 周开始服用，每次口服乙胺嘧啶片 6.25mg×4 片，每周 1 次，连续服用至离开疫区后 6 ~ 8 周。

知识考点　伯氨喹、乙胺嘧啶的药理作用和临床应用

案例 32-1 分析

1. 患者的临床表现符合间日疟发作的典型过程，结合肝脾肿大、血常规 M 0.15、血抹片单核细胞内见到疟色素可初步做出间日疟的临床诊断，进一步确诊须在血液或骨髓中找到疟原虫。

2. 疟疾的病因治疗包括控制症状、防止复发、病因预防三个方面。该患者为初发，首选氯喹控制症状，可用磷酸氯喹片，首剂 0.25g×4 片，6 小时后加服 0.25g×2 片，第 2、3 天每天 1 次，每次 0.5g，一个疗程即可控制症状。间日疟控制症状的同时需配合使用伯氨喹防止复发，该患者应同时口服磷酸伯氨喹 13.2mg，一天 3 次，连服 7 ~ 8 天。

第 3 节　抗阿米巴病和抗滴虫病药

一、抗阿米巴病药

> **案例 32-2**
>
> 患者，男性，5 岁。3 天前开始下腹疼痛，伴低热和腹泻。腹泻每天 10 余次，量少、稀软，伴里急后重。2 天内先后口服呋喃唑酮（痢特灵）、静脉滴注头孢噻肟钠，但病情无好转。昨天，患者出现大便带血，呈暗红色犹如果酱，恶臭。体查：T 38.5℃，呼吸 18 次/分，心率 80 次/分，体重 25kg。腹软，下腹压痛，无反跳痛。肝脾无肿大和压痛。实验室检查：大便镜检找到阿米巴滋养体。诊断：阿米巴痢疾。
>
> **问题与思考：**
> 如何对阿米巴痢疾进行病因治疗？

阿米巴病是由溶组织内阿米巴原虫感染引起的传染病。阿米巴原虫有包囊、小滋养体和大滋养体三个发育阶段。其中包囊为感染阶段,大滋养体在感染部位释放组织溶解酶破坏组织细胞而致病。经口摄入是人感染阿米巴原虫的主要途径,部分感染者无症状,但可随粪便排出包囊,是阿米巴病的传染源。人体免疫力下降时小滋养体可侵入组织发育成大滋养体而致病。大多数阿米巴病的病变部位在结肠黏膜,引起阿米巴痢疾,少数情况下滋养体可侵入肠系膜血管或淋巴管移行至肝,甚至肺、脑等脏器引起肠外阿米巴病,其中以阿米巴肝脓肿最常见。

目前临床使用的抗阿米巴病药包括:①抗肠内外阿米巴病药,如甲硝唑;②抗肠内阿米巴病药,如喹碘方;③抗肠外阿米巴病药,如氯喹;④杀包囊药,如二氯尼特等。临床治疗时往往需各类药物联合使用,才能使阿米巴病得到根治。

甲 硝 唑

【体内过程】 甲硝唑(metronidazole)又称灭滴灵,口服吸收迅速完全,生物利用度为 90% ~ 100%。体内广泛分布,可通过血脑屏障和胎盘,一次给药有效血药浓度可维持 12 小时。本药主要在肝代谢,80% 以上代谢产物由肾排泄,少数随粪便排泄,唾液、乳汁、阴道分泌物也参与排泄。$t_{1/2}$ 为 8 ~ 10 小时。

【药理作用及临床应用】

1. 抗阿米巴作用 本药对肠内、肠外阿米巴滋养体有强大的杀灭作用,是治疗阿米巴痢疾和肠外阿米巴病的首选药。由于药物可吸收,肠腔内难以达到杀灭滋养体的有效浓度,且对包囊无作用,因此单独用药易于复发。抗阿米巴痢疾时需与杀包囊药合用,抗肠外阿米巴病时需与抗肠内阿米巴病药及杀包囊药合用才能根治。

2. 抗滴虫作用 对阴道毛滴虫有直接杀灭作用。口服后在阴道分泌物、精液和尿液中均可达到有效浓度,对男性、女性泌尿生殖道滴虫感染均有效,是抗滴虫治疗的首选药。但抗滴虫病时需夫妻同时用药才能根治。

3. 抗厌氧菌作用 对革兰阳性、革兰阴性厌氧杆菌和球菌均有高度活性,且耐药性低,对脆弱类杆菌尤为敏感,是厌氧菌感染的首选药。临床用于厌氧菌所致的各种感染如盆腔炎、败血症、骨髓炎等。

4. 抗贾第鞭毛虫作用 是目前抗贾第鞭毛虫感染最有效的药物,治愈率在 90% 以上。

该药还是抗幽门螺杆菌的有效药物,也用于治疗红斑狼疮和龙线虫病。

【不良反应】 常与剂量有关,可见头痛、恶心、呕吐、腹泻、口腔金属味、舌炎等。少数患者出现瘙痒、皮疹、荨麻疹、白细胞减少等过敏表现,可诱使癫痫发作,饮酒后易致乙醛中毒,长期大剂量有致癌、致畸作用。癫痫患者和孕妇禁用,用药期间宜忌酒。

◆ **知识考点** 甲硝唑的药理作用、临床应用及不良反应

替 硝 唑

替硝唑(tinidazole)也为咪唑衍生物。与甲硝唑相比,其半衰期较长(12 ~ 24 小时)。口服一次,有效血药浓度可维持 72 小时。每天 50 ~ 60mg/kg,3 ~ 5 天为 1 个疗程,对阿米巴痢疾和肠外阿米巴病的疗效与甲硝唑相当而毒性略低。本药也可用于阴道滴虫症。

◆ **知识考点** 替硝唑的临床应用

依 米 丁

依米丁(emetine),又名吐根碱,为茜草科吐根属植物提取的异喹啉生物碱,对肠内外阿米巴

滋养体有杀灭作用,机制为阻碍蛋白质合成,干扰滋养体的繁殖分裂。因对心肌有严重毒性,毒性较大,仅用于甲硝唑无效或禁用的阿米巴病。

去氢依米丁(dehydroemetine)为依米丁的衍生物,作用与依米丁相似,但毒性略小。

喹 碘 方

喹碘方(chiniofon),又名安痢生,口服吸收甚少,在肠腔内形成较高药物浓度,直接抑制阿米巴滋养体酶活性,同时释放的碘可干扰阿米巴原虫共生菌繁殖,而抑制阿米巴滋养体的分裂繁殖。但本药对包囊无作用,临床用于阿米巴带虫者或慢性阿米巴痢疾,急性阿米巴痢疾需与甲硝唑合用。

治疗剂量时该药不良反应少,可见恶心、呕吐、腹痛、腹泻等消化道反应,少数可出现碘过敏反应,如发热、皮疹、腮腺肿痛等。碘过敏、甲状腺肿大、严重肝、肾功能不全者禁用。

同类药物还有双碘喹啉(diiodohydoxyquinoline)、氯碘羟喹(clioquinol)等,作用同喹碘方,但因毒性较大,现已少用。

二 氯 尼 特

二氯尼特(diloxanide)为二氯乙酰胺类衍生物。口服后在肠道水解成二氯乙酰-4-羟-*N*-甲基苯胺和呋喃甲酸被吸收,未吸收部分对阿米巴包囊有杀灭作用,为无症状包囊携带者的首选药物,对肠外阿米巴原虫无作用。单独用于阿米巴痢疾疗效差,常与其他抗阿米巴病药合用,有根治效果。该药不良反应较轻,常见胃肠胀气,偶见呕吐、腹泻、瘙痒、荨麻疹等。

二、抗滴虫病药

抗滴虫病药主要用于阴道毛滴虫引起的阴道炎、尿道炎和前列腺炎,口服甲硝唑是首选的治疗方法,也可用其他同类药物,如替硝唑、奥硝唑等。

乙 胺 胂 胺

乙胺胂胺(acetarsol)为五价有机胂的衍生物,具有抗肠腔阿米巴原虫和抗滴虫作用。口服后毒性作用大,对胃肠道刺激性大,对心、肝、肾有毒性,因而只作阴道内给药用于滴虫性阴道炎。局部应用时也有刺激作用,可使阴道分泌物增加。

案例 32-2 分析

阿米巴痢疾是一种常见的肠道传染病,常因不洁饮食或直接接触而感染,婴幼儿易患此病。部分患者可因阿米巴大滋养体随肠系膜静脉或淋巴管移行到其他实质器官引起肠外阿米巴病,以阿米巴肝脓肿最常见。阿米巴病需联合用药治疗,其中甲硝唑为首选药。该患儿可口服甲硝唑 0.375g,每天 3 次,连服 10 天。

完成一个疗程后还需连续服用双碘喹啉 0.25g,每天 3 次,连服 10 天。该药口服不吸收,可清除肠道残留阿米巴原虫,使阿米巴痢疾得到根治,并防止并发肠外阿米巴病。其他可选择的药物还有替硝唑、二氯尼特、氯碘羟喹等。

第 4 节　抗血吸虫病和抗丝虫病药

一、抗血吸虫病药

人体血吸虫有日本血吸虫、埃及血吸虫、曼氏血吸虫、间插血吸虫、湄公血吸虫和马来血吸虫六种,其中,在我国流行的主要是日本血吸虫。血吸虫的终宿主为哺乳动物,中间宿主为淡水螺类,在我国主要为钉螺,分布于长江流域,按地理特点可分为水网、山丘和湖沼三种类型。血吸虫病严重危害人类健康,药物治疗是防治该病的重要措施。

> **知识链接**　　　　　　**血吸虫的生活史**
>
> 　　血吸虫的生活史经历了卵、毛蚴、母胞蚴、子孢蚴、尾蚴、童虫和成虫等阶段。虫卵落入清水后孵出毛蚴,毛蚴在水中侵入钉螺螺体软组织,经母胞蚴、子胞蚴过程发育成尾蚴。尾蚴遇到宿主即钻入表皮,发育为童虫。童虫可穿入静脉或淋巴管分布到全身。进入肠系膜静脉的童虫雌雄合抱,逐渐发育成熟,交配产卵。血吸虫的致病力主要来自虫卵。虫卵被输送到肝形成虫卵肉芽肿,肝内虫卵不断沉积,肉芽肿不断形成,逐渐导致肝纤维化,最终形成肝硬化。

吡喹酮(praziquantel)

【体内过程】　口服吸收迅速,但首关消除大。其主要在肝代谢,由肾排泄,少数可由胆汁排泄。$t_{1/2}$ 为 4～6 小时。

【药理作用】　本药为吡嗪异喹啉的衍生物,有广谱抗寄生虫作用,对血吸虫成虫有强大杀灭作用,对童虫也有作用,但较弱。本药对其他吸虫、绦虫、囊虫、包虫也有杀灭作用。

【作用机制】　本药的作用机制尚未完全明确,可能与以下因素有关:①促进虫体钙内流,使虫体痉挛麻痹,失去吸附能力;②降低虫体皮层碱性磷酸酶活性,干扰虫体对葡萄糖的摄取利用;③破坏虫体表膜结构,使抗原暴露而易被机体体液免疫机制杀灭。

【临床应用】　对急性血吸虫病疗效好,对慢性血吸虫病早期、中期可阻止或延缓肝纤维化的发展,但对晚期血吸虫病的肝硬化、门静脉高压症无效,也可用于肠绦虫病、囊虫病的治疗。

【不良反应】　本药用于肠道吸虫病和绦虫病时剂量小,不良反应少。本药用于血吸虫病时剂量大,不良反应增多,可见恶心、呕吐、腹痛、腹泻、便血、头昏头痛、关节疼、乏力、失眠、嗜睡、发热等。本药用于囊虫病时不良反应严重,可因异种蛋白释放引起发热、荨麻疹,甚至过敏性休克等。

　知识考点　吡喹酮的药理作用、临床用途及主要不良反应

二、抗丝虫病药

乙 胺 嗪

乙胺嗪(diethylcarbamazine,海群生)口服吸收迅速,约 50% 在肝代谢,其余以原形从肾排泄,$t_{1/2}$ 为 2～10 小时。碱化尿液可延缓排泄,$t_{1/2}$ 延长,作用与毒性均增强。本药对各种微丝蚴及成虫均有杀灭作用,机制可能是使微丝蚴迅速"肝移",并破坏虫体表膜,在肝由吞噬细胞杀灭。

本药是最早,也是目前最常用的抗丝虫药,可使血液中微生蚴迅速减少或完全消失,对马来丝虫疗效优于班氏丝虫。其不良反应主要与虫体死亡后释放的异种蛋白引起过敏反应有关,可见发热、肌肉关节酸痛、皮疹、瘙痒、淋巴管炎及淋巴结肿大等,个别出现喉头水肿、支气管痉挛。严重程度与药物剂量和体内虫体数量相关,马来丝虫比班氏丝虫严重。

小　结

1. 肠道寄生虫病是全球发病率最高的寄生虫病,咪唑类药物具有广谱、高效的特点,其中以甲苯哒唑、

阿苯达唑疗效确切。

2. 主要控制症状的抗疟药有氯喹、奎宁和青蒿素;乙胺嘧啶主要用于疫区人群的病因性预防;伯氨喹可用于控制疟疾复发和传播。

3. 甲硝唑是临床治疗阿米巴原虫、阴道毛滴虫、贾第鞭毛虫感染的首选药。

4. 吡喹酮对血吸虫成虫有强大的杀灭作用,对绦虫、囊虫也有作用,是临床治疗急性血吸虫病和轻度、中度慢性血吸虫病的主要药物。

目标检测

一、选择题

【A 型题】

1. 关于氯喹的描述错误的是(　　)

　　A. 红细胞、肝、脑脊液浓度远高于血药浓度

　　B. 主要杀灭红细胞内期裂殖子

　　C. 主要杀灭肝内疟原虫

　　D. 是控制疟疾发作的首选药

　　E. 大剂量可损伤视网膜

2. 以下对心脏毒性大的抗疟药是(　　)

　　A. 氯喹　　　　B. 奎宁

　　C. 青蒿素　　　D. 伯氨喹

　　E. 乙胺嘧啶

3. 以下对阿米巴原虫包囊有杀灭作用的药物是(　　)

　　A. 甲硝唑　　　B. 喹碘方

　　C. 氯喹　　　　D. 二氯尼特

　　E. 依米丁

4. 关于吡喹酮正确的是(　　)

　　A. 杀血吸虫童虫作用强

　　B. 杀血吸虫成虫作用强

　　C. 对绦虫、囊虫无作用

　　D. 对晚期血吸虫病疗效好

　　E. 抗血吸虫治疗时不良反应少

5. 关于阿苯达唑错误的是(　　)

　　A. 肝代谢产物是其活性成分

　　B. 具有广谱抗肠虫作用

　　C. 作用机制为直接杀死虫体

　　D. 疗效优于甲苯达唑

　　E. 治疗囊虫病时可产生较严重不良反应

【B 型题】

(第 6～10 题备选答案)

　　A. 控制疟疾症状

　　B. 防止疟疾复发

　　C. 预防疟疾发作

　　D. 对恶性疟疗效好

　　E. 可导致金鸡纳反应

6. 氯喹(　　)

7. 伯氨喹(　　)

8. 乙胺嘧啶(　　)

9. 青蒿素(　　)

10. 奎宁(　　)

【X 型题】

11. 甲硝唑的作用有(　　)

　　A. 抗阿米巴　　B. 抗厌氧菌

　　C. 抗滴虫　　　D. 抗贾第鞭毛虫

　　E. 抗幽门螺杆菌

12. 能使虫体麻痹的抗肠虫药有(　　)

　　A. 阿苯达唑　　B. 甲苯达唑

　　C. 哌嗪　　　　D. 噻嘧啶

　　E. 氯硝柳胺

二、简答题

1. 控制疟疾急性发作、根治间日疟及预防疟疾各选何药？为什么？

2. 试比较哌嗪、左旋咪唑、甲苯达唑及阿苯达唑的抗虫谱及作用机制。

(杨立娟)

第33章 抗恶性肿瘤药

学习目标

1. 掌握抗恶性肿瘤药的分类与作用机制。
2. 理解常用抗恶性肿瘤药的临床应用与不良反应。
3. 了解抗恶性肿瘤药的临床应用原则及肿瘤细胞的增殖周期。

恶性肿瘤是指组织中幼稚细胞异常增生引起的临床综合征,是严重威胁人类健康的常见病、多发病,全球每年死于恶性肿瘤的人数居各类疾病的第二位。恶性肿瘤的治疗手段包括药物治疗、放射治疗、手术治疗等,其中药物治疗一直是最活跃的研究领域。本章主要讨论抗恶性肿瘤的化学治疗药。

第1节 抗恶性肿瘤药的药理学基础

一、恶性肿瘤细胞的增殖周期

按照生长繁殖的特点,恶性肿瘤细胞可分为增殖、静止和无增殖能力三种细胞群(图33-1)。

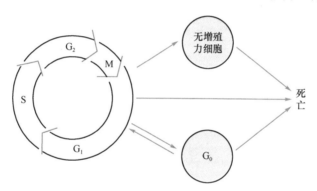

图33-1 细胞增殖周期示意图

1. 增殖细胞群 指处在指数分裂增殖阶段的肿瘤细胞,恶性肿瘤产生的病理变化和临床过程即由这类细胞引起。这类细胞占全部肿瘤细胞的比率称肿瘤的生长比率(growth fraction, GF),GF值越大,肿瘤生长速度越快,对药物也越敏感。肿瘤细胞的增殖周期指细胞从一次分裂结束起至下一次分裂完成时止。所有肿瘤细胞都有着相似的周期过程,可分为四个时期。

(1)DNA合成前期(G_1期):指细胞一次分裂终了到开始合成DNA之前的阶段,约占增殖周期的1/2。

(2)DNA合成期(S期):指细胞主要进行DNA合成的代谢阶段,同时也合成RNA和蛋白质,约占增殖周期的1/4。

(3)DNA合成后期(G_2期):指细胞DNA合成后的一段时期,RNA和蛋白质合成继续进行,为有丝分裂做准备。此期约占增殖周期的1/5。

(4)有丝分裂期(M期):指含有2倍DNA的肿瘤细胞分裂成两个子细胞的阶段,约占增殖周期的1/20。

2. 静止细胞群（G_0 期）　这类细胞暂不分裂,但随时可以进入到 G_1 期开始分裂增殖。G_0 期细胞对大多数抗肿瘤药物不敏感,在增殖期细胞被药物杀灭后,这类细胞即进入到增殖周期,成为肿瘤复发的根源。

3. 无增殖能力细胞群　这类细胞像正常细胞那样分化成熟、衰老死亡,不对组织造成破坏,也无临床意义。

二、抗恶性肿瘤药的分类

（一）按作用机制分类

1. 干扰核酸生物合成的药物　又称抗代谢药。它主要干扰肿瘤细胞嘌呤和嘧啶合成的不同环节,从而抑制 DNA 的合成。该类药物又可分为:①抗嘌呤药,抑制嘌呤核酸的合成,如巯嘌呤;②抗嘧啶药,抑制胸嘧啶的合成,如氟尿嘧啶;③抗叶酸药,抑制二氢叶酸还原酶,如甲氨蝶呤;④核苷酸还原酶抑制药,如羟基脲;⑤DNA 多聚酶抑制药,如阿糖胞苷。

2. 破坏 DNA 结构和功能的药物　有些药物可与肿瘤细胞 DNA 形成交联,如烷化剂、金属铂等;有些药物可抑制 DNA 拓扑异构酶,如博来霉素、依托泊苷等。

3. 干扰 RNA 转录的药物　药物可嵌入 DNA 碱基对之间,阻止 mRNA 的形成,如多柔比星、放线菌素 D 等。

4. 干扰蛋白质合成与功能的药物　药物可抑制微管蛋白活性而干扰其聚合功能,如长春碱类和紫杉醇,也可干扰核糖体功能如三尖杉碱;L-门冬酰胺酶则可干扰氨基酸的供应。

5. 影响激素平衡的药物　主要有糖皮质激素类、性激素类及性激素拮抗物等,对某些激素依赖性肿瘤有作用。

抗恶性肿瘤药物的作用机制见图33-2。

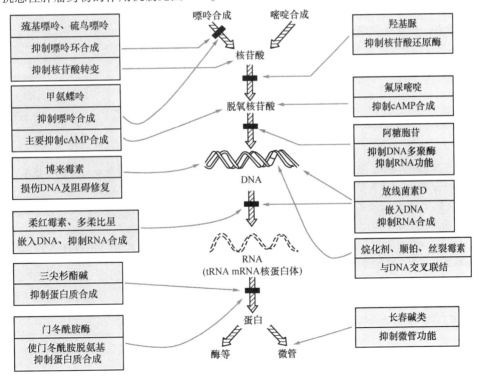

图 33-2　抗恶性肿瘤药的作用机制

（二）按药物来源和化学结构分类

1. 烷化剂　包括氮芥类、乙烯亚胺类、甲烷磺酸酯类等药物。

2. 抗代谢药　如叶酸、嘧啶、嘌呤类似物。

3. 抗肿瘤抗生素　如蒽环类抗生素、丝裂霉素、博来霉素、放线菌素类等。

4. 植物生物碱类　如长春碱类、喜树碱类、紫杉醇类、三尖杉碱、鬼臼毒素生物碱等。

5. 激素类　如糖皮质激素、性激素及拮抗药。

6. 其他　如铂类配合物和酶等。

（三）按药物作用对细胞周期选择性分类

1. 细胞周期非特异性药物　这类药物对肿瘤细胞增殖的各个阶段均有杀伤作用,如烷化剂类、抗肿瘤抗生素类、铂类配合物及酶类等。

2. 细胞周期特异性药物　这类药物选择性作用于肿瘤细胞增殖过程的某一阶段而杀伤肿瘤细胞,如抗代谢药抑制核酸合成,对 DNA 合成旺盛的 S 期肿瘤细胞作用强;长春碱类、紫杉醇干扰微管蛋白的合成与功能而抑制肿瘤细胞有丝分裂,属 M 期周期特异性药物。

 知识链接　　　　　肿瘤细胞诱导分化剂——亚砷酸(As_2O_3)

亚砷酸是从砒霜中分离得到的化学纯品三氧化二砷,哈尔滨医科大学第一附属医院 1992 年起单用亚砷酸治疗急性粒细胞性白血病(APL)完全缓解率达 65%。

在对白血病的研究中发现 95% APL 患者存在 t(15;17) 染色体易位,产生早幼粒白血病-维 A 酸 α 受体(PML-RAR$_\alpha$)融合蛋白。PML 是 15 号染色体上的基因编码,RAR$_\alpha$ 是 17 号染色体上的基因编码,研究表明该融合蛋白可阻止粒细胞分化,激发白血病。亚砷酸可诱导 PML-RAR$_\alpha$ 融合蛋白降解,从而介导早幼粒细胞完全分化和凋亡。除最早用于 APL 治疗外,目前亚砷酸还被推广用于肝癌、肺癌、多发性骨髓瘤及胃癌的治疗。

 知识考点　抗恶性肿瘤药的作用机制及其分类

第 2 节　常用抗恶性肿瘤药

📖 **案例 33-1**

患者,男性,5 岁。1 个月前出现不明原因发热,一般于午后开始低热,夜间睡眠后逐渐降至正常,伴乏力,食欲下降,精神委靡。使用青霉素、对乙酰氨基酚不能控制。5 天前晨起漱口时发现牙龈渗血,每次持续约 10 分钟,并于左前臂和右大腿内侧发现青紫瘀斑。

体格检查:T 38.5℃,面色苍白,双侧颈部淋巴结肿大,无粘连和压痛。肝、脾肋下 3 指,质软,无压痛,胸骨轻度压痛。肺呼吸音清,心律齐。

辅助检查:血常规 RBC 3×10^{12}/L,Hb 10g/L,WBC 6×10^{10}/L,L 0.90,N 0.10,Plt 60×10^9/L。骨髓抹片镜检:淋巴系列增生极度活跃,主要为淋巴母细胞。

诊断:急性淋巴细胞性白血病。

问题与思考:

急性淋巴细胞性白血病可选用哪些药物进行治疗?

一、影响核酸生物合成的药物

此类药物的化学结构与肿瘤细胞合成 DNA 所需原料如叶酸、嘌呤、嘧啶等相似,抑制肿瘤细胞的各种核酸合成酶而干扰核酸的合成,导致肿瘤细胞 DNA 合成障碍,阻止肿瘤细胞的分裂增殖,又称抗代谢药。该类药物对处于 S 期的肿瘤细胞选择性强,属周期特异性药物。

甲 氨 蝶 呤

【体内过程】　甲氨蝶呤(methotrexate,MTX)又称氨甲蝶呤,剂量$<25mg/m^2$ 时口服吸收良好,但超过这一剂量时口服吸收不完全,故常静脉注射给药。本药主要以原形从肾排泄,但若反复大剂量给药则肝代谢产物增多,其中 7-羟基-MTX 有肾毒性。

【药理作用】　本药结构与二氢叶酸相似,对肿瘤细胞二氢叶酸还原酶有强大而持久的抑制作用,阻碍二氢叶酸还原成四氢叶酸,导致尿嘧啶核苷酸(dUMP)不能甲基化形成脱氧胸苷酸(dTMP),从而抑制 DNA 合成。MTX 选择性作用于 S 期。

【临床应用】　本药主要用于儿童急性白血病,也可用于绒毛膜上皮癌、恶性葡萄胎和头颈部癌症等,与阿霉素、环磷酰胺等合用可以提高疗效。

【不良反应】

1. 消化道黏膜毒性反应　可致口腔和胃肠道黏膜损害,严重时可发生便血。

2. 骨髓抑制　主要表现为粒细胞减少,严重时可出现全血抑制。

3. 其他　可见脱发、皮炎、间质性肺炎、生殖毒性及致畸等。长期大量用药可致肝、肾损害。甲酰四氢叶酸可以拮抗 MTX 的大多数毒性反应,但不能逆转肾毒性。

氟 尿 嘧 啶

【体内过程】　氟尿嘧啶(fluorouracil)又称 5-氟尿嘧啶(5-FU),口服吸收不规则且难以预测,一般采用静脉注射或滴注给药。入血后迅速分布全身,易进入脑脊液,肿瘤组织中浓度高。代谢降解可在多种组织中进行,尤其是肝,其中间产物 5-氟尿嘧啶脱氧核苷酸(5-FdUMP)为本药的活性形式。

【药理作用】　本药须在体内经核糖基化和磷酰化等生物转化后才具有细胞毒性作用,其中的 5-FdUMP 可与肿瘤细胞脱氧胸苷酸合成酶形成共价键结合,阻止脱氧尿苷酸(dUMP)甲基化转变为脱氧胸苷酸(dTMP),导致 DNA 合成受阻。此外,5-FU 在体内转化为 5-氟尿嘧啶核苷(5-FUR),然后以伪代谢物形式掺入到 RNA 和 DNA 中,影响 RNA 和蛋白质的合成。因而该药主要作用于 S 期,但对其他各期细胞也有一定作用。

【临床应用】　本药抗瘤谱较广,主要用于乳腺癌和胃肠道恶性肿瘤手术后的辅助治疗;也用于食管癌、胃癌、肠癌、乳腺癌、胰腺癌、肝癌及泌尿系统恶性肿瘤非手术时的姑息疗法。其对卵巢癌、子宫颈癌、绒毛膜上皮癌等也有一定疗效。

【不良反应】　本药对胃肠道和骨髓的毒性作用较严重,可致严重腹泻、消化道出血、全血细胞减少,也可出现脱发、皮炎或皮肤色素沉着、共济失调、结膜炎、心肌缺血和黄疸等。

巯 嘌 呤

【体内过程】 巯嘌呤(mercaptopurine,6-MP)口服吸收不完全且首关消除明显,主要在肝被黄嘌呤氧化酶代谢转化为6-硫尿酸或甲基化成为6-甲基巯嘌呤,后者进一步脱硫后与磷酸盐结合,然后经肾排泄。

【药理作用】 6-MP 在体内经肌苷焦磷酸酶催化,转化为硫代肌苷酸,后者可阻止肌苷酸的形成及抑制肌苷酸转变为腺苷酸和鸟苷酸,从而抑制 DNA、RNA 的合成。此外少量 6-MP 还可直接掺入 DNA 形成硫鸟嘌呤脱氧核糖核苷酸。本药主要用于 S 期,对其他各期细胞也有一定的作用。

【临床应用】 6-MP 主要用于治疗白血病,特别是儿童淋巴细胞性白血病。对绒毛膜上皮癌和恶性葡萄胎也有一定疗效。

【不良反应】 主要为骨髓抑制,表现为白细胞和血小板下降,严重者可有全血常规抑制。消化道反应常见厌食、恶心和呕吐,儿童易发生。成人可因胆汁淤滞或肝坏死而出现黄疸,停药后可消失。其他可见脱发、高尿酸血症、致畸等。

阿 糖 胞 苷

【体内过程】 阿糖胞苷(cytarabine,Ara-C)口服约 80% 在胃肠道降解,常静脉注射给药。本药主要在肝去氨基成为无活性的阿糖鸟苷,由肾排泄。

【药理作用】 Ara-C 在体内先经脱氧胞苷激酶转化为 5′-磷酸核苷酸(AraCMP),后者进一步代谢为三磷酸胞苷(AraCTP),AraCTP 可强烈抑制 DNA 的合成。过去认为这是抑制 DNA 多聚酶的结果,当前研究显示 AraCTP 可掺入 DNA 结构阻止 DNA 链延长。此外还发现 Ara-C 还有降低 DNA 的模板功能和诱导肿瘤细胞分化的作用。

【临床应用】 Ara-C 主要用于治疗成人急性粒细胞性白血病或单核细胞白血病,对成人急性非淋巴细胞性白血病与蒽环类抗生素合用完全缓解率可达 50%。

【不良反应】 主要为骨髓抑制,给药过快时易发生恶心、呕吐,还可见口腔溃疡、血栓性静脉炎和肝脏毒性等。

羟 基 脲

【体内过程】 羟基脲(hydroxycarbamide,HU)口服易吸收,易通过血脑屏障。本药主要以原型从肾脏排泄,$t_{1/2}$ 约为 2 小时。

【药理作用】 本药是核苷酸还原酶抑制剂,可破坏该酶的酪氨酰游离基使酶活性降低,阻止胞苷酸转变为脱氧胞苷酸,进而抑制 DNA 合成。

【临床应用】　本药主要用于慢性粒细胞性白血病,并对白消安失效或发生急变者也有效,也用于转移性黑色素瘤、头颈部和泌尿生殖系统肉瘤。

【不良反应】　主要为骨髓抑制,停药后一般 1~2 周可恢复。此外可有轻度胃肠道反应和皮肤反应,还可见肾功能损害、肺水肿及中枢神经系统症状,还可加重放疗时的皮肤红斑。应注意,由于本药可使患者免疫功能受到抑制,故用药期间应避免接种死或活病毒疫苗;同时,也应适当增加液体的摄入量,以增加尿量及尿酸的排泄。

◆ **知识考点**　氟尿嘧啶、巯嘌呤、甲氨蝶呤和阿糖胞苷的临床应用和不良反应

二、破坏 DNA 结构和功能的药物

(一) 烷化剂

这是一类化学性质高度活泼的化合物,具有一个或两个烷基,分别称单功能或双功能烷化剂。其中烷基能与细胞内的 DNA、RNA 及蛋白质中的亲核基团发生烷化反应,与 DNA 的两条互补链形成交叉联结或引起脱嘌呤,使 DNA 链断裂和碱基配对错码,造成 DNA 的结构和功能受到损害,严重时引起细胞死亡。常用的烷化剂有氮芥类、乙烯亚胺类、亚硝脲类和甲烷磺酸酯类等,均属于周期非特异性药物。

环 磷 酰 胺

【体内过程】　环磷酰胺(cyclophosphamide,CTX)口服吸收好,生物利用度>75% 。在肝和肿瘤组织内浓度较高,可通过血脑屏障。本药主要在肝被代谢为 4-羟基环磷酰胺,然后在肝或肿瘤细胞内进一步氧化灭活。药物原形及代谢物随尿排出,$t_{1/2}$ 约为 7 小时。

【药理作用】　本药可在肿瘤细胞中转变为磷酰胺氮芥和丙烯醛,前者与 DNA 发生烷化反应,破坏其结构和功能;后者则对泌尿道产生刺激作用。本药属周期非特异性药物,可杀伤各期细胞,抑制肿瘤细胞的生长繁殖。

【临床应用】　本药抗肿瘤谱广,抑瘤作用明显而毒性较低,临床应用广泛。本药对恶性淋巴瘤疗效显著;对急慢性淋巴细胞性白血病、多发性骨髓瘤有效;对卵巢癌、乳腺癌、睾丸癌、肺癌、神经母细胞瘤等也有一定的疗效,还可用于治疗自身免疫性疾病。

【不良反应】　主要有胃肠道反应和骨髓抑制,还可见脱发、头痛、四肢关节疼痛等。出血性膀胱炎是本药特有的毒性作用,分次给药和采用利尿药,同时应用美司钠(即巯乙磺酸钠)可使代谢产物失活而减轻对膀胱的毒性。此外,大剂量环磷酰胺可引起肺毒性(如肺纤维化)和心脏毒性(如急性出血性心肌炎等)。

噻 替 派

噻替派(thiotepa,thiophosphoramide,TSPA)脂溶性好,脑脊液中药物浓度高,药物原形及其肝代谢物三亚乙基磷酰胺都有烷化 DNA 的作用,可与 DNA 形成交叉联结,对各期细胞均有杀灭作用。本药主要用于多种实体瘤如乳腺癌、卵巢癌、膀胱癌、消化道癌的姑息治疗。其不良反应主要为骨髓抑制,胃肠道反应较轻。

白 消 安

白消安(busulfan)又称马利兰,选择性抑制骨髓粒细胞生成,适用于慢性粒细胞性白血病,且疗效显著。本药对真性红细胞增多症、骨髓纤维变性也有效,对其他恶性肿瘤无效,慢性粒细

胞性白血病急性病变时继续使用该药无效。

应用该药时应注意：①主要不良反应为骨髓抑制；②长期应用可致肺纤维化、闭经、睾丸萎缩等；③大剂量使用时，10%的患者引起肝静脉闭塞性疾病、癫痫发作、出血性膀胱炎、永久性脱发和白内障。

卡 莫 司 汀

卡莫司汀（carmustine）又称卡氮芥，为亚硝脲类烷化剂。该药口服无效，需静脉滴注给药，能透过血脑屏障。本药在细胞内形成异氰酸盐和重氮氢氧化物，前者使蛋白质氨甲酰化，还有抑制 DNA 聚合酶的作用，后者则可烷化 DNA。本药主要用于脑瘤、恶性淋巴瘤、小细胞肺癌，对多发性骨髓瘤、恶性黑色素瘤、头颈部癌、睾丸肿瘤也有效。其主要不良反应为消化道反应和迟发性骨髓抑制，也可引起肝、肾功能损伤。

（二）破坏 DNA 的抗生素类

丝 裂 霉 素

丝裂霉素（mitomycin C，MMC）又称自力霉素，进入细胞内由还原酶活化，成为具有双功能或三功能的烷化剂，使 DNA 双链及碱基对形成交联，高浓度时对 RNA 和蛋白质的合成也有抑制作用。本药抗瘤谱广，对多种实体瘤有效，特别是消化道肿瘤；也用于慢性粒细胞性白血病。常见骨髓抑制和消化道反应；对肺、肾亦有毒性；个别患者可出现脱发、发热、肌肉关节疼痛等反应。

博 来 霉 素

博来霉素（bleomycin，BLM）口服吸收差，需注射给药，皮肤和肺中药物浓度高于其他组织。本药在细胞内与 Fe^{2+} 形成复合物，释放氧自由基，干扰胸腺嘧啶掺入 DNA，抑制 DNA、RNA 及蛋白质合成，还能使 DNA 链断裂。本药主要用于鳞状上皮癌，也可用于睾丸癌和恶性淋巴瘤。

主要不良反应有：①显著的皮肤毒性，可见脱发、皮肤色素沉着、角化过度、红斑、溃疡等；②肺毒性也较常见，起始为干咳、细啰音，继而发展为基底浸润、肺纤维化，也可发展为空洞、肺不张、肺萎缩、肺实变。

（三）其他破坏 DNA 的药物

金属铂类化合物

金属铂类化合物包括顺铂（cisplatin，DDP）和卡铂（carboplatin，CBP），为二价铂同两个氯原子和两个氨基结合成的金属配合物。本类药物进入细胞内先将氯离子解离，然后与 DNA 上的碱基鸟嘌呤、腺嘌呤和胞嘧啶形成交叉联结，从而破坏 DNA 的结构和功能，属细胞周期非特异性药物。本类药物单独用于头颈部肺瘤、卵巢癌有效率约 30%，与博来霉素、阿霉素、环磷酰胺等合用可明显提高疗效，与长春碱、博来霉素合用于睾丸癌完全缓解率可达 70%。本类药物也用于小细胞肺癌、食管癌、胃癌、膀胱癌等。

主要不良反应包括：①肾毒性，必须同时应用利尿药和 NaCl 溶液进行强力水化；②恶心和呕吐，可用昂丹司琼或格雷司琼止吐；③神经毒性，表现为外周神经障碍和耳毒性，特别是高频听力丧失；④骨髓抑制，主要表现为贫血。

喜 树 碱 类

喜树碱类为从我国特有植物喜树中提取的生物碱及其衍生物，包括喜树碱（camptothecine，

CPT)和羟喜树碱(hydroxycarmptothecine,10-OH-CPT)。喜树碱类主要作用于拓扑异构酶Ⅰ,导致 DNA 断裂,对 S 期细胞作用强于 G_1 和 G_2 期。其对胃癌、绒毛膜上皮癌、恶性葡萄胎、急慢性粒细胞性白血病疗效较好,对膀胱癌、大肠癌、肝癌也有一定疗效。泌尿道反应多见,可有尿频、尿急、尿痛、血尿等,也可见胃肠道反应、脱发、皮疹等,骨髓抑制较轻。

鬼臼毒素衍生物

鬼臼毒素衍生物为植物西藏鬼臼提取的鬼臼毒素的衍生物,包括依托泊苷(etoposide,鬼臼乙叉苷,VP-16)和替尼泊苷(teniposide,鬼臼噻吩苷,VM-26)。它可抑制 DNA 拓扑异物酶Ⅱ活性,干扰 DNA 结构和功能。鬼臼毒素衍生物主要用于肺癌和睾丸癌,也用于霍奇金病、恶性淋巴瘤、肝癌等,VM-26 易透过血脑屏障,还常用于颅内恶性肿瘤。常见不良反应有骨髓抑制、消化道反应、脱发等。

◈ **知识考点**　环磷酰胺、白消安、丝裂霉素、博来霉素和顺铂等的临床应用及不良反应

三、干扰 RNA 合成和转录的药物

柔红霉素

柔红霉素(daunorubicin,DRB)又称正定霉素,属蒽环类抗生素。口服不吸收,静脉注射后迅速分布全身,心、肾、肺、肝内浓度较高,代谢产物仍有抗癌活性,药物原形 $t_{1/2}$ 仅 45 分钟,而活性代谢产物可达 55 小时。该药可嵌入肿瘤细胞 DNA 双链形成稳定的复合物,干扰 DNA 复制和 RNA 转录,还能抑制拓扑异物酶Ⅱ活性,阻碍 DNA 双链的连接。它主要用于各种急性白血病,也用于神经母细胞瘤和淋巴瘤。骨髓抑制发生率达 90%,以白细胞减少较严重;其他反应有恶心、呕吐、腹痛、腹泻、舌炎、脱发等,给药过快或过量还可导致致死性心肌损害。药物漏出血管外还会导致组织坏死。

多柔比星

多柔比星(doxorubicin,ADM)又称阿霉素,结构与柔红霉素相似,也需静脉注射给药。作用机制与柔红霉素相似,但作用更强,抗癌谱更广。它主要用于各种白血病、恶性淋巴瘤,也可用于神经母细胞瘤、霍奇金病、肾母细胞瘤,以及消化、呼吸、生殖等系统的实体瘤,是临床最常用的抗肿瘤药物之一。其不良反应与柔红霉素相似,但心脏毒性比柔红霉素更突出,可产生与剂量无关的心电图改变和心律失常,还可出现迟发性心肌损害,后者可致急进性心力衰竭而死亡。

放线菌素 D

放线菌素 D(dactinomycin,DACT)又称更生霉素,为多肽类抗生素。体内以肝、肾浓度最高,也易浓集于血液中有核细胞。该药可嵌入 DNA 碱基之间与 DNA 形成稳定的复合物,阻断了 RNA 多聚酶对 DNA 的转录,还可作用于拓扑异构酶Ⅰ使 DNA 单链断裂。本药对霍奇金病、绒毛膜上皮癌和肾母细胞瘤疗效较好,对睾丸癌、横纹肌瘤、骨肉瘤和其他软组织肉瘤也有效。骨髓抑制较常见,可见白细胞和血小板同时减少;消化道反应也多见,可有恶心、呕吐、腹痛、腹泻、口腔溃疡、舌炎、胃炎、直肠炎等,还可见脱发、皮肤脱屑等。

◈ **知识考点**　放线菌素 D、多柔比星的临床应用和不良反应

四、抑制蛋白质合成与功能的药物

长 春 碱 类

这是一类从夹竹桃科植物长春花中提取的生物碱,包括长春碱(vinblastina,VLB)和长春新碱(vincristine,VCR),长春地辛(vindesine,VDS)和长春瑞滨(vinorelbine,NVB)为长春碱的衍生物。

本类药物可与微管蛋白结合,抑制微管聚合,使纺锤体不能形成,从而阻止肿瘤细胞的有丝分裂。此外还可干扰蛋白质合成和抑制 RNA 多聚酶。本类药物对 M 期细胞作用强,属周期特异性药物。VCR 主要用于急性白血病、恶性淋巴瘤和绒毛膜上皮癌;VLB 主要用于儿童急性淋巴细胞性白血病,常与泼尼松作联合诱导缓解;VDS、NVB 均可用于肺癌、乳腺癌、恶性淋巴瘤,VDS 还用于急性白血病和慢性粒细胞性白血病急性病变,NVB 还是小细胞肺癌的一线药物。

毒性反应包括骨髓抑制、神经毒性、消化道反应及脱发等,但长春新碱骨髓抑制较轻。

 案例 33-2

患者,女性,47 岁。诊断为左上肺小细胞肺癌。于 2012 年 4 月 21 日行 VCM 方案化疗,4 月 28 日 VCR 2mg,5 月 1 日 CTX 800mg,MTX 20mg;5 月 7 日 VCR 2mg,5 月 8 日出现恶心、腹痛、腹胀,持续未排便排气,X 线显示小肠多发性气液平。诊断为肠梗阻。给予禁食、胃肠减压,温盐水灌肠等处理及口服西沙比利,数日后恢复肠蠕动。

问题与思考:
请查阅文献,分析上述案例中肠梗阻产生的原因。

紫 杉 醇

紫杉醇(paclitaxel)又称紫素,是从短叶紫杉或红豆杉树皮中提取分离的双萜烯成分,1994 年由美国 FDA 批准上市。紫杉特尔(taxotere)是由植物 taxus Baccata 针叶中提取的巴卡丁的衍生物,结构与紫杉醇相似,但原料易得。

本药可与肿瘤细胞微管蛋白结合并促使微管形成,通过抑制微管解聚而使丝分裂停止。还可激活巨噬细胞对肿瘤细胞的杀伤能力,干扰素可增强这一作用。紫杉醇由于其独特的作用机制和不易形成耐药,是近年来受到大力推崇的抗癌新药,已成为卵巢癌和乳腺癌的一线药物,对一些失去手术机会的晚期实体瘤如肺癌、食管癌、大肠癌、黑色素瘤、子宫内膜癌、膀胱癌、淋巴瘤也有较好疗效,对 HIV 引起的卡波济肉瘤也有效。

不良反应中骨髓抑制和周围神经毒性较常见,且与剂量相关,可见中性粒细胞减少,四肢末梢麻木,还可见过敏反应、心脏毒性和肌肉关节疼痛等。

三尖杉生物碱类

三尖杉生物碱类包括三尖杉碱(barringtonine)和高三尖杉碱(homoharringtonine),是从三尖杉属植物中提取的生物碱。本类药物可抑制蛋白质合成的起始阶段,并使核蛋白体分解。对急性粒细胞性白血病疗效较好,也用于急性单核细胞性白血病、慢性粒细胞性白血病、恶性淋巴瘤等。其不良反应包括骨髓抑制、消化道反应、脱发等,偶有心脏毒性。

L-门冬酰胺酶

L-门冬酰胺是肿瘤细胞蛋白质合成的重要氨基酸原料,肿瘤细胞不能合成,需从血液中摄取。L-门冬酰胺酶(L-asparaginase)可使血清中 L-门冬酰胺水解而阻断肿瘤细胞 L-门冬酰胺来源,使蛋白质合成受阻。它主要用于急性淋巴细胞性白血病。由于正常细胞能合成门冬酰胺,故本药对正常组织的细胞毒性低,常见不良反应为消化道反应,偶见过敏反应,用药前需做皮试。

◈ **知识考点**　长春碱、长春新碱和紫杉醇的临床应用和不良反应;门冬酰胺酶、三尖杉碱作用特点

> ▣ **知识链接**　　　　**肿瘤治疗新技术——DC-CIK 生物治疗**
>
> 　　DC-CIK 生物治疗技术是继手术治疗、放疗、化疗后,被世界认可的第四种治疗癌症的技术,同时也被称为 21 世纪有望完全战胜癌症的治疗手段。该技术就是在体外培养干细胞,诱导其分化为树突状细胞,再用经抗原刺激的树突状细胞诱导 CIK 细胞产生特异性肿瘤杀伤作用。DC-CIK 生物治疗技术将 DC 和 CIK 细胞结合起来,培养双克隆免疫细胞,具备更强大的抗肿瘤特性,能清除体内不同部位的微小残留病灶,防止肿瘤复发与转移,具有安全性高、无毒副作用的优点,被称为瘤学科的"绿色生物疗法"。

五、影响激素平衡的药物

雌激素类

　　临床应用的主要为己烯雌酚(diethylstilbestrol),该药可反馈性抑制腺垂体间质细胞刺激素分泌,使睾丸间质细胞和肾上腺皮质细胞释放雄激素减少,也可直接对抗雄激素促使的前列腺细胞增生,临床上主要用于前列腺癌和绝经后乳腺癌。

他 莫 昔 芬

　　他莫昔芬(tamoxifen)已成为当前乳腺癌的一线激素治疗药物。本药的化学结构类似于己烯雌酚,可竞争性拮抗雌激素与雌二醇受体(ER)结合,特异性抑制雌激素的作用。本药主要用于辅助内分泌治疗雌激素受体阳性和(或)黄体酮受体阳性患者,更耐受于大剂量的雌激素,从而提高转移性乳腺癌患者的生存效果。常见不良反应有胃肠道反应、继发性抗雌激素作用、视力障碍(如白内障)及骨髓抑制等。用药应注意:①有视力障碍、肝肾功能不全者慎用;②对长期服用本品并有血栓栓塞危险的患者,治疗期间应定期检查血常规;③当出现异常的阴道出血时,应立即就诊,并进行全面检查,因本品可增加子宫内膜癌发生的危险。

雄 激 素 类

　　雄激素类包括二甲睾酮(methyltestosterone)、丙酸睾酮(testosterone propionate)和氟羟甲酮(fluoxymesterone),反馈抑制腺垂体尿促卵泡素分泌,使卵巢分泌雌激素减少,并有抗雌激素作用。雄激素类主要用于晚期乳腺癌。

氟 他 胺

　　氟他胺(flutamide)是一个合成的具有酰基苯胺结构的非甾体雄激素拮抗药。代谢产生的活性羟基衍生物与雄激素受体结合,阻断睾酮的生理活性。本药常用于治疗前列腺癌患者。其最主要的不良反应为男性乳房女性化和胃肠道不适,其他可有失眠、疲劳、肝功能异常、性功能减退、瘙痒、带状疱疹等。

糖皮质激素药

临床应用的主要为泼尼松和泼尼松龙。本药对骨髓淋巴系列增生有抑制作用,还促使淋巴细胞溶解。它主要用于淋巴细胞性白血病和恶性淋巴瘤,也与其他抗肿瘤药合用于霍奇金病和非霍奇金病。本药用于其他恶性肿瘤时因抑制机体免疫力反而可促使肿瘤生长。

甲羟乳酮

甲羟乳酮(medroxyprogesterone acetate,MPA)又称甲孕酮,为合成的黄体酮衍生物,作用类似于天然黄体酮,可用于乳腺癌、绒毛膜上皮癌、肾癌等。

氨鲁米特

氨鲁米特(aminoglutethimide,AG)特异性抑制芳香化酶,阻碍雄激素向雌激素的转化,同时诱导代谢雌激素的肝药酶活性,促进雌激素降解。本药主要用于绝经后晚期乳腺癌。该药还抑制肾上腺皮质激素合成,用于库欣综合征。

◈ **知识考点** 氨鲁米特、他莫昔芬和氟他胺的临床应用

案例33-1分析

急性淋巴细胞性白血病(急淋)是儿童最常见的恶性肿瘤,系由骨髓幼稚淋巴细胞异常增生所致。急淋的药物治疗包括诱导缓解和维持缓解两个阶段,前者常用药物为长春新碱+泼尼松,若未见效可加用柔红霉素或(及)门冬酰胺酶,连续使用3~6周缓解率可达约80%。维持缓解治疗常选用甲氨蝶呤+巯嘌呤,疗效不好时加用或改用环磷酰胺、阿糖胞苷、阿霉素、干扰素等,要求使血常规保持正常。经以上治疗儿童急淋的治愈率在50%以上。

案例33-2分析

案例中肠梗阻是由长春新碱(VCR)引起的。长春新碱是抗肿瘤治疗常用化疗药之一,临床已使用多年,多选用联合化疗方案。查阅文献发现,VCR化疗可引起肠梗阻。其原因是VCR可渗入自主神经细胞中,引起肠道自主神经细胞功能障碍,使肠道平滑肌收缩或局部神经传导受到影响,以及药物的直接刺激使肠内容物在肠道通过受到障碍,肠内容物不能向下运行,引起肠蠕动减慢,严重时发生麻痹性肠梗阻。因此,在使用长春新碱的过程中,要警惕麻痹性肠梗阻的发生。

第3节 抗恶性肿瘤药的毒性作用和用药原则

一、毒性作用

抗恶性肿瘤药的毒性作用可分为近期毒性作用和远期毒性作用两类。

(一)近期毒性作用

1. 局部反应

(1)局部组织坏死:因静脉滴注时药物漏出血管外所致。早期表现为局部肿胀、剧痛、红斑,2~3天后出现静脉炎,伴沿线淋巴结肿大、疼痛。严重者可致组织坏死、溃疡。氮芥、丝裂霉素、放线菌素D、长春碱、蒽环类抗生素等易引起。

(2)栓塞性静脉炎:多数抗恶性肿瘤药刺激性大,经同一静脉分布区域分支反复注射给药可致静脉炎或栓塞。

2. 全身性反应

(1) 骨髓抑制:是最常见的全身性反应。以白细胞减少最多见,其次是血小板和红细胞减少,少数可致全血细胞减少,严重的导致再生障碍性贫血。骨髓抑制可呈近期、中期和延缓三种形式。近期在用药后 3~4 天出现,6~7 天后开始回升,烷化剂类大剂量冲击疗法时易发生;中期在用药后 10~14 天出现,20 天后开始回升,见于长春碱、甲氨蝶呤、阿糖胞苷、羟基脲、喜树碱等药物;延缓毒性在用药 3 周以后出现,4~6 周开始回升,多数周期非特异性药物较易引起。

(2) 消化道反应:大多数药物均可引起消化道反应,表现为厌食、恶心、呕吐、腹痛、腹泻等,特别是大剂量冲击疗法出现快而重,严重时可致频繁腹泻,甚至血便,为停药指征。黏膜破坏还可引起舌炎、咽炎、口腔溃疡、胃炎等。

(3) 免疫抑制:恶性肿瘤本身即能攻击机体免疫系统,抗恶性肿瘤药又可通过骨髓抑制等毒性作用使机体免疫功能进一步下降,从而使患者在化疗过程中抵抗力极端低下,易于并发感染和使感染扩散。这一作用使某些药物可以用来治疗自身免疫性疾病和抗异体器官移植的排异反应。

(4) 皮肤、毛发损伤:化疗药物可损伤毛囊结构而使毛发脱落,多与剂量和疗程有关,大多数可以再生,以长春新碱、阿霉素、环磷酰胺、甲氨蝶呤最常见,烷化剂最严重。博来霉素可引起皮肤过度角化、色素沉着等。

(5) 内脏毒性:①肝脏损伤,可表现为肝大、疼痛、转氨酶升高、黄疸等,以抗代谢药,如 L-门冬酰胺酶、丝裂霉素、放线菌素 D 等较常见;②泌尿系统毒性,烷化剂、丝裂霉素、铂配合物易损伤肾实质,甲氨蝶呤除损伤肾实质外,还可在原尿内形成结晶堵塞肾小管。环磷酰胺可致严重出血性膀胱炎;③心脏毒性,表现为心律失常、心力衰竭等,以蒽环类抗生素、三尖杉碱类、喜树碱和顺铂较常见,特别是阿霉素,可引起致死性心肌毒作用;④肺毒性,博来霉素、白消安、丝裂霉素、甲氨蝶呤等均可致肺毒性,其中博来霉素大剂量长期应用可导致不可逆肺纤维化。

(二) 远期毒性作用

1. 致畸和致癌作用　致畸易发生在妊娠 3 个月以内,故妊娠早期妇女尽可能不作化疗。少数情况下化疗可引起第二种原发恶性肿瘤,其中环磷酰胺引起膀胱癌已由动物实验证明,也有报道长期使用烷化剂后罹患白血病。

2. 生殖功能障碍　大多数抗恶性肿瘤药可对精子产生杀伤作用和抑制卵巢排卵与卵泡成熟,导致生育能力下降,联合用药时更容易影响精子生成,儿童可导致睾丸发育不良。部分药物还有性腺毒性,导致性激素水平紊乱、性征异常。

二、用 药 原 则

1. 从细胞增殖动力学考虑　对生长缓慢的实体瘤可先用周期非特异性药物杀灭增殖各期细胞及部分 G_0 期细胞,并驱动 G_0 期细胞进入增殖期,继而使用周期特异性药物杀灭之;对增长快的可先用周期特异性药物,杀灭增殖活跃的细胞,然后用周期非特异性药物杀灭其余肿瘤细胞。

2. 从药物作用机制和毒性作用考虑　不同作用机制的药物联合应用可使疗效提高,但需考虑药物的毒性作用。若有相同的毒性作用则可能因严重不良反应导致化疗失败,因此需尽量选择作用机制不同、毒性作用不叠加的药物联合使用。

3. 从药物的抗瘤谱考虑　应首先选择对所患肿瘤最敏感的药物,如慢性粒细胞性白血病首选白消安,绒毛膜上皮癌应在放线菌素 D、5-FU、MTX、长春新碱等药物间联合,卵巢癌应选择紫杉醇、烷化剂、多柔比星等药物联合,急性淋巴细胞性白血病宜首选长春新碱+泼尼松诱导缓解,维持治疗首选甲氨蝶呤+巯嘌呤,次选药物有柔红霉素、L-门冬酰胺酶、环磷酰胺、阿糖胞苷等。对晚期或复发的卵巢癌、乳腺癌,以及对多种抗肿瘤耐药的消化道癌、肺癌、淋巴癌等可选用以紫杉醇为主的姑息治疗。

小结

1. 抗恶性肿瘤药通常按作用机制可分为抗代谢药、破坏DNA结构和功能药、干扰RNA合成和转录药、抑制蛋白质合成与功能药、调节激素平衡药等五类。

2. 抗恶性肿瘤药的不良反应多样、复杂而严重,大多数药物具有骨髓抑制、消化道反应、免疫抑制、毛发损伤等毒性作用。

3. 恶性肿瘤的治疗常需联合用药,此时应充分考虑药物对肿瘤细胞增殖周期的选择性,作用机制和不良反应、药物的抗癌谱等因素,以达到增强疗效、降低毒性作用的目的。

目标检测

一、选择题

【A型题】

1. 以下对S期细胞作用最强的药物是( )
   - A. 抗代谢类
   - B. 烷化剂
   - C. 抗生素类
   - D. 生物碱类
   - E. 激素类

2. 可导致DNA交联的药物有( )
   - A. 环磷酰胺
   - B. 巯嘌呤
   - C. 放线菌素D
   - D. 紫杉醇
   - E. 长春新碱

3. 慢性粒细胞性白血病的首选药是( )
   - A. 5-FU
   - B. 白消安
   - C. 紫杉醇
   - D. 多柔比星
   - E. 泼尼松

4. 出血性膀胱炎发生率最高的药物是( )
   - A. 甲氨蝶呤
   - B. 环磷酰胺
   - C. 喜树碱
   - D. 顺铂
   - E. L-门冬酰胺酶

5. 作用靶点为微管蛋白并抑制解聚的药物是( )
   - A. 长春新碱
   - B. 羟基脲
   - C. 塞替哌
   - D. 紫杉醇
   - E. 卡莫司汀

6. 主要作用于M期的抗癌药( )
   - A. 氟尿嘧啶
   - B. 长春新碱
   - C. 环磷酰胺
   - D. 泼尼松
   - E. 柔红霉素

7. 氟尿嘧啶对下列哪种肿瘤疗效好( )

   - A. 膀胱癌
   - B. 肺癌
   - C. 乳腺癌
   - D. 恶性淋巴瘤
   - E. 急性淋巴细胞性白血病

【B型题】

(第8~12题备选答案)
   - A. 己烯雌酚
   - B. 多柔比星
   - C. 环磷酰胺
   - D. 长春新碱
   - E. 氟尿嘧啶

8. 影响激素平衡而发挥抗肿瘤作用的药物是( )

9. 影响核酸生物合成的抗肿瘤药物是( )

10. 影响肿瘤细胞蛋白质合成的药物是( )

11. 破坏DNA结构和功能的抗肿瘤药物是( )

12. 干扰RNA合成和转录的抗肿瘤药物是( )

【X型题】

13. 以下具有骨髓抑制作用的药物有( )
   - A. 环磷酰胺
   - B. 羟基脲
   - C. 喜树碱
   - D. 紫杉醇
   - E. 三尖杉碱

14. 属蒽环类抗肿瘤抗生素是( )
   - A. 氮芥
   - B. 丝裂霉素
   - C. 多柔比星
   - D. 柔红霉素
   - E. 放线菌素D

二、简答题

1. 抗恶性肿瘤药物联合用药的原则有哪些?

2. 何谓细胞周期特异性抗肿瘤药和细胞周期非特异性抗肿瘤药?各有什么特点?

(王桂平)

第八篇 实践技能篇

第一部分 药理学基础实验

实验一 给药剂量对药物作用的影响

【目的和原理】

1. 目的 观察不同剂量尼可刹米对小鼠作用的影响。了解药物剂量与药物作用的关系。

2. 原理 药物剂量的大小决定血药浓度的高低,从而决定药理作用强弱。

【药品和器材】

1. 药品 0.5%和5%尼可刹米溶液。

2. 器材 鼠笼、小烧杯、普通天平、1ml注射器、计时器。

【实验动物】 体重相近的小鼠2只。

【方法和步骤】 取小鼠2只,分别称重、标记,观察其正常活动。然后分别腹腔注射不同浓度的尼可刹米溶液:1号鼠1.0mg/10g体重(即0.5%尼可刹米溶液0.2ml/10g);2号鼠10.0mg/10g体重(即5%尼可刹米溶液0.2ml/10g)。密切观察各鼠有无出现活动增加、竖尾、阵挛、惊厥,甚至死亡等反应,比较各鼠出现反应的时间和程度。

【实验结果】 将实验结果记录于实验表1-1。

实验表1-1 不同剂量尼可刹米对小鼠作用的影响

鼠号	体重(g)	剂量(mg/10g)	给药前表现	给药后表现	作用出现时间(秒)
1					
2					

【注意事项】

1. 药物必须注射到腹腔,给药量要准确。

2. 密切观察各鼠用药后出现反应的严重程度和发生快慢。

3. 本实验也可用安钠咖溶液代替尼可刹米溶液。

【分析与思考】 分析不同给药剂量对药物效应的影响。药物量效关系对于药物研究和临床用药有何重要意义?

实验二 给药途径对药物作用的影响

【目的和原理】

1. 目的 观察硫酸镁不同给药途径所产生的药理作用的区别。

2. 原理 给药途径不同,不仅影响到药物作用的快慢、强弱及维持时间的长短,有时还可改变药物作用的性质,产生不同的药理作用,如硫酸镁即为该类典型药物。

【药品和器材】

1. 药品 10%硫酸镁(含水)溶液。

2. 器材 鼠笼、1ml 注射器、小鼠灌胃针头、小烧杯、普通天平。

【实验动物】 体重相近的小鼠 2 只。

【方法和步骤】 取小鼠 2 只,称重,标记,观察小鼠的一般活动情况。1 号鼠肌内注射 10%硫酸镁溶液 0.1ml/10g;2 号鼠灌胃给 10%硫酸镁溶液 0.1ml/10g。观察两只小鼠给药后行为活动等有何变化并记录之。

【实验结果】 将实验结果记录于实验表 2-1。

实验表 2-1 不同给药途径对硫酸镁作用的影响

鼠号	体重(g)	剂量(mg/10g)	给药途径	给药前表现	给药后表现
1					
2					

【注意事项】

1. 掌握正确的灌胃操作技术,若遇阻力应退出后再插,以免误插气管或插破食管。

2. 注射后作用出现较快,需注意观察与记录。

【分析与思考】 结合实验分析给药途径不同对药物的作用可能会产生哪些影响。

实验三 传出神经系统药物对离体豚鼠回肠的作用

【目的和原理】

1. 目的 观察乙酰胆碱、阿托品对肠管平滑肌的作用。

2. 原理 M 受体是调节肠管平滑肌紧张度的优势受体。乙酰胆碱激动 M 受体,使肠平滑肌收缩;阿托品拮抗乙酰胆碱的效应,使肠平滑肌松弛,降低蠕动的幅度和频率。Ba^{2+} 与 Ca^{2+} 化学结构相似,可模拟 Ca^{2+} 的作用引起肠管平滑肌收缩。

【药品和器材】

1. 药品 台氏液、0.1%硫酸阿托品溶液、0.1%氯乙酰胆碱溶液、1%氯化钡溶液。

2. 器材 生物信号记录分析系统、麦氏浴槽、超级恒温水浴、L 形通气管、张力换能器、双凹夹、铁架台、剪刀、镊子、温度计、培养皿、丝线、1ml 注射器、木槌等。

【实验动物】 豚鼠 1 只。

【方法和步骤】

1. 取豚鼠 1 只,用木槌猛击头部致其昏迷后立即解剖,取出回肠,迅速置冷台氏液中,用台氏液将肠内容物冲洗干净后置台氏液中保养。

2. 取肠管一段,长约 2cm,置于盛有台氏液的培养皿中,在其两端对角处,分别穿线并打结。一端悬于 L 形通气管的小钩上,放入盛有 25ml 台氏液的麦氏浴槽中,保温 38℃±0.5℃;一端与连接生物信号记录分析系统的张力换能器相连,调节肠肌负荷约 0.5g。调节球胆连接管上的螺旋夹,使由玻璃管通入气泡的速度为 2~3 个/秒。

3. 打开记录装置,待肠肌活动稳定后描记一段正常收缩曲线。用注射器向浴槽内给药,观察并记录收缩曲线。给药顺序:

(1)加入氯乙酰胆碱溶液(1:1000)0.1ml,当肠管收缩明显时。

(2)加入硫酸阿托品溶液(1:1000)0.1ml,当出现预期作用时。

（3）重复给氯乙酰胆碱溶液（1∶1000）0.1ml，更换浴槽中的台氏液 3 次，待基线稳定后。

（4）加入 1% 氯化钡溶液 0.5ml，观察其作用。更换浴槽中的台氏液 3 次，待基线稳定后。

（5）加入 0.1% 硫酸阿托品 0.1ml，接着加入 1% 氯化钡溶液 0.5ml，观察其作用。

【实验结果】　剪下肠管收缩曲线，分析比较其作用。

【注意事项】

1. 实验前 1 天晚上豚鼠禁食不禁水。

2. 回肠位于小肠的末端，平滑肌层较薄、自律性较低，越靠近回盲部自律性越低、基线越平稳。

3. 实验过程麦氏浴槽中的台氏液温度应保持在 38℃±0.5℃。

4. 通入气泡的速度应恒定，不宜过快或过慢，避免人为误差。

5. 加药时用注射器将药物注入浴槽的玻璃管中，勿触动换能器之悬线，勿搅动管内台氏液，以免影响结果。

6. 应在上一个药物作用显出最大强度时，才加下一个药物。

【分析与思考】　用受体学说分析阿托品对肠道平滑肌的作用及其在临床上的意义。

实验四　传出神经系统药物对兔血压的影响

【目的和原理】

1. 目的　观察传出神经系统药物对兔动脉血压的影响，以及药物之间的相互作用，并根据受体学说初步分析药物的作用机制。

2. 原理　传出神经系统药物通过作用于心脏和血管平滑肌上相应的受体产生心血管效应，导致动脉血压的变化。

【药品和器材】

1. 药品　0.01% 盐酸肾上腺素溶液、0.01% 重酒石酸去甲肾上腺素溶液、0.005% 硫酸异丙肾上腺素溶液、1.0% 甲磺酸酚妥拉明溶液、500U/ml 肝素溶液、20% 氨基甲酸乙酯（乌拉坦溶液）。

2. 器材　兔手术台、手术器械 1 套［手术剪（直、弯）各 1 把、眼科剪 1 把、小镊子 1 把、止血钳 4 把、手术刀 1 把］、动脉套管 1 个、动脉夹 1 个、气管插管 1 个、压力换能器 1 套、塑料三通 1 个、生物信号记录分析系统、1ml 注射器 2 支、5ml 注射器 1 支、20ml 注射器 1 支、头皮针头 1 个、双凹夹、铁架台、纱布、丝线、玻璃分针等。

【实验动物】　家兔 1 只。

【方法和步骤】

1. 麻醉与固定动物　取家兔 1 只，称重。以 20% 氨基甲酸乙酯 5ml/kg 经耳缘静脉缓慢注射，当动物四肢变软，呼吸变慢变深，角膜反射或皮肤夹捏反应明显减弱时，表明动物已被麻醉，可以停止注射。麻醉后将其背位固定于手术台上。

2. 手术

（1）气管插管：剪去颈部毛，沿颈正中线切开皮肤 5～7cm，用止血钳沿颈正中线逐层分离皮下组织及肌肉，分离出气管，在喉头下 2～3cm 处的气管上做一倒"T"形切口，向心方向插入气管插管并用线结扎固定。

（2）动脉插管：靠近气管外侧钝性分离一侧颈总动脉，注意不要损伤神经，将远心端用线结扎，近心端用动脉夹夹住，以阻断血流，结扎处与动脉夹之间的动脉长度越长越好，一般至少 3cm，在此段血管下穿线一条，以备插管插入后结扎用。用眼科剪刀在尽可能靠近远心端结扎处剪一"V"形口，向心方向插入与压力容器相连并充满肝素溶液的动脉套管，并用线结扎，余线结扎于套管的侧管上,以免套管脱落。打开生物信号记录分析系统调节至血压记录状态,缓慢松开动脉夹,"三通"拨至"通"的状态,描记正常血压。

3. 描记血压变化图形 从耳缘静脉给药,依次观察下列拟肾上腺素药对血压的作用及 α 受体阻断药对其作用的影响。

（1）0.01% 盐酸肾上腺素溶液 10μg/kg(相当于 0.1ml/kg)。

（2）0.01% 重酒石酸去甲肾上腺素溶液 10μg/kg(相当于 0.1ml/kg)。

（3）0.005% 硫酸异丙肾上腺素溶液 5μg/kg(相当于 0.1ml/kg)。

（4）1.0% 甲磺酸酚妥拉明溶液 2mg/kg(相当于 0.2ml/kg),缓缓注入。

（5）5 分钟后,依次重复(1)(2)(3)。

【实验结果】 打印实验图,标记有关实验条件,分析图形变化原因;也可制订表格,将每次给药前后血压变化数值填入表中。

【注意事项】

1. 本实验也可选用大鼠。若选用大鼠,可参考下列剂量:肾上腺素 30μg/kg;去甲肾上腺素 30μg/kg;异丙肾上腺素 7.5μg/kg;酚妥拉明 3mg/kg。

2. 每次给药时,须待前一次药物引起的血压变化基本恢复后再给。

3. 随时注意动物麻醉深度,必要时可补注少量麻醉药。

【分析与思考】 试分析并解释肾上腺素、去甲肾上腺素、异丙肾上腺素对兔血压的影响。

实验五 有机磷农药中毒及解救

【目的和原理】

1. 目的 观察有机磷农药美曲磷酯中毒的症状和药物解救效果。

2. 原理 有机磷酸酯类是难逆性胆碱酯酶抑制剂,与胆碱酯酶牢固结合,使体内的乙酰胆碱堆积而中毒。用 M 受体阻断剂阿托品和胆碱酯酶复活剂解磷定可通过不同机制解除有机磷酸酯类中毒。

【药品和器材】

1. 药品 5% 美曲磷酯溶液、0.1% 硫酸阿托品溶液、2.5% 氯解磷定溶液。

2. 器材 兔固定箱、注射器、瞳孔尺。

【实验动物】 家兔 1 只。

【方法和步骤】 取家兔 1 只,称重。观察下列指标:活动情况、体态、呼吸情况(频率、幅度、是否困难)、瞳孔大小、唾液分泌、大小便、肌张力及有无肌震颤等。随后经耳缘静脉注射 5% 美曲磷酯溶液 1.6ml/kg(80mg/kg),观察上述指标的变化,待中毒现象明显时,家兔立即耳静脉缓慢注射 0.1% 阿托品溶液 1mg/kg(1ml/kg),观察哪些症状可被消除?约 10 分钟后,再耳缘静脉注射 2.5% 解磷定溶液 3ml/kg(75mg/kg),观察症状是否全部消除?

【实验结果】 将实验结果填入实验表 5-1 中。

实验表 5-1　有机磷农药中毒及解救

体重	时间	活动情况	呼吸	瞳孔	唾液分泌	大小便	肌张力
	给美曲磷酯前						
	给美曲磷酯后						
	给阿托品后						
	给解磷定后						

【注意事项】

1. 测瞳孔大小时应光线适中,每次均于同一光亮下测。

2. 把握解救时机。

【分析与思考】

1. 有机磷农药中毒的机制是什么?

2. 比较阿托品和解磷定解救有机磷农药中毒的效果,并分析其作用机制。

实验六 普鲁卡因的传导麻醉作用

【目的和原理】

1. 目的 观察普鲁卡因的传导麻醉作用。

2. 原理 将局部麻醉药注入神经干或神经丛周围组织,阻断神经冲动传导,使用药局部组织痛觉消失。

【药品和器材】

1. 药品 2% 盐酸普鲁卡因溶液 、0.5% 盐酸溶液。

2. 器材 毁髓针 、蛙板 、蛙腿夹 、手术剪 、小镊子 、铁支架 、双凹夹 、铁夹 、小烧杯 、计时器 、丝线 、玻璃分针 、脱脂棉等。

【实验动物】 青蛙或蟾蜍 1 只。

【方法和步骤】

1. 取青蛙或蟾蜍 1 只,用毁髓针从枕骨大孔刺入向上破坏脑,俯卧位固定于蛙板上,纵向剪开右侧股部皮肤,在股二头肌与半膜肌之间的沟内分离出坐骨神经穿一细线备用。

2. 用铁夹夹住下颌,悬挂在铁支架上。分别将两后足趾浸入盛有 0.5% 盐酸溶液的小烧杯中,观察左、右后肢的屈反射并记录屈反射时间(从足趾浸入盐酸溶液到开始缩腿所需时间),出现反应后立即用清水洗去足趾上的盐酸溶液。

3. 轻轻提起穿在右侧神经干下的细线,在其下垫一小片玻璃纸(或蜡纸),将神经干与周围肌肉隔开,然后用一细棉条包住坐骨神经,在棉条上滴几滴 2% 盐酸普鲁卡因溶液,5 ~ 6 分钟后,再将两足趾分别浸入盐酸溶液中,测定并记录两后肢屈反射时间。

【实验结果】 将实验结果记录于实验表 6-1 中。

实验表 6-1 普鲁卡因的传导麻醉作用

后肢	用药前屈反射时间(秒)	药物	用药后屈反射时间(秒)
左		未用药	
右		盐酸普鲁卡因	

【注意事项】

1. 将后肢浸入盐酸溶液时应将整个趾蹼浸入,浸入面积每次应一致。

2. 每次用清水洗去足趾上的盐酸溶液,均应用干纱布将足趾上的水擦干。

【分析与思考】 分析普鲁卡因的局麻作用特点及临床应用。

实验七 苯巴比妥钠的抗惊厥作用

【目的和原理】

1. 目的 熟悉电惊厥模型的制作,观察苯巴比妥钠的抗惊厥作用。

2. 原理 应用药理生理多用仪在动物额面或眼球部位放置电极,以强电流通过电极,对脑部进行短时间刺激,诱发动物产生强直性惊厥,可用于模拟癫痫大发作模型。苯巴比妥钠具有较强的抗惊厥作用,可用于治疗癫痫大发作和癫痫持续状态。

【药品和器材】

1. 药品 0.5% 苯巴比妥钠溶液、生理盐水。

2. 器材 药理生理实验多用仪、1ml 注射器、天平、鼠笼。

【实验动物】 小鼠 2 只。

【方法和步骤】

1. 筛选小鼠 将药理生理多用仪的后板开关拨向"电惊厥"方位,刺激电钮旋至"单次",频率置于"8Hz",电压调节旋钮移至 80V 左右,然后将输出导线插入刺激输出插座,将另一端鱼嘴夹用生理盐水浸润,一只夹在小鼠两耳尖部,另一只夹在下颌皮肤上,接通电源,按下"启动"电钮,当小鼠出现强直性惊厥反应(前肢屈曲,后肢伸直)时,立即停止电刺激,记录电刺激参数及刺激时间。如未能产生强直性惊厥,可逐渐提高电压至 100V,并将频率由 8Hz 转成 4Hz,若仍无典型反应,则应弃去不用。用上法选取小鼠 2 只。

2. 观察记录 将小鼠称重,一只腹腔注射 0.5% 苯巴比妥钠 0.1ml/10g,另一只腹腔注射等容量生理盐水,记录给药时间。30 分钟后观察各鼠的活动情况,再以原电刺激参数刺激小鼠,观察两鼠发生的反应,记录电刺激参数及刺激时间。

【实验结果】 将实验结果记录于实验表 7-1 中。

实验表 7-1　苯巴比妥钠的抗惊厥作用

组别	体重(g)	剂量(mg/kg)	电刺激参数	刺激时间(药前)	刺激时间(药后)
生理盐水					
苯巴比妥钠					

【注意事项】

1. 刺激所用电压可因动物个体差异有所不同,故应从小到大,选择适当强度。

2. 切勿将后板上的开关拨向"恒温"。

3. 以后肢强直性惊厥为实验观察最终指标。

【分析与思考】 苯巴比妥钠抗惊厥作用机制是什么?

实验八　氯丙嗪的安定作用

【目的和原理】

1. 目的 观察氯丙嗪的安定作用。

2. 原理 应用药理生理多用仪及其附件激怒盒使小鼠出现激怒反应(两鼠竖立对峙、互相撕咬),通过测定给药前后小鼠出现激怒反应的阈值电压,判断氯丙嗪具有安定作用。

【药品和器材】

1. 药品 0.1% 盐酸氯丙嗪溶液、生理盐水、苦味酸溶液。

2. 器材 药理生理多用仪及其附件激怒盒、注射器、托盘天平、鼠笼。

【实验动物】 小白鼠(异笼喂养,雄性)4 只。

【方法和步骤】 取体重相近的小鼠 4 只,称重,标记,随机分为两组。每次取一组放入激怒刺激盒内,接通多用仪电源并打开电源开关,由小到大调节交流电压输出强度,至小鼠出现激怒反应为止(35~60V)。记录两组小鼠出现激怒反应时的阈值电压(V)。然后一组小鼠腹腔注射0.1%盐酸氯丙嗪0.1ml/10g(10mg/kg),另一组小鼠腹腔注射生理盐水0.1ml/10g,给药后20分钟分别以给药前的电压刺激,观察两组小鼠给药前后反应的差异。

【实验结果】 将实验结果记录于实验表8-1。

实验表8-1 氯丙嗪的安定作用

组别	鼠号	体重(g)	药物及剂量	激怒阈值电压(V)	激怒反应(给药前)	激怒反应(给药后)
1	1					
	2					
2	3					
	4					

【注意事项】

1. 药理生理多用仪后面板上的开关拨向激怒,而不能拨向恒温一边。
2. 刺激电压应从小到大,过低不引起激怒,过高易致小鼠逃避,同组小鼠用药前后应一致。
3. 每组小鼠体重不要相差太大,以异笼喂养,雄性为宜。

【分析与思考】 根据实验结果,说明氯丙嗪安定作用的特点与临床应用。

实验九 药物的镇痛作用

一、扭 体 法

【目的和原理】

1. 目的 观察哌替啶、罗通定的镇痛作用,掌握扭体法镇痛实验方法。

2. 原理 腹膜有广泛的感觉神经分布,某些化学物质(酒石酸锑钾溶液、乙酸溶液等),注入小鼠腹腔可刺激腹膜引起持久的疼痛,致使小鼠产生"扭体"反应,表现为腹部两侧内凹、躯体扭曲、抬臀竖尾和后肢伸展。镇痛药减轻疼痛反应,可明显地减少"扭体"反应的发生。

【药品和器材】

1. 药品 生理盐水、0.2%哌替啶溶液、0.2%罗通定溶液、1%乙酸溶液。

2. 器材 注射器、大烧杯、托盘天平、鼠笼。

【实验动物】 小鼠6只。

【方法和步骤】 取健康小鼠6只,称重,标记,随机分成3组,每组2只。观察各鼠活动情况后,第1组腹腔注射0.2%哌替啶溶液0.1ml/10g,第2组腹腔注射0.2%罗通定溶液0.1ml/10g,第3组腹腔注射生理盐水0.1ml/10g。给药30分钟后,各鼠分别腹腔注射1%乙酸溶液0.1ml/10g,观察10分钟内各组出现"扭体"反应的动物数。

【实验结果】 将实验结果记录于实验表9-1。

实验表9-1 扭体法观察哌替啶与罗通定的镇痛作用

组别	药物及剂量	扭体反应鼠数	无扭体反应鼠数
1			
2			
3			

汇总全实验室的实验结果,计算药物镇痛百分率:

$$药物镇痛百分率(\%) = \frac{实验组无扭体反应的动物数-对照组无扭体反应的动物数}{对照组扭体反应的动物数} \times 100\%$$

【注意事项】

1. 乙酸需临用时配制。

2. 结果可以班统计,当给药组比对照组的扭体发生率减少 50% 以上时,才能认为有镇痛效果。

3. 室温以 20℃ 为宜。

二、热 板 法

【目的和原理】

1. 目的 学习热板法筛选镇痛药的方法;观察哌替啶和罗通定的镇痛作用。

2. 原理 小鼠的足底无毛,皮肤裸露,将小鼠置于温度在 55℃±0.5℃ 的热板上可产生疼痛反应,表现为舔后足、踢后腿等现象。通过测定小鼠痛阈(出现疼痛反应即舔后足时间),比较实验组与对照组小鼠痛阈值的差异,判断药物的镇痛作用。

【药品和器材】

1. 药品 0.2% 哌替啶溶液、0.2% 罗通定溶液、生理盐水。

2. 器材 1ml 注射器、鼠笼、天平、水浴锅、烧杯、计时器。

【实验动物】 小鼠(雌性)。

【方法和步骤】

1. 将电热恒温水浴锅内加适量水,接通电源加热,水温恒定于 55℃±0.5℃。水浴上部放置一个大烧杯。

2. 取小鼠数只,依次放入烧杯内,立即用计时器记录时间。记录自放入烧杯至出现舔后足的时间(秒),凡在 30 秒内不舔足或逃避者弃之不用。以此筛选合格小鼠 6 只。将小鼠随机分为 3 组,各鼠编号后重复测其正常痛阈值一次,将所测两次正常痛阈平均值作为该鼠给药前痛阈值。

3. 第 1 组腹腔注射 0.2% 哌替啶溶液 0.1ml/10g,第 2 组腹腔注射 0.2% 罗通定溶液 0.1ml/10g,第 3 组腹腔注射生理盐水 0.1ml/10g 作为对照。给药后 15 分钟、30 分钟后各测小鼠痛阈值 2 次,将所测两次正常痛阈平均值作为该鼠给药后痛阈值。若放入烧杯内 60 秒仍无反应,应将小鼠取出,痛阈值以 60 秒计。

【实验结果】 将实验结果记录实验表 9-2。

实验表 9-2 热板法观察哌替啶与罗通定的镇痛作用

组别	动物数	给药前平均痛阈值(秒)	给药后平均痛阈值(秒)		痛阈提高(%)	
			15 分钟后	30 分钟后	15 分钟后	30 分钟后
1	2					
2	2					
3	2					

汇总全实验室的实验结果,计算不同时间的痛阈提高百分率:

$$痛阈提高百分率(\%) = \frac{用药后平均痛阈值 - 用药前平均痛阈值}{用药前平均痛阈值} \times 100\%$$

【注意事项】

1. 小鼠以雌性为好,因雄性小鼠受热后阴囊松弛触及热板,易致过敏反应。

2. 室温对本实验有一定影响,以 15~20℃为宜,过低小鼠反应迟钝,过高则小鼠过于敏感易引起跳跃,影响结果准确性。

3. 正常小鼠放入热板后易出现不安、举前肢、舔前足、踢后肢等现象,这些动作不能作为疼痛指标,只有舔后足才作为疼痛指标。

【分析与思考】 哌替啶与罗通定的镇痛作用有何不同(从作用机制、作用特点、临床应用三方面进行比较)?

实验十　利尿药和脱水药对兔尿量的影响

【目的和原理】

1. 目的 观察药物对排尿量的影响,掌握利尿实验方法。

2. 原理 呋塞米为强效利尿剂,作用于肾小管髓袢升支粗段髓质及皮质部,通过抑制 Na^+-K^+-$2Cl^-$ 协同转运体,抑制 NaCl 的重吸收,使肾稀释和浓缩功能均降低,具有强大的利尿作用。葡萄糖为脱水药,能迅速提高血浆渗透压使组织脱水,有渗透性利尿作用。通过给予呋塞米和葡萄糖,比较用药前后尿量,观察药物对排尿量的影响。

【药品和器材】

1. 药品 20% 氨基甲酸乙酯溶液、1% 呋塞米溶液、50% 葡萄糖溶液。

2. 器材 兔手术台、10 号导尿管、兔灌胃器、输尿管插管、注射器、烧杯、量筒、丝线等。

【实验动物】 家兔(雄性)1 只。

【方法和步骤】

(一) 尿道插管法

1. 取雄性家兔 1 只,称重后置于兔箱中,灌胃给温水 40ml/kg。

2. 耳缘静脉注射 20% 氨基甲酸乙酯 5.0ml/kg 麻醉。

3. 背位固定在兔手术台上。将 10 号导尿管尖端用液状石蜡润滑后,自尿道轻而慢地插入,待导尿管通过膀胱括约肌进入膀胱后,即有尿液滴出,然后再插入 2cm(共 8~12cm),用胶布将导尿管与兔体固定。轻轻按兔下腹部将膀胱内的尿液挤出。将最初 5 分钟内滴出的尿液弃去,待滴速稳定后,在导尿管下接一量筒。

4. 记录正常尿量(ml/2min)。

5. 经耳缘静脉注入 50% 高渗葡萄糖 5ml/kg,记录给药后 2、4、6、8、10、12、14、16、18 和 20 分钟的尿量(ml)。

6. 休息 10 分钟,待尿量恢复正常。

7. 经耳缘静脉注入 1% 呋塞米 4mg/kg(相当于 0.4ml/kg),记录给药后 2、4、6、8、10、12、14、16、18 和 20 分钟的尿量(ml)。

(二) 输尿管插管法

1. 同尿道插管法

2. 同尿道插管法

3. 背位固定后剪去下腹部毛,于耻骨联合上方切开皮肤 4~5cm,并沿腹白线剪开肌肉,暴露膀胱,分离出两侧输尿管,结扎膀胱端,向肾方向做输尿管插管并用细丝线结扎固定。将最初5分钟内滴出的尿液弃去,待滴速稳定后,在插管下接一量筒。然后给药,给药方法同尿道插管法。

【实验结果】 将实验结果记录于实验表10-1,并以每2分钟内增加的尿量为纵坐标,时间为横坐标画出尿量变化的直方图。

实验表 10-1　利尿药和脱水药对兔尿量的影响

给药顺序	药物	剂量	尿量(ml/2min)										
			给药前	给药后(分钟)									
				2	4	6	8	10	12	14	16	18	20
1	50% 葡萄糖	5ml/kg											
2	1% 呋塞米	0.4ml/kg											

【注意事项】

1. 插胃管时避免将胃管误插入气管。当胃管插好后,可将导管的外端放入水中,如有气泡,则说明误插入气管中,应拔出重新插。

2. 插导管时动作应轻巧,插入深度应适当。为避免导尿不畅,可在导尿管的尖端两侧各剪一小孔。

【分析与思考】 根据实验结果,分析利尿药和脱水药的作用机制。

实验十一　肝素、双香豆素及枸橼酸钠的抗凝血作用

【目的和原理】

1. 目的　观察抗凝血药的体外抗凝血作用。

2. 原理　肝素主要通过激活抗凝血酶Ⅲ,促其灭活多种凝血因子而发挥强大的抗凝作用,体内体外均有抗凝作用。双香豆素可与维生素K产生竞争性拮抗,抑制活化型凝血因子在肝的合成,故只有体内抗凝作用。枸橼酸钠的枸橼酸根与血中钙形成难以解离的可溶性络合物,从而降低血中的钙浓度而发挥抗凝作用,体内给药,因在肝迅速氧化而失去结合钙离子的能力,因此只有在体外发挥抗凝作用。

【药品和器材】

1. 药品　3.8% 枸橼酸钠溶液、10U/ml 肝素溶液、3% 氯化钙溶液、0.5% 双香豆素混悬液、生理盐水。

2. 器材　试管、试管架、移液管(1ml)、恒温箱、注射器(5ml、1ml)、针头、记号笔、计时器。

【实验动物】 家兔。

【方法和步骤】

1. 取血准备　家兔麻醉后分离出一侧颈总动脉,上端用线结扎,下端夹上动脉夹,在动脉上剪"V"形切口,插上细塑料管并结扎固定,备用取血。

2. 试管标记并加药　取清洁干燥试管4支,标记,分别加入生理盐水、10U/ml 肝素溶液、0.5% 双香豆素混悬液、3.8% 枸橼酸钠溶液 0.25ml。

3. 取血　快速取血4ml。

4. 加血样并观察　迅速将血样分别加入上述试管各1ml,充分混匀后放入(37.5℃)恒温水浴中,记录时间。然后,每隔30秒将试管轻轻倾斜90°观察一次,至液面不再流动为凝。记录凝

血时间及各试管出现的现象。

5. 15 分钟后,在未凝血试管中加入 1 ~ 2 滴 3% 氯化钙溶液,摇匀,再次观察是否出现凝血。

【实验结果】　将实验结果记录于实验表 11-1。

实验表 11-1　肝素、双香豆素及枸橼酸钠的抗凝血作用

试管	药物	凝血时间	现象	加入氯化钙后现象
1	生理盐水			
2	肝素			
3	双香豆素			
4	枸橼酸钠			

【注意事项】

1. 试管需管径均匀,清洁干燥。

2. 由动物取血至试管放入恒温水浴的时间不得超过 3 分钟。

3. 凝血时间以试管轻轻倒转血液不往下流为标准。

【分析与思考】　比较肝素、双香豆素、枸橼酸钠的抗凝作用特点有什么不同? 各自的作用机制是什么?

实验十二　链霉素的毒性反应及其解救

【目的和原理】

1. 目的　观察硫酸链霉素引起肌肉麻痹及氯化钙的对抗作用。

2. 原理　氨基糖苷类抗生素可作用于神经末梢上的电化学门控钙通道阻碍神经末梢 Ca^{2+} 内流,使神经末梢内的囊泡无法释放乙酰胆碱从而阻碍了肌细胞的收缩,产生肌无力的症状,甚至导致呼吸抑制。氯化钙可以对抗其作用。

【药品和器材】

1. 药品　25% 硫酸链霉素溶液、5% 氯化钙溶液、生理盐水。

2. 器材　5ml 注射器 2 支、台式磅秤、剪刀、棉球。

【实验动物】　家兔 1 只。

【方法和步骤】　取家兔 1 只,称重,观察动物的呼吸情况、翻正反射及四肢肌张力。由后肢肌内注射 25% 硫酸链霉素溶液 2.4ml/kg,观察其反应。当出现呼吸麻痹、翻正反射消失时,立即耳缘静脉注射 5% 氯化钙溶液 1.6ml/kg,观察解救结果。

【实验结果】　将实验结果记录于实验表 12-1 中。

实验表 12-1　链霉素的毒性反应及其解救

观察时间	呼吸(次/分)	翻正反射	肌张力
给药前			
给链霉素后			
给钙剂后			

【注意事项】　链霉素肌内注射后,一般在 30 ~ 60 分钟出现反应,并逐渐加重。氯化钙溶液应缓慢推注,避免发生高钙惊厥。

【分析与思考】　链霉素急性中毒有哪些症状? 为什么用氯化钙解救?

实验十三 糖皮质激素对炎症的影响

一、地塞米松对实验性大鼠足趾肿胀的抗感染作用(容积测量法)

【目的和原理】

1. 目的 学习蛋清引起大鼠足跖急性炎症的方法,观察地塞米松的抗炎症渗出作用。

2. 原理 大鼠足趾肿胀法是最经典常用的实验性炎症模型,角叉菜胶或鲜蛋清等致炎物质被注入大鼠后肢足趾后,可引起局部血管扩张,通透性增强,组织水肿等炎症反应,最后致足趾体积变大。本法利用毛细管放大原理,将动物足趾容积的变化,通过排水量增加,在毛细管的高度刻度上反映出来。

【药品和器材】

1. 药品 0.5% 地塞米松磷酸钠溶液、新鲜蛋清、生理盐水。

2. 器材 1ml 注射器、台秤、容积测定装置、记号笔。

【实验动物】 大鼠 2 只。

【方法和步骤】 取体重相近最好为同性别大鼠 2 只,称重,以排水法测量两鼠左后脚正常容积值(以 ml 表示),测量 2 次,取其平均值作为致炎前自身对照。然后两鼠分别腹腔注射 0.5% 地塞米松磷酸钠溶液 0.5ml/kg(2.5mg/kg)和等容量的生理盐水。30 分钟后,由两鼠左后足掌腱膜下向踝关节周围注射新鲜鸡蛋清 0.1ml。以后每隔 30 分钟测量两鼠左后足容积,共测 3 次。以左后足给致炎剂前后容积之差,作为踝关节肿胀程度。

容积测定装置如实验图 13-1 所示,排水测量法步骤如下。

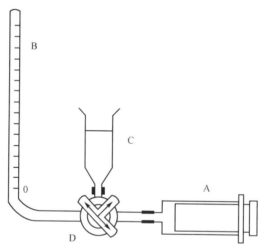

实验图 13-1 容积测量法实验装置示意图

(1) 三路活塞(D),一端与 5ml 注射器(A)相通,一端与倒置的刻度吸管(B)相通,中间与一玻管相连,玻管内径 2cm、长 8cm(可用 10ml 注射器的外筒代替),其内盛水至刻度处。将水抽入注射器备用。转动三路活塞 D 使 A 与 B 相通,将水推到吸管的"0"点,接着关闭 B 使 A 与 C 相通。

(2) 将注射器内的水推完,用吸管调节玻管内水量,使液面与玻管上刻度平齐,并在玻管外面用记号笔做上标记。

(3) 为使每次测量位置相同,可先用记号笔或黑漆在实验大鼠左后足划一标记,然后将此左后足置入玻璃管内,玻璃管内水面上升,抽动注射器针芯使足标记与玻管上的标记相平行。待玻璃管内液面与其标记相平行时,立即关闭 C 使 A 与 B 相通,随即取出大鼠后足。

(4)将注射器内液体全部推入吸管内,记录水柱高度。此时吸管内显示的水柱高度即为大鼠后足的容积。

【实验结果】将实验结果记录于实验表 13-1 中。

实验表 13-1　地塞米松对实验性大鼠足趾肿胀的抗感染作用

组别	致炎前左踝关节正常容积(ml)			给致炎剂后左踝关节容积差值(ml)		
	第 1 次	第 2 次	平均	30 分钟	60 分钟	90 分钟
地塞米松组						
生理盐水组						

将本班或更多班级的实验结果汇总算出平均值,绘制图形,纵坐标表示关节肿胀容积差值(ml),横坐标表示时间(分钟)。

【注意事项】

1. 容积测定装置也可选用 YLS-7A 足趾容积测量仪。

2. 实验时要注意,在每一次测量前,都要调节 C 和 B 的液面到原标记点,因大鼠足会带走一些水分,最后将每次测量结果数据记录于表中。

3. 为减小误差,保证结果的准确性,所使用的容器必须同一规格。

【分析与思考】

1. 糖皮质激素药物可分为哪几类? 其抗感染作用机制如何? 临床有哪些用途?

2. 应用糖皮质激素类药物抗炎症的同时应该注意什么?

二、氢化可的松对二甲苯所致小鼠耳郭肿胀的作用

【目的和原理】

1. 目的　观察氢化可的松对二甲苯所致小鼠耳郭急性炎症模型的抗感染作用,同时熟悉小鼠耳郭肿胀炎症模型的实验方法。

2. 原理　二甲苯为无色澄清液体,涂抹于小鼠耳郭两面后,由于其刺激作用,可引起鼠耳局部毛细血管充血,通透性增加,渗出增多,发生水肿。二甲苯的致感染作用又快又强,小鼠耳郭肿胀法不需特殊的设备,简便易行,实验时间短,模型复制成功率高,适用于抗炎药常规筛选。

【药品和器材】

1. 药品　二甲苯、0.5% 氢化可的松溶液、生理盐水。

2. 器材　1ml 注射器、剪刀、打孔器(8mm)、扭力天平。

【实验动物】　雄性小鼠 2 只。

【方法与步骤】　取雄性小鼠 2 只,用二甲苯 0.05ml 涂于动物左耳前后两面,右耳不做任何处理。30 分钟后于一鼠腹腔注射 0.5% 氢化可的松溶液 0.1ml,另一鼠腹腔注射等容量生理盐水。2 小时后将动物断颈处死,沿耳郭基线剪下两耳,在每鼠的两耳相同部位分别用打孔器取一耳片进行称重,每鼠的左耳片重量减去右耳片重量即为肿胀程度。将更多实验小组的对照鼠与给药鼠的实验数据汇总起来列表并进行统计学分析。

【实验结果】　将实验结果记录于实验表 13-2 中。

实验表 13-2　氢化可的松对二甲苯所致小鼠耳郭肿胀的作用

组别	鼠耳重量(g)		肿胀程度(g)
	左	右	
氢化可的松组			
生理盐水组			

【注意事项】

1. 对照组和给药组涂抹致炎剂的量和被涂抹的面积应一致。

2. 涂致炎剂的部位应与取下的耳片相吻合,且对照组和给药组取下的部位应一致。

3. 打孔器应锋利,取下的耳片面积应相同。

4. 鼠耳肿胀法常用的致炎剂有二甲苯、巴豆油、70% 乙醇等。

【分析与思考】　氢化可的松与其他糖皮质激素类药物比较有哪些异同点?

第二部分 药理学设计性实验

实验设计是科学研究计划中关于研究方法与步骤的一项内容,严密合理的实验设计是顺利进行研究工作的保证,同时也能最大限度地减少实验误差以获得精确可靠的实验结论,甚至可以使研究工作事半功倍。设计性实验的选题要考虑到实验的目的性、实用性、科学性和可行性。

一、设计性实验的基本要求

(一) 明确实验研究目的

实验设计,首先应考虑的就是明确实验研究目的。根据实验的中心问题,进行实验内容设计。

(二) 确定实验组和对照组

实验组和对照组之间除了处理不同,其他条件均应相同,保持实验条件均衡或齐同条件对比的原则。

(三) 确定实验方法、项目和指标

在实验设计中要求观察的指标、项目和方法等都要有明确的规定和说明。要注意选择能反映被研究问题的本质(药物作用及其机制)的关键指标;且能用客观方法,定性或定量地加以测量,取得准确可靠的数据。指标的选定需符合特异性、客观性、重复性、灵敏性、精确性、可行性等原则。

(四) 确定实验对象和数量

实验对象的选择十分重要,对实验结果有着极为重要的影响。药理学实验主要实验对象包括整体动物(正常动物、麻醉动物和病理模型)、离体器官、组织及细胞等。根据实验目的、方法和指标的要求决定实验动物、样本及数量。在教学实验中则可以将全实验各组结果合并统计处理,以保证样本数量上的要求。

(五) 进行预试验

预试验的目的在于检查实验方法和实验步骤是否切实可行,测试指标是否稳定、灵敏;初步了解实验结果与预期结果是否接近;为正式实验提供补充和修正的意见和经验。通过预试验,可拟出实验记录的内容,以保证正式实验能有条理、按顺序进行,不致遗漏重要的观察项目,便于对结果进行统计分析。

(六) 资料整理

每次实验都必须随时记录,每一阶段结束时,都要将记录的资料进行必要的整理、分析,经过正确的统计处理,做出结论,写出报告。

二、设计性实验的基本原则

为了提高研究效率,控制误差和偏倚,药理学实验设计同其他科学研究一样必须遵循三大基本原则,即对照、随机和重复原则。

(一) 对照原则

实验设计必须设立对照组。对照组与实验组之间除用以实验的药物给予或不给予处理的

区别之外,其他条件,如实验动物、实验方法、仪器、环境及时间等应一致。特别注意在动物实验中对照组与实验组要求挑选种属、性别、窝别、年龄、体重、健康状况等方面相同的动物,实验的季节、时间和实验室的温度、湿度也要一致;操作的手法前后要相同等。

根据实验研究的目的和要求不同,可选用不同的对照形式,常用的对照形式有:空白对照(正常对照)、实验对照(阴性对照)、标准对照(阳性对照)、自身对照、相互对照(组间对照)等。

(二) 随机原则

随机的目的是将样本的生物差异平均分配到各组,实验中凡可能影响结果的一切非研究因素都应随机化处理,使各组样本的条件尽量一致,消除或减小组间人为的误差,从而使处理因素产生的效应更加客观,实验结果更为可靠。

(三) 重复原则

重复是指实验中样本数或实验次数要达到一定的数量,它包含有两方面的意思:即重复性和重现性。重复次数多少要根据实验要求和性质,主要药效指标稳定的实验,一般重复 2~3 次。实验样本量过少,可能把个别现象误认为普遍现象,把偶然或巧合事件当做必然规律,其结论的可靠性差。若样本过多,不仅增加工作难度,而且造成不必要的人力、财力和物力的浪费。所以,在进行实验设计时要对样本大小做出科学的估计,以满足统计处理的要求。

实验十四　未知物的鉴定

【目的和原理】

1. 目的　通过合理的实验设计,利用离体实验方法快速准确的鉴定未知物。观察传出神经系统药物对离体肠管平滑肌的影响。

2. 原理　乙酰胆碱能够激动肠管平滑肌上 M 受体,使肠管收缩。阿托品为乙酰胆碱竞争性拮抗剂,可以阻断乙酰胆碱对肠管的收缩作用,而单独使用阿托品对正常状态的肠管作用不明显。肾上腺素通过激动平滑肌上 α、β 受体使肠管松弛。

【药品和器材】

1. 药品　3×10^{-4} mol/L 乙酰胆碱、3×10^{-3} mol/L 阿托品、3×10^{-5} mol/L 肾上腺素(随意编号为 A、B、C)。

2. 器材　超级恒温水浴、麦氏浴管、高位吊瓶、L 形通气钩、张力换能器、氧气瓶、剪刀、眼科镊、缝合针、线、平皿、注射器。

【实验动物】　家兔或豚鼠 1 只。

【方法及结果】

1. 合理设计实验方案,以便快速准确的检定各未知物(A、B、C)均为何种药物。

2. 按照试验设计,通过离体实验方法确定未知物成分。

【分析讨论】　针对全班各组的实验结果进行分析讨论。

实验十五　钙镁拮抗作用

【目的和原理】

1. 目的　通过合理的实验设计,观察钙镁的拮抗作用。掌握药物的浓度、给药剂量的换算方法及药物的配制方法。

2. 原理　镁中毒可导致呼吸抑制、肌腱反射消失、血压下降。Ca^{2+} 竞争性对抗 Mg^{2+} 的作用,可解救镁中毒。

【药品和器材】

1. 药品　硫酸镁、氯化钙(学生自己配制)。

2. 器材　兔固定箱、台式磅秤、注射器等。

【实验动物】　家兔。

【方法及结果】　合理设计实验方案,考察钙镁的拮抗作用。

【分析讨论】　针对全班各组的实验结果进行分析讨论。

【注意事项】

1. 注射硫酸镁应缓慢,并注意观察动物所发生的变化。

2. 再次麻痹,应再次给予钙剂。

实验十六　夹竹桃煎出液对离体蛙心的作用

【目的和原理】

1. 目的　通过合理的实验设计,观察夹竹桃煎出液对离体蛙心的作用。掌握离体蛙心制备方法。

2. 原理　两栖类动物的组织器官在离体环境下存活时间较长,而且可以排除各种神经体液的影响。青蛙的心脏离体后,把含有任氏液(又称林格液)的蛙心套管插入心室,用这种人工灌流的方法可维持蛙心有节律地收缩和舒张。强心苷具有强心作用,而夹竹桃的花、茎、叶中都含有强心苷类物质,故通过实验设计可观察夹竹桃煎出液对离体蛙心的作用。

【药品和器材】

1. 药品　夹竹桃煎出液、任氏液、缺钙任氏液、氯化钙溶液(均由学生自己配制)。

2. 器材　实验室提供生物信息处理系统、张力传感器、蛙板、探针、手术器材、注射器、蛙心套管、蛙心夹、双凹夹、铁架台、万能杠杆等器材。

【实验动物】　青蛙或蟾蜍。

【方法及结果】　合理设计实验方案,考察夹竹桃煎出液对离体蛙心的作用。

【分析讨论】　针对全班各组的实验结果分析讨论夹竹桃煎出液对离体蛙心的作用并初步分析其作用原理。

一、八 木 法

1. 破坏脑、脊髓,仰位固定于蛙板上。

2. 剪开胸廓、心包膜暴露心脏,左、右主动脉及后腔静脉穿线备用。

3. 用小镊子夹住心脏提起后腔静脉,在远离静脉窦处剪一小口,向心方向插入盛有任氏液的八木静脉套管,用事先穿好的线将其固定,同时左、右静脉也要结扎。结扎后用任氏液冲洗心脏将心脏内的血液吸出以免凝血。将心脏向下翻转,将动脉套管转至左主动脉侧,在左主动脉远心端剪口,向心方向插入动脉插管,当看到灌流液从其中流出时即用事先穿好的线将其固定,同时左、右主动脉也要结扎。轻轻提起蛙心套管及所连蛙心,把事先穿于两主动脉下的另一根备用线从后腔静脉下绕过并结扎,将除左、右主动脉及后腔静脉以外的血管全部扎住。最后剪断心脏与周围组织的联系,即制成离体蛙心标本。用任氏液反复冲洗出残留血液,直到灌流液呈无色透明为止。

二、斯 氏 法

1. 破坏脑、脊髓,仰位固定于蛙板上。

2. 剪开胸廓、心包膜暴露心脏,结扎右主动脉,于左主动脉穿线备用。

3. 于左主动脉剪一"V"形小口,将有任氏液的蛙心套管插入,并在心脏收缩时通过主动脉转向左后方插入心室,见到套管内的液面随着心搏上下波动后,即表示已插入心室,将松结扎紧并固定在套管的小钩上。用滴管吸去套管内血液,换2~3次任氏液洗净余血,以防止血块堵塞套管。剪断主动脉,持套管提起心脏,自静脉窦以下把其余血管一起结扎(切勿伤及或结扎静脉窦),分离周围组织,在结扎处下剪断血管,离体出心脏。再用任氏液连续换洗,至无血色,使插管内保留1.5ml左右的任氏液。

【注意事项】

【附】 离体蛙心的制备方法

1. 蛙心套管一定要插入心室。切勿用力过大,插入过深,损伤心肌。

2. 结扎静脉时,要远离静脉窦(起搏点)。

3. 换液时,任氏液的量要恒定,注意避免空气进入心脏。加药时用吸管充分混匀。

4. 在整个实验过程中应保持套管内液面高度不变。

第三部分 药理学实训

实训一 药品说明书的解读

【实训目的和要求】

1. 能指导患者读懂药品说明书。

2. 帮助患者正确解读药品说明书中的各项内容。

【实训材料】 药品说明书若干份。

【实训内容】

(一) 实训前准备

1. 将全班分成若干实训小组(4~5人一组)。

2. 布置每组同学准备2份药品说明书,阅读并理解每一项内容的含义。

(二) 实训步骤

1. 实训教师对说明书中各项内容逐一进行简要介绍。

2. 角色分配 每组任意指定两名学生进行工作任务分配:学生甲——药师,学生乙——患者。

3. 情景模拟 实训教师根据各组准备的药品说明书提出问题,请学生进行情景模拟,指导患者对药品说明书内容进行正确解读。

示例:根据学生准备的阿奇霉素片说明书,教师提出如下问题。

问题一:某尿道炎患者,在药店购买了一盒阿奇霉素片,在说明书【用法用量】一项看到:"单次口服本品1.0g"不解,咨询是否是每天一次,一次1.0g的意思?

问题二:某急性扁桃体炎患者,在药店购买了一盒阿奇霉素片,对说明书【用法用量】一项中"第1天,0.5g顿服"不解,请求指导。

【实训评价】 将实训结果记录于实训表1-1

实训表1-1

序号	评价标准	分值(分)	得分
1	表情、体态和语调	10	
2	沟通技巧	10	
3	指导患者正确解读药品说明书	40	
4	主动指导患者正确使用药物(包括用法、用量、注意事项)	20	
5	主动给患者进行用药小常识的介绍	10	
6	患者满意度	10	

实训二 用药指导

【实训目的和要求】

1. 能根据患者的病情特点进行病因分析,并结合药物作用、不良反应及药物之间的相互作用对各类常见病进行药物推荐或提出治疗意见。

2. 能解答与用药相关的问题,普及用药常识,指导合理用药。

【实训材料】 案例若干。

【实训内容】

(一) 实训前准备

1. 将全班分成若干实训小组(4~5人一组)。

2. 给每组同学布置一个案例,请同学们准备情景素材。

(二) 实训步骤

1. 实训教师简要介绍有关用药指导知识。

2. 角色分配 每组任意指定两名学生进行工作任务分配:学生甲——药师,学生乙——患者。

3. 情景模拟 模拟患者购药,根据患者病情特点指导患者选择药物,并解答与用药相关的问题,指导患者合理用药。

示例:教师给出实训素材:男性,46岁,自称感冒来药店买药。请学生进行用药指导情景模拟训练。

实训要求:

1. 了解基本情况及病情

(1) 年龄?性别?职业?何时开始不舒服的?

(2) 发热吗?多少度?是突然发高热的吗?几天了?

(3) 全身酸痛吗?有头痛、咽干、流鼻涕、打喷嚏等症状吗?

(4) 有眼睛红、痒、鼻痒、突发性打喷嚏等情况吗?

2. 根据症状选用药物 注意商品名、通用名、别名,防止重复用药。

(1) 疾病评估:若以鼻咽部发干、打喷嚏开始,然后出现流涕、鼻塞等症状,发热较低,全身症状轻者,一般为普通感冒。若发病急,寒战、高热(38~39℃)伴有全身不适,肌肉酸痛,上呼吸道症状如鼻塞等比全身症状出现的晚者一般为流感。

(2) 对症荐药:若确定为普通感冒,应根据患者感冒症状的不同,选择不同的抗感冒药。

感冒初起,鼻塞、咽干、流涕、喷嚏等(临床称为卡他症状)可选用复方伪麻黄碱缓释胶囊等。

畏寒、发热、头痛初起,伴有全身肌肉关节痛,可选用含有阿司匹林、对乙酰氨基酚、布洛芬、萘普生、贝诺酯、牛磺酸等的复方制剂,如复方对乙酰氨基酚片,处方药散利痛片等。

感冒症状较重,发热、头痛、流涕、鼻塞、咽痛、咳嗽、咳痰等,可选用含有伪麻黄碱、马来酸氯苯那敏、二氧丙嗪、人工牛黄、右美沙芬等的复方抗感冒药。

3. 必要的说明 ①建议患者注意卧床休息,多喝水、保持口腔卫生,适当增加营养,补充维生素,室内通风换气。②用药前请仔细阅读药品说明书,并向患者说明药品使用情况。③如患者持续高热不退、咳嗽,伴有黄痰、咽痛、胸痛等,立即到医院就医。

【实训评价】

序号	评价标准	分值(分)	得分
1	表情、体态和语调	10	
2	沟通技巧	10	
3	帮助患者分析病因	20	
4	指导患者正确选用药物	30	
5	指导患者正确使用药物(包括用法、用量、注意事项)	20	
6	患者满意度	10	

实训三 处方及处方分析

【实训目的和要求】

1. 掌握处方的定义、格式和书写要求。

2. 熟悉处方调剂操作流程,掌握处方审核要点。

3. 学会分析处方,能正确分析处方中药物配伍的不合理性。

【实训材料】 处方若干。

【实训内容】

(一) 实训前准备

1. 将全班分成若干实训小组(4~5人一组)。

2. 给每组同学布置处方2个,请同学们分析处方的合理性。

(二) 实训步骤

1. 实训教师简要介绍处方、处方格式、处方书写要求、处方调剂等知识。

2. 角色分配 每组任意指定学生进行工作任务分配:学生甲——医生,学生乙——药师,学生丙——患者。

3. 根据实训教师准备的处方,学生进行模拟训练。

(1) 学生甲以医师的角色给患者开具处方。

(2) 学生丙以患者的角色拿着医师开具的处方取药。

(3) 学生乙以药师的角色对医师开具的处方进行审核。

(4) 学生乙以药师的角色指出处方内容进行分析。

示例:

处方一:某患者患流行性感冒,医师开具处方如下,请分析该处方是否合理,为什么?

```
            ＊＊＊＊＊医院处方笺
处方编号:[3636150]    门诊号:0000003638645    开方时间:2007020815

姓名:＊＊＊   性别:女   年龄:8岁  科别:小儿科   费别:自费

临床诊断:流行性感冒

Rp:

酚麻美敏片(泰诺)          10片/盒         11片
   用法:    0.5片  tid ×7     po
对乙酰氨基酚口服液(百服宁)  240mg:10ml×6支    21支
   用法:    10ml   tid ×7     po
药品金额:＊＊＊   医师:＊＊＊   审核、调配:＊＊＊   核对、发药:＊＊＊
```

分析:此处方用药不合理。原因:①泰诺为复方制剂,每片主要成分为对乙酰氨基酚、盐酸伪麻黄碱、氢溴酸右美沙芬、马来酸氯苯那敏。与对乙酰氨基酚口服液合用属于重复用药,而对乙酰氨基酚用量过大易造成肝损害。②解热镇痛药用于退热其疗程一般不超过3天,用于镇痛其疗程为5天,如症状未缓解或消失应及时到医院就诊查明原因,以免掩盖病情。本处方疗程7天,故不合理。

处方二:某患者幽门螺杆菌感染引起胃炎,医生开具处方如下,请分析该处方是否合理,为什么?

```
                          ＊＊＊＊＊医院处方笺
    处方编号:[721376]      门诊号:0000003638639     开方时间:20070208
    姓名:＊＊＊      性别:男  年龄:49 岁  科别:消化内科    费别:自费
    临床诊断:幽门螺杆菌胃炎
    Rp:
    埃索美拉唑镁肠溶片(耐信)    20mg ×7 片/盒         14 片
        用法:     20mg bid×7  po(a.c.)
    阿莫西林胶囊(阿莫灵)   0.25mg ×24 粒/盒         56 粒
        用法:     1.0mg bid×7  po(p.c)
    克拉霉素片    250mg ×6 片/盒         28 片
        用法:     500mg bid. ×7  po(p.c)
    药品金额:＊＊＊   医师:＊＊＊   审核、调配:＊＊＊   核对、发药:＊＊＊
```

　　分析:此处方合理。①符合治疗 HP(幽门螺杆菌)感染的三联疗法:胶体铋剂(如枸橼酸铋)或者质子泵抑制剂+克拉霉素+阿莫西林或甲硝唑(呋喃唑酮)。②服药时间正确:埃索美拉唑为质子泵抑制剂。这类药物主要可抑制胃酸分泌,促进溃疡病愈合,因此服药期间宜在饭前半小时。抗菌药物克拉霉素和阿莫西林空腹服用吸收较好,但因空腹服用可以引起胃部不适,宜于饭后半小时服用,用药时间是 1~2 周。

　　【实训评价】

序号	评价标准	分值(分)	得分
1	讲究沟通技巧	10	
2	热情服务于患者,微笑服务患者,保护患者隐私	10	
3	正确判断处方的前记格式	15	
4	正确判断并分析处方的正文格式及书写内容	15	
5	正确判断处方的后记格式	15	
6	处方分析	30	
7	患者满意度	5	

(樊一桥)

参 考 文 献

陈新谦,金有豫,汤光.2003.新编药物学.第15版.北京:人民卫生出版社.

董志.2012.药理学.第3版.北京:人民卫生出版社.

樊一桥.2008.药理学实验.北京:中国医药科技出版社.

李长龄.2001.药理学.北京:北京大学医学出版社.

李端.2010.药理学.第6版.北京:人民卫生出版社.

李淑媛.2012.药学综合知识与技能.北京:人民卫生出版社.

刘国卿.2006.药理学.第2版.北京:中国医药科技出版社.

陆再英.2008.内科学.第7版.北京:人民卫生出版社.

芮耀诚.1999.实用药物学.北京:人民军医出版社.

师海波,王克林.2010.国家基本药物使用手册(配合最新版药典).北京:军事医学科学出版社.

苏定冯.2001.心血管药理学.北京:科学出版社.

王秀清.2006.药理学.第3版.北京:人民卫生出版社.

吴观陵.2004.人体寄生虫学.北京:人民卫生出版社.

吴惠平.2012.临床常用药物不良反应观察与护理.北京:人民卫生出版社.

吴基良,罗建东.2008.药理学.北京:科学出版社.

谢惠民.2008.合理用药.第5版.北京:人民卫生出版社.

徐萌.2002.恶性肿瘤化疗及其对策.北京:军事医学科学出版社.

杨藻宸.2005.医用药理学.第4版.北京:人民卫生出版社.

叶春玲.2007.药理学实验教程.广州:暨南大学出版社.

于肯明.2004.药理学.北京:人民卫生出版社.

张洪泉,顾振纶,胡刚.1999.药理学.南京:东南大学出版社.

周宏灏.2006.药理学.北京:科学出版社.

朱大年.2008.生理学.第7版.北京:人民卫生出版社.

邹建刚,黎辉.2007.实用心血管病药物治疗.南京:江苏科学技术出版社.

Hardman JG,Limbird LE.2002.治疗学的药理学基础.第10版.北京:人民卫生出版社.

Li JJ.2007.药物考——发明之道.邓卫平,游书力/译.上海:华东理工大学出版社.

《药理学》教学大纲

前　言

本大纲是根据21世纪高职高专教材编写委员会制订的药学类相关专业教学计划制订的。教学计划中规定,药理学教学共计102学时,其中理论课68学时,实验课34学时。各章的学时分配仅供参考,各院校可根据不同专业的要求,进行适当调整。

课程教学目标

《药理学》是药学类各专业的重要专业基础课程或专业课程之一。根据高职、高专教育课程改革需要,本着"必须""够用"的原则,以培养药学类高级应用型人才为目标。《药理学》的课程教学目标是要求学生系统掌握本课程的基础理论、基本知识和基本技能,具备较熟练的实验动手能力。教学内容分做三级要求:重点掌握的内容、理解的内容、一般了解的内容。

具体培养目标为:

1. 掌握重点药物的药理作用、作用机制、临床应用和主要不良反应。
2. 理解临床常用药物的药理作用、作用机制、用途、主要不良反应和合理用药知识。
3. 了解其他一般药物的药理作用、用途和不良反应。

教学内容和要求(仅包括理论课部分)

教学内容	了解	理解	掌握	教学内容	了解	理解	掌握
一、药理学总论				1. 药物的跨膜转运		√	
(一)绪论				2. 药物的体内过程			√
1. 药理学的性质与任务				3. 药物代谢动力学的基本概念			
(1)药物、药理学的概念			√	(1)时量关系和时效关系		√	
(2)药理学研究的内容			√	(2)药动学参数及其应用			√
(3)药理学的任务		√		(3)药物消除动力学		√	
(4)学习药理学的目的		√		(四)影响药物作用的因素			
2. 药理学的发展史	√			1. 药物方面的因素		√	
3. 药理学在新药研究与开发中的应用	√			2. 机体方面的因素		√	
(二)药物效应动力学				二、传出神经系统的药物			
1. 药物的基本作用		√		(一)概论			
2. 药物作用的选择性			√	1. 传出神经系统的递质		√	
3. 药物作用的两重性			√	2. 传出神经系统药物的基本作用		√	
4. 量-效关系		√		3. 传出神经系统药物的分类		√	
5. 药物作用机制		√		(二)胆碱受体激动药及胆碱酯酶抑制药			
(三)药物代谢动力学				1. 胆碱受体激动药			

教学内容	教学要求			教学内容	教学要求		
	了解	理解	掌握		了解	理解	掌握
（1）M、N 受体激动药	√			2. 硫杂蒽类		√	
（2）M 受体激动药		√		3. 丁酰苯类		√	
2. 胆碱酯酶抑制药		√		4. 其他类	√		
3. 胆碱酯酶复活药		√		（二）抗躁狂症药和抗抑郁症药	√		
（三）胆碱受体阻断药				八、治疗中枢神经退行性病变药		√	
1. M 胆碱受体阻断药				（一）抗帕金森病药			
（1）阿托品和阿托品类生物碱			√	（二）治疗阿尔茨海默病药			
（2）阿托品的合成代用品		√		九、镇痛药			
2. N 胆碱受体阻断药				（一）阿片生物碱类镇痛药			√
（1）N₁ 胆碱受体阻断药	√			（二）合成镇痛药			√
（2）N₂ 胆碱受体阻断药	√			（三）其他镇痛药	√		
（四）肾上腺素受体激动药				（四）阿片受体拮抗药		√	
1. α、β 受体激动药			√	十、解热镇痛抗炎药			
2. α 受体激动药			√	（一）水杨酸类			√
3. β 受体激动药			√	（二）苯胺类		√	
（五）肾上腺素受体阻断药				（三）吡唑酮类		√	
1. α 受体阻断药		√		（四）其他抗炎有机酸类		√	
2. β 受体阻断药		√		（五）选择性 COX-2 抑制剂		√	
三、局部麻醉药		√		十一、中枢兴奋药	√		
（一）局麻药的作用及给药方法				（一）主要兴奋大脑皮质的药物			
（二）常用局麻药				（二）主要兴奋延髓呼吸中枢的药物			
四、全身麻醉药	√			十二、抗心绞痛药		√	
（一）吸入麻醉药				（一）硝酸酯类			
（二）静脉麻醉药				（二）β 受体阻断药			
（三）复合麻醉药				（三）钙通道阻滞药			
五、镇静催眠药				（四）其他抗心绞痛药			
（一）苯二氮䓬类			√	十三、抗高血压药			
（二）巴比妥类		√		（一）抗高血压药的分类		√	
（三）其他镇静催眠药	√			（二）常用抗高血压药			√
六、抗癫痫药和抗惊厥药				（三）其他抗高血压药		√	
（一）抗癫痫药		√		（四）抗高血压药物的应用原则		√	
（二）抗癫痫药的用药原则		√		十四、抗心律失常药			
（三）抗惊厥药	√			（一）正常心肌电生理	√		
七、抗精神失常药				（二）心律失常发生的电生理学机制		√	
（一）抗精神病药				（三）抗心律失常药物的分类及常用药物		√	
1. 吩噻嗪类			√	（四）快速型心律失常的药物选用			

药 理 学

教学内容	了解	理解	掌握	教学内容	了解	理解	掌握
十五、抗慢性心功能不全药				（一）H₁受体阻断药			
（一）强心苷类			✓	（二）H₂受体阻断药			
（二）非强心苷类		✓		二十三、甲状腺激素及抗甲状腺药			
（三）肾素-血管紧张素-醛固酮系统抑制药				（一）甲状腺激素		✓	
（四）减轻心脏负荷药		✓		（二）抗甲状腺药			✓
（五）β受体阻断药		✓		1. 硫脲类		✓	
十六、抗动脉粥样硬化药		✓		2. 碘及碘化物		✓	
（一）调血脂药				3. 放射性碘	✓		
（二）抗氧化剂				4. β受体阻断药		✓	
（三）多烯脂肪酸类				二十四、胰岛素和口服降血糖药			
（四）血管内皮保护药				（一）胰岛素			✓
十七、利尿药及脱水药				（二）口服降血糖药			
（一）利尿药		✓		1. 磺酰脲类		✓	
（二）脱水药	✓			2. 双胍类		✓	
十八、作用于呼吸系统的药物				3. α-葡萄糖苷酶抑制药	✓		
（一）平喘药		✓		4. 胰岛素增敏剂——噻唑烷二酮类	✓		
（二）镇咳药		✓		二十五、肾上腺皮质激素类药物			
（三）祛痰药	✓			（一）糖皮质激素			✓
十九、作用于消化系统的药物				（二）促皮质素及皮质激素抑制药	✓		
（一）助消化药	✓			二十六、性激素类药及避孕药	✓		
（二）抗消化性溃疡药			✓	（一）雌激素类药及抗雌激素类药			
（三）止吐药	✓			（二）孕激素类药			
（四）泻药		✓		（三）雄激素类药和同化激素类药			
（五）止泻药	✓			（四）避孕药			
（六）利胆药	✓			二十七、抗菌药物概论			✓
二十、作用于血液系统的药物				（一）常用术语			
（一）抗贫血药			✓	（二）抗菌药物的作用机制			
（二）抗凝血药和促凝血药		✓		（三）细菌的耐药性			
（三）纤维蛋白溶解药	✓			（四）抗菌药物的合理应用原则			
（四）抗血小板药	✓			二十八、抗生素			
（五）促进白细胞增生药	✓			（一）β-内酰胺类抗生素			✓
（六）血容量扩充药	✓			（二）大环内酯类、林可霉素类及万古霉素类抗生素		✓	
二十一、子宫平滑肌兴奋药和抑制药	✓			（三）氨基糖苷类及多黏菌素类抗生素			✓
（一）子宫平滑肌兴奋药				（四）四环素类及氯霉素类抗生素		✓	
（二）子宫抑制药				二十九、人工合成抗菌药			✓
二十二、组胺受体阻断药		✓					

教学内容	教学要求			教学内容	教学要求		
	了解	理解	掌握		了解	理解	掌握
（一）喹诺酮类药物				（一）抗肠蠕虫药			
（二）磺胺类药物				（二）抗疟药			
（三）其他人工合成抗菌药				（三）抗阿米巴病和抗滴虫药			
三十、抗真菌药及抗病毒药	√			（四）抗血吸虫病和抗丝虫病药			
（一）抗真菌药				三十三、抗恶性肿瘤药		√	
（二）抗病毒药				（一）抗恶性肿瘤药的药理学基础			
三十一、抗结核病药及抗麻风病药				（二）常用抗恶性肿瘤药			
（一）抗结核病药			√	（三）抗恶性肿瘤药的毒性作用和用药原则			
（二）抗麻风病药	√						
三十二、抗寄生虫病药	√						

《药理学》学时分配建议

章节	教学内容	理论课学时数	章节	教学内容	理论课学时数
第 1 章	药理学总论	6	第 18 章	作用于呼吸系统的药物	2
第 2 章	传出神经系统的药物	8	第 19 章	作用于消化系统的药物	2
第 3 章	局部麻醉药	1	第 20 章	作用于血液系统的药物	2
第 4 章	全身麻醉药	1	第 21 章	子宫平滑肌兴奋药和抑制药	1
第 5 章	镇静催眠药	2	第 22 章	组胺受体阻断药	1
第 6 章	抗癫痫药和抗惊厥药	1	第 23 章	甲状腺激素及抗甲状腺药	2
第 7 章	抗精神失常药	2	第 24 章	胰岛素和口服降血糖药	2
第 8 章	治疗中枢神经退行性病变药	1	第 25 章	肾上腺皮质激素类药物	2
第 9 章	镇痛药	2	第 26 章	性激素类药及避孕药	2
第 10 章	解热镇痛抗炎药	2	第 27 章	抗菌药物概论	2
第 11 章	中枢兴奋药		第 28 章	抗生素	4
第 12 章	抗心绞痛药	2	第 29 章	人工合成抗菌药	2
第 13 章	抗高血压药	3	第 30 章	抗真菌药及抗病毒药	1
第 14 章	抗心律失常药	2	第 31 章	抗结核病药及抗麻风病药	2
第 15 章	抗慢性心功能不全药	2	第 32 章	抗寄生虫病药	2
第 16 章	抗动脉粥样硬化药	2	第 33 章	抗恶性肿瘤药	2
第 17 章	利尿药及脱水药	2	总计		68

目标检测选择题参考答案

第1章
1. D 2. A 3. D 4. D 5. D 6. C 7. C
8. B 9. B 10. C 11. D 12. D 13. D
14. A 15. A 16. C 17. D 18. A 19. B
20. C 21. B 22. E 23. A 24. E 25. A
26. E 27. B 28. E 29. C 30. A 31. D
32. ABCDE 33. BCD 34. ACDE 35. CE

第2章
1. C 2. B 3. B 4. E 5. A 6. A 7. D
8. E 9. C 10. A 11. C 12. C 13. B 14. B
15. B 16. B 17. D 18. E 19. E 20. E
21. E 22. D 23. B 24. C 25. A 26. E
27. B 28. C 29. D 30. C 31. A 32. E
33. B 34. C 35. A 36. A 37. B 38. C
39. D 40. E 41. ACE 42. ABCD 43. ABC
44. AB 45. ABCD 46. ACE 47. ABD
48. ABCDE 49. ABCD 50. ABCD
51. ABCDE

第3章
1. B 2. A 3. A 4. E 5. A 6. E 7. E
8. A 9. B 10. B 11. C 12. ACE 13. ABD
14. CD 15. ABC

第4章
1. D 2. B 3. D 4. D 5. C 6. E 7. C
8. ABCD 9. ABE 10. ABE

第5章
1. B 2. C 3. D 4. D 5. C 6. E 7. B
8. C 9. B 10. ABE 11. BCD 12. ABCD
13. BCD 14. ABDE

第6章
1. A 2. A 3. D 4. D 5. D 6. E 7. A
8. B 9. D 10. E 11. ABC 12. ABCD
13. ABCDE

第7章
1. A 2. C 3. E 4. B 5. B 6. B 7. A
8. B 9. D 10. E 11. CDE 12. ABCDE

第8章
1. C 2. C 3. A 4. D 5. A 6. C 7. E
8. B 9. ABCE 10. ABCDE

第9章
1. E 2. A 3. B 4. D 5. A 6. E 7. A
8. B 9. E 10. C 11. D 12. ABE 13. ABCDE
14. ABCDE 15. ACDE

第10章
1. D 2. A 3. D 4. C 5. C 6. B 7. E
8. B 9. D 10. B 11. C 12. E 13. A
14. BD 15. ACDE 16. AC 17. ABCDE
18. ABCDE

第11章
1. C 2. A 3. C 4. D 5. B 6. A 7. C
8. E 9. ABDE 10. ABCDE 11. BDE

第12章
1. B 2. B 3. C 4. B 5. B 6. E 7. E
8. E 9. E 10. A 11. BCDE 12. ABCD
13. ABCDE 14. ABCDE 15. BC

第13章
1. E 2. B 3. C 4. C 5. B 6. C 7. D
8. D 9. C 10. B 11. E 12. B 13. C 14. A
15. A 16. E 17. D 18. A 19. AD 20. ABD
21. AB 22. ABCE

第14章
1. D 2. A 3. B 4. D 5. E 6. A 7. D
8. B 9. C 10. A 11. E 12. ABCDE
13. BCDE

第15章
1. C 2. E 3. E 4. B 5. C 6. C 7. E
8. E 9. B 10. A 11. D 12. C 13. ABD
14. ACD

第16章
1. E 2. B 3. E 4. A 5. A 6. D 7. E
8. B 9. E 10. ABCDE 11. ABDE 12. ABCE
13. ABCD

第17章
1. C 2. D 3. B 4. C 5. B 6. A 7. C
8. A 9. B 10. C 11. D 12. ABD 13. ABC
14. ABC 15. ABCD 16. BDE

第 18 章

1. C 2. E 3. B 4. B 5. D 6. B 7. B
8. B 9. A 10. C 11. E 12. D 13. AC
14. ABC 15. ABC

第 19 章

1. A 2. B 3. B 4. E 5. A 6. E 7. A
8. D 9. B 10. C 11. B 12. A 13. D
14. E 15. ADE 16. ABCDE 17. BCDE

第 20 章

1. A 2. B 3. B 4. A 5. A 6. E 7. A
8. C 9. C 10. E 11. A 12. B 13. D
14. D 15. C 16. E 17. ABCE 18. BCD
19. ABCDE 20. ABDE

第 21 章

1. D 2. D 3. B 4. C 5. D 6. A 7. B
8. ABCD 9. ABCDE

第 22 章

1. C 2. B 3. B 4. B 5. B 6. A 7. D
8. C 9. ABCDE 10. ABDE

第 23 章

1. C 2. A 3. B 4. C 5. D 6. D 7. C
8. ABD 9. AC 10. AD

第 24 章

1. A 2. D 3. B 4. B 5. C 6. B 7. A
8. C 9. D 10. E 11. ABDE 12. ACDE
13. BC 14. ACD 15. BDE

第 25 章

1. C 2. C 3. D 4. D 5. B 6. A 7. E
8. B 9. A 10. D 11. C 12. AD 13. ABCD
14. BD 15. ABDE

第 26 章

1. A 2. D 3. B 4. C 5. D 6. C 7. E
8. B 9. D 10. A 11. ABCD 12. ABDE
13. ABCE 14. ACE 15. BCDE

第 27 章

1. B 2. D 3. C 4. A 5. B 6. C 7. C
8. D 9. B 10. E 11. A 12. B 13. D
14. CE 15. AB 16. ACD

第 28 章

1. D 2. A 3. D 4. B 5. C 6. C 7. E
8. A 9. C 10. D 11. A 12. A 13. D
14. E 15. B 16. A 17. E 18. C 19. E
20. D 21. B 22. ACDE 23. CDE 24. AD
25. BC 26. AD 27. ABD 28. BC 29. ABCD

第 29 章

1. D 2. B 3. C 4. D 5. B 6. C
7. ABCDE 8. CDE

第 30 章

1. A 2. A 3. B 4. C 5. A 6. B 7. ABDE
8. ABCD 9. ABDE 10. ACE

第 31 章

1. D 2. A 3. C 4. B 5. A 6. A 7. C
8. B 9. ABCDE 10. ABC

第 32 章

1. C 2. B 3. D 4. B 5. C 6. A 7. B
8. C 9. D 10. E 11. ABCDE 12. ABCD

第 33 章

1. A 2. A 3. B 4. B 5. D 6. B 7. C
8. A 9. E 10. D 11. C 12. B 13. ABCDE
14. CD